Malerei und Stadtkultur
in der Dantezeit

Malerei und Stadtkultur in der Dantezeit

Die Argumentation der Bilder

Herausgegeben von
Hans Belting und Dieter Blume

HIRMER VERLAG MÜNCHEN

Umschlag: Ausschnitt aus: Ambrogio Lorenzetti,
Die Folgen der Guten Regierung, 1338–1340.
Wandgemälde in der Sala della Pace des
Palazzo Pubblico, Siena

CIP-Titelaufnahme der Deutschen Bibliothek

Malerei und Stadtkultur in der Dantezeit : die Argumentation der Bilder / Hans Belting ; Dieter Blume. – München : Hirmer, 1989
ISBN 3-7774-5030-8
NE: Belting, Hans [Hrsg.]

Lektorat: Dr. Veronika Birbaumer, München
Umschlaggestaltung: Dieter Vollendorf, München
Satz: Typobauer, Ostfildern
Lithographie: Brend'amour, Simhart & Co, München
Druck: Appl, Wemding
Bindung: Conzella, Pfarrkirchen
ISBN 3-7774-5030-8
Printed in Germany

Inhalt

Einleitung

Hans Belting

Bilder in der Stadt – Zur Thematik des Bandes

»Keiner weiß besser als du, weiser Kublai, daß man die Stadt niemals mit der Rede verwechseln darf, die sie beschreibt. Und doch gibt es zwischen der einen und der anderen eine Beziehung«. So redet Marco Polo zum Mongolenherrscher in Italo Calvinos Roman »Die unsichtbaren Städte«. In der Stadt Ipazia belehrt ein Philosoph den Fremden: »Die Zeichen bilden eine Sprache, doch nicht die, die du zu kennen glaubst.« Das gilt auch für die Bilder, die das Thema dieses Bandes sind. Sie sind meist sehr bekannt, manche gar berühmt, und doch hat man ihnen noch wenige Fragen gestellt, die das berühren, was sie im Leben des Zeitgenossen bedeuteten. Allzu oft schienen sie nur Etappenziele auf dem Weg der Entwicklung der Kunst zu sein. Deshalb antworten sie auf neue Fragen erst dann, wenn man sich an den Versuch wagt, ihre Sprache, die Sprache der Bilder, zu verstehen.

Sie waren ein öffentliches Medium in der Stadt, in der man ihnen vielfältige und besondere Aufgaben übertrug. Die Stadt ist in dem, wovon die Bilder reden, immer offen oder versteckt präsent. Ob sie nun selber das Thema war, wie in der ›gerechten Regierung‹ Lorenzettis, oder nur im Spiegel der Städte der Ewigkeit, im Spiegel von Paradies und Hölle, erschien, wie in der Strozzi-Kapelle in Florenz. Ob sie ein Thema der Flucht war, wie in den Wüstenbildern des Camposanto in Pisa, oder eine Versicherung von Identität gewährte, wie in dem Marienbild Simone Martinis im Rathaus von Siena. Die Bettelorden lenkten in der Stadt, in der sie wirkten, mit ihrer Bildpropaganda alle Blicke auf das eigene Profil hin. Ehren- und Schandbilder vervollständigen das Repertoire von Bildern mit offizieller, manchmal rechtlicher Geltung, von welchen der Städter umgeben war. Die Stadt war die Welt, in der er lebte, und lieferte die Schemata, in welchen er dachte. Es war natürlich die eigene Stadt, und die andere Stadt war schon eine fremde Welt. Man muß eigentlich mehr von der *Stadt* reden als von der *Zeit*, denn im 14. Jahrhundert war diese vormoderne städtische Gesellschaft außerhalb Italiens noch die Ausnahme, wenn es sie überhaupt schon gab.

Die Dichter wurden die Protagonisten einer literarischen Kultur, die damals ein städtisches Profil gewann und für das neue städtische Publikum bestimmt war, von dem Dante redet. Der Dichter der »Göttlichen Komödie« verstrickte sich in den Parteienzwist seiner Stadt und mußte ins Exil gehen: die ganze Welt war ein Exil, wenn man aus Florenz verbannt war. Petrarca zog sich in die Einsamkeit der Vaucluse zurück. Aber auch er denkt an die Städte, in denen seine Leser, Freunde wie Feinde, leben. In Dantes Epos spiegelt sich die städtische Welt sogar in den Bildern der Ewigkeit. Die Gesprächsrunde von Boccaccios »Decamerone« flieht im Pestjahr aus der Stadt, doch alle Geschichten, die man sich erzählt, handeln vom Leben in der Stadt. Die volkssprachliche Literatur wendet sich an die städtische Öffentlichkeit, und die kirchlichen Orden tun das auf ihre Weise in den volkssprachlichen Predigten. Sie geben auch Bilder in Auftrag, die im Aufbau und in der Wahl der Exempla mit den Predigten Hand in Hand gehen.

Von der visuellen Kultur weiß man nur deswegen weniger, weil sie über keine Theorie ähnlich jener der Dichtung verfügte. Doch ist die Symmetrie zwischen den beiden Künsten, wenn man darauf zu achten lernt, erstaunlich groß. Die Literaten, wie Petrarca und Francesco da Barberino, entwarfen manchmal die Bildprogramme und verfaßten deren Inschriften. Sie schrieben über Maler, wie Boccaccio im »Decamerone« (6.5) über Giotto, oder beanspruchten, wie ebenfalls Boccaccio in der »Genealogie der Götter«, eine ähnliche Anerkennung wie die Maler. Auch in der Mnemotechnik, mit der man das richtige Verhalten einübte, wirkten Malerei und Literatur zusammen (S. 54).

Die Zeiten waren längst vorbei, da die Bilder noch die Bibeln der Leseunkundigen waren. Die gemalte Allegorie, in der sich das Wissen und die Überzeugungen der Zeit wie in einem Brennpunkt sammeln, setzte eine ähnliche Bildung voraus, wie es die Werke der Literatur taten. Giovanni Villani macht in seiner Chronik von Florenz genaue Angaben zu dem Bildungsstand in der Stadt (11.94). Damals wurde die Einwohnerschaft von Florenz auf achtzigtausend Vollbürger geschätzt. »Es gibt achttausend bis zehntausend Mädchen und Jungen, die lesen lernen. Die Jungen, die den Abbakus (also das Rechnen) in sechs Schulen lernen, belaufen sich auf eintausend bis eintausendzweihundert. Dazu kommen fünfhundertfünfzig bis sechshundert Schüler, die in vier großen Schulen die Grammatik und Logik erlernen... Es gibt in der Stadt ein Kollegium von etwa achtzig Richtern. Daneben arbeiten sechshundert Notare und sechzig Ärzte.«

Die Frage lautete nicht mehr, ob man lesen oder schreiben konnte, sondern nur noch, ob man auch das Latein beherrschte. Dante brachte die rhetorische Verfassung der Malerei auf den Punkt, als er von einem »sichtbaren Sprechen« oder *visibile parlare* redete (Purgatorio 10.94). Selbst Getreidehändler wie Domenico Lenzi verfaßten Bücher, in denen sie Bilder vorsahen, deren Verständnis sie mit schriftlichen Leseanweisungen regeln wollten. In Rom gab Cola di Rienzo bei jeder Wende seiner Politik eine gemalte ›Wandzeitung‹ heraus, auf deren Thema er dann eine flammende Rede hielt. Die Einübung im ›Lesen‹ von Bildern, die seither verloren ging, bedarf heute wieder der Rekonstruktion.

Die Malerei tritt im 14. Jahrhundert mit einem gleichsam literarischen Profil hervor, das nicht mehr dasjenige des voraufgehenden Mittelalters war. Die Inhalte sind manchmal noch die alten, aber die Vermittlung verfügt nun über eine fein abgestufte Bildsprache und eine geregelte Textform. Jedes Motiv hat seine eigene Bedeutung: nichts in den großen Wandbildern ist nur ›schön‹ oder bloße dekorative Füllung. Deshalb gerät das ›Lesen‹ dieser Bilder zu einer neuen Aneignung. Sie gilt nicht nur den sogenannten ›Inhalten‹, sondern auch der künstlerischen Gestalt mit ihrer Sättigung von Bedeutung und Mitteilung.

Darin liegt die moderne Seite dieser Bildkunst. Die andere Seite tritt erst in den Blick, wenn man in die Renaissance vorausschaut. Dann wird man bemerken, daß die Malerei des 14. Jahrhunderts noch nicht in der ästhetischen Autonomie als ›Kunst‹ eingeschlossen war, also eine offene Seite zur Praxis des städtischen und kirchlichen Lebens besaß. Sie war ganz unmittelbar verständlich, auch wenn man sie nicht mit den Regeln der Kunst erschloß und als Kunst verstand. Dante spielt auf das Doppelgesicht der Kunst an, wenn er im »Convivio« (2.12) sagt: »Der Nutzen besteht in der Bedeutung und die Schönheit in den Wortfiguren« der Dichtung. Was der Malerei als ›Kunst‹ damals noch fehlte, verschaffte ihr als Medium eine größere Freiheit und die Unmittelbarkeit in der Sinnmitteilung.

Deshalb hat die Malerei, die auf der Grenze von Mittelalter und Renaissance entstand, einen ganz eigenen Charakter, der auch nach einem besonderen Zugang verlangt. Man kann sie nicht angemessen verstehen, wenn man sie betrachtet, wie man Werke des Mittelalters oder, um die andere Seite zu nennen, Werke der Renaissance betrachtet. Den Kunstschriftstellern der Renaissance war die Neuheit dieser Malerei wohl bewußt, aber sie nahmen sie in Anspruch als ›Anfang‹ der eigenen, der Renaissance-Kunst. Man kann ihnen das nicht vorwerfen, aber sich andererseits diese Sicht auch nicht einfach zu eigen machen, wenn man den Dingen auf den Grund gehen will. Dante war noch kein Dichter der Renaissance und Boccaccio wahrlich kein Dichter des Mittelalters mehr. Der Humanismus, der in unserem Zeitraum entstand, besaß damals noch einen anderen Charakter als in der Hochrenaissance. Die Übertragung der höfischen Kultur Frankreichs in die städtische Kultur der Toskana ist in der Literatur ein wohlbekannter Vorgang: man braucht dazu nur einen Autor wie Brunetto Latini zu nennen.

Die Malerei folgt der Literatur auf diesem Wege, wie man an der gemalten Allegorie ablesen kann, im Abstand einer Generation. In der Spätzeit Dantes, um 1320, ist die Symmetrie zwischen den beiden Künsten, so auf den Gewölbebildern der Unterkirche von Assisi und in Dantes »Paradiso«, nahezu perfekt (S. 48). Damit ist die Thematik dieses Bandes vorgestellt. Die elf Autoren, die aus verschiedenen Fächern und aus verschiedenen Ländern kommen, unternehmen es, die Rolle der Bilder in der städtischen Kultur Italiens zwischen Mittelalter und Renaissance zu erhellen und damit einen der Wege aufzuspüren, die in die Moderne führen. »Das Bild als Text«, wie der Titel des ersten Beitrags lautet, ist ein Thema, das den ganzen Band durchzieht und einen neuen Blick auf bekanntes Material ermöglicht. Die Formulierung wird Stirnrunzeln bei jenen erzeugen, welche die Eigenständigkeit der Bilder oder, um die andere Seite der Furcht zu nennen, die Autonomie des schöpferischen Aktes bedroht sehen. Deshalb sei einlenkend gesagt, daß kein solcher Bildersturz beabsichtigt ist. Man kann aber über das historische Wechselverhältnis von Bild und Text nur reden, wenn man einmal den Versuch macht, zu vergleichen, was noch nicht verglichen wurde. Der nächste Schritt könnte darin bestehen, Bild und Text wieder zu unterscheiden. Von Unterschieden läßt sich auch nur reden, wo Vergleiche erlaubt sind. Ein Huhn und einen Tisch zu unterscheiden, ergäbe keinen Sinn. Im übrigen nimmt dieser Beitrag den ganzen Zeitraum und die allgemeinen Fragen in den Blick, die in diesem Band an die italienische Malerei der Dantezeit gerichtet werden.

Der Philosoph R. Kuhns stellt die Frage nach Bild und Text in umgekehrtem Sinne. Boccaccio, so meint er, entwirft in seinem »Decamerone« manchmal seinen Text als Spiegelbild der Malerei, also den ›Text als Bild‹. Feder *(penna)* und Pinsel *(pennello)*, wie ein Wortspiel des Dichters lautet, sind ein und dieselbe Sache, und daher muß den Dichtern erlaubt werden, was man den Malern zugesteht. Es ist, zugegeben, der schöpferische Akt hinter der künstlerischen Erzählung, der Boccaccios Interesse an Geschichten über den Maler Buffalmacco geweckt hat. Aber das Thema von Bild und Text hat auch diese Seite. Es hat die Literaten der Zeit permanent beschäftigt.

Die nächsten Beiträge stammen von dem Soziologen B. Kempers, der sich gerade als Kunsthistoriker etabliert, und von dem Politikwissenschaftler Qu. Skinner. Sie haben das gleiche Thema, aber nicht die gleiche Sicht. Ihr Thema sind die berühmten Fresken Ambrogio Lorenzettis im Rathaus von Siena, derzeit ein Gegenstand heftiger Polemik zwischen verschiedenen Fächern, von denen jedes glaubt, die allein richtige Sicht zu haben. Deshalb sind sie eine vorzügliche Gelegenheit, sich über die angewandte Methode und über die Eigenart von Bildern überhaupt Gedanken zu machen. Die Kunsthistoriker waren lange Zeit damit zufrieden, den Realismus des sienesischen Malers zu preisen und die Ikonographie in seinen Motiven zu verstehen. Dann kam der Historiker N. Rubinstein und ordnete die Wandbilder in die Tradition des mittelalterlichen Aristotelismus ein, der die politischen Ideen der Zeit erneuerte. Seine Studie aus dem Jahre 1958 ist fast dreißig Jahre lang unwidersprochen geblieben, so daß man das Thema für abgeschlossen hielt (S. 85).

Kürzlich ist die Diskussion um die Position, die von den Fresken in der Ideengeschichte der Politik vertreten wird, wieder entbrannt. Dabei ist die Suche auf *den* Text oder die Texte fixiert, die, wie man glaubt, den Bildern zugrunde lagen. Professor Qu. Skinner, dessen Studie hier in gekürzter Form abgedruckt wird, hat den Blick auf eine andere, nicht-aristotelische Tradition von antiken Texten gelenkt, die in den Schulbüchern der Zeit kursierten. Es sind die römischen Moralisten, aus deren Schriften er vieles in den Bildern erklären kann, was in der Überlieferung des Aristoteles nicht vorkommt. Die Frage lautet jedoch, ob man den Schlüssel zur Deutung gewinnt, wenn man die einen Texte (Aristoteles) einfach durch andere ersetzt.

B. Kempers bringt eine dritte Art von Texten ins Spiel, die eigentlich als erste in Frage kommen müßten. Es sind die Texte der sienesischen Verfassung, die, in die Umgangssprache übersetzt, in einem Urexemplar im Rathaus ausgestellt waren. Die Bilder Lorenzettis illustrieren sie nicht, sondern kommentieren sie eher im Licht der allgemeinen Rechtslehre, wie sie auch sonst das jeweils Besondere auf das Allgemeine beziehen. Die Texte der lokalen Verfassung sind allerdings, übrigens ebenso wie die Wandbilder selber, eine Gelegenheit zu Allgemeinplätzen mit örtlicher Nutzanwendung. Sie passen daher nicht in das Geschichtsbild eines philologischen Rigorismus, der nur auf eine einzige, authentisch weitergegebene Denkschule blicken möchte. Deshalb verbirgt sich mehr hinter der Option für diesen und jenen Text. Die Arbeitsweise verschiedener Fächer schlägt in dem Streit um die richtige Lesart durch.

Die Historiker haben sich in den neuen Streit um die sienesischen Fresken mit dem schönen Städte-Buch von C. Frugoni (Pisa), die Kunsthistoriker mit dem provokativen Plädoyer von M. Baxandall (London) eingeschaltet (vgl. die Anmerkungen 26 und 54 meines Beitrages). Baxandall verneint die Möglichkeit, Aussagen zur ›Gesellschaft‹ als solcher zu machen, ebenso wie er in Abrede stellen möchte, sinnvoll über ›Kunst‹ zu reden. Die Fresken seien weder ein Spiegelbild der Wirklichkeit noch ein Ort reiner Ideale und könnten daher überhaupt nicht zutreffend entziffert werden. Dabei wird jedoch gerade ihre Eigenart als Medium, das seinen eigenen Gesetzen folgt, aus den Augen verloren.

Der Historiker R. Starn (Berkeley), dessen Thesen ich unten genauer unter die Lupe nehme (S. 37), vertritt inzwischen die wichtige Einsicht, daß ein Text, den die Wandbilder illustrieren könnten, gar nicht gefunden werden kann, weil sie selber Texte, und zwar von anderer und eigener Art seien. Allerdings hat er diesen Gedankengang, wie ich glaube, deshalb nicht zu Ende geführt, weil er im Banne der scholastischen Alternative: ›Bild gegen Text‹ verbleibt. Er unterscheidet zwischen dem ›uneigentlichen Bild‹ auf der Mittelwand, das sich wie ein Text verhalte, und den ›eigentlichen Bildern‹ mit der Ansicht von Stadt und Land, die mit Empirie gefüllt, dafür aber auf die Autorität von verbalen Inschriften angewiesen seien.

Diese Diskussion, so verwirrend sie erscheinen mag, kreist in Wahrheit um die Definition dessen, was ein Bild ist, und also auch um das Problem, wie man ein Bild angemessen verstehen kann. Damit kommt ihr, über den direkten Anlaß und über die sienesischen Fresken hinaus, in unserem Band eine besondere Bedeutung zu. Der folgende Beitrag, von M. M. Donato verfaßt, nimmt den Faden wieder auf und korrigiert die einseitige Fixierung auf die sienesischen Wandbilder, die manchmal als Unikum mißverstanden werden. Im Amtssitz einer sienesischen Provinzstadt haben sich Bruchstücke von einer Ausmalung erhalten, die uns die Existenz einer breiteren Tradition von politischen Bildprogrammen in Siena zu Bewußtsein bringen, also die Fresken Lorenzettis aus ihrer Isolierung lösen. Es ist dabei erwähnenswert, daß Aristoteles in dem Programm von Asciano eine Schlüsselrolle einnimmt. So ist diese Studie auch eine glückliche Ergänzung zu jener von Qu. Skinner, der die Aktualität des Aristoteles in der sienesischen Umwelt Lorenzettis geradezu leugnet.

Eine ähnliche Schlüsselposition beansprucht ›der Philosoph‹, wie man Aristoteles im Mittelalter nannte, auch in der sogenannten Anticappella, die im Rathaus von Siena dem Raum mit den Fresken Lorenzettis benachbart ist, aber erst im frühen 15. Jahrhundert ausgemalt wurde. Rubinstein hatte diese Wandbilder seinerzeit im Licht des neuen Humanismus gedeutet, aber D. Hansen kann nachweisen, daß sie von Juristen entworfen wurden, die in der Praxis der Regierung die antiken Ideen von Gerechtigkeit und Rechtsausübung freilegen wollten. Die Konsonanz der Wandbilder und der Handbücher der Rechtslehre geht in den Analogien von Bildordnung und Textform so weit, daß man hier einen neuen Beleg für das ›Bild als Text‹ erhält.

Der Beitrag von G. Ruck beschließt die Reihe der Studien, die mit der neuen, in kommunalem Auftrag stehenden Bildkunst befaßt sind. Den Ausgangspunkt bildet die Ausmalung eines Zunftlokals in Florenz, in dem Brutus als Modell des guten Richters über dem Ort der Rechtsprechung präsidiert. Dieser besondere Fall erhellt deutlich, warum man in diesem Rahmen den Blick auf die Antike richtete, und bietet Einblick in das Repertoire der Bildsprache, auf die ein Programm dieser Art zurückgreifen konnte. Die Historie lieferte nun die Beispielfiguren, die bis dahin allein aus dem Repertoire der allegorischen Begriffe geschöpft worden waren.

Mit dem Beitrag von D. Blume erweitert sich der thematische Rahmen um den kirchlichen Bereich. Die Bettelorden betrieben eine offizielle Bildpolitik, in der das eigene theologische und kirchenpolitische Profil sichtbar zur Schau gestellt wird. Da es um Themen von kontroverser Deutung und erheblicher Konsequenz für die Praxis des Ordenslebens geht – seit Umberto Ecos Erfolgsbuch sind diese Themen ja wieder in das allgemeine Bewußtsein getreten –, war jedes Detail in diesen Bildern von höchster Brisanz und der allgemeine Gedankengang ein Mittel der werbenden Selbstdarstellung im Bild. Es kann aber nicht verborgen bleiben, daß die Bilder im Dienst der Orden, so anders ihre Inhalte auch sind, formal und ›sprachlich‹ ähnlich aufgebaut sind, wie die profanen Zyklen, wir also im kirchlichen wie politischen Gebrauch die gleiche Medienform antreffen.

Die Studie von R. Colella liefert gleichsam die Probe auf das Exempel, denn sie führt den gleichen Ambrogio Lorenzetti, von dem soviel die Rede war, bei dem Entwurf eines religiösen Stoffes vor. Hier hätte der Maler, anders als bei den politischen Themen des Rathauses, eine wörtliche Erzählung von Themen der Bibel betreiben können. Dennoch wählte er, ebenso wie im Rathaus, die allegorische Erzählung, um die zeitgenössische Umwelt in den Ablauf der Heilsgeschichte einzubeziehen. Die Allegorie war offenbar das, was man in der Literatur eine Textform nennt, und sie stellte die Symmetrie mit der Literatur auf einem besonderen Sprachniveau her.

Die beiden letzten Studien handeln das gleiche Thema, einmal in der privaten Sphäre und einmal im öffentlichen Leben ab. Es ist beide Male die Flucht aus dem städtischen Leben in die Einsamkeit der Eremiten, die ihr Leben Gott geweiht haben. K. Krüger gewinnt dem bekannten Andachtsbild in privater Hand einen neuen Sinn ab, der sich aus einem neuen Ideal von Heiligkeit (Vauchez) erschließt. Die stille Gottesschau galt im Leben der Heiligen inzwischen als das höchste Ideal. Der Städter konnte also am Leben der Heiligen punktuell teilnehmen, wenn er sich vor seinem Andachtsbild im Gebet niederließ.

Die Eremiten in der thebaischen Wüste, die E. Frojmovič in einem Wandbild des Camposanto in Pisa untersucht, sind damals Gegenstand der Predigten und Thema einer weit verbreiteten Literatur, die das Leben der Gottgeweihten als Gegenbild der städtischen Welt entwirft. Unter dem Wandbild war ein Eremit aus Pisa begraben, der innerhalb der Stadt ein alternatives Leben geführt hatte. Die Sorge um das Seelenheil mischte sich im Anblick der Wandbilder mit der Sehnsucht nach einer romantischen Natur, in die man vor dem städtischen Treiben im Geiste floh. Damit ist die städtische Welt gerade in der Negation umso wirksamer präsent.

Die Beiträge des Bandes, die alle ineinander greifen, finden zu einer einheitlichen Sicht, die angesichts der Umstände ihrer Entstehung selbst die Herausgeber in Erstaunen setzte. Einige Texte sind aus größeren Arbeiten hervorgegangen, die in Heidelberg und München entstanden sind. Einige stammen von Vertretern anderer Fächer. Selten waren die Autoren miteinander bekannt. Sie folgten keiner Einladung zu einem gemeinsamen Symposium, bei dem manchmal eine solche Geschlossenheit zustande kommt. Vielmehr bewährt sich hier eine Fragestellung, die sich wie ein roter Faden durch alle Texte zieht.

Der Band versteht sich nicht als Angebot einer alternativen Kunstgeschichte, sondern will eine Lücke füllen, die im Spektrum der Themen und Methoden allzu deutlich sichtbar ist. Fragen, die über den einzelnen Künstler und das einzelne Werk hinausführen, wurden selten gestellt. Deshalb kann vieles hier nur als der Versuch gelten, ein neues Gelände zu erkunden. Die Vertreter anderer Fächer, die sich mit sozialen, literarischen und religiösen Themen der Dantezeit beschäftigen, werden bemerken, daß die Bildmedien, eine so markante Erscheinung im öffentlichen Leben der damaligen Zeit, auch in ihre Zuständigkeit fallen, wenn sie diese nur zu deuten verstehen. Die Bildungstradition will es, daß der Kunstliebhaber in einem anderen Lager steht als der Kenner Dantes. Das muß nicht so bleiben.

Dieter Blume

Die Argumentation der Bilder – Zur Entstehung einer städtischen Malerei

Seit J. von Schlosser 1896 seinen berühmten Aufsatz über »die Vorläufer der *stanza della segnatura*« schrieb, gab es im Grunde nur noch zwei Versuche einer problemorientierten Gesamtschau auf die italienische Malerei des 14. Jahrhunderts, die sich von den gängigen nach Schulen und Künstlern geordneten Überblicken abhoben.[1] Beide Versuche – so anregend sie bis heute geblieben sind – schlugen letztendlich fehl. F. Antal glaubte 1947 die stilistischen Richtungen und formalen Besonderheiten der Florentiner Malerei aus einem relativ rigiden Klassenmodell erklären zu können, welches jedoch einer differenzierten Betrachtungsweise nicht standhalten kann und sich auch im Sinne eines stark vereinfachten Schemas nicht bewährt hat.[2] M. Meiss sah 1951 in dem Pestjahr von 1348 den entscheidenden Bruch für die kulturelle und kunsthistorische Entwicklung des 14. Jahrhunderts.[3] Doch hat es diesen Bruch, so wie Meiss ihn beschreibt, nie gegeben; die viel beschworene Krise des 14. Jahrhunderts begann mit Überbevölkerung, Hungersnöten und Seuchen lange vor jener legendären Pestepidemie. Der von ihm beobachtete Stilwandel ist demnach nicht im Sinne einer zeitlichen Abfolge zu verstehen, sondern als Entwicklung verschiedener Stilebenen, verschiedener Sprechweisen von Malerei.

Schlossers Vorstellung hingegen eines »encyclopädischen Bilderkreises« faßt Monumente zusammen, die mit den Mitteln der Allegorie Ordnungssysteme ihrer Zeit vorführen. Dieser Ansatz – und darin liegt seine besondere Bedeutung – öffnet den Blick auf eine bis in das 12. Jahrhundert zurückreichende Tradition und erlaubt es zugleich, eine Entwicklungslinie aufzustellen, die bis in das 15. Jahrhundert und darüber hinaus reicht. Es ist dabei nicht von Belang, wie weit seine Vergleiche und Argumente im einzelnen von der Forschung überholt oder differenziert wurden; denn es geht um die prinzipielle Fragestellung, welche die Inhalte, die von Bildern transportiert werden, zum leitenden Kriterium der Untersuchung macht. Die Zusammenhänge, die auf diese Weise zu Tage treten, erlauben wesentliche Einsichten in die Kultur des 14. Jahrhunderts und aus diesem Grunde gehört der Aufsatz von Schlosser auch nach bald hundert Jahren noch in alle Bibliographien zum Thema.

Eine neue Gesamtschau kann dieser Band nicht leisten; er liefert vielmehr Fragmente, Mosaiksteine und Facetten, doch spiegeln sich in ihnen – wie die Herausgeber meinen – nicht nur viele Gesichter dieser hochentwickelten städtischen Kultur des Spätmittelalters, sondern auch erste Konturen für eine ideengeschichtliche und kunsthistorische Physiognomie dieses für die weitere Entwicklung so wichtigen Jahrhunderts, das schließlich den Übergang markiert von dem, was wir Mittelalter nennen, zu dem, was gemeinhin in unzulänglicher Vereinfachung und mit entschieden zu rigider Eingrenzung als Renaissance bezeichnet wird.

Die Geschichte der Bildmedien seit dem Hochmittelalter läßt sich verstehen als eine zunehmende Entwicklung und Erprobung der argumentativen Möglichkeiten. Die italienische Malerei des 14. Jahrhunderts bezeichnet in diesem Rahmen eine Art Gipfelpunkt, nicht nur in bezug auf den Entwicklungsgrad bildlicher Rhetorik, sondern auch hinsichtlich der Verbreitung derartiger Programme. Es stand ein ausgefeiltes Instrumentarium für die verschiedensten Bildbotschaften zur Verfügung, die in öffentlichen wie privaten Räumen, im Inneren der Kirchen ebenso wie in den Sitzungszimmern der Rathäuser oder an den Fassaden und Stadttoren angebracht wurden. Nicht umsonst verwandte der Florentiner Notar Francesco da Barberino in den ersten Jahrzehnten des 14. Jahrhunderts viel Mühe darauf, seinen Texten adäquate Bilder hinzuzufügen, da er ihnen, wie er mehrfach beteuert, eine größere Überzeugungskraft zutraute als dem geschriebenen Wort (S. 34f.). Ähnlich verfuhr wenig später Domenico Lenzi, indem er große Teile des Kommentares zu seiner Chronik des Florentiner Getreidehandels ausschließlich in Bildform präsentierte.[4] Die Einbindung der lokalen, selbst erlebten Ereignisse in den umfassenden Rahmen eines Weltbildes, die Deutung der erfahrenen Wirklichkeit im Kontext von Ideologie war für Lenzi eine Sache der Bilder! Auch Cola di Rienzo glaubte in diesen Jahren, sein politisches Programm zunächst als öffentliches Schaubild vorführen zu müssen, bevor er den Versuch einer praktischen Umsetzung wagte (S. 25ff.). Die Quellen sprechen somit eine deutliche Sprache und verweisen unübersehbar auf das Gewicht, das den Bildern im gesellschaftlichen Orientierungsprozeß zugebilligt wurde.

Bildrhetorik als solche ist natürlich keine Errungenschaft des 14. Jahrhunderts, auch wenn sie uns dort in einer zuvor unerreichten Systematik entgegentritt. Maßgeblichen Anteil an der Herausbildung und Erprobung neuer Möglichkeiten im Umgang mit Bildern hatte offenbar die Entwicklung der Städte zu selbständigen politischen Einheiten. Die wichtigsten Etappen dieses Prozesses liegen allerdings schon im 12. Jahrhundert und sind zu Beginn des 13. Jahrhunderts im wesentlichen abgeschlossen. Der von den freien Bürgern verwaltete Stadtstaat ist zur Entstehungszeit der in diesem Band untersuchten Kunstwerke demnach schon lange keine neue Einrichtung mehr; er besitzt vielmehr seine eigene Geschichte und Tradition. Manchenorts gerät er sogar in tiefgehende Strukturkrisen, die sein Verschwinden von der politischen Bühne einleiten. Dennoch ist gerade in dieser Zeit ein ständig wachsender Medienaufwand zu beobachten, der zu neuen Formen der Selbstdarstellung führt.

In der Kommunalen Organisation, die schließlich auf ein mehr oder weniger demokratisches Verständnis und damit auf einen Ausgleich unterschiedlicher Positionen zugeschnitten war, entstehen neue Bildaufgaben dort, wo es um Herstellung und Bestätigung eines ideologischen Konsenses geht oder um die Legitimation der politischen Unabhängigkeit. Die alten ikonographischen Formeln antiken Herrschertums oder der göttlichen Legitimation des Königtums erweisen sich in diesem neuen Kontext als untauglich. Auch das Publikum der Kunstwerke hat sich mit dem städtischen Rahmen verändert. Es entsteht eine neue Schicht gebildeter Laien, die nicht nur in den politischen Fragen des Gemeinwesens, sondern auch im Umgang mit der Religion ein anderes Bewußtsein und neue Interessen entwickeln. Die Kirche reagiert als Institution verhältnismäßig schnell und bezeichnender Weise auch mit neuartigen Bildtypen auf die verwandelte Situation (S. 149ff.).

Symptomatisch erscheint in diesem Zusammenhang das Vorgehen des zu Beginn des 13. Jahrhunderts neu gegründeten Franziskanerordens, der von Anfang an den Verwendungsmöglichkeiten der Bilder seine besondere Aufmerksamkeit widmet. Zunächst entwickelte er in der Toskana aus der Tradition des Bildschreines, der ein plastisches Bildnis der

Gottesmutter umschließt, einen spezifischen, für seine Zwecke besonders nützlichen Typ des Heiligenretabels, der unter der zusammenfassenden Giebelform die Imago des Ordensgründers mit Szenen seiner Vita verbindet.[5] Am Grab des Franziskus – in der Unterkirche von S. Francesco in Assisi – wird in den sechziger Jahren die römische Tradition einer typologischen Gegenüberstellung von alt- und neutestamentlichen Zyklen als didaktisches Modell begriffen und auf die Ordenstheologie übertragen. In der Konfrontation mit der Passion Christi wird Szene für Szene die Christusähnlichkeit des Ordensgründers demonstriert. Auch das Bemühen um einen Realismus, die Integration der Alltagswirklichkeit in die religiöse Bildwelt, die in größerem Umfang zum ersten Mal in der berühmten Franzlegende der Oberkirche erprobt wurde, ist möglicherweise in diesem Zusammenhang zu verstehen. Auch hier handelt es sich um ein didaktisches Motiv, das mit genauem Kalkül auf seine Wirkung – in Augenhöhe an den großen Wandflächen des Langhauses – verwendet wird, nachdem dies von den Wissenschaftlern des Ordens – wie Roger Bacon – theoretisch gefordert worden war.[6] Die erprobten Propagandamittel werden vom Orden im 14. Jahrhundert erneut modifiziert, als auf die Herausforderung der Armutsdebatte zu reagieren war (S. 153ff.).

An solchen Zusammenhängen wird deutlich, daß es häufig gerade der Kommunikationscharakter der Kunst, das Interesse an einer neuen Argumentationsweise ist, welches zur Entstehung neuer Bildformen führt. Auch dies ist eine der Grundthesen, die an verschiedenen Stellen des Buches wiederkehrt. Dabei wäre es völlig falsch, diesen rhetorischen Charakter der Bildmedien auf eine Didaktik für ungebildete Laien, für Schriftunkundige reduzieren zu wollen. Dies ist ein bloßer Topos der mittelalterlichen Kunsttheorie, der auf die frühchristliche Bilderfeindlichkeit reagiert, aber eigentlich die grundlegend anderen Rezeptionsformen und Wirkungsweisen der Bilder zur Voraussetzung hat. Denn es ist gerade die Möglichkeit, gleichzeitig und parallel auf verschiedenen Ebenen Aussagen zu treffen, die Bilder vor Texten auszeichnet. Bilder argumentieren auf ihre eigene Art und sind in der Lage, komplexe Gedankengebäude derart anschaulich zu vermitteln, daß grundlegende Ideen deutlich werden, auch wenn die intellektuellen Voraussetzungen einer adäquaten Rezeption beim Betrachter im Grunde fehlen. Bilder sind immer auch ein intellektuelles Phänomen und spekulieren in ihren komplexen Argumentationszusammenhängen auf den geschulten, versierten Betrachter. Das formale Kalkül des Künstlers ist auf diese Situation, auf den geistigen Diskurs mit dem Publikum abgestimmt. So wächst der Kunst mit dem zunehmenden Ausbau dieser rhetorischen Strukturen auch eine veränderte Bewertung zu; sie beginnt zu jenem besonderen ›geistigen Handwerk‹ zu werden, dem spätere Generationen dann sogar Autonomie und Selbstverwirklichung des Künstlers zusprechen können.

Die Kultur der Stadtstaaten, die uns in den Werken des 14. Jahrhunderts so deutlich entgegentritt, ist, wie gesagt, wenigstens hundert Jahre älter. Und auch im profanen Bereich wurden schon im 13. Jahrhundert neue Möglichkeiten der Bildverwendung erprobt, die dann erst in den nachfolgenden Jahrzehnten zur vollen Entfaltung kamen. So ist ja auch Dante (1265-1321), von dessen literarischem Werk entscheidende Impulse ausgingen und der deswegen zurecht häufig als Kronzeuge jener Epoche auftritt, gleichermaßen eine Figur des 13. wie des 14. Jahrhunderts. Dem 13. Jahrhundert entstammt auch der Großteil jener Autoren, die Qu. Skinner zur Erklärung von Ambrogio Lorenzettis Fresken im Palazzo Pubblico von Siena heranzieht. In dieser prähumanistischen Kultur, wie er es nennt, ist das politische Konzept der Kommunen formuliert und theoretisch fundiert worden.

Und sehr bald bemüht man sich in den Städten darum, das eigene Selbstverständnis auch in Bildmedien zur Schau zu stellen. So entstand bald nach 1280 die Ausmalung der Sala dei Notari, des großen Versammlungssaales im Rathaus von Perugia.[7] An den Seiten der den Raum in enger Folge überspannenden Gurtbögen finden sich biblische Themen und insbesondere Tierfabeln des Äsop, die als moralisch-politische Leitbilder fungieren sollen. Wie in den Texten ist es der Fundus antiker Kultur, aus dem ein Großteil der argumentativen Versatzstücke geschöpft wird. Die so verbreitete Verehrung des mythischen antiken Stadtgründers – beispielsweise des Eulisthes am Brunnen von Perugia oder des Anthenor in Padua, dem man 1274 ein Prunkgrab errichtet – ist Ausdruck der gleichen prähumanistischen Kultur, die hier allerdings in einem geradezu dynastischen Sinne der kommunalen Freiheit durch die Konstruktion einer vorgeblich uralten, antiken Tradition dienen will. Im 14. Jahrhundert führte man dann die aus der antiken Geschichte stammenden Beispielfiguren ein und differenzierte so die argumentativen Möglichkeiten. Auch hier folgt der Erstellung der humanistischen Konzepte sehr bald die Realisierung vergleichbarer Bildprogramme, wie die Arbeiten von G. Ruck und D. Hansen deutlich machen.

Doch wird die Vorgeschichte der in diesem Band untersuchten Ausmalungen sehr viel klarer, wenn man den weiteren Rahmen der politischen Ikonographie zumindest oberflächlich mit in den Blick nimmt.

Das Lobgedicht, das Petrus de Eboli auf Kaiser Heinrich VI. (1190-1197) verfaßte, schildert die Themen der Wandbilder, die in sechs Räumen des kaiserlichen Palastes von Palermo zu sehen waren.[8] Das illustrierte Widmungsexemplar der Handschrift zeigt uns die Fresken in verkürzter Form eingebunden in gemalte Arkaden, um auf diese Weise den architektonischen Bezug der originalen Bildfelder wiederzugeben. Es ist nicht weniger als die Menschheitsgeschichte, die dem Besucher des Palastes vor Augen gestellt war. Doch steht sie ganz im Dienste der Legitimation kaiserlicher Herrschaft: Beginnend mit der Schöpfung werden in den folgenden Räumen die alttestamentlichen Führerpersönlichkeiten Noah, Abraham und Moses vorgeführt. Die Reihe endet mit David, der in der Miniatur thronend im Herrscherornat wiedergegeben ist. Im sechsten Raum gab es dann ein offenbar zentrales Bild mit dem thronenden Kaiser Friedrich I. Barbarossa, der den älteren Sohn Heinrich, welcher auch schon das Szepter hält, krönt und den zweiten Sohn Philip segnet. Anschließend schildert ein Zyklus den Kreuzzug Friedrichs bis zu seinem Tod in Kleinasien. Wie in den Königsgalerien der französischen Kathedralen wird hier die Legitimation der Herrschaft aus der Tradition alttestamentlichen Königstums hergeleitet. Das Programm argumentiert offenbar in der spezifischen Zusammenstellung der aus den biblischen Zyklen tradierten Bilder, die durch das repräsentative Krönungsbild, das ja kein historisches Ereignis wiedergibt, sondern nur die Legitimität der Erbfolge demonstriert, eine gezielte Stoßrichtung erhalten.

Doch neben dem Krönungsbild gibt es noch einen weiteren repräsentativen Bildtyp königlich-kaiserlicher Selbstdarstellung: Das Huldigungsbild. Der mit den Insignien seines Reiches ausgestattete Herrscher nimmt thronend die Ehrenbezeugungen der Untergebenen entgegen. Eine aufschlußreiche Adaption dieser schon in antiker Zeit verbreiteten Bildformel findet sich im sogenannten Torre di San Zeno in Verona.[9] Dort hat man ein derartiges Huldigungsfresko vermutlich im zweiten Drittel des 13. Jahrhunderts in einer zum Konvent hin offenen Loggia angebracht, die an den großen Wehrturm der Abtei angebaut wurde und wohl repräsentativen Zwecken wie dem Empfang hochgestellter Besucher diente. Ein langer Zug, der in der Differenzierung der verschiedenartigen Völker bezüglich Tracht und Physiognomie phantasiereich ausgestaltet ist, bewegt sich aus einer ummauerten Stadt heraus auf den Kaiser zu, der inmitten seiner Bewaffneten am linken Bildrand thront. Die Abtei verdankt ihre Stellung den Privilegien deutscher Kaiser, die dort zahlreich Hof hielten. Das Wandbild perpetuiert nun den flüchtigen Aufenthalt des Herrschers und führt den Glanz des Hofes, indem die Abtei erstrahlt, den Besuchern beständig vor Augen. Sehr bewußt wählte man dafür eine ausgesprochen traditionelle ikonographische Formel, die offenbar geradezu zum Inbegriff kaiserlicher Repräsentation geworden war. Dies rein repräsentative Idealbild des kaiserlichen Hofes und seines Anspruches auf Weltherrschaft – denn als historisches Ereignis hat es die Huldigung all dieser Völker nie gegeben – konfrontiert man in der Veroneser Abtei mit einer großen Darstellung der *rota fortuna*, so als wollte man aus einer quasi überzeitlichen Position heraus die Aura des Amtes, der Institution des Kaisertums von den wechselnden Schicksalen der einzelnen Herrscher absetzen.

Den gleichen Typ des Huldigungsbildes verwendet man auch noch am Ende des 13. Jahrhunderts im neu errichteten Palazzo Comunale von San Gimignano.[10] Dort ist es Karl von Anjou, dem auswärtigen Garanten des Friedens und Führer der Guelfischen Liga, welchem Vertreter der Bürgerschaft im Habitus von Jagdgehilfen ihre Reverenz erweisen. Diese Darstellung, die an der Stirnwand gegenüber dem Eingang den großen Saal dominiert, wird an den Längswänden von Jagdszenen und Ritterkämpfen ergänzt. Darin sind offenbar verbreitete Staffageelemente herrschaftlichen Auftretens zu sehen, die beispielsweise auch in Verona in der Sockelzone auftauchen. Von dieser Tradition beinahe zeitloser Demonstration der Herrschaft im Akt der Huldigung oder Krönung, die ritualisierte Elemente des Hofzeremoniells in repräsentativer Absicht im Bild fixiert, setzen sich im 13. Jahrhundert andere profane Bildprogramme ab, die einen sehr viel stärker argumentativen Charakter haben, indem sie politische Theorie, das politische Selbstverständnis ihrer Auftraggeber zu vermitteln suchen.

An erster Stelle wäre hier jenes berühmte Brückentor zu nennen, das Kaiser Friedrich II. in Capua an der Nordgrenze seines süditalienischen ›Modellstaates‹ nach eigenen Plänen, wie manche Quellen überliefern, errichten ließ.[11] Etwa gleichzeitig mit dem Fresko in Verona – das Capuaner Tor ist 1247 vollendet – steht auch hier die thronende Figur des Kaisers im Mittelpunkt. Doch unter ihr, direkt über dem Torbogen befand sich die kolossale, überlebensgroße Büste einer Frauengestalt mit dem Reichsadler vor der Brust. Nicht nur die monumentale Größe, die den Maßstab der Kaiserstatue um vieles übertrifft, auch die großflächige Modellierung und der starr in die Ferne gerichtete Blick weisen die Frau als Allegorie aus. Mit E. Kantorowicz ist darin aller Wahrscheinlichkeit nach die Personifikation der Justitia zu sehen, die das eigentliche, auch optisch dominierende Zentrum des Figurenprogrammes bildete.[12] Sie ist flankiert von den im römisch-antiken Habitus auftretenden Justitiaren, den institutionellen Verwaltern des Rechts im Reich. Sie ist dem Kaiser untergeordnet, der das irdische Recht nach antikem Vorbild schafft; doch der Kaiser ist zugleich Herr und Knecht, Vater und Sohn der Justitia, da er dem einzig vollkommenen göttlichen Recht unterworfen ist. Und es ist gerade diese Ambivalenz, die in der Komposition der Skulpturenfassade zum Ausdruck kommt. Die Inschrift gemahnt dann an ein säkularisiertes Gerichtsprogramm, das in seiner strengen Unbestechlichkeit das weltliche Gegenstück zum göttlichen Weltgericht bildet. Der Kaiser als »lex animata in terris« und die Justitia als die mit Vernunft faßbare Erscheinungsform Gottes und Ausdruck des perfekten, idealen Staates – dies ist die Theorie, die Anordnung und Gestalt der Skulpturen bestimmte. Mit den Mitteln der Allegorie, die sich mit dem Kaiserbild und den Ämterporträts sowie der gezielten Verwendung antikischer Formelemente verbindet, wird hier eine Staatstheorie in knappe, aber anschauliche Bildformeln geprägt. Von der Wirkung dieser Bilderfindung zeugen noch die Chronisten der feindlichen Anjou-Fürsten, die nach der Niederlage der Staufer durch dieses Tor zogen.

Bezeichnend ist, daß dieses Programm an einem in jeder Hinsicht öffentlichem Ort entfaltet wird, wo es jedem Reisenden – ob Herr oder Knecht – die Staatsideologie vor Augen führt, während hingegen im Palast von Neapel, also im rein repräsentativen Zusammenhang des Hofes mit seiner eingeschränkten und subtil gesteuerten Öffentlichkeit, wenn man den spärlichen Nachrichten trauen darf, eines der üblichen Huldigungsbilder zu sehen war.[13]

1 Die Ausmalung der Rocca di Angera am Lago Maggiore, die um 1280 entstanden ist, läßt sich dann hinsichtlich ihrer Konzeption schon als eine Art Vorläufer jener komplexen profanen Programme des Trecento ansprechen, für welche die Sala di Nove im Palazzo Pubblico von Siena das auch im vorliegenden Buch mehrfach besprochene Paradebeispiel ist. Dies gilt ebenso für die Verbindung von narrativen mit allegorischen Elementen wie für die Einordnung in einen kosmologisch orientierten Rahmen.[14] Die Burg zählte zum Besitz des Bischofs von Mailand und Otto Visconti ließ hier in einen umfangreichen erzählenden Zyklus den Sieg von Desio verherrlichen, mit dem es ihm am 21. Januar 1277 gelang, seine von Napoleone della Torre angeführten Gegner zu schlagen sowie nach Mailand zurückzukehren, um die Bischofswürde anzutreten und so die langjährige Herrschaft der Visconti zu begründen. Der Zyklus entwickelt die Ereignisse in Bildpaaren, die jeweils durch die
2 Wandfelder definiert werden. So folgt auf die Schlacht die Begnadigung des Napoleone sowie in der zweiten Szene seine Gefangensetzung; im nächsten Wandfeld sind die Ansprache an das Heer und der Einzug nach Mailand verbunden. Beschlossen wird die Bilderfolge von zwei Szenen, die wohl die Amtseinsetzung in S. Ambrogio schildern. Wie auch in einem zeitgenössischen Lobgedicht des Stephanardo da Vicomercate sind die Ereignisse stark idealisiert. Otto Visconti tritt als friedenstiftender Geistlicher in Mönchskutte auf, der ohne Waffen in die Schlacht reitet, großmütig seinen Gegner begnadigt und die Soldaten von Plünderungen und jeglichen Feindseligkeiten gegen die Mailänder Bürger abhält. Schon in dieser Struktur des Zyklus ist eine argumentative Absicht spürbar, die bis in den formalen Aufbau der Szenen durchgehalten wird. Besonders deutlich wird dies in der Begnadigungsszene, die den friedfertigen Mönch als Triumphator zu Pferd mit dem gedemütigten, auf Knien um sein Leben flehenden Feldherrn in prächtiger Rüstung konfrontiert.

3 An der Stirnwand haben sich die Reste einer großen Fortunadarstellung erhalten, die wohl noch durch die vier Kardinaltugenden zu ergänzen ist, wie wir aufgrund der Analogien zu dem erwähnten Lobgedicht vermuten dürfen. Zu der rhetorisch gefärbten Erzählhaltung des Zyklus kommt somit ein umfangreicher allegorischer Teil, der auf einer abstrakten Ebene die geschilderten Ereignisse philosophisch überhöht. Es ist – dies kann man bei Stephanardo da Vicomercate nachlesen – die ständig wechselnde, unzuverlässige Gunst der Fortuna, die den Aufstieg und Fall des Napoleone della Torre verursacht hat und gegen die man sich allein in beharrlichem Vertrauen auf die Tugenden behaupten kann.

Doch damit nicht genug, es gibt noch ein drittes Element der Ausmalung. In den Lünettenfeldern oberhalb der Szenen und Allegorien sind die Planeten mitsamt den ihnen zugeordneten Tierkreiszeichen – den ›Häusern‹, in denen ihr Einfluß besonders stark ist – in der Reihenfolge als Wochentagsgötter zu sehen. Die Planeten sitzen – abgesehen von Sol und Luna – frontal als Herrscher auf ihren Thronen und demonstrieren so ebenso wie Fortuna ihre Macht über die irdischen Dinge. Damit wird ein kosmologischer Rahmen abgesteckt; die politischen Ereignisse werden auf die höheren Sternenmächte bezogen, denn die Ordnung der Sterne ist im Gegensatz zu dem irdischen Geschehen stabil. Es ist der Einfluß der Planeten, der den Wandel der Elemente und damit auch die Bedingungen menschlichen Handelns bestimmt. Der unerwartete Sieg der Ghibellinen unter Otto Visconti fußt also nicht nur in ihrem tugendhaften Verhalten, sondern ist in der quasi göttlichen Fügung der Sterne schon angelegt. Das menschliche Handeln ist so in die Ordnung des Kosmos eingepaßt.

Hier ist ein systematisches Element zu spüren, das auch in den Programmen, die Schlosser unter dem Begriff des »encyclopädischen Bilderkreises« zusammenfaßte, niemals fehlt. Auch in der Sala di Nove in Siena finden neben den *artes liberales* und historischen Beispielfiguren die Planeten ihren Platz in den Vierpässen des Rahmensystems. Die Dynamik der irdischen Ereignisse wird somit in eine höhere Ordnung, in ein komplexes Weltbild eingebunden und aus ihr abgeleitet. Daraus ergibt sich in Angera ein legitimatorischer Effekt, da der Machtübernahme der Visconti so das Element des Zufälligen genommen wird; sie stellt sich gewissermaßen als kosmologisch notwendig dar.

Wir finden hier demnach ähnliche Gedanken und verwandte Interpretationsmuster, wie sie auch die politischen Bildprogramme des 14. Jahrhunderts kennzeichnen. Offensichtlich handelt es sich um Ideen, die im Verlaufe des 13. Jahrhunderts mit der zunehmenden Konsolidierung der Stadtstaaten ausgeprägt wurden. Doch ebenso deutlich sind auch die Unterschiede! In Angera zerfällt die Ausmalung in einzelne, voneinander getrennte Bildbereiche, zwischen denen keine direkte Interaktion stattfindet. So liefert der erzählende Zyklus die propagandistische Deutung der konkreten Ereignisse; die Allegorie hingegen fügt den philosophischen Begriffsapparat hinzu, der die Geschehnisse in ein umfassenderes Weltbild einbindet, während die Planetenbilder schließlich die irdischen Tatsachen mit dem kosmologischen Ordnungssystem verknüpfen. Diese drei Bereiche sind auf die einzelnen Wandfelder verteilt und durch das Rahmensystem deutlich voneinander abgegrenzt. Andererseits sind aber die Figuren aller Bereiche formal identisch behandelt, obwohl sie doch drei ganz unterschiedlichen Realitätsarten entstammen. Wir haben es also mit einem eher additiven Vorgehen zu tun, bei dem die Einzelelemente vor allem auf der ikonographischen Ebene differenziert werden.

In den ersten Jahrzehnten des 14. Jahrhunderts entwickeln die Maler aus diesen Versatzstücken Kompositionsmodelle, welche zum Teil die gleichen Ideen sehr viel präziser und mit erstaunlicher Suggestivkraft vermitteln. Verschiedene, genau differenzierte Darstellungsweisen werden jetzt parallel verwendet und kontrastierend aufeinander bezogen. Fiktive Gesamtpanoramen verbinden in einer Art Pseudo-Topographie alle Bereiche des Weltbildes. Das anschauliche, empirische Detail bringt als auffälligste Neuerung die Realität, die konkrete, überprüfbare Wirklichkeitserfahrung in die umfassenden Ordnungsvisionen ein, während dagegen in der Rocca di Angera als Kulisse von Mailand noch eine völlig anonyme Bauklötzchenarchitektur vorgeführt wird. Die Art und Weise der Inszenierung ist in Angera also traditionell und hat noch nichts gemein mit den in diesem Band besprochenen Ausmalungen. Doch zeigen sich ähnliche Ideen – nur eben in unterschiedlichem Gewand – und vor allem offenbart sich gleichfalls jener öffentliche Charakter, der die Malerei in gewisser Weise zu einem politischen Ereignis werden läßt.

Es ist symptomatisch – und wohl kaum allein dem Zufall historischer Überlieferung zu danken –, daß die Rocca di Angera als das früheste uns bekannte Beispiel einer derartigen Ausmalung in einen kommunalen Kontext gehört und daß diese Fresken zudem in einer Situation zur Ausführung kamen, die unter dem Legitimationsdruck eines Machtwechsels stand. Dies erforderte eine komplexere Argumentation, da ja bei der Errichtung einer signoralen Machtstellung oder – um es republikanisch zu formulieren – einer Tyrannis die seit Jahrhunderten geheiligten Insignien kaiserlicher oder königlicher Macht gerade nicht zur Verfügung standen. Und es ist schließlich die besondere Eigenschaft altehrwürdiger Insignien und damit verbundener Bildformeln, daß sie jede weitere Begründung außer der Rechtmäßigkeit ihres Trägers, wie sie im Krönungsbild erfolgen konnte, erübrigen. Ein Mangel an solchen Traditionselementen mußte ohne Frage kompensiert werden, und so ist offenbar die Komplexität der öffentlichen Programme ein spezifisches Produkt kommunaler Verhältnisse.

Die suggestive Überzeugungskraft, die persuasive Qualität der Bilder nimmt in den ersten Jahrzehnten des 14. Jahrhunderts deutlich zu, und damit steigert sich auch das intellektuelle Vergnügen ihrer Lektüre. Dies verändert auf erhebliche Weise auch den künstlerischen Charakter der Werke. Die zunehmende Verbreitung, welche die Malerei gleichzeitig erfährt, spiegelt zudem einen gewachsenen Bedarf an Bildern mit ihrer spezifischen Argumentationsweise, und dies sowohl im religiösen wie im profanen Bereich, sowohl im öffentlichen wie im privaten Raum.

Anmerkungen

1 J. von Schlosser, Giusto's Fresken in Padua und die Vorläufer der *Stanza della Segnatura*, in: Jahrbuch der Kunsthistorischen Sammlungen des Allerhöchsten Kaiserhauses in Wien XVII, 1896, S. 31ff.

2 F. Antal, Florentine Painting and its Social Background, London 1947 (dt. Ausgabe: Berlin 1960).

3 M. Meiss, Painting in Florence and Siena after the Black Death, The Arts, Religion and Society in the Mid-Fourteenth Century, Princeton 1951.

4 Zu dem »specchio umano« des Domenico Lenzi (Florenz, Biblioteca Laurenziana Ms. Tempi 3) ausführlich S. Partsch, Profane Buchmalerei der bürgerlichen Gesellschaft im spätmittelalterlichen Florenz, Worms 1981, passim. Die dem Text beigefügten ganzseitigen Miniaturen werden auf der Rückseite noch durch kurze Gedichte ergänzt, so daß sich auch hier, wie so oft im 14. Jahrhundert, Malerei und Literatur konkurrierend oder ergänzend aufeinander verweisen.

5 Hierzu K. Krüger, Die frühen Altarbilder des Franziskus in Italien, Diss. München 1987 (noch unpubliziert). Zu den Ausmalungen: D. Blume, Wandmalerei als Ordenspropaganda. Bildprogramme im Chorbereich Franziskanischer Konvente Italiens bis zur Mitte des 14. Jahrhunderts, Worms 1983.

6 Darauf hat kürzlich A. Perrig hingewiesen: A. Perrig, Masaccios Trinita und der Sinn der Zentralperspektive, in: Marburger Jahrbuch für Kunstwissenschaft 21, 1986, S. 12.

7 J. B. Riess, Political Ideas in Medieval Italian Art. The Frescoes in the Palazzo dei Priori in Perugia, Ann Arbor 1981.

8 Zu diesem Gedicht und dem illustrierten Exemplar Bern, Burgerbibl. Ms. 120: H. Georgen, Der Ebulo-Codex als Ausdruck des Konflikts zwischen Städten und staufischem Hof, in: Bauwerk und Bildwerk im Hochmittelalter, Hg. C. Clausberg/D. Kimpel/H.-J. Kunst/R. Suckale, Gießen 1981, S. 145ff. Vollständige Ausgaben: E. Rota, Petri Ansolini de Ebulo, De rebus siculis carmen, Rerum Italicarum Scriptores 31, Città di Castello 1904-1910; G. B. Siragusa, Liber ad honorem Augusti di Pietro da Eboli secondo il codice 120 della Bibliotheca Civica di Berna, Fonti per la Storia d'Italia, Rom 1905-1906. Die hier erwähnte Beschreibung des kaiserlichen Palastes im dritten Buch, Kap. L., fol. 142v; die zugehörige Miniatur auf fol. 143r.

9 G. Gerola, L'affresco della Torre di San Zeno a Verona, in: Bollettino d'Arte VII, 1927, S. 241ff.; O. Demus, Romanische Wandmalerei, München 1968, S. 134, Taf. 75.

10 Der Palazzo Comunale von San Gimignano wurde 1288 bis ca. 1298 errichtet. Die Fresken in der Sala di Consiglio sind mehrfach übermalt worden, doch ist trotz des schlechten Erhaltungszustandes die Formensprache des späteren 13. Jahrhunderts unverkennbar. 1291 und 1293 wird ein sonst unbekannter Maler Azzo für Arbeiten im Palast bezahlt. Eine lange Inschrift unterhalb des Huldigungsfreskos erinnert an den Friedensschluß zwischen Kommune und Klerus vom 3. 4. 1292, der durch den aus San Gimignano stammenden Bischof von

Tiro und Arborea Scolaio Ardinghelli vermittelt wurde. Da der thronende Herrscher mit Lilienszepter durch die Wappen mit den goldenen Lilien auf dunkelblauem Grund als Karl von Anjou ausgewiesen ist, kann sich die Inschrift nicht auf das Bild beziehen. Die Bürger von San Gimignano hatten 1267 Karl I. von Anjou (ca. 1226-1285) die Treue geschworen, der 1270 seine der Stadt gewährten Privilegien noch einmal erneuerte. Auf dieses Ereignis oder die Erneuerung des Bündnisses gegenüber Karl II. von Anjou (1248-1309) dürfte sich das Fresko beziehen. Der Huldigungsakt besteht in der Offerierung von Jagdfalken, wodurch ein Bezug zu den Jagdszenen der Längswände hergestellt wird. Die Falknerei ist die fürstliche Beschäftigung par excellence, an der die Bürger von San Gimignano durch die Anerkennung der fürstlichen Oberhoheit gewissermaßen partezipieren können. Zu diesen Fresken siehe G. Cecchini/E. Carli, San Gimignano, Mailand 1963, S. 70ff., Taf. 62 sowie Fig. IX, S. 59; Abbildungen auch bei R. van Marle, The Development of the Italian Schools of Painting, Bd. 1, Den Haag 1923, S. 370; zur Baugeschichte des Palastes vgl. I. Ceccarini, Palazzo Comunale di San Gimignano, Poggibonsi 1978.

11 K. A. Willemsen, Kaiser Friedrich' II. Triumphtor zu Capua. Ein Denkmal Hohenstaufischer Kunst in Süditalien, Wiesbaden 1953.

12 E. Kantorowicz, Kaiser Friedrich II., 2 Bde., Berlin 1927-1931, Bd. 1, S. 485.

13 Ebenda, sowie Bd. 2, S. 210f.

14 D. Blume, Planetengötter und ein christlicher Friedensbringer als Legitimation eines Machtwechsels: Die Ausmalung der Rocca di Angera, in: Europäische Kunst um 1300, Akten des XXV. Internationalen Kongresses für Kunstgeschichte, Wien 4.-10. September 1983, Bd. 6, Wien 1986, S. 175ff.

Hans Belting

Das Bild als Text

Wandmalerei und Literatur im Zeitalter Dantes

1. Einleitung

Die Kunstgeschichte hat für die Epoche der frühen Kommunen in Italien, die Zeit zwischen Mittelalter und Renaissance, keinen passenden Begriff gefunden. Protorenaissance, Gotik oder »Zeitalter Giottos« wurden Lückenbüßer für den fehlenden Epochenbegriff der Kunst. Formeln wie Dolce Stil Nuovo oder Frühhumanismus bezeichnen nur Partikulares. Erst recht stand aber kein allgemeiner Epochenbegriff zur Verfügung, den die Kunstgeschichte für sich hätte ausleihen können. L. Green spricht von einer »Wasserscheide zwischen Mittelalter und Renaissance«. Wenn man aus heutiger Sicht die Antizipation des Neuen, ein anderes Mal die Fortsetzung des Alten betone, so seien beides nur halbe Wahrheiten.[1] Statt eine scharfe Grenzlinie zum Mittelalter oder zur Renaissance zu ziehen, solle man eher den »Mechanismus der Veränderung« rekonstruieren, der zum Beispiel in Florentiner Chroniken dazu diene, »die alten Normen den neuen Verhältnissen anzupassen«.[2]

Die öffentliche Wandmalerei, von der dieser Beitrag handelt, hat in diesem Sinne Merkmale eines Epochenwandels, der durch das neue Publikum in Florenz und Siena gesteuert wird. Die Frage nach ihrer historischen Position zielt also über den Rahmen einer Entwicklungsgeschichte der Kunst hinaus. Die neuen Stilformen, die in der Malerei auftreten, wurden bisher allenfalls auf einen neuen »Wirklichkeitssinn«[3] oder die beginnende Autonomie der künstlerischen Form befragt. Der innere Bezug zu den Inhalten, die sie repräsentieren, fand dagegen wenig Beachtung. Zitate nach Boccaccio und Filippo Villani dienten dazu, die Modernität der neuen Malerei in der ästhetischen Wertung durch einen neuen Stamm von Kunstexperten zu belegen. Historiker wiesen andererseits darauf hin, daß die offizielle Malerei damals durchaus noch alte scholastische Weltbilder propagierte[4], wenngleich in einer neuen rhetorischen Mitteilungsform. Freilich fiel diese nicht in ihre Kompetenz und wurde wieder den Kunsthistorikern überlassen, die aber andere Fragen stellten.

Hier setzt unsere Untersuchung an. Sie nimmt sich eine Aufgabe vor, für die nicht einmal eine angemessene Terminologie existiert. Es handelt sich darum, die Sprache zu verstehen, in der die Wandmalerei ihre Themen vorträgt. Es ist ihre Sprache, in der sie sich mit ihrem Publikum über mehr verständigte als über ihre Leistung als Kunst. Die Bild*programme* wurden oft gar nicht von den Künstlern entworfen, sondern stammten von jenen Notaren und Literaten, die auch die öffentlichen Medien beherrschten. Das gilt vor allem für die monumentale Allegorie, die damals als eine neue Funktion der Wandmalerei hervortritt.

Die Übertragung scholastischer Denkmuster und höfischer Stilformen aus Frankreich nach Italien gilt nicht nur für die Literatur, sondern auch für die Monumentalmalerei. In ihrem *Inhalt* sind die Wandbilder zwar oft auf die Tradierung des Alten festgelegt. In ihrem *Redestil* haben sie dagegen ein neues Gesicht, das dem Publikum der bürgerlichen Stadtrepubliken zugewandt ist. Sie werden zu einem modernen *Medium* entwickelt, in dem die Erfahrungswelt einer neuen Gesellschaft aussprechbar ist. Eine solche Asymmetrie von Vermittlung und Inhalt ist im Prinzip auch umkehrbar, wenngleich ich darauf hier nicht eingehe: nämlich dann, wenn die Vermittlung stereotyp wurde, aber neue Inhalte repräsentieren mußte. Dann war es die Mitteilungsform, die der Anpassung an den neuen Inhalt bedurfte.

Unsere Untersuchung gleicht nur oberflächlich einem Buch mit dem ähnlich klingenden Titel »Italienische Kunst im Zeitalter Dantes.«[5] Darin deutete A. Schmarsow die Zeitform der Malerei als bildhaften »Ausdruck eines Geistigen«, das wechselweise mit dem Rang der ewigen Kunst oder mit der Weltanschauung von Dantes Ära identifiziert wird. Die Malerei sei nach dem Vorbild der Dichtkunst erzählerisch geworden und habe sich dem »Innenleben« geöffnet. Die Analogie der Künste bleibt bei Schmarsow unentwickelt, zumal von der Dichtung wenig und vom Einfluß Dantes noch weniger die Rede ist. So wählte der Autor im Titel nur ein »zugkräftiges Schlagwort«, um die poetische Erneuerung der Malerei auf eine Formel zu bringen.

In unserem Versuch stehen andere Überlegungen im Mittelpunkt. Der Vergleich von Wandmalerei und Literatur verfolgt die Absicht, zwei öffentliche Medien in einem gemeinsamen Funktionsraum zu entdecken, in dem sie vergleichbare – nicht die gleichen – Aufgaben erfüllen. Die Fragestellung ist mehr historisch als systematisch orientiert. Sie will nicht herausfinden, was Malerei und Literatur generell, ihrem ›Wesen‹ nach *sind*, sondern klären, was sie in der Dantezeit *waren*. Aus methodischen Gründen werden die *Analogien* der beiden Künste hier mehr betont als ihre *Unterschiede*. Nur so läßt sich eine Plattform gewinnen, auf der sie gemeinsam in den Blick treten können. Für die Kunstgeschichte fällt dabei mehr Nutzen ab als für die Literaturgeschichte, die einen ganz anderen Forschungsstand hat. Es gilt, deren Anregungen zu nutzen, um die Kunstgeschichte aus der selbstgewählten Isolation herauszuführen, in welche sie die Fixierung auf die innere Geschichte der Formen oder die reine Inhaltsbefragung hineingetrieben hat.

2. Cola di Rienzo und die Wandmalerei als öffentliches Medium

Der Volkstribun Cola di Rienzo ließ 1347 an der Fassade der Kirche S. Angelo in Pescheria in Rom ein großes Wandbild anbringen, das für seine politischen Ziele werben sollte.[6] Am Tag nach Aschermittwoch hatte er durch einen Anschlag an die Kirchentür von S. Giorgio in Velabro angekündigt, »die Römer würden in kurzer Zeit zu ihrer guten alten Verfassung (›allo loro antico buono stato‹) zurückkehren« und eine Volksregierung erhalten. Drei Monate später wurde der Umsturz am Pfingsttag auf dem Kapitol vollzogen. Die Nacht vorher verbrachte Rienzo in S. Angelo im Gebet, um die neue Verfassung unter den Schutz des Heiligen Geistes zu stellen.

Das Fassadenbild war auf der antiken ›Tempelfront‹ der Kirche schon durch den 38
architektonischen Bildträger würdig inszeniert. Eine zeitgenössische Chronik preist diese Fassade als »einen in der ganzen Welt berühmten Ort«. »Im Sektor der linken Seite brannte ein heftiges Feuer, dessen Rauch zum Himmel stieg«, so beginnt die Beschreibung des Freskos. »In der Mitte des Feuers stand eine sehr alte Frau *(Roma)*«, die von der Hitze angeschwärzt war. »Im anderen Sektor (›cantono‹) des Freskos trat aus einer Kirche »ein bewaffnetes Lamm hervor«. Es trug »im einen Lauf ein nacktes Schwert, und mit dem anderen packte es die alte Frau bei der Hand, um sie aus der Gefahr zu befreien. In der Höhe des (gemalten) Campanile standen Peter und Paul, als ob sie vom Himmel kämen, und sprachen: Lamm, Lamm, komm unserer Wirtin (›albergatrice‹) zuhilfe ... Und in der Höhe des Himmels gab es eine schöne weiße Taube (Heiliger Geist: Pfingsten), die in ihrem Schnabel eine Myrthenkrone trug und sie einem Vögelchen gab, und dann verjagte sie die Falken vom Himmel. Das Vögelchen setzte aber die Krone der Alten *(Roma)* aufs Haupt. Und unter diesen Figuren (›figure‹) stand die Inschrift: »Ich sehe die Zeit der großen Gerechtigkeit nahe, und du harre dieser Zeit (›Veo lo tiempo della granne iustizia e ià taci fi' allo tiempo‹).«

Das Bild war Gerichtsvision und politisches Manifest in einem. Die Errettung der alten *Roma* aus dem Feuer, das die korrupten Barone angezündet hatten, benutzt Motive der biblischen Apokalypse, um ein politisches Ereignis anzukündigen und als Akt der Erlösung (siehe das Lamm Gottes) zu legitimieren. Die römischen Lokalheiligen Peter und Paul verwenden sich beim Heiligen Geist dafür, daß das römische Volk gerettet wird. In einem Sendschreiben an die Signoria von Florenz[7] sagt Rienzo, Christus selber (im Fresko als Lamm) habe »auf Bitten der seligen Apostel Peter und Paul« (im Fresko als Fürbitter), »unserer Ehrenbürger und Beschützer, das Volk zur Einheit und Eintracht (›unitatem et concordiam‹) berufen«. Bei der Pfingstprozession zum Kapitol wurden Banner mit dem Symbol der Freiheit (triumphierende Roma), der Gerechtigkeit und des Friedens (die Romapostel mit Schwert und Schlüssel) mitgeführt. Als »Tribun der Freiheit, des Friedens und der Gerechtigkeit« stellte sich Rienzo den italienischen Kommunen vor, wobei er Zentralbegriffe ihrer politischen Rhetorik verwendete. Das Fresko in S. Angelo faßt sein politisches Programm in die Form einer Allegorie, deren demagogische Untertöne evident sind. Topoi wie Tauben und Falken sind ja heute noch verständlich. In der Vertreibung der Falken durch die Taube wird eine eschatologische Heilsvision in ein politisches Aktionsprogramm umgemünzt.

Die Chronik beschreibt aber nicht nur das Bild, sondern auch die Reaktion des Publikums: »Das Volk lief vor S. Angelo zusammen und betrachtete diese Figuren. Viele sagten, sie seien Prahlerei (›vanitate‹) und lachten. Einige meinten, man solle die Krise Roms mit etwas besserem lösen als mit gemalten Figuren. Und es gab auch welche, die äußerten: dies sei eine wichtige Sache und habe eine große Bedeutung.«[8] Offenbar waren die letzteren Rienzos Anhänger. In den Augen der anderen hatte sich Rienzo zu oft lächerlich gemacht, als daß sie diesen Ankündigungen noch Glauben schenken wollten. Sie wurden aber eines besseren belehrt. Die Diskrepanz zwischen dem rhetorischen Pathos und dem kurzen Intermezzo von Rienzos Herrschaft (Mai bis Dezember 1347), der Kontrast zwischen Anspruch und Wirklichkeit haben den Blick dafür verstellt, daß Rienzo ein Genie der ›Public Relations‹ war. Erst in der gescheiterten Realpolitik wurde er zur komischen Figur, die im Nachhinein alles entwertete, was er an politischer Propaganda zuvor auf die Beine gestellt hatte.[9] Viele seiner politischen Überzeugungen deckten sich mit jenen der toskanischen Stadtrepubliken. Auch die Nutzung der Monumentalmalerei als öffentliches Medium der Propaganda und Instruktion war dort üblich. Manche Ideen stammten von Petrarca, der sich anfangs für Rienzo begeistert hatte. Nur die Berufung auf Roms Weltherrschaft in der Endzeit fällt aus diesem Zeitkontext heraus. Rienzo war sogar ein typischer Vertreter jener neuen Expertenschicht der politischen Kultur, die überall die öffentlichen Medien beherrschte. Allerdings riß in Rom der Medienfachmann, verführt von den Klischees seines eigenen Mediums, für kurze Zeit die staatliche Macht an sich.

Schon als städtischer Notar hatte Rienzo Aufsehen erregt. Als er 1344 aus Avignon zurückkehrte, ließ er an der Außenwand des Senatorenpalasts ein allegorisches Wandbild anbringen, das man als eine Art ›weltlicher Navicella‹ bezeichnen darf. Ende 1346 folgte ein Fresko im Lateran, das als plakathafte Beispielerzählung *(exemplum)* dem Argument seiner öffentlichen Rede diente. Im Chor der Lateranbasilika hatte Rienzo »eine große und wunderbare Tafel aus Metall befestigen lassen. Auf ihr waren antike Buchstaben geschrieben, die niemand außer ihm lesen und interpretieren konnte«.[10] Es war die sogenannte *lex regia*, mit deren Hilfe Rienzo beweisen wollte, daß in der römischen Antike alle Gewalt vom Volk ausgegangen sei.[11] »Rings um diese Tafel ließ er Figuren malen«, die zeigten, »wie der Römische Senat die Herrschaft (›autoritate‹) dem Kaiser Vespasian übertrug.« Das Argument der antiken Inschrift, wie Rienzo es verstand, wurde in den neu hinzugefügten Malereien durch eine historische Erzählung veranschaulicht.

Das alles bildete den Rahmen für Rienzos öffentlichen Auftritt im Querhaus von S. Giovanni. Er lud die Experten und Beamten zu einer Rede ein, die er über den Inhalt der Inschrift halten würde. Die Rede, die er in historischem Kostüm hielt, begann mit einem Kontrastbild zwischen der einstigen antiken Größe und der jetzigen Jammergestalt Roms, das in Papst und Kaiser seine »beiden Augen« verloren hätte. Die Inschrift, die er stolz als Experte entzifferte, lieferte ihm den erwünschten Beleg für die These von der Souveränität des Volkes. Dieses, so beschwor er die Römer, solle gegen die Unterdrücker seine Eintracht *(pace)* wahren und die Zwietracht *(invidia)* meiden. Die Inszenierung war perfekt. Öffentliche Ansprache und Wandmalerei ergänzten einander, und die antike Inschrift erschien als das Text-Original, dessen Bedeutung die narrativen Bilder glossierten, ähnlich wie es auch der Redner tat. »Seht«, rief er aus, wie groß die »Maiestät« des römischen Volkes einst war, und bedenkt, wie miserabel seine Lage jetzt ist. Was die Inschrift nicht leistete, das vermochten die Bilder, die von der guten alten Zeit erzählten: Sie schilderten, ähnlich wie »Stadt« und »Land« in den Fresken Ambrogio Lorenzettis in Siena, die Auswirkungen *(effetti)* der
III, 20 Doktrin in der Praxis. Bild und Betrachter waren in Rom antithetisch und in Siena im Einklang aufeinander bezogen. Die Betrachtung lief in beiden Fällen auf das Verständnis eines rhetorischen Arguments hinaus.

Der Kontext, der dazu einlud, einen tagespolitischen Gebrauch von der Wandmalerei zu machen, bedarf noch einer näheren Betrachtung. In seiner Lateranrede erinnerte Cola daran, daß 1350 ein Heiliges Jahr bevorstehe, in dem sich die Dinge wenden würden. Das erste Heilige Jahr hatte jener umstrittene Papst Bonifaz VIII. proklamiert, der die antike Bronzetafel – Colas Beweisstück – vorsichtshalber in einem Altar der Lateranskirche hatte vermauern lassen.[12] Wie immer man damals über Bonifaz dachte, so hatte er doch Rom durch das Heilige Jahr Größe verliehen.

Die Erinnerung an das Ereignis war, nur wenige Schritte vom Schauplatz von Colas 4
Rede entfernt, an die Benediktionsloggia gebunden, von der Bonifaz VIII. das Anno Santo verkündet hatte. Das sogenannte »Jubiläumsfresko« Giottos, von dem noch ein kleines Fragment existiert, ist in einer alten Zeichnung überliefert.[13] Eine zweizonige Komposition trennte die päpstliche Kurie von dem unten zusammenströmenden Volk. Oben tritt in einer Herrscherloge der »universale Papst« im Schmuck der Tiara zeremoniell in Erscheinung. Ein Diakon verliest wie ein Herold die Proklamation des Heiligen Jahres »zum ewigen Gedenken an den Vorgang« (›Ad perpetuam rei memoriam‹), wie auf der Bulle zu lesen steht. Es ist eine ›Veröffentlichung im Bild‹, wie eine Urkunde die ›Veröffentlichung im Wortlaut‹ ist. Der Ort des Bildes ist auch der Ort des Geschehens. Er wird so genau porträtiert, daß man die Identität von Bildträger und gemaltem Bildort kontrollieren konnte. Der Papst ist nicht nur der Stifter des Bildes, sondern auch der Erbauer der Loggia und endlich der Hauptakteur des dargestellten Ereignisses.

Colas Interesse am Lateran ist wohl durch diese Inkunabel der forensischen Wandmalerei geweckt worden. Aber seine Historienbilder im Inneren der Laterankirche stellten eine Antithese zum Geschichtsbild des großen Papstes dar, wenn sie behaupteten, daß »alle Macht vom Volk ausgeht«. Als dem Volkstribun im August 1347 die Dinge außer Kontrolle gerieten, wurde der Gegenentwurf zur Propaganda Bonifaz' VIII. erst recht deutlich. Er gab im »Saal des alten Palastes Konstantins und des Papstes«, wie der Chronist die Konzilsaula nannte, ein Bankett und wohnte vorher »mit feierlichem Gefolge« der Messe bei auf der Plattform der »Kapelle des Bonifaz«. Damit ist die Benediktionsloggia gemeint. Auf ihr rief der Volkstribun »den Herrn Papst Klemens auf, an seinen Sitz nach Rom zurückzukommen«. Dem verblüfften Vikar des Papstes blieb nur übrig, »öffentlich (›per sentenzia publica‹) zu protestieren« und von seinem Notar ein »öffentliches Protokoll« darüber aufsetzen zu lassen.[14]

Die Symmetrie der beiden Medien in der Funktion für das römische Publikum wird schon durch die identische Art und Weise charakterisiert, wie der Chronist einmal »die schöne Rede in der Volkssprache« (›bello sermone vulgare‹), zum anderen das »gemalte Gleichnis« (›similitudine‹) an der Fassade auf dem Kapitol einführt. In beiden Fällen gebraucht er die gleiche Redewendung: im Medium der öffentlichen Rede wie im Medium des öffentlichen Wandbildes habe der Politiker »an das Volk appelliert« (›ammoniò lo popolo‹).

Die öffentlichen Reden *(parlamento)* fanden sonst auf einer Tribüne *(parlatoio, pulpito)* statt. Auch die Sendschreiben, die in ausgefeilter Rhetorik nach draußen gingen, gehörten dazu. »Viele Schreiber und Kopisten« hatte Cola di Rienzo angestellt, die »nicht aufhörten, Tag und Nacht Briefe zu schreiben«.[15] Feste, Umzüge und Prozessionen *(trionfi)* entfalteten ein Ritual, in dem lebende Personen und Figuren auf Fahnen einander spiegelbildlich bestätigten. So war der Mann mit dem gezogenen Schwert der Gerechtigkeit einmal ein Prozessionsteilnehmer, das andere Mal St. Paul auf der Fahne.[16] Das Bild der Taube mit dem Olivenkranz war auf dem Banner *(gonfalone)* ein Emblem und im Wandbild von S. Angelo der Akteur einer dramatischen Allegorie. Auch das unrühmliche Ende des Politikers fand seinen Ausdruck in öffentlichen Wandbildern. Cola hatte bei seinem Abgang noch schnell ein Bild des Gotteslammes mit den römischen Wappen malen lassen, das gemäß Psalm 91 als Symbol des Gerechten über die tierischen Gestalten der Feinde des Tribuns schreitet. Die zuvor von Cola selbst eingesetzten römischen Senatoren griffen alsbald zum Medium der Aburteilung *in effigie* und machten »auf der Fassade des Palastes auf dem Kapitol« von der Schandmalerei Gebrauch. Sie »malten den Tribun mit dem Kopf nach unten und den Füßen nach oben hängend« ähnlich den Rittern, die dieser zuvor an der gleichen Stelle hatte infamieren lassen.[17]

3. Text und Realität in der Wandmalerei der Dantezeit

Die römischen Wandbilder haben die öffentliche Meinung gelenkt, wie später Wandzeitung und moderne Medien. Die ›Schandmalerei‹ oder *pittura infamante* war in diesem Kontext auf die Aufgabe spezialisiert, Individuen oder feindliche Staaten anzuprangern und demagogisch einer Ehre zu berauben, die der oberste Wert des sozialen Organismus war. Sie hatte dadurch einen eigenen Rechtsstatus, ja war Teil der gesetzlichen Rechtsausübung.[18] Preis und Schimpf waren anerkannte Mittel der kollektiven Weltorientierung und Wertevermittlung. Öffentliches Bild und öffentliche Rede dienten den Institutionen von Staat und Kirche dazu, die gewünschten Verhaltensnormen zu propagieren und die Gegenbilder anzugreifen, also den Wertekanon auf das Kontrastbild von Tugenden und Lastern zu bringen. Der soziale Friede war an den Konsens gebunden, der sich an dem allgemeinen Recht als der obersten Instanz orientierte. Im religiösen Bereich gab es andere Instanzen. Hier wurde der Blick über die zeitliche Erfahrung hinaus auf eine andere Welt gelenkt, wo ein göttliches Gericht in Aussicht stand. Auch die Kirchenmalerei entwickelte eine Rhetorik, die den Überzeugungsdruck des Arguments auf das Kirchenvolk erhöhte. Die forensische Sprache der öffentlichen Bildwände ist mein Thema. Sie erlaubte erstmals in der Geschichte der nachantiken Kunst mehrere Optionen auf die Malerei, also die Wahl zwischen gleichwertigen Sprechstilen oder Textformen, die für eine Thematik und ein Zielpublikum abrufbar waren.

Wenn es sich so verhält, dürfen wir die Frage stellen, welche *Realität* es war, von der die Bilder handeln, und in welcher sprachlichen Verfassung sie das tun. Ich ersetze also das alte Begriffspaar: Form und Inhalt durch Text und Realität. Zunächst erschien es möglich, von *Sprache* und Realität zu sprechen. Inzwischen wähle ich lieber den Begriff des *Textes*, weil dieser ein Medium ist, das sich dem Medium der Wandmalerei zuordnen läßt. Die verbale Sprache steht allein in der festen Textbindung, die sie in der Literatur der Dantezeit besaß, zum Vergleich mit der Malerei an. Die ›Sprache der Bilder‹, von der man gewöhnlich redet, ohne einen genauen Begriff von ihr zu haben, läßt sich in unserem Falle nur im System eines Bildes entdecken, das dem Text in der Literatur gleicht (siehe S. 29f.).

Realität ist einer der meist strapazierten Begriffe überhaupt. Wir müssen sie hier vom *Inhalt* oder *Thema* des einzelnen Werks unterscheiden, von dem die übliche Ikonographie handelt. Man kann diese Realität erst dann entdecken, wenn man unterstellt, daß ein Werk, statt allein die sichtbare Natur abzubilden, eher in die Weltordnung einführen will, wie man sie zu seiner Zeit verstand. In diesem Sinne zielt der Begriff auf die gesellschaftliche und religiöse Realität der italienischen Stadtrepubliken. Hier beschrieb die Wandmalerei die allgemeinen Werte und Normen in der aktuellen Auffassung, die ihre Umgebung davon besaß: Sie konnte all das bestätigen, was erhaltenswert war, und beschwören, was gefährdet war. In diesem Sinne ist Realität synonym mit einem zeitgebundenen Weltbild.

Himmel und Hölle, Recht und Unrecht nahmen erst im jeweiligen Kontext die konkrete Bedeutung an, in deren Licht sie gesehen werden sollten. Das Thema des einzelnen Bildes ist also nicht identisch mit dieser außerbildlichen Realität seiner Umwelt. Es ist eher ein Anlaß gewesen, von ihr zu sprechen.

M. Baxandall verfolgte in seinem Buch »Giotto and the Orators« ein anderes Thema, als er Sprache und Stil in der Kunstliteratur der frühen Humanisten untersuchte.[19] Es ist die »ascendancy of language over experience«, die in den Kunsturteilen eine Rolle spielt. Der Sprechstil, den die Autoren benutzten, steuerte ihre Urteile über Kunst in stärkerem Maße, als es die direkte Erfahrung der zeitgenössischen Malerei tat. »Die Institution des Vergleichs von Malerei mit Literatur wurde ein humanistisches Spiel.« Aber der Vergleich diente nur der eigenen Sache. Er versetzte die Kunstkritiker in die Lage, Malerei nach literarischen Spielregeln zu beschreiben. Die wirklichen Analogien zwischen Bild und Text bleiben dabei aus dem Spiel, weil die antike Tradition der Kunstschriftstellerei keine Formeln anbot, um darüber sachgemäß zu handeln.

Unsere Fragestellung liegt eher im Horizont von E. Auerbachs Buch »Mimesis«[20] und ist doch ganz anders gefaßt. Dort geht es um literarische ›Abbildung‹ von sinnlich erfahrbarer Realität, deren Stil die herrschenden Stilkonventionen unterbricht, in ganz direktem Sinne. Dabei kam Auerbach zuhilfe, daß solche Konventionen immer schon feste Größen einer historischen Literaturtheorie waren. So wandte Dante nicht nur ein vorhandenes Repertoire von Gattungen oder Stilen an, sondern konnte die literarischen Stilmittel mit Namen benennen, die er einsetzte oder vermied. Das gilt in noch größerem Maß für Boccaccio, der immer wieder von einem genormten Sprechstil zum beschreibenden Realismus überwechselt und mit dieser Verletzung einer literarischen Norm förmlich brilliert. Der Besitz von Gattungsbegriffen unterscheidet die Literatur von der bildenden Kunst, die nicht einmal in der Renaissance mehr nachholte, was ihr die Literatur damit voraus hatte. Daher stammt unser Handikap mit einer Terminologie: Man muß sie geradezu *gegen* die Kunsttheorie der Renaissance konzipieren, wenn man von Text und Realität spricht. Realität wird in Auerbachs einzelnen Interpretationen als die jeweils zeitgenössische Wirklichkeit verstanden, deren Verständnis aber für den historischen Leser mit dem Begriff von Realität schlechthin zusammenfiel.

P. L. Berger und Th. Luckmann sprechen von der »social construction of reality«. Der Mensch ist »ein soziales Wesen unter den Bedingungen der Natur, das aber unter diesen Bedingungen seine Welt konstruiert. Sobald sie gebildet ist, wirkt sie auf die Natur zurück. In der Dialektik zwischen der Natur und der sozialen Konstruktion der Welt wird der menschliche Organismus verwandelt. In der gleichen Dialektik produziert der Mensch Realität und so sich selbst.«[21] Die Gegenstände der Erfahrung und des Glaubens wurden daher im Trecento gleichermaßen Stoff für die Herstellung von Konsens und Disziplin.

Die *Sprache*, in der die Bilder von der so verstandenen Realität sprechen und sie damit überhaupt erst artikulieren, operiert in einem festen System bildlicher Repräsentation, das dem System eines literarischen Texts gleicht. Bild und Text, Sehen und Lesen sind im Trecento eng aufeinander bezogen. Wandbilder und Inschriften werden als austauschbare Medien verwandt. Damit treffen wir auf eine historische Situation der Kunst, die sich von der heutigen markant unterscheidet. Um diesen Unterschied zu verdeutlichen, ist der Begriff des *Textes* gewählt.

C. Schnaase meinte einmal, die Kunst als Sprache setze »das Bewußtsein voraus, daß sie verstanden werde.«[22] Das ist zwar beherzigenswert, wenn man in der Kunst den »Anteil des Betrachters«[23] ernst nehmen will. Aber wir meinen hier etwas anderes, wenn wir die

Aufmerksamkeit darauf lenken, daß sich *Bildmotive* im einzelnen und *Bildstrukturen* im Ganzen wie in einem Text verfestigen, der in mehreren Varianten wählbar wird. Die Textform ist einmal auf eine bestimmte *Thematik*, zum anderen auf ein bestimmtes *Publikum* bezogen, mit dem die Bilder gleichsam argumentieren. Mit dem Konzept einer unschuldigen ›Abbildung‹ von Welt ist diese Textform nicht zu fassen. Sobald die italienische Monumentalmalerei von sozialen Normen und geistigen Werten handelte, war sie auf ein festes Repertoire einschlägiger Bildsymbole angewiesen, um sich mit ihrem Publikum zu verständigen. Zwar konnten sich Konventionen erst ausbilden, nachdem die Künstler sie geprägt hatten. Aber dann hielten sie sich umso hartnäckiger, weil schließlich mehr daran hing als eine künstlerische Erfindung. Nicht selten ging es um offizielle, ja kontroverse Themen der Zeit, bei denen jede Nuance eine falsche Position bedeuten konnte. Deswegen fordert Francesco da Barberino die Literaten auf, sie sollten zeichnen lernen, um den professionellen Malern präzisere Anweisungen geben zu können.[24] Eine sichere Lösung gab es für dieses Problem nicht. So hat die Bildkunst nie den Grad der Festlegung erreicht, der die Wortkunst kennzeichnet. Man kann deshalb nur sagen, daß das Bild damals einem Text *glich* und wie dieser eine *wählbare* Sprache zum Einsatz brachte.

Die Appellfunktion, die wir in der Wandmalerei finden werden, charakterisiert damals in noch höherem Maße die Literatur. Indem sie ihr Publikum auf gezielte Weise ansprach, machte die Literatur das Publikum seiner selbst bewußt. Das hat wiederum Auerbach gerade für die Dante-Zeit in einem Buch über »Literatursprache und Publikum« schlüssig bewiesen.[25] Die Anreden an den Leser, die in den Inschriften der Wandbilder wiederkehren, spielen in Auerbachs Beweisgang eine besondere Rolle. Es ist die neue Schicht der *volks*sprachlich Gebildeten, welche die *lateinisch* Gelehrten oder *litterati* ablöste. Für sie hat Dante die bunte Wirklichkeit ihrer eigenen Welt dargestellt und zugleich in eine ›scholastisch-architektonische Ordnung‹ eingebracht. Dieser ›zunächst rein italienische Vorgang‹ ist insofern auch unser Thema, als es schließlich das gleiche Publikum war, an das sich die Wandmalerei wandte. Zwischen dem trockenen Kathederstil der Scholastik und einem bloßen Unterhaltungsmedium entwickelte die volkssprachliche Literatur eine neue Fähigkeit zum Ausdruck der damaligen Realität, und dieser Vorgang gilt in ähnlicher Weise auch für die bildende Kunst.

Bereits die Formmittel eines Bildes enthielten in sich eine Aussage, die dem einzelnen Thema vorgeordnet war. Die Lesart des Bildes war programmiert, und dem Betrachter wurde schon eine allgemeine Orientierung angeboten, *bevor* er die inhaltlichen Informationen des besonderen Bildes überhaupt zur Kenntnis nahm. Die Ordnungsstrukturen der Komposition spielten auf die Analogie von Welt und Überwelt oder auf den Kontrast von gut und böse, richtig und falsch ganz allgemein an. Kontraste und Steigerungen von groß und klein, von ruhig und bewegt, kanalisierten die Eindrücke vor dem Bild. Im Buon
II–VI, Governo in Siena oder in der Strozzi-Kapelle in Florenz drücken die gegenüberliegenden
124, XI Wände den Kontrast von gut und böse oder von Paradiso und Inferno[26] schon im gewählten Textsystem – strenge Choreographie gegen Chaos – aus. Ihr Sprechstil kennzeichnete die Sache. Der Betrachter war in seiner Auffassung durch die Syntax eines Wandbildes bereits gelenkt. Im dominikanischen Kapitelsaal in Florenz nahm er die *Doktrin* des Ordens
XII, XIII in einem fixierten Zustandsbild und auf der anderen Wand die *Predigt* des Ordens im bewegten Duktus eines erzählerischen Verlaufbildes wahr.[27] Wenn dieser *Sprechstil* so fest strukturierbar war, wie hier behauptet wird, so konnte er beim Betrachter auch einen entsprechenden *Denkstil* durchsetzen.

3.1 *Das Bild als System und die Empirie als Ausfüllung*

Halten wir uns an diese Evidenz, so lassen sich Merkmale eines Textes sowohl in der *Bildordnung* als System wie im *empirischen Detail* ausmachen, das zur Veranschaulichung darin seinen Platz hat. Für das eine und das andere galten offenbar verschiedene Regeln. Die *Komposition* stiftet nicht nur die Einheit in der Vielfalt des Einzelnen, sondern stellt dafür auch ein Schema bereit. Das *Detail* dient dagegen der Ausfüllung des Schemas mit der anschaulichen Evidenz der Sinnenwelt. Nur das einzelne Motiv – sei es eine Erzählung oder eine Figur – wird auf die Ähnlichkeit mit der lebendigen Natur verpflichtet. Die Komposition, in die es eingebettet wird, ist aber kein Abbild eines empirischen Raumes – sie ist selbst in Giottos Fresken in Padua nur eine Erzählform für die Handlung selbst.[28] Im Camposanto 96
in Pisa und im Buon Governo in Siena hat die Komposition des Wandbildes die Aufgabe, die Fülle des Sichtbaren in eine vorgegebene Ordnung zu bringen, also auf *Wissen* zu reduzieren. In der Allegorie dient sie der Darlegung des Arguments, wie die Disposition in der Rhetorik.

Vielleicht läßt sich die so definierte Komposition am besten mit der architektonischen Gliederung von Dantes »Göttlicher Komödie« vergleichen. Hier haben die Gesänge und Strophen eine *symbolische* Gestalt, die jeder *empirischen* Beschreibung im Epos vorgeordnet ist. Entsprechend repräsentiert die gemalte Komposition das statische Weltbild der Scholastik, das der eigenen Erfahrung ihren festen Platz in einem geschlossenen Weltbild zuweist. Im narrativen Detail beschreibt sie aber, wie Dantes Epos in den *exempla*, die Naturform als solche, ohne sie noch aus einem vorgegebenen Schema abzuleiten. Damit appellieren die empirischen Motive an die persönliche Wahrnehmung, während die Komposition das kollektive Wissen symbolisiert. Die farbig nacherzählten Episoden und die lebendig porträtierten Standespersonen der Fresken (Ritter, Bürger, Kleriker, Adelige im Liebesgarten) betten das Neue in das Alte ein, bis sie das Alte als System nicht mehr stabilisieren, sondern sprengen.

Die beiden Textelemente, die wir Komposition und empirische Ausfüllung nennen, veränderten im Laufe der Zeit das Verhältnis zueinander. Die Komposition war ja nicht nur ein Textsystem, sondern repräsentierte zugleich auch die Ordnung eines tradierten Weltbildes. Das eingeschobene Abbild der Natur, ebenso wie die frische Erzählung nach dem Leben, war dagegen für die Aufnahme neuer Erfahrungen freigegeben. Folglich standen beide Textelemente unter ganz verschiedenen Bedingungen. Die *Ordnungsform* trat nicht nur gegenüber der *Naturaufzeichnung* allmählich den Rückzug an, sondern veränderte sich auch von innen heraus. In dem Maße, in dem sie rhetorischer wurde und sich dem Erklärungsbedarf der städtischen Laiengesellschaft anpaßte, wurde sie auch verfügbar für alle möglichen Manipulationen. Die neuerworbene Flexibilität der Bildsprache höhlte ihren symbolischen Anspruch aus. Wie jedes System, unterlag die Komposition Veränderungen, die sie gegenüber der eingeschobenen Empirie schwächten. Der Text der Bilder geriet unter den Druck einer neuen Realität, die er integrieren mußte, und paßte sich einem neuen Publikum an. Diesen Vorgang kennen wir auch aus der zeitgenössischen Literatur. Die Realität war in den Stadtrepubliken Italiens nicht mehr die gleiche wie in der höfischen Gesellschaft Frankreichs, woher die poetischen Vorbilder der Literatur stammten. Die allegorische Dichtung wurde im Œuvre des Florentiners Brunetto Latini[29] der neuen sozialen Umgebung schnell angepaßt, denn schließlich setzte das italienische Publikum den alten Themen neue Erfahrungen entgegen. Die Umbildung fing bei der Wahl der Volkssprache an und hörte bei der farbigen Beschreibung lokaler Charaktere und Situatio-

nen auf. In den Wandbildern der Toskana ist das eben so, wie im weiteren deutlich werden soll. Schon die Bildinschriften sind in dem einheimischen Volgare verfaßt, und die traditionellen Ordnungselemente sind im gleichen Bild mit zeitgenössischen Motiven vermischt.
III Ein Beispiel sind die Fresken des Buon Governo: das Schema der *idealen* Stadt wird hier mit den *lokalen* Zügen der Stadt Siena illustriert, also in die Empirie überführt.

Aber es blieb nicht allein bei neuen Textformen, weil diese mit der Zeit zu Symbolen für neue Inhalte wurden. Das ist vielleicht einer der Wege, die in die Renaissance führen. Eine wichtige Station auf diesem Weg war die wachsende Diskrepanz zwischen einem altem *Inhalt* und einer modernen *Bildsprache*: die Textform, in der diese Sprache zum Zuge kam, repräsentierte so lange alte Denkmuster, bis sie ihrerseits neue Inhalte erzwang, die zu ihr paßten. Die Empirie entwickelte ihre eigene Dynamik, statt eine rein rhetorische Figur zu bleiben, die nur ein abstraktes Argument zu illustrieren hatte.

Das läßt sich beispielhaft am Schicksal der Komposition verdeutlichen. Erst in der Renaissance wird dem ›Bildraum‹ ein eigenes Recht auf Empirie zugestanden. Er wandelt sich zu einem mathematisch kontrollierbaren Sehbild.[30] Das Bildsystem als Ganzes holt jetzt nach, was das empirische Detail schon lange besaß. Aber diese neue »Kohärenz« (M. Imdahl) des Bildganzen ist nur ein anderes Ordnungssystem.[31] Pisanellos Fresken im Palazzo Ducale von Mantua[32] verraten noch die Krise der Komposition, die dem Paradigmenwechsel vorangegangen war. Die Naturstudie hatte inzwischen so überhand genommen, daß sie das alte Bildsystem sprengte. Die neue Perspektivlehre war aber nicht die einzige Kontrolle der ›explodierenden Empirie‹. Auch die konsequente Antikisierung aller Bildelemente stiftete in der Renaissance ein neues, eben ›künstliches‹ System. Die *Einheit des Bildes*, die allmählich in Gefahr geraten war, wurde auf der Ebene der *Einheit der ›Kunst‹* wiederhergestellt, die jetzt ihren eigenen Regeln folgte. Die Kunst, und nicht die Natur, entschied fortan darüber, wie ein Abbild aussehen sollte.

Doch das ist ein Ausblick auf eine Entwicklung, die nicht mehr unser Thema ist. Vielmehr geht es hier allein darum, solche Merkmale der Malerei des Trecento zu benennen, die Eigenschaften eines Textes gleichen. Die Bildordnung war damals in syntaktischem Sinne differenziert genug, um alle gewünschten semantischen Aussagen unterscheidbar zu machen. Die Varianten im System setzen ein Publikum voraus, das sie registrieren und symbolisch deuten konnte. M. Schapiro wollte die verbale Sprache und den Stil der Kunst generell aufeinander beziehen, was hier nicht gemeint ist.[33] J. Ackerman, der das kritisierte, ließ den Vergleich mit der verbalen Sprache allein für die Architektur zu: nur hier existiere eine Syntax mit »festen Bezugsformen«, und nur hier sei die Wahl zwischen wirklichen Alternativen möglich.[34] Ich möchte dem widersprechen: Für die Wandmalerei unseres Zeitraums bezeichnet der Begriff des Textes, genau in Ackermans Sinne, ein Bildsystem, das die Verständigung mit dem Betrachter in festen Varianten regelte, regelhaft festlegte.

3.2 Lehrmeinung und persönliche Erfahrung

Dabei spielt der Unterschied zwischen Komposition und Detail, den wir beobachtet haben, eine entscheidende Rolle. Er läuft letztlich auf den geläufigen Unterschied zwischen Theorie und Empirie hinaus. Die Wandbilder artikulieren beides. Sie erweisen dadurch die Fähigkeit, sowohl mit dem Wissen wie mit der Welt des Betrachters in Einklang zu stehen.[35] Die Erfahrung *(esperienza)* ist in Petrarcas Worten eine »unfehlbare Lehrerin« (›infallibile maestra‹).[36] Aber sie hat nur die Aufgabe, eine Wahrheit zu veranschaulichen, die über sie selbst hinausweist. *Exemplifikation* ist, wie N. Goodman sagt, eine »Charakterisierung am Beispiel«.[37] Das unterscheidet sie vom bloßen Abbild, das die äußere Gestalt eines Gegenstandes oder einer Person verdoppelt. In der empirischen Exemplifikation liegt die eigentliche Rolle des Naturzitats in der Bildsprache des Trecento. Die Empirie sollte eine höhere Ordnung für den Betrachter verifizieren, aber sie hatte nicht etwa die Erlaubnis, eine solche Ordnung auch ernsthaft zu falsifizieren. Das Abbild (in der Malerei) und die Beschreibung (in der Literatur) bedienen sich beide der persönlichen Erfahrung des Betrachters/Lesers, um ihn auf diesem Wege zu höheren Einsichten zu führen. Die Frage war nur, wie weit die eigene Erfahrung reichen durfte und wo sie von den Lehrsätzen des Glaubens und der scholastischen Wissenschaft eingeschränkt wurde. Die Erfahrung setzte den alten Lehrmeinungen im Laufe der Zeit immer mehr Widerstand entgegen, und so wurde die Empirie schließlich selber zur größeren Wahrheit, statt nur darauf beschränkt zu sein, abstrakte Prinzipien zu erläutern.

In der Literaturwissenschaft sind die Vorgänge, von denen hier die Rede ist, besser untersucht. Man braucht nur die Namen Dante und Boccaccio zu nennen, um sich zu verdeutlichen, welche Wende sich im Œuvre des Jüngeren vollzogen hat. Bei Boccaccio ist das Neue nicht mehr auf die Sprache und die einzelne Beobachtung beschränkt, sondern wird zur Funktion einer eigenen Gattung der Literatur. In seinen Novellen macht Boccaccio die zeitgenössische Gesellschaft und die menschliche Torheit ganz allgemein zum Thema. Das *exemplum*, das bisher Anwendungsfall einer höheren Wahrheit war, verselbständigt sich jetzt zur Novelle, die nur noch in einem innerweltlichen Bezugsraum spielt. »Statt des Allgemeinen wird in der Novelle das Partikulare hervorgekehrt, der typische Modellfall wird vom Einzelfall ersetzt.«[38] Die Ausnahme, ja die unerhörte Begebenheit wird Thema, und die Personen müssen sich aus sich selbst behaupten und erklären. Erst jetzt wird eine Rahmenhandlung notwendig. Sie bildet die Klammer für die voneinander unabhängigen Novellen, während vorher solche Erzählungen nur ein sporadischer Einschub in einem übergeordneten Textverband waren. Der »Decamerone« zeugt von dieser Umkehrung der Dinge.

In der gleichzeitigen Predigtliteratur waren die Dinge noch nicht so weit gediehen. In dem Bußtraktat des Dominikaners Jacopo Passavanti (»Lo specchio della vera penitenza«) ist das *exemplum*, die lebensechte Story, immer nur Beleg und Einschub, um die trockenen Klassifikationen und »Distinktionen« der Buße mit Leben zu versorgen.[39] In der Chronikliteratur, also im Geschichtsbuch, bahnt sich aber ein ähnlicher Wandel an wie in der epischen Literatur. Zunächst dient das Detail noch dazu, die vorgegebene Wahrheit zu belegen. Aber das Verhältnis zwischen Detail und Schema verändert sich. Ein Beispiel dafür ist Giovanni Villanis Chronik von Florenz (ca. 1333–1348). Hier dient die »Interpretation des Details dazu, die Welt der eigenen Erfahrung im Rahmen des sanktionierten Schemas des mittelalterlichen Universums zu entwerfen«.[40]

Während zunächst die nacherzählte Geschichte den Zusammenhang mit der göttlichen Weltregierung zu beweisen hat, zwingen die Ereignisse den florentinischen Autor schließlich dazu, seine Deutung vorsichtig zu verändern und das Geschehen, statt aus einem theologischen Schema, aus seinen eigenen Gesetzlichkeiten heraus zu erklären. Villanis Originalität besteht in der Anekdotik und im »Reichtum des narrativen Details«.[41] Hier wird auch die eigene soziale Schicht entdeckt. Die Empirie des Einzelnen kontrastiert zumeist noch mit dem Gedankenschema des Ganzen. Es ist die *Textform*, in der sich ein neues Verhältnis zur *Realität* artikuliert, bevor man sich von dieser schon einen allgemeinen Begriff machen kann.

In der allegorischen Dichtung war dieser Prozeß bereits seit längerer Zeit eingeleitet. Hier emanzipieren sich schon früh die Typen zu Personen, verwandeln sich die abstrakten Charaktere zu »exemplifications of real life«[42], also zu Figuren, die sogar sprechen und handeln und an die Lebenserfahrung des Lesers appellieren.[43] Die Entwicklung beginnt in Jean de Meuns Teil des »Rosenromans«, wenn die allegorischen Personen aus dem konventionellen Schema ausbrechen und empirische Eigenschaften erwerben, die sie mit realen Personen teilen. In diesem Werk werden sogar Bilder und Personen aufeinander bezogen. So erblickt der Held auf der Mauer des Gartens »Bilder und Gemälde« von Lastern, deren »Aussehen« (›semblance‹) er aus der Erinnerung beschreibt. Der Maler, der die »Gemeinheit« geschaffen hatte, »konnte wirklich gut malen und darstellen (›poindre e bien portraire‹), denn sie glich wirklich einer gemeinen Person«. Der Neid, mit dem häßlichen Blick, und der Geiz, der gierig den Geldbeutel an sich preßte, sind weitere Höhepunkte der verlebendigenden Beschreibung.[44] In Florenz griff Dante den Rosenroman, den schon Brunetto Latini umgedichtet hatte, in seinem Werk »Fiore« auf. Giottos gemalte Figuren
1 der Tugenden und Laster in Padua sitzen auf einer simulierten Wand, wie es die Laster im Rosenroman tun. Sie unterscheiden sich im Rahmen der Ausmalung von den lebenden Figuren der biblischen Historien durch ihre Steinfarbe, die gleichsam ihre eigene Textform ist. Andererseits sind sie durch ihre Lebensäußerungen in einem solchen Grade ›exemplifiziert‹, daß sie mehr sind als bloße Bildbegriffe und sogar an die Affekte des Betrachters appellieren können. Die Spannung zwischen Begriff und Person, zwischen Norm und Anschauung wird zu ihrer wahren Ausdrucksform.[45] Francesco da Barberino würdigte schon kurz nach 1308 die Erfindungen Giottos als literarischer Kollege, wenn er in seinem eigenen Werk den Neid beschrieb: »Der Neidische wird innen und außen vom Neid verbrannt, so wie ihn Giotto in der Arena in Padua vorzüglich gemalt hat.«[46]

3.3 Bild und Text im Zusammenspiel

Bild und Text wurden im Zeitalter Dantes als komplementäre Medien verstanden. Illustrationen traten in den Büchern mehr und mehr als »visuelle Glossen« der Texte (J. V. Fleming) auf. Andererseits wurden die Inschriften auf den gemalten Bildwänden der Kirchen und Rathäuser in immer größerem Umfang als ›verbale Glossen‹ der Malereien eingesetzt. Nur der Sachverhalt der Buchbilder ist bisher untersucht. Dabei zeigte es sich, daß diese sich zu Kommentaren eigener Art entwickelten. Sie waren dort besonders beliebt, wo ein Text noch über keine feste Begrifflichkeit in der Volkssprache verfügte. Er wurde verständlicher, wenn man ihn durch Bilder von vertrautem Aussehen begleiten ließ.

Francesco da Barberino vergleicht im lateinischen Kommentar seines volkssprachlichen Werks »Documenti d'amore« (ca. 1313)[47] die verbale »Exposition« des Arguments mit der bildlichen »Illustration« (›inspectione‹), die ihm zu Hilfe kommen soll. Der Text und das Titelbild sind so genau aufeinander bezogen, daß sie sich gegenseitig erläutern oder erhellen. Die Bilder haben nur den Zweck, den Autor zu einer Bildbeschreibung zu veranlassen, und diese wiederum dient allein der verbalen Glossierung (›expositione lictere‹) des literarischen Themas. Die Erklärung des Textinhalts ist also die Hauptsache und das gemalte Bild nur das Mittel und der Anlaß zu dieser Erklärung. Indem der Autor Zug um Zug ein Bild analysiert, gelingt es ihm, sein wahres Thema systematisch abzuhandeln, also über sein Textanliegen zu sprechen. Allerdings sind die gemalten Figuren aus sich heraus noch nicht verständlich, sondern bedürfen kleiner Spruchbänder, welche ihre »Erscheinung und Bedeutung beschreiben« (›tam forme quam diffinitiones ipsarum‹: I, 6f.). Die Bilder wenden sich nicht etwa an Analphabeten, sondern springen dort ein, wo das Volgare des Hauptte xtes noch zu »dunkel« war (›vulgaria obscura‹: I.21 und 36): die Volkssprache reichte lexikalisch einfach noch nicht aus. Die Bilder und ihre Inschriften (›dicta et figura‹: I.14) erfüllen also eine ähnliche Funktion wie der lateinische Kommentar. Deswegen war es dem Autor auch so wichtig, daß er dem Maler die »auftretenden Neubildungen« (›novitates emergentes‹: I.94) erklären konnte. Ähnlich war um 1370 die Rolle der Bildillustration für die Aristoteles-Übersetzung am Pariser Hof. Weder reichte die Terminologie damals schon aus, noch waren einige der zentralen Konzepte des Philosophen genügend vorstellbar. In dieser Situation kam der ›Bildglosse‹ eine Schlüsselfunktion zu.[48] Ikonographische Formeln aus dem Bereich der religiösen Kunst boten sich dazu an, ein Konzept zu umschreiben, das in den Texten selbst noch undeutlich geblieben war.

In der öffentlichen Wandmalerei Italiens liegen die Dinge ähnlich und sind doch anders. Die Rollen von Bild und Text scheinen zunächst vertauscht zu sein. Texte dienen jetzt den Bildern und nicht umgekehrt. Die profanen Themen waren Neubildungen und daher durch keine feste Bildtradition eingeführt. Lange kommentierende Inschriften sprechen im Buon Governo den Betrachter an, um ihm *Lese*anweisungen für das *Bild* zu geben.[49] II
Manchmal waren die monumentalen Bildprogramme von den gleichen Literaten konzipiert, die die Inschriften dazu entwarfen.

Franceso da Barberino unterscheidet in seinen »Documenti d'amore« die »Formen« seiner gemalten Illustrationen von den Inschriften, die er »Sprechtexte« (›dicta‹) nennt. Er legt Wert darauf, daß er sie beide erfunden hat, weil sie ebenso in der »Anschauung« (›inspectione‹) wie in der »Erklärung« (›expositione‹) den Verständnisakt des Betrachters programmieren (I.6). Der Begriff *figura*, den er in der Beschreibung der Bilder verwendet, ist mit Absicht doppeldeutig, weil er nicht nur für die gemalte Person, sondern auch für die literarische Redefigur gilt. Nur gelegentlich ist von »Abbildern neuer Inhalte« (›novitatum effigies‹) die Rede. Neubildungen waren in der Wandmalerei ebenso nötig, um neue Vorstellungen und Begriffe beim Publikum durchzusetzen (I.92f.). Deswegen legt der Literat seine Vorstellungen nicht nur in Texten, sondern auch, wie er schreibt, im Medium der Malerei nieder. Auch hier ist jede Nuance von Bedeutung, weil sie schließlich eine offizielle Wahrheit darstellt (I.7). Wenn schon die dunklen »Begriffe« (›verba‹) der metaphorischen Rede Schwierigkeiten verursachen, wieviel mehr tun dies dann die gemalten »Figuren« (›figurae‹) (I.34f.). Mit ihrem »Aussehen, ihrer Handlung und ihren Gefühlen« (›modi et actus et passiones‹: I.14) sprechen sie den Betrachter in gleichem Maße an. Unter den Malern in der Provence fand er niemanden, der ihn »richtig verstand« (›me intelligeret iusto modo‹: III.351), so wie ihn die Maler in Florenz verstanden.[50]

Die Wandmalerei nimmt in dieser Zeit den rhetorischen Ausdruck an, den Dante im »Convivio« (III.15) das »Lächeln der Überredung« (›persuasio‹) nennt. Aber auch das Argumentieren (›ragionare‹) und die Einführung in die tiefere Bedeutung fallen in ihre Kompetenz. Dabei greifen die Inschriften so in die Bildstruktur ein, daß sie zu ihrem integralen Bestandteil werden. Sie wiederholen nicht, sondern ergänzen und erweitern, was das Bild mit eigenen Mitteln aussagt. Im Zentrum des Trionfo della Morte in Pisa erscheint 96
eine von zwei Putten gehaltene Schrifttafel mit Anweisungen, die sich an den »Leser« (›oh, lector‹) des Bildes wenden. Im Rathaus von San Miniato al Tedesco sprach ein verlorenes Wandbild aus dem Jahr 1393 seinen »Leser« in einer langen Inschrift an, er möge sich an der Evidenz des Bildes »ein Beispiel nehmen, wenn er davor stehe« (esemplo prende chi verrà davante). Es waren »sieben Frauen« (›donne‹), die der Amtsführung des Stifters Guicciardini als »feste Säulen« (›colonne‹) dienten. Diese Tugenden »beweisen Dir, Leser« (›Ti dimostran, lector‹), wie gerecht er sein Amt verwaltete[51]. Die Texte suchten in den Bildern eine

Evidenz von unmittelbar anschaulicher Art. Die Bilder wiederum erweiterten und präzisierten mit Hilfe von Inschriften ihre Aussage. Beide bestätigten einander im rhetorischen Wechselspiel, das den gleichen Argumenten diente.

Aber die Inschriften sind in der Wandmalerei keine Zitate aus einem *Basis-Text*, den die Bilder illustrieren könnten. Das pisanische Fresko und die sienesischen Rathausbilder, so sehr sie mit Inschriften überfüllt sind, müssen in Wahrheit als *Bilder ohne Text* gelten. Nur ein Text, der eine Handlung erzählt, könnte überhaupt von einem Wandbild reproduziert werden. Lorenzetti entwarf das Konzept des gerechten Staates in einem genuin bildhaften Gleichnis, bei dem die Inschriften die eigentlichen Bilder nur sekundieren. Daß sie dieses tun, beweist aber die *Analogie von Text und Bild* – und damit auch das Bewußtsein von der Existenz einer ›Bildsprache‹ in der Malerei.

3.4 Bild und Text im Vergleich: das Beispiel des Buon Governo

II–VI Das Beispiel des Buon Governo verdeutlicht die Konsonanz von verbalem Text und texthaftem Bild am besten. Die Inschriften der Fresken Lorenzettis sind nicht mehr die kurzen Tituli, die früher die Bilder begleiteten. Sie bestehen nun aus mehrzeiligen Texten in Reimform, die für ihren Ort und für ihre Funktion im Rahmen der Ausmalung des Sitzungszimmers gedichtet wurden. Als unabhängige Texte verlören sie ihren Sinn, weil sich dieser nur im Vergleich mit dem Bild und in der Kontrolle durch das Bild offenbart. Das Bild wiederum nähert sich einem Text in seiner Ordnungsform wie auch im Einsatz von Redefiguren. Seine ›Bildbegriffe‹ stehen in einem geplanten Bezug zu den Wortbegriffen der Inschriften.

Wenn man in diesem Falle von einem ›Text‹ sprechen will, so gibt es zwei Möglichkeiten, ihn zu identifizieren. Einmal besteht er in einer Werkform, die man gewöhnlich als ›Programm‹ bezeichnet. Sie kommt als Organismus aus Wandbildern und Inschriften zustande, der für den konkreten Raum des Rathauses entworfen wurde. So verstanden, bringt der Bildtext der Fresken gemeinsam mit dem Worttext der Inschriften den wahren Text zustande. Die zweite Möglichkeit, von einem Text zu sprechen, besteht darin, einen symbolischen Urtext anzunehmen, der außerhalb des Programms existierte. Ein solcher Text, mit höherer Autorität, war in der Tat der Wortlaut der sienesischen Verfassung, der 1309 in der Volkssprache neu abgefaßt worden war. Ein Exemplar in »großer und gut lesbarer Schrift« war »im Palazzo des Podestà jedermann zugänglich, der es sehen wollte«.[52] Die Regierung war gehalten, diesen Text zu verstehen und nach ihm zu handeln. Die Fresken des Buon Governo bilden diesen Text nicht wörtlich ab, und die gedichteten Inschriften zitieren ihn nicht. Aber beide nehmen gemeinsam auf ihn Bezug wie ein Kommentar, der ihn im Spiegel der allgemeinen Rechtslehre erläutert.

Wenige Jahre später benutzte Cola di Rienzo eine antike Inschrift in diesem Sinne als ein ›Text-Original‹, das er öffentlich erklärte und durch Wandbilder einrahmen ließ (S. 26). Was in Siena die Inschriften tun, nahm in Rom der Redner selber in die Hand. Er forderte seine Zuhörer in direkter Rede auf (»Vedete«), sich von der Realität zu überzeugen, die sie verloren hätten. In Siena appellieren die Inschriften an die Betrachter im gleichen Tonfall (»Guardate«), sie sollten ihre Realität anschauen, die sie bewahren müßten. Da das Sehen für eine breite Schicht eine kognitive Übung wurde und den Akt der Erkenntnis selbst symbolisierte, wurde die Malerei zu einer Schule des Sehens. Deswegen mußte sie auch wie ein Text programmiert werden, weil nur so das Verständnis zu steuern war, auf das sie angelegt war.

Eine solche These wird bei den Vertretern einer autonomen Kunstgeschichte Mißtrauen erzeugen. Vorarbeiten dazu gibt es denn auch wenige, und sie stammen meist von Vertretern anderer Fächer. Ich nenne nur H. Wieruszowsky, N. Rubinstein und J. Larner[53], neuerdings R. Starn und C. Frugoni[54]. Bezeichnend ist die Verwirrung, die die unauflösbare Einheit von Wandbildern und Begleittexten schon immer gestiftet hat. Für J. von Schlosser war sie 1938 der Anlaß, das Verhältnis von »Poesie und bildender Kunst im Trecento« ganz idealistisch als »Vermählung« der Schwesterkünste darzustellen.[55] Die Literatur sei mit Dante bildhaft und die Malerei mit Giotto poetisch geworden. Diese Sicht beläßt die beiden Medien in jenem rein künstlerischen Bereich, wo sie sich gegenseitig nur die Kunstblüte bestätigen können.

Ähnlich argumentierte schon Schmarsow, als er die »Abhängigkeit der bildenden Künste von der Poesie« in der Zeiterfahrung sah. Der Maler habe die »zeitliche Auffassung« von der erzählenden Dichtkunst erlernt. Diese sei ihrerseits von der Architektur schon früh zum System der »Raumeinheit« erzogen worden. Die Malerei übernehme damals »den Rhythmus« von der Architektur und das Zeiterlebnis und die seelische Vertiefung von der Poesie. In der »innigen Durchdringung des architektonischen und des poetischen Rhythmus« wende sie sich an »den ganzen Menschen«.[56] In der Symmetrie der Schwesterkünste sah der Autor das Walten von »Stilgesetzen«, in welchen sich die grundsätzliche Einheit aller Kunst zu erkennen gebe.

R. Starn nimmt die Gegenposition zu unseren Thesen ein, wenn er eine traditionelle Linie verfolgt und das Bild und den Text gerade miteinander kontrastiert. Die Schrift, so meint er, war auf die abstrakten Prinzipien des Gemeinwohls und das Bild auf die empirische »Welt« des einzelnen Bürgers bezogen. Die Inschriften im Buon Governo »sind Rezepte gegen die verführerische Unbestimmtheit der Bilder«. Der Maler andererseits »erlöst die Bilder von den vorgeschriebenen Bedeutungen. Der Text ist aus dem Bild ausgetrieben«. »Der Leser von Texten wandelt sich in den Betrachter einer gemalten Welt.«[57] Das Kontrastbild zwischen der Verfassung und dem empirischen Gemeinwesen, repräsentiert durch Text und Bild, ist eine elegante Formel für die Definition der Stadtrepublik. Aber es tut den Bildern Gewalt an.

Der Text der Verfassung ist, wie wir sahen, nicht mit dem Text der Inschriften gleichzusetzen. Die »Empirie des Bildes« kann in Siena überhaupt nur von dem Panorama III, IV
aus Stadt und Land behauptet werden, also von Bildern, die im Rahmen der Trecentomalerei die Ausnahme und gerade nicht die Regel darstellen. Starn muß das Mittelbild mit dem II
Ko-Regiment von Gerechtigkeit und Gemeinwohl dagegen abwerten, weil es sich wie ein Text verhalte, also eigentlich gar kein Bild sei. Auch die Darstellung auf der dritten Wand, in der die Häuser zerfallen und die Straßen unsicher sind, fügt sich nicht in Starns Auffas- VI, 13
sung von der Realität des Bildes ein. Sie erzeugt ein Kontrastbild der behaupteten Empirie, das nur in der rhetorischen Antithese seinen Sinn erfüllt: Die Realität Sienas, so wie sie der Auftraggeber verstand, wird in einem Negativbild gespiegelt, das nicht Realität werden darf.

Die Allegorien auf den gegenüberliegenden Bildwänden sind mit einem empirischen Vokabular gleichsam ›verifiziert‹. Sie bringen das *Idealbild* und das *Schreckbild* eines Gemeinwesens auf die Antithese der angewandten *Tugend* und des angewandten *Lasters*. Ihr Kern waren gerade jene *Bildbegriffe*, die schon in Giottos Allegorien in Padua vorgebildet I, 19
sind: schon dort bilden die Tanzenden einen Kommentar zur Gerechtigkeit und die Gewaltszenen einen solchen zur Ungerechtigkeit.[58] In Siena sind diese Bildbegriffe zu ganzen *Bildtexten* erweitert, in denen sie nun gemeinsam mit neuen Bildbegriffen wie »Sicherheit« II, III

und »Terror« die richtige Lesart garantieren. Die Inschrift unter der Darstellung von Stadt und Land fordert den Leser eigens zu einem allegorischen Verständnis dieser gemalten Empirie auf. Sie lenkt seine Aufmerksamkeit auf »diese Tugend« (›questa virtù‹) hin, die im Wortsinn gar nicht dargestellt ist: die Gerechtigkeit. Sie ist in der empirischen Ansicht des Gemeinwesens indirekt präsent, also »figuriert« (›figurata‹), wie die Inschrift sagt. Der reichlich idealisierte Zustand des Gemeinwesens ist nur eine andere Textform für die Darstellung der Gerechtigkeit und ihres Wirkens.

3.5 Die »sprechende Malerei«

Die Unterschiede von Bild und Text, die ich gar nicht leugne, sollen hier deswegen zurücktreten, weil sie jeder für ohnehin gegeben hält. Man unternimmt deshalb gar nicht erst den Versuch, beide überhaupt miteinander zu vergleichen. Erst wenn man sich einmal darauf geeinigt haben wird, daß Bild und Text vergleichbar sind, wird man auf dieser Basis ihre Unterschiede neu definieren können. Die Hierarchie, in der man sie heute sieht, entspricht einer modernen Sicht. In Siena sah man aber sogar solche Bilder, die ganz auf Formeln für Empirie beschränkt scheinen, als Dokumente von ähnlicher Rechtsverbindlichkeit wie Texte an. Eine Entscheidung der »Neun« aus dem Jahre 1314 betrifft den Erwerb des Kastells Giuncarico, das man »in die Liste der Siena unterstellten Territorien« eintragen sollte. Das »Dokument« der Übergabe war »im Archiv zu deponieren«. »Außerdem male man das genannte Kastell im Palast der Kommune von Siena dort, wo der große Rat tagt, neben die anderen, von Siena erworbenen Kastelle an die Wand. Und diese Malerei darf niemals entfernt, ausgetilgt oder beschädigt werden.«[59] Eine Formel, die man aus Urkunden kennt, definiert das Fresko als rechtlich geschütztes *Bilddokument*. Gegenüber dem *Textdokument* im Archiv zeichnete es sich durch öffentliche Präsenz und größere Beständigkeit aus. Die Wandbilder des Buon Governo unterscheiden sich von dieser Bild-
II gattung durch ihre andere Textform und ihre allegorische Struktur. Aber die lateinische (!) Inschrift mit dem Künstlernamen Ambrogio Lorenzettis, die auf der Mittelwand einen prominenten Platz einnimmt, hat ebenfalls einen notariellen Charakter. Sie enthielt ursprünglich den Begriff für das Thema, das »Ambrogio aus Siena hier in beiderlei Gestalt (›utrinque‹) gemalt hat«. Leider ist gerade dieses Schlüsselwort beim Einbau einer neuen Tür verloren gegangen.

Die visuelle Rhetorik, die diese Malerei neu erwirbt, lebt aus der Spannung zwischen dem Abbild der sinnlichen Erfahrung und einem nicht abzubildenden System gedanklicher Ordnung. Die Dinge liegen in der Malerei und der Literatur der Zeit so parallel, daß wir gerade in dieser Analogie ihre wahre historische Situation fassen. Weltanschauung vermittelt sich damals im gemalten Text der Bildwände ebenso wie in der bildhaften Beschreibung in literarischen Texten. Die Verständigung über die zentralen Themen der Zeit war in beiden Fällen an Konventionen und Regeln gebunden, und deswegen erlauben es die Begriffe Text und Realität, gerade davon zu reden.

Dante bringt die gewünschte rhetorische Verfassung der bildenden Kunst im »Purgatorio« auf den Begriff. Dort sieht er in reliefierten Wandbildern Figuren, die zu sprechen schienen und so gar nicht »dem Bild glichen, das schweigt« (10.34). Nur Gott vermochte hervorzubringen, was keinem irdischen Künstler gelingt, das »sichtbare Sprechen« (›visibile parlare‹: 10.95). Hier benennt der Literat Dante zwar einen Mangel der Bildenden Kunst, formuliert aber damit umso deutlicher eben das, was er auch in der Malerei für das *Ideal* hält. Es ist eine »sichtbare Sprache«, die mit der Unmittelbarkeit des Bildes spricht, also die

Vorteile von Sprache und Bild in sich vereinigt. Was die irdische Malerei damals nur erstrebte, aber nicht vollständig erreichte, wurde ihr durch die Sprechtexte der Inschriften hinzugefügt. So legt Francesco da Barberino den Personifikationen in einem allegorischen Wandbild in Treviso »Inschriften« (›superscriptiones‹) bei, die wirkten, als wenn die Personifikationen sprächen (›quasi loquerentur‹) (III.287).

Das Bild ist nicht nur dazu bestimmt, angeschaut und bewundert zu werden, sondern erfüllt seine Aufgabe erst, wenn es zu sprechen beginnt. Der Betrachter soll das Bild, anders als einen geschriebenen Text, mit allen Sinnen und dem Herzen aufnehmen. Da jede Art von Verständnis damals in eine Anleitung zum Handeln mündet, dient das Bild dazu, die ganze Person zu erreichen. Es »gefällt dem Auge, erfreut das Herz und zieht alle menschlichen Sinne« an, wie es ein Notar namens Francesco 1316 in Siena formuliert. Er begründete damit seinen Antrag, die Regierung möge »die wunderbar schöne Malerei im Saal (›curtis‹) des Hauses der Kommune von Siena« davor bewahren, daß sie wieder durch Kaminfeuer »schwarz und häßlich und unschön« werde.[60]

4. Historie und Allegorie

Die öffentlichen Bildwände des Trecento bieten eine umfassende Anschauung der zeitgenössischen Welt. Sie fassen die Welt in Formeln, in denen sich die religiösen, sozialen und politischen Überzeugungen der Zeit aussprechen. Dazu dienen das Historienbild, das ein Ereignis nacherzählt, und die *Allegorie*, die ein Argument vorträgt. Beide Gattungen sehen einander oft ähnlich. Die *historia* kann, indem sie ein Ereignis nacherzählt, dies eines bestimmten Arguments wegen tun. Die *allegoria* andererseits benötigt manchmal die Erzählform der historia, also eine fiktive Handlung, dazu, um ihr Argument anschaulich zu entwickeln: etwa zu zeigen, wie Gerechtigkeit und Gemeinwohl produktiv zusammenwirken. In Lorenzettis Fresken in Siena sind durch solche fiktiven Handlungen Ursache und Wirkung oder Prinzip und Praxis unterschieden: so, wenn sienesische Magistratspersonen das Seil der ›Eintracht‹ aus den Händen der ›Gerechtigkeit‹ in die Hände des ›Gemeinwohls‹ II, 14–16
überführen oder wenn unter den Augen des Tyrannen die gleiche Gerechtigkeit gefesselt V, 12
am Boden liegt. Wenn man analysieren wollte, wie die Prinzipien von Staatsführung und Rechtswesen sich zueinander verhalten, war ein solches Verfahren geradezu zwingend. Der Unterschied zwischen Historie und Allegorie liegt dort, wo man eine Erzählung nicht mehr auf ein reales Ereignis beziehen kann. Wo reale Bürger und personifizierte Begriffe zusammentreffen, entsteht ein Bruch der Realitätsebene, der ein wörtliches Verständnis ausschließt. Die Diskontinuität in einer sonst zusammenhängenden Bildhandlung läßt dann nur noch ein allegorisches Verständnis zu, also die Übertragung des wörtlichen in einen anderen Sinn. Manchmal treten allegorische Figuren, wie Tugenden, nur deswegen in einer sonst in sich geschlossenen Bildhandlung auf, um deren wörtlichen Sinn aufzuheben und das Argument freizulegen, um das es eigentlich geht.

4.1 Cola di Rienzos römische Allegorien

Die römischen Wandbilder, die Cola di Rienzo in Auftrag gab, können das Verhältnis von Historienbild und Allegorie, die beide im Medium des Wandbilds zum Zug kommen, am besten illustrieren. Im Lateran ließ der künftige Tribun ein Historienbild aus dem antiken Rom darstellen, dessen Thema er aus dem Gesetzestext einer antiken Bronzeinschrift herauslas: Es betrifft die Übertragung der Gewalt vom Volk an den Kaiser Vespasian. Der Sinn der Nacherzählung aus der altrömischen *Geschichte* war die Nutzanwendung auf die römische *Gegenwart*. Die modernen Römer sollten sich in der Beispielsituation aus der antiken Geschichte wiedererkennen. Die Historie diente einem Argument. Sie stellte dem historischen Betrachter ein Vorbild vor Augen, das auf praktische Nachahmung angelegt war. Die zeitgenössischen Römer sollten den gemalten Römern nacheifern (siehe S. 26).

Das Fassadenbild in S. Angelo war demgegenüber eine *allegoria* im klassischen Sinne. Es kündigte programmhaft an, was erst in der Zukunft eintreten sollte und daher noch gar nicht nacherzählt werden konnte. Außerdem war ein *exemplum* für die erstrebte Volksherrschaft in der neueren Geschichte damals gar nicht in Sicht. Also stellte der Auftraggeber seine Pläne *inhaltlich* als Erlösung Roms und *formal* in einer neuartigen Allegorie dar, die bekannte Figuren und Zeichen (Roma, Peter und Paul, das Lamm Gottes) auf eine unerwartete Weise in den politischen Kontext der Universalgeschichte einbrachte. Die allegorische Handlung gab dieser Vision eines künftigen Geschehens erst die nötige Substanz (siehe S. 25).

Eine Allegorie war auch das Wandbild, das Cola zwei Jahre früher, 1344, auf die Fassade des Senatorenpalastes am Kapitolsplatz malen ließ.[61] Es entwarf noch kein eigentliches Aktionsprogramm, sondern erst einmal dessen Voraussetzung: die Gefahr einer politischen Apokalypse. War die Gefahr einmal erkannt, dann konnte auch an Rettung gedacht werden. Das Wandbild wählte als fiktive Handlung die Metapher des Schiffsbruchs. Darin scheint es Giottos berühmtes Mosaik, die Navicella im Atrium von St. Peter zum Vorbild genommen zu haben. Es war gewissermaßen eine ›weltliche Navicella‹.

59, 60 Das Mosaik Giottos besaß einen wörtlichen Bildsinn in der biblischen Erzählung vom Sturm auf dem See, bei dem die Apostel im Schiff in Panik gerieten und Petrus, als er dem heranwandelnden Meister auf dem Wasser entgegenging, gerettet wurde. Das jüngere Fassadenbild auf dem Kapitol stellte dagegen kein historisches Ereignis dar. Die Witwe im Boot, das dem Untergang zutrieb, war laut Inschrift *Roma* in Person. Die Windgötter, ein Paradestück aus der so beliebten Tierallegorese, waren nach Auskunft der Inschrift ihre politischen Feinde. Die Tugenden und auch *Italia* hatten sich rechtzeitig aus dem sinkenden Boot gerettet. Der »christliche Glaube«, der ohne Rom heimatlos werden würde, flehte kniend die Anwälte Peter und Paul um Beistand beim apokalyptischen Richter an.

Die *biblische* Seefahrt der Apostel meinte in Giottos Mosaik die Rettung der römischen *Kirche*. Die *allegorische* Seefahrt der *Roma* beschwor die Gefahr des römischen *Volkes*. Die Errettung Petri war auf den Ton der Heilsgewißheit, der drohende Schiffbruch Romas auf den Ton der Ungewißheit gestimmt. Beide Male werden das Bild und der Betrachter typologisch aufeinander bezogen, entweder affirmativ (der historische und jetzige Petrus) oder im Kontrast (die einstige und jetzige Roma). Im kapitolinischen Fresko wurde diese Typologie (»Über alles warst Du einst Herrin, *Roma*«) ergänzt durch eine zweite Typologie. Sie verglich die bereits gekenterten Städte Babylon, Karthago und Troja, die »an der Ungerechtigkeit zugrunde gegangen waren«, mit Rom, dessen Katastrophe noch nicht eingetreten war. »Wir erwarten jetzt (›hora‹) und hier (›qua‹) auch Deinen Untergang«, droht eine Inschrift der zeitgenössischen *Roma* an. Der Ausgang der Handlung, der im Bild noch offen steht, wird an den Betrachter delegiert. Die Römer können noch über ihr Schicksal entscheiden, wenn sie ihre Lage angesichts des gemalten Gleichnisses *(similitudine)* erst einmal analysiert haben. »Als das Volk das Bild mit solchen Figuren sah, erstaunte jedermann.«

Die ausführliche Beschreibung, die uns der zeitgenössische Chronist hinterlassen hat, bestätigt die narrative Struktur des Bildes: Sie besteht in einer so lebhaften Nacherzählung, als handele es sich um ein Geschehen mit mehreren Schauplätzen und Episoden. Von keinem der erhaltenen Werke des Trecento besitzen wir eine solche Beschreibung. So kann sie generell als Lesehilfe dienen, wenn wir nach dem Bildverständnis des historischen Betrachters fragen. Der Chronist beweist, wie aufmerksam damals die Sprache *(forma)* eines solchen Bildes registriert wurde. Die so genau beschriebene Bildtopographie war eine texthafte *Ordnungsform*, an der man die Argumentation des Bildes ablas. Der Ausdruck von Trauer, Verzweiflung und Hoffnung, das Handeln *(atto)* oder die Passivität der Figuren bezeugen den Blick des Chronisten für das *anschauliche Detail*, das der Betrachter verifizieren sollte. Der lebendige Ausdruck des Einzelnen wurde umso wichtiger, je abstrakter das Bildganze organisiert war. Das, was wir *Realität* nennen, ist an dieser Bildbeschreibung ebenso zu fassen wie das, was wir *Text* nennen. Von der Realität, auf die das Fresko Bezug nahm, hatte sich der Betrachter entweder schon selber einen Begriff gebildet oder sollte er sich gerade mit Hilfe des Bildes einen Begriff bilden. Der Vergleich zwischen zwei politisch definierten Realitäten ist in der Textform des kapitolinischen Bildes angelegt. Das Publikum konnte vor dem Bild eine richtige und eine korrumpierte Ordnung des Gemeinwesens antithetisch aufeinander beziehen. Diese Einübung enthielt den Appell, eine ideale Ordnung wiederherzustellen, die in der Antike bereits ihr Vorbild besaß. Die profane und die Heilsgeschichte, die staatliche und die göttliche Welt erscheinen, wie das Fresko beweist, in einer universalen Perspektive, die in Rom immer nahe lag.

Cola di Rienzo konnte bereits an feste Konventionen des allegorischen Bildes anknüpfen, die damals auch in illustrierten Texten Fuß gefaßt hatten. Im »Bildercodex«, wie E. Saenger ihn nannte, standen Wort und Bild gleichwertig nebeneinander, um im Zusammenspiel die Wirkung einer gemeinsamen Rhetorik zu erzeugen.[62] Ein berühmtes Beispiel dafür ist das Lobgedicht auf Robert von Neapel, das die Komune von Prato nach 1334 in Auftrag gab, um den König zur Rückführung des Papstes nach Rom aufzurufen.
Das Manifest hat in mehreren Exemplaren kursiert. Eine Prachtausgabe in London ist durch 8
ihr monumentales Format im Grunde auf den Anspruch des öffentlichen Mediums gestimmt. Biblische Visionen, historische Beispiele und die Personifikationen von Rom, Florenz und Italien stehen hier als Bilder in einer unauflösbaren Interaktion mit den Texten.[63]

In der Klage um Rom steht das Werk den Bildmanifesten Cola di Rienzos so nahe, daß
es sich als Bildvorlage für die römischen Fresken eignete. *Italia* verneigt sich in einer 8, 9
schmerzlichen Bittgeste vor dem König Robert, und *Roma* reißt als »dunkelgekleidete Witwe weinend das Gewand vor der Brust auf, die Haare wirr aufgelöst«, wie sie der Chronist im römischen Fresko beschreibt. Die überzeichnete Mimik (Weinen) kennzeichnet eine visuelle Rhetorik, die auf Agitation ausgerichtet war. Heraldische Elemente sorgen im Zusammenspiel von Textkolumnen, Figuren und Inschriften für eine plakative Wirkung dieser Symbiose aus Bildern und Texten.

Wie monumentale Pendants eines solchen »Bildercodex« aussahen, macht ein Beispiel
aus S. Paolo a Ripa d'Arno in Pisa deutlich, das die Rettung Pisas aus einer Arno- 122, 123
Überschwemmung zum Thema hat.[64] Die Komposition des wandgroßen Tafelbildes kulminiert in einer dramatischen Rettungsaktion, in der St. Ursula die Stadt Pisa aus den Fluten zieht. Die Darstellung der *Pisa* stimmt in der Schematisierung und dem heraldischen Kostüm mit den Figuren des Bildercodex auffallend genau überein. Die Inschriften tragen zum Dialog zwischen der rettenden Heiligen und der geretteten Stadt den Wortlaut bei. Sie

loben die *misericordia*, die der Herr an seiner *serva* übte, oder unterstreichen den Gnadenakt in Form eines himmlischen Schriftstücks. Die allegorische Rettung der Stadt ist mit der römischen Rettungsvision in S. Angelo im Thema und in der Textform verwandt.

Im Rückblick auf die beiden Schiffsbilder in Rom stellt sich nun heraus, daß bereits Giottos Mosaik in St. Peter eine Allegorie war, wenngleich es noch nicht als ›allegorische Fiktion‹ erfunden war, sondern ein biblisches Ereignis nacherzählte. Mit der Isolierung aus einem biblischen Zyklus und mit dem riesigen Bildformat, aber auch mit der Funktion als Fassadenbild wurde das Mosaik ein selbständiges Programmbild. Dazu passen der Angler, der auf einer Klippe unterhalb eines Leuchtturms sitzt, und die vier Propheten (?) am oberen Bildrand. Das sogleich einsetzende Echo in der zeitgenössischen Malerei beweist, daß das Mosaik tatsächlich zunächst als Allegorie rezipiert wurde. Das gilt für das Fresko an
59, 60 der Westwand der Peterskirche in Straßburg (ca. 1330) wie für das Gewölbebild (ca. 1365) in der Spanischen Kapelle von Florenz.[65] In diesem Kapitelsaal der Dominikaner mußte der Maler Andrea di Firenze der Komposition Giottos fast Gewalt antun, um sie am Gewölbe wiederholen zu können. Dennoch interpretiert er Giottos Vorbild im einzelnen überraschend einfühlsam. Die Apostel agieren unter dem bleigrauen Gewitterhimmel in blinder Panik. Nur Paulus, der Steuermann, führt das Schiff sicher durch das aufgewühlte Wasser. Erst in der Renaissance sollte die Komposition ausschließlich als Kunstwerk Giottos verstanden werden. In Leon Battista Albertis Buch über die Malerei wird sie deshalb als Beispiel einer guten »Erfindung« erwähnt.

Im Trecento wirkte das Mosaik vor allem mit der Metapher der Rettung aus dem Schiffbruch, die man damals eine *figura* nannte. Cola di Rienzo wandte sie später auf das Schicksal Roms an und folgte damit offenbar einer Anregung aus der Literatur. Zwei Jahre früher benutzte Petrarca schon die gleiche Metapher in einer Bittschrift an den Papst[66], welche er der verlassenen Witwe Rom in den Mund legt. Diese Gestalt ist eine andere *figura*, der wir schon in dem Bildercodex aus Prato begegnet sind. Der Kontext entschied in der Literatur wie in der Malerei darüber, wie man eine solche *figura* verstanden wissen wollte.

4.2 Die monumentale Allegorie als Bildgattung: Dante, Giotto und Villani

Die Situation war in Siena anders als in Rom. Hier nahm eine regierende Partei für sich in Anspruch, das vollkommene Gemeinwesen bereits verwirklicht zu haben. So vertreten die Fresken der Gerechten Regierung ein anderes Argument und sind auf Konservierung statt auf Umsturz der Verhältnisse gestimmt. Aber die Disposition des Arguments benutzt ähnliche Mittel und Sprachformen, auch in der fiktiven Handlung. Welches Repertoire die Allegorie zur Verfügung hatte, wird deutlich, wenn man im religiösen Bereich den
96, Triumph des Todes in Pisa oder die Fresken der Spanischen Kapelle in Florenz zum
XII–XIII Vergleich heranzieht.[67] Denn auch diese Fresken sind Beispiele der monumentalen Allegorie. Diese erweist sich, neben dem erzählenden Ereignisbild, damals als eine zentrale Gattung der öffentlichen Wandmalerei in Italien.

Ich verwende diese Bezeichnung hier als Sammelnamen für eine Bildkategorie, der die Kunstgeschichte noch keinen historischen Ort zugewiesen hat. Allzu leicht ist eine Verwechslung mit der theologischen Allegorese des Mittelalters oder mit der poetischen Allegorie der Renaissance möglich. Allzu nahe liegt auch das moderne Mißverständnis, daß alles, was nicht direkt erzählt oder Natur nachbildet, im Sinne des kunstgeschichtlichen Fortschritts altertümlich sein müsse. In Wirklichkeit war die monumentale Allegorie in den italienischen Stadtstaaten eine sehr moderne Bildgattung. Sie diente der Konsensfindung und der Disziplinierung der Öffentlichkeit, förderte aber auch die Theoriebildung in Rechtswesen und Staatsführung ebenso, wie es die literarische Spielart tat. Auf keine andere Weise ließ sich die soziale und politische Struktur des Gemeinwesens in Bilder fassen.

Ebenso wie die allegorische Dichtung, deren Erbe sie antrat, besaß die allegorische Wandmalerei eine nur ihr eigene Form, um von der zeitgenössischen Wirklichkeit zu sprechen. Sie entführte den Betrachter nicht, wie man meinen könnte, aus der Realität in eine andere Welt, sondern diente dazu, all das in der eigenen Welt zu artikulieren, was damals der Erklärung und der Zustimmung bedurfte. Schon in der höfischen Literatur Frankreichs formuliert die »allegorische Fiktion«[68], die die geistliche Allegorese ablöst, seelische Probleme und soziale Konventionen, die anders nicht auf den Begriff zu bringen waren. Die italienischen Dichter der Zeit Dantes, mit einem neuen Publikum konfrontiert, führen die allegorische Sprechweise aus dem höfischen Milieu heraus und sichern ihr in der Volkssprache einen aktuellen Rang.[69] So bilden bei Dante direkte und allegorische Sprechweise, narrative (beschreibende) und allegorische (übertragene) Erzählung eine große Einheit.

Im »Convivio« nimmt Dante zum Verfahren der Allegorie Stellung und erläutert seine eigene Dichtung mittels »der allegorischen und wahren Exposition« (II.13). Dabei unterscheidet er die Allegorese der Theologen von der allegorischen Fiktion der Dichter, mit der er selbst befaßt ist. Der allegorische Schriftsinn »ist jener, der sich unter dem Mantel dieser *favole* verbirgt: er ist eine Wahrheit hinter einer schönen Fiktion (›menzogna‹)« (II.1) – und nur so ließ sich die dichterische Wahrheit sagen. Ovid schreibe, Orpheus habe mit seiner Leier sogar die wilden Tiere verzaubert (Metamorphosen XI.1). Das bedeute, daß der Dichter, »der weise Mann, mit dem Instrument seiner Stimme ... den Willen derer leiten kann, die keine Wissenschaft und Kunst haben. Die Theologen benutzen diesen Schriftsinn anders als die Poeten. Da ich aber hier der Weise der Poeten folgen will, verstehe ich den allegorischen Sinn so, wie es die Poeten tun.« Die »wahre Bedeutung« dessen, was sich erzählen läßt, »ist nur in der Redefigur der Allegorie« (›sotto figura d'allegoria‹) zu fassen (I.2). Damit rechtfertigt Dante zunächst die Kunst der Auslegung, die in der Dichtung die »Farben der Bedeutung (›sentenzia‹) erst sichtbar macht« (I.1). Aber auch die Dichtung selber sei eine Form der Allegorie. Beides, Dichtung und Kommentar, wolle in der Umgangssprache nicht die gelehrten Lateinkenner *(litterati)* ansprechen, sondern die ganze Öffentlichkeit erreichen (I.4ff.). Bildung solle nicht mehr allein die Sache der Kleriker und Gelehrten sein, sondern zum Boden einer allgemeinen Ethik werden. Francesco da Barberino hat seinen Landsmann darin nachgeahmt. Deshalb lobt ihn Filippo Villani für seine gute Beherrschung der »Fiktionen der Poeten« (›le finzioni de'Poeti‹) und fügt hinzu, er habe damit viel für die guten Sitten in Florenz getan.[70] Die allegorische Dichtung ist also nicht nur Kunststück, sondern Modellerzählung für das Leben.

In diesem Sinne lassen sich die gemalten und die gedichteten Allegorien vergleichen. Sie setzen beide voraus, daß sich die physische und die geistige Welt in Analogien fassen lassen. Nur deshalb kann die allegorische Welterklärung den wahren Sinn der Dinge erhellen. Immer wieder fällt im Convivio der Begriff der »sprechenden Ähnlichkeit« (›bella similitudine‹) (III.8). Mit dem gleichen Begriff charakterisiert auch die römische Chronik die gemalte Allegorie auf dem Kapitol, für die man noch keinen eigenen Begriff besaß. Eine solche Allegorie bildete ihr Argument ›ähnlich‹ ab. Das Argument hatte im Bild seine Entsprechung, aber nicht so, wie sich das Naturding im Abbild spiegelte. Die *Findung* einer passenden Metapher kam anders zustande. Sie lief auf die *Erfindung* des richtigen Vergleichs hinaus, um eine Wahrheit auszusprechen. In der Wahl der passendsten Analogie bestand der selbständige Part des Dichters. Die Rolle der Rhetorik als ›Findekunst‹ wird an dieser Bruchstelle von wörtlicher und allegorischer Rede evident. Die Renaissance, die in der Malerei die ›Findekunst‹ in rein künstlerischem Sinne verstand, hat die Brücken zu diesem Verständnis abgebrochen. Im Trecento waren Literatur und Wandmalerei nicht nur auf sich selbst und ihre Form bezogen. Für sie gilt, was Dante im »Convivio« (II.12) von der Canzone sagt. »Der Nutzen besteht in der Bedeutung und die Schönheit in den Wortfiguren... Zur Dichtung gehören die Worte, zu den Menschen die Sinnmitteilung (›intenzione‹)«. Ähnliches wird damals über die Malerei gesagt.[71]

Die Allegorie in der damaligen Wandmalerei ist heute nur noch im Ausschnitt der erhaltenen Werke, also in einer Minderheit des ursprünglichen Bestands, zugänglich. Der größte Verlust in dieser Gattung liegt im Œuvre Giottos. Nur die frühen Tugenden und
I, 61–64 Laster in Padua und die allegorischen Gewölbebilder in Assisi (S. 48, 153) sind von seiner Hand überliefert oder zumindest von ihm konzipiert. Deswegen besitzen wir von Giotto heute nur mehr ein einseitiges Bild, in welchem der Erzähler von biblischen Historien und Heiligenlegenden dominiert.

Die große Staatsallegorie, die er in Florenz malte, war wohl ein Schlüsselwerk ihrer Art, von dem wesentliche Anregungen auf andere Programme ausgingen (siehe S. 46). In Florenz malte er im Palast der Parte Guelfa ein Monumentalbild des »christlichen Glaubens« (›Fede Christiana‹), das eine Ehrung der Kirche und des Papstes Clemens IV. darstellte.[72] In Padua erstrahlten Giottos »zwölf Zeichen des Tierkreises und die sieben Planeten«, die schon 1420 im Feuer zugrunde gingen, von der Decke des Palazzo della Ragione.[73] In Neapel schuf er in einem Saal des Königspalasts einen Zyklus berühmter Männer, der auch in den Schriften Petrarcas Spuren hinterlassen hat.[74]

In Mailand malte Giotto 1335 im Palast Azzo Viscontis den großen Saal mit der Darstellung des »weltlichen Ruhms« oder *gloria mondana* bzw. der *vanagloria* aus: Man sah dort die *fama* »zwischen den Fürsten der Heiden, nämlich Aeneas, Attila, Hector und Hercules«, wozu noch Karl der Große und Azzo selbst traten, »vor azurblauem Grund... in solcher Schönheit und von so hoher Kunst, wie man auf dem ganzen Erdenrund nichts Ähnliches finden kann«.[75] Vielleicht bezieht sich darauf auch eine Beschreibung der *gloria del popolo mondano*, die Boccaccio in seiner »Amorosa Visione« 1342 überliefert.[76] Der Ruhm tritt hier auf einem Triumphwagen vor einer Lichtaureole in Erscheinung, also
7 genauso, wie er im Titelbild zweier Ausgaben von Petrarcas »Buch berühmter Männer« dargestellt ist.[77] Es ist möglich, daß diese Buchbilder ein Echo des verlorenen Wandbildes darstellen, zumal Petrarca das Wandbild in Mailand gesehen hatte. Die gekrönte *gloria* reicht hier von ihrem Zweigespann Lorbeerkränze an die berittene Schar der Helden herab, und nackte Genien posaunen das Ereignis in geflügelten Blasinstrumenten aus.

In Florenz überlebt die Gattung der profanen Allegorie nur noch in einem Fresko, das
VII, 26 vordergründig ein historisches Ereignis darstellt, in Wahrheit aber eine gemalte Allegorie ist. Sein Thema ist die Vertreibung des Walter de Brienne, Herzogs von Athen, als Stadtherr von Florenz im Jahre 1343, sein Anlaß die Befreiung der politischen Gefangenen. Deswegen schmückte das Rundbild einst eine Wand des Gefängnisses, der *stinche vecchie*.[78] Es ist eine Synthese aus Ehrenbild und Schandbild. Das Ehrenbild der heiligen Anna, die an ihrem Jahresfest die Miliz zu den Fahnen ruft und den Regierungsbesitz beschirmt, ist antithetisch auf die Vertreibung des Tyrannen bezogen, der von der Tugend der Constantia von seinem Thron verjagt wird. Das Schwert der Justitia und deren Waagschalen liegen
12 zerbrochen am Boden, wie in Siena vor dem Tribunal der »Schlechten Regierung«. Der Tyrann hält das Tierattribut des Verrats in der Hand, wie das entsprechende Laster in

Lorenzettis Fresken in Siena. Sein Judasprofil ist der fliegenden Tugend der republikanischen »Standhaftigkeit« zugewendet, die die Säule der »Charakterstärke« (›Fortitudo‹) im Arm trägt: ihr weibliches Gesicht wurde später in ein bärtiges Männergesicht umgewandelt, das zu dem schmalen Körper wenig paßt. Ein Kreis mit Tierallegorien (?) läuft rings um die Darstellung herum.

Es ist aufschlußreich, das Wandbild mit der Stadtchronik des Giovanni Villani zu vergleichen, in deren zwölftem Buch damals die gleichen Ereignisse beschrieben wurden.[79] Der Herzog, so heißt es dort, »folgte schlechtem Rat und begann ein grausamer Tyrann zu werden« (XII.1). Aber die Prioren »wollten die Freiheit der Republik von Florenz unter niemandes Joch der Herrschaft beugen« (XII.3). Dennoch endete alles zunächst in »Verrat und Betrug«, und so beschwört der Autor seine Mitbürger, *amore* und *carità* untereinander walten zu lassen, »damit wir Gott gefallen und nicht verdammt werden«. »Am 26. Juli, dem Tag der Madonna Sant'Anna, ... trug man die Fahnen mit dem Wappen des Volks« in den bewaffneten Aufstand und erstürmte das Gefängnis der *stinche*, wo die Freunde und Verwandten eingekerkert waren. Dann vertrieb man den Herzog und stellte die Verfassung wieder her. Nun »kehrte die alte Ruhe ein ... Die Fremden und die Landsleute konnten ungehindert die Stadt verlassen, die Läden wurden wieder geöffnet, und jeder ging wie vordem seinem Beruf und Handwerk (›mestiere e arte‹) nach.« »Der St. Anna-Tag wurde zu einem Fest von gleichem Rang wie Ostern erklärt« (XII.17). Schließlich fand man auch den Ausgleich zwischen dem städtischen Bürgertum und dem Adel und restaurierte den »guten und friedlichen Zustand von Volk und Kommune« von dem auch in der Verfassung Sienas immer wieder die Rede ist. So trug man Sorge dafür, »daß die Waagschalen der Justitia wieder gleich standen«, wie wir es im Mittelbild der Fresken Lorenzettis in Siena II, 14
sehen (XII.23). Die historische und allegorische Erzählung gehen wie im Wandbild Hand in Hand. Es ist der gemeinsame Fundus von Ideen und Stilmitteln, der, wenn auch im Unterschied des anderen Mediums, im florentinischen Wandbild und in der florentinischen Chronik zum Einsatz kommt. Dabei sprechen die Parallelen in Siena für eine allgemeine Geltung, die nicht auf den einzelnen Ort beschränkt ist.

4.3 *Die Fresken Lorenzettis als Allegorien*

Wie sich die *bildliche* Struktur der *gemalten* Allegorie zur *textlichen* Struktur der *gedichteten* Allegorie verhielt, läßt sich versuchsweise am Beispiel der Fresken Lorenzettis in Siena verdeutlichen. Das Mittelbild wählt eine andere Textform als die angrenzende Stadtansicht, II–IV
obwohl auch diese eine Allegorie ist, welche das Idealbild einer gut regierten Stadt mit den realen Zügen der eigenen Stadt Siena empirisch ›verifiziert‹.[80] Die Bildwände in Siena unterscheiden sich also nicht etwa dadurch, daß nur die erste eine Allegorie ist und die andere nicht. Es sind beides Allegorien, die aber von einer verschiedenen Textform, wie ich das nennen möchte, Gebrauch machen, weil sie die gleiche Sache mit je einem anderen Argument ins Licht setzen. Solche Textformen der gemalten Allegorie, in denen sich Argumente ausdrücken, entwickeln sich in der toskanischen Malerei über mehrere Jahrzehnte hin, und die Fresken in Siena sind ein Resultat dieser Entwicklung.

In Giottos frühen Fresken in Padua sind die späteren Bildwände von Siena noch auf eine einzige Figur beschränkt, die ich als ›Bildbegriff‹ von einem ›Bildtext‹ unterscheiden I
möchte. Die Allegorie der Gerechtigkeit thront hier im Zentrum der Tugenden. Zu ihren Füßen sind ihr Bildglossen hinzugefügt, welche die Motive der allegorischen Stadtansicht in Siena schon im Kern enthalten. Die Mädchen tanzen zum Klang des Tamburin, der Adel

reitet aus und der Kaufmann begibt sich auf die Reise. »Soweit ihr Arm reicht, jagt dann der brave Soldat, und man singt und treibt Handel« (›cantatur, venditur‹), wie die etwas holperige Inschrift besagt.[81]

In Siena findet sich die Gerechtigkeit inzwischen als Bestandteil eines großen allegorischen Bildtextes wieder, für den Giotto im verlorenen Wandbild des Palastes des Podestà in Florenz die Voraussetzungen geschaffen hat. Man sah dort, wie Giorgio Vasari in seinen Künstlerviten erwähnt[82], »die Kommune in Gestalt eines Richters« im Kreis der Tugenden sitzen, und die Fraktionen rissen ihr die Kleider vom Leibe. Über ihrem Kopf schwebten die Waagschalen der Gerechtigkeit. Staat und Recht, die in Florenz in einer einzigen Gestalt zusammengefaßt waren, wurden in Siena auseinandergelegt, also ›distinguiert‹, wie man
II, 14–16 das in der Rhetorik ausdrückte. Hier tritt der alte *(senex-Sena)* Magistrat, der das Gemeinwohl repräsentiert, als Partner der Gerechtigkeit auf, die mit ihm durch eine symbolische Handlung verbunden ist: 24 Räte, die »an einem Seil ziehen« und von der Gerechtigkeit ausgehen, investieren den Staat mit der Herrschaft. In diesem Falle knüpft eine *Erzählung*
III, IV den Bildtext zusammen. In der benachbarten Stadtansicht gibt die klassifizierende *Beschreibung* von Stadt und Land das Grundmuster des Bildtexts ab. Erzählung und Beschreibung waren längst geläufige literarische Techniken, bevor sie in den gemalten Allegorien zum Zuge kamen. Die Erzählung bildet hier die Interaktion von Gerechtigkeit und Gemeinwohl nach, während die Beschreibung das Gemeinwesen in seinem empirischen Zustand abbildet. Die Erzählung ist auf den Ablauf der Staatsführung, die Beschreibung auf die statische Ansicht des öffentlichen Lebens gestimmt.

Der Wandel von einem Katalog einzelner Bild*begriffe* zu einem weitläufigen, zusammenhängenden Bild*text* kennzeichnet die Entwicklung der Bildallegorie bis zu Lorenzettis Fresken hin. Als Giotto die allegorischen Figuren der Tugenden und Laster in Padua malte, entwarf gleichzeitig Francesco da Barberino für den Gerichtssaal im Bischofspalast von Treviso unterhalb des Jüngsten Gerichtes (siehe S. 38) eine Gerechtigkeit, die zwischen der Barmherzigkeit und dem Gewissen *(conscientia)* thronte. Er verwendete die ikonographische Neubildung der Figuren, auf die er stolz war, in anderem Zusammenhang noch öfters wieder und erkannte auch an, daß Giotto die Figur des Neides in Padua sehr gut erfunden habe.[83] Literaten und Maler wetteiferten also miteinander in einer lexikalischen Erweiterung der Bildbegriffe, die man nicht mit der üblichen Ikonographie verwechseln darf. Die Bilder bezogen sich, wie es sonst Texte tun, gegenseitig aufeinander, und so gewann die Gattung allmählich ein differenziertes Profil als monumentale Allegorie.

Der Wandel von der *Vokabel* zum *Text* und die Ausfüllung des *Schemas* mit *Empirie* bilden die wesentlichen Etappen in diesem Prozeß. Die alten Monatsarbeiten oder Berufs-
IV bilder stellten empirische *Motive* bereit, die jetzt in den allegorischen *Text* von Stadt und Land Siena eingearbeitet werden konnten. Sie verselbständigen sich schon in Rechtshand-
23 schriften von Bologna zu einer synthetischen Marktszene, welche das Thema des ›Handels‹ ins Bild faßt.[84] In den gleichen Handschriften erweitert sich auch die frühe Bildformel der thronenden Gerechtigkeit zu einem Handlungsbild, in dem die verschiedenen Arten der
24 Rechtsausübung illustriert werden können. In diesem Kontext entsteht die Erzählung, wie der Gerichtshof gegen seine diversen Feinde wirksam verteidigt wird. In einem Bologneser Rechtsbuch in Paris wird Kaiser Justinian, im Kreis der Tugenden, auf diese Weise gegen Erpresser und Betrüger geschützt.[85] Im Hauptwerk des Francesco da Barberino ist es die
34 Tugend der *Constantia,* auf welche dieselbe Bilderzählung angewandt wird.[86] Im Gebäude
27 der Wollhändler-Zunft in Florenz ist Brutus, der »erste Konsul der Römer«, der Protagonist

des Geschehens.[87] Endlich reiht sich Giottos verlorenes Wandbild in Florenz ebenso wie das
erhaltene Fresko mit der Vertreibung des Herzogs von Athen aus Florenz (1343) in den VII
Kreis der allegorischen Handlungsbilder neuen Stils ein.[88]

Die Wandlung zum *Bildtext* wird gerade im Vergleich von Giottos Wandbildern in
Padua (1306) und Lorenzettis Wandbildern in Siena (1339) evident, weshalb wir sie an zwei
Beispielen noch einmal erläutern. In Padua ist die »Ungerechtigkeit« ein Tyrann, welcher I
die Stadtmauern zerfallen läßt und »Verrat, Diebstahl, Raubüberfälle und Betrug« zuläßt
und damit handelt, wie Dante im Convivio (I.12) die »gehaßte Ungerechtigkeit« beschrei-
ben wird. Die Bildglossen am unteren Rand benennen diese Eigenschaften im Regime des
Unrechts. In Siena ist die Ungerechtigkeit, nach dem Muster des Hofes der Tugenden, zu V, 12
einem Hof der Laster erweitert, die als Personifikationen mit tierischen Zügen oder tieri-
schen Attributen auftreten. Daneben sind die zerfallenden Mauern und die Gewaltszenen
auf den Straßen in einem weitläufigen Bildtext klassifiziert, welcher den Zustand des VI, 13
Gemeinwesens auf eine negative Formel bringt. Er beschreibt das »hassenswerte« Unrecht.

Auch das Bildpaar der beiden aristotelischen Rechtsarten, die in Siena an den Waag- I, 14
schalen der Gerechtigkeit ausgeübt werden, ist in Padua schon vorweg genommen. »Hier
krönt (die Gerechtigkeit) die Guten und schwingt das Schwert gegen alle Laster« (›contra
vicia cuncta‹), wie die Inschrift unter Giottos Bild besagt. In Siena kehrt dieses Doppelmo-
tiv mit demselben Engel auf der Waagschale wieder, wird aber nun durch ein neues
Doppelmotiv erweitert, welches das Handelsrecht unter der Aufsicht des Staates in einen
Bildbegriff faßt: Ein Engel überreicht zwei Kaufleuten oder Zunftmeistern eine Meßlatte
und ein umgestülptes Meßgefäß. Es ist nötig, auf diese ›intertextuellen‹ Verweise aufmerk-
sam zu machen, wenn man verstehen will, wie sich die gemalte Allegorie entwickelt. Die
Bilder wurden damals ihrerseits als Erfindungen verstanden, die zitiert und miteinander
kontrastiert werden konnten. Es ist nicht möglich – und auch nicht nötig – anzunehmen,
daß die Malerei immer nur literarische Texte reproduzierte. Eine solche Auffassung setzt ja
voraus, daß man nur in verbalen Texten definieren und in gemalten Texten nur wiederho-
len konnte, was schriftlich bereits fixiert war.

Zur Textform der monumentalen Allegorie gehört auch die besondere Art der Wahr-
nehmung, die sie dem Betrachter anbot. Sie wurde in der Bindung an den Raum konkret,
in dem der Betrachter ihr begegnete. In Rom war es der öffentliche Raum der Plätze, auf
den die allegorischen Fresken bezogen waren. Sie saßen auf Außenfassaden von Kirchen
oder an der Fassade des Senatspalastes auf dem Kapitol. In Padua sind die Allegorien durch
ihre Steinfarbe und ihre Plazierung in Augenhöhe des Betrachters vom übrigen Bildpro-
gramm abgesetzt. In Siena, wo sie die drei Wände des Sitzungssaales füllen, lassen sie sich
erst erfassen, wenn man in der Mitte des Raums steht und die Symmetrien und Antithesen
zwischen den Seitenwänden erfährt. Das positive Bild erscheint dann zur Rechten des
Betrachters, also auf seiner guten Seite.

Ein zweiter Standpunkt, den der Betrachter damals einnahm, liegt am alten Eingang im 11
Winkel von Mittelwand und Mal Governo. Hier reduziert sich der Dreierrhythmus der
Wände auf den Gegensatz von zwei Aussagen, von gut und böse. Sobald sich der Betrach-
ter im Eingang umwendete, hatte er zur Rechten den Sieg und zur Linken die Niederlage
der Gerechtigkeit vor Augen. Sie thront hier in Majestät, dort liegt sie gefesselt am Boden.
Die Inschriften sekundieren diese Bild-Antithese, indem sie zweimal den Bildort (»Dort,
wo«: ›laddove‹) als Wahlmöglichkeit des Betrachters, die Gerechtigkeit zu ehren oder zu
erniedrigen, beschreiben. Der Betrachter steht räumlich zwischen zwei Gegenbildern,
zwischen denen er entscheiden soll. Deshalb werden ihm auch gleich die Konsequenzen der

17 Entscheidung vor Augen gestellt. Auf der Bank der Tugenden erblickt er zuerst die Gestalt des »Friedens«, den ›lächelnden Begriff‹ des »süßen und ruhigen Lebens« (›dolce vita e riposata‹), von dem die Inschrift spricht. Auf der Bank der Laster sieht er dagegen zuerst die
V, 12 dunkle Figur des »Krieges«, die das Schwert gegen ihn schwingt.

Es ist genau dieser Standort, von dem aus die ältesten Quellen das Programm beschreiben. Sie reduzieren es auf den knappen Kontrast von »Krieg und Frieden«, der nur in dieser Position des Betrachters erfahren werden kann. Die Alternative des Blicks ist eine Alternative der ethischen Entscheidung. »Wenn ich mich zur Seite des Friedens wende«, so predigt der heilige Bernardino 1425 auf dem Platz vor dem Rathaus, »sehe ich den Handel
21 blühen ... und einen Menschen, der erhängt wurde, um die heilige Gerechtigkeit aufrecht zu halten« – also genauso, wie Lorenzetti das Attribut der Sicherheit darstellt. »Wenn ich aber, im Kontrast dazu, meinen Blick nach der anderen Seite wende, so sehe ich nichts
13 dergleichen«, sondern nur Gewalt und Unordnung. »Und ich sehe die Gerechtigkeit am Boden, an Armen und Füßen gefesselt und mit zerbrochenen Waagschalen.«[89] Franco Sacchetti nimmt 1397 in einem Sonett auf *pace* und *guerra* sogar die Wortwahl der sienesischen Inschriften auf, als er den guten Zustand der Welt »dort, wo Frieden ist« (›Là dove è pace‹), und ebenso den schlechten Zustand »dort, wo Krieg herrscht«, beschreibt.[90] Die Eingangsform, in welcher der Besucher das Programm zuerst wahrnahm, legte seine Perspektive von vornherein fest. Diese ›Einleitung‹ in den Bildtext läßt gleichsam das Thema mit einem Motto anklingen, bevor man weiter in den Raum hinein geht und die Fortsetzung wahrnimmt, die Inschriften liest und die Wände miteinander vergleicht. Das Bildprogramm nimmt in seiner Textform erst sukzessiv Gestalt an. Der Blick des Betrachters ist dabei so fest programmiert, daß er das allegorische Verständnis nicht verfehlen kann.

4.4 *Allegorien im kirchlichen Bereich: Dante und die Gewölbe in Assisi*

Blicken wir auf die Anfänge der monumentalen Allegorie im kirchlichen Bereich, so tritt sie wohl an keinem Ort dramatischer auf den Plan als in Assisi. In der Oberkirche von
65, 74, 80, S. Francesco war um 1295 das letzte Wort jener berühmte biographische Zyklus der
129 Franzlegende gewesen, dessen Erzählfreude manchmal an Reportage grenzt. Das ist *historia* mit allen Konsequenzen. Um 1320 folgte in der Unterkirche, am Gewölbe über dem Grab,
61–64 als Höhepunkt einer neuen Ausmalung ein ›Triptychon‹ von Allegorien, versammelt rings um die Glorie des Ordensheiligen.[91] Es sind die drei Ordenstugenden Armut, Keuschheit und Gehorsam, die im Stil von ›allegorischen Fiktionen‹ entworfen sind. Die kunstgeschichtliche Forschung tat sich damit schwer, weil sie Giotto hier in einem allegorischen Redestil vorfand, der sich mit seinen erzählenden Bildern nur schwer vergleichen ließ.

64 Die Verteidigung der Festung der Keuschheit wirkt wie gemalte Literatur, so episodenreich, poetisch und geordnet ist das Thema entwickelt. Das Einzelne hat Lebenswahrheit, das Ganze eine rhythmische Verfassung, die alle Episoden zu einem wohl komponierten Strophenbau zusammenbindet. Das ›Ornament der Figuren‹, wie es die Rhetorik nannte, reimt sich bildintern wie auch mit den Nachbarbildern. Die größte Ruhe herrscht im Zentrum, die größte Bewegung an den Flanken. Links laufen Bewegungen in das Bild hinein, rechts, in spiegelbildlicher Symmetrie und inhaltlicher Antithese, aus dem Bild hinaus. Die Keuschheit bildet ein Thema mit Variationen, das in der gemalten Dichtung am Gewölbe kunstvoll abgehandelt wird.

62 Die Armut ist in die Metapher einer Vermählung des hl. Franziskus mit der Braut Armut gefaßt. Die Engel schauen zu, wie Christus das ungleiche Paar zusammenführt. Der

himmlische Respekt, welcher der in Lumpen gehüllten Alten gezollt wird, kontrastiert mit der irdischen Verachtung, die sich im Steinwurf eines Straßenjungen ausdrückt. *Inhaltlich* ist die Allegorie auf eine biographische Szene bezogen, in der sich der junge Franziskus von seinem Vater vor dessen Palast lossagt und sich der väterlichen Kleidung entledigt. *Formal* ist der Kontrast zu dieser Szene umso schärfer. Nur die Motive von Palast und Kleidung, auf die der Heilige verzichtete, weisen in der Allegorie noch auf die Historia zurück. Sie werden jetzt von zwei Engeln wie Opfergaben in den Himmel getragen, ohne noch Teil einer realen Handlung zu sein.

Das Thema der Minne des Heiligen mit der Armut ist in der franziskanischen Literatur damals schon alt. Aber erst Dante faßt es, übrigens zur Zeit der Ausmalung der Gewölbebilder, in eine dichterische Form, die auffallende Parallelen – wenn auch keine direkte Beziehung – zu den Malereien aufweist. Auch er gibt die übliche Biographie des Heiligen auf und ersetzt sie durch eine allegorische Darstellung, die er Thomas von Aquin in den Mund legt. Das Ganze hat Platz in einer himmlischen Vision, in der Franziskus das Thema bildet. Sie nimmt das elfte Buch des »Paradiso« ein. Es ist in diesem Zusammenhang von
Bedeutung, daß der Besucher von Assisi den hl. Franziskus in einer himmlischen Vision als 61
Seligen erblickt. Der Begriff *gloriosus,* welcher dem verklärten Heiligen beigeschrieben ist, war in der zeitgenössischen Literatur, übrigens auch für Dantes Beatrice, allgemein üblich als Kennzeichnung des Zustandes der Seligen.

Der Triumphwagen, auf dem Franziskus am Gewölbe in Erscheinung tritt, ist ein Motiv, das auch Dante verwendet. Es ist Teil einer Vision der Kirche Gottes, die der Dichter im Buch XXIX des Purgatorio beschreibt. Da die Kirche nicht in einer empirischen Weise wahrgenommen werden kann (es sei denn als Vollversammlung der Heiligen im Paradiso), benutzt Dante hier bewußt die Form einer bildhaften Allegorie, die wie ein Bild im Bild in seine Dichtung, die ja insgesamt eine Allegorie ist, eingebaut ist. Der Dichter erblickt von Ferne, als eine herannahende Prozession, den Triumphzug der Kirche. Die einzelnen Gestalten sind bei Ezechiel nachzulesen, »der sie malte, so wie er sie sah.« Dante läßt sich ihre Bedeutung von Vergil erklären und scheut keine Verse, »um ihr Aussehen zu beschreiben.«

Die Zugordnung gleicht einmal einem kunstvollen Chor, einmal einem Tanz. Der Dichter »unterscheidet« zwischen den übrigen Figuren die 24 Ältesten, die »zwei zu zwei«, also paarweise, im Schmuck von Lilienkränzen einherschritten. Der Triumphwagen fuhr »im Raum« zwischen den vier Wesen. »Drei Frauen führten in wechselndem Vorrang am rechten Rad einen Tanz auf.« Es waren die theologischen Tugenden, und die vier Kardinaltugenden schlossen sich ihnen »in festlichem Reigen« an. Diese Allegorie könnte, so wie sie hier geschildert wird, ein Thema der zeitgenössischen Wandmalerei sein und gleicht in ihrem bewegten Rhythmus auffallend den Gewölbebildern in Assisi. Die Wahrheit ihrer Gestalt wurde nicht dadurch geschmälert, daß Dante sie erfunden hatte. Die dichterische Wahrheit lag in der Form, in welche die inhaltliche Wahrheit gefaßt ist. Die Analogien von Dichtung und Wandmalerei sind nicht auf einen ›Einfluß‹ Dantes zu reduzieren, sondern entstehen im Wettstreit um eine bildhafte, in Metaphern redende Sprache. Noch Savonarola hat die Anregung durch mächtige Bilder, die im menschlichen Geist angelegt sind, für seine Predigten genutzt und Christi Wirken, im Rückgriff auf Dante, in das Bild eines Triumphwagens des Kreuzes gekleidet.[92]

Allegorien finden sich bald häufiger als Themen der kirchlichen Wandmalerei. Der
Triumph des Todes, der um 1330 an die Wände des Camposanto in Pisa gemalt wird, ist 96, 108,
nichts anderes als eine neuartige Allegorie des Todes, in welche viele ältere Motive oder 109

Bildbegriffe eingehen. Neu ist ihre erzählerische Verbindung zu einem ausgedehnten Bildtext, der das Rahmenschema abgibt. Das rings gerahmte Bildpanorama hat eine rein gedankliche und nicht die empirisch-räumliche Einheit, die man von einem solchen Bildfeld erwarten würde. Der Tod wird mehrfach von prägnanten Beispielfiguren exemplifiziert, die zugleich die verschiedenen Verhaltensweisen des Menschen vor dem Tod illustrieren, also z. B. die Blindheit der Weltleute mit der Einsicht der Einsiedler kontrastieren. Die Bildfläche als Ganzes dient dazu, zwischen den einzelnen Bilderzählungen Ordnung zu stiften und sie rhythmisch aufeinander zu beziehen wie die Strophen in einem Text. Räumliche Einteilungen erzeugen den ›Textaufbau‹, in dem man den ›Bildtraktat‹ wahrnimmt. Weltlich und geistlich, arm und reich, tot und lebendig sind Antithesen, die den Rhythmus der Komposition bilden. Jede einzelne Situation überzeugt durch ihre Lebenswahrheit. Ihre Summe aber dient dem scholastischen Nachweis, daß alles in einem geordneten Gedankengang dargelegt ist. Der Buß-Traktat Passavantis enthält viele dieser Gedanken und ist auch reich mit lebenssprühenden *exempla* durchsetzt.[93] Aber neben der Predigtliteratur ist die allegorische Dichtung eine Bezugsadresse des Freskos. Die glossierenden Canzone-Texte, die sogar in das Bildzentrum vordringen, stellen als Bildinschriften ihrerseits die Äquivalenz von Malerei und Poesie sicher.

4.5 Erzählung und Beschreibung als Textformen in der »Spanischen Kapelle«

Die Seitenwände der Spanischen Kapelle in Florenz[94], die einst der Kapitelsaal der Dominikaner war, beweisen, daß die gemalte Allegorie je nach dem Thema und dem Argument,
XII, XIII das sie verfolgt, die Textform austauschen kann. Die Thomasseite bildet die innere Ordnung der Ordens-Doktrin durch ein starres Schema ab, das mit der Komposition in eins fällt. Die Dominikusseite dagegen bildet den Weg des Predigerordens durch die Welt in einer bewegten Erzählung ab, die zwischen zwei ruhenden Polen in doppelter Richtung verläuft. Die einzelne Station auf dem Weg ist lebensecht geschildert, der Weg aber eine Metapher, die Raumeinheit eine poetische Fiktion. Empirische Elemente werden Sprachmittel einer allegorischen ›Disposition‹, wie das in der Rhetorik heißt.

Das bildliche Verfahren erinnert im letzteren Falle an das literarische Verfahren des »allegorischen Weges« (H.R. Jauß).[95] Es ist ein fiktiver Weg, den die Dichter durchwandern, um ihre Leser sukzessiv in einen bestimmten Wissensstoff einzuführen. Brunetto Latini praktiziert diese literarische Strategie schon im 13. Jahrhundert.[96] In seinem »Tesoretto« schreitet der Dichter von einem Ort zum anderen fort, um den Leser mit dem System menschlichen Wissens und ethischen Verhaltens vertraut zu machen. Wenn er das Reich Amors betritt, durchwandert er »die schöne Wiese« (›bel prato fiorito‹) solange, bis er »einen Teil und die Hälfte und schließlich das Ganze« (›parte e mezzo e tutto‹) überblickt, so daß er seinem Leser eine zutreffende Beschreibung mitteilen kann. Die Reise, die Dante unternimmt, ist zunächst eine organisierte Beschreibung der anderen Welt. Sie beginnt »mitten auf dem Weg unseres Lebens« (»Inferno« I.1) in einem dunklen Wald, wo Vergil die Führung Dantes übernimmt. Die »Göttliche Komödie« ist die imponierendste Allegorie, die die Dichtung der Zeit hervorgebracht hat. Aber ihre *gedankliche* Ordnung erhebt zugleich den Anspruch, die *physische* Ordnung der Welt selbst abzubilden. Zwar ist die Reise eine Fiktion, aber das gilt nicht für den Verlauf, den sie nimmt, denn er ist zwangsläufig durch die geschaffene Gestalt der Welt vorgegeben. Die Allegorie ist folglich der Weg, auf dem für den Einzelnen die wahre Beschaffenheit der Welt zu erfahren ist. Der Analogieverbund, in dem alles in der Schöpfung steht, erstreckt sich bis auf den Erkenntnisprozeß, denn dieser ist seinerseits durch den Gegenstand der Erkenntnis, die Welt nämlich, selber modelliert: man kann die Welt nur nach dem System verstehen, nach dem sie aufgebaut ist. Deshalb ist jede Einführung in ihr Verständnis zugleich eine Führung durch ihr Baumodell. Der Weg der Erkenntnis ist durch die Raumfolge der Schöpfung vorgegeben.

Diese literarische Technik läßt sich auf das Wandbild der Predigt des Ordens in der
Spanischen Kapelle übertragen. Der Raum, den der Weg der Dominikaner in der Welt XIII
durchmißt, hat sowohl eine *logische* wie eine *topographische* Qualität. Er macht einerseits den
›Weg des Lebens‹, den der einzelne zu einem guten Abschluß bringen soll, sowie den ›Weg
des Ordens‹, der die Seelen für die Kirche retten soll, anschaulich. Andererseits repräsentiert
er die irdische Welt, die unter dem Horizont der Ewigkeit liegt. Am Himmelstor kommt 128
die erzählerische Bewegung, die im Wandbild die Bedingungen der irdischen Zeit symbolisiert, zum Abschluß. In einem zeitlosen Himmel ist eine ewige Ordnung erreicht. Eine solche Allegorie vermag, wie K. Voßler für die Dichtung festgestellt hat[97], alles Gewußte und Wißbare zur Synthese zu bringen. Zur Vorstellung der Welt gehört die Ständeord-
nung, der *ordo*, der mittelalterlichen Gesellschaft. Dieses Gruppenbild hat vor einem Modell 127
des Florentiner Doms Aufstellung genommen. Das Kirchengebäude verkörpert die Institution der Kirche, die in der Welt ihren Platz gefunden hat. Von hier geht die Mission des Ordens aus, die die Dominikaner in die Welt führt. Diese Mission ist als ein Geschehen
geschildert, in dem reale Personen mit Typen agieren. Namentlich bekannte Heilige und XIII
Ketzer liefern sich kämpferische Dialoge, aber im ›Liebesgarten‹ begegnen wir ›dem Lebemann‹, im Beichtstuhl ›dem Sünder‹ und vor der Kirche ›dem Pilger‹ als Typus. Genuin allegorische Redefiguren sind die angriffslustigen Jagdhunde, die unter Ausnutzung des Wortspiels *domini canes* mit dem schwarzweißen Ordenshabit der Dominikaner ›verglichen‹ werden. Wer diese allegorische Lesart des Ganzen verfehlt, verfehlt auch den Weg zum Inhalt, wie die Geschichte der Forschung beweist.

Auf der gegenüberliegenden Wand des Kapitelsaals wird überhaupt nicht erzählt, XII
sondern das Wissenssystem der Zeit abgebildet. Das Wissen ist Spiegel einer Naturordnung, die in einer göttlichen Ordnung wurzelt. Thomas von Aquin, Autor der »Summa« scholastischen Wissens, ist im Bild umgeben von den Autoritäten aus dem Alten und dem Neuen Testament, deren Schriften er kommentiert hat. Auf den Bänken darunter sitzen die Personifikationen der Wissenschaften, begleitet von ihren Vertretern, in der Ordnung des universitären Curriculums der Zeit. Die abgebildete Ordnung ist so endgültig und so fugendicht, daß drei Ketzer unter den Füßen des Thomas (darunter Averrhoes), die in dem kanonischen Lehrplan keinen Platz hatten, im wörtlichen Sinne ›aus dem Bild fallen‹. Sie balancieren *vor* der Architektur, in die sie nicht mehr hineinpassen. Aber sie können deren Ordnung de facto nicht stören, weil die Ordnung gesiegt hat. Die Textform ist gewählt, um ein Argument zu vermitteln und das scholastische Denkgebäude am Ort der dominikanischen Hochschule von Florenz als unveränderliche Wahrheit abzubilden.

Auch in diesem Wandbild treffen wir wieder auf eine Technik allegorischer Dichtung. Als Schaubild ist es in fiktiven Bildbeschreibungen der Literatur vorgebildet: der Leser ›sieht‹ zunächst einen Ort (den Palast der Iustitia mit seinen Inschriften bei Brunetto Latini oder die Kurie des Amor bei Francesco da Barberino[98]), und an diesem Ort dann eine Versammlung von Personen, deren Sitzordnung der Dichter beschreibt. Diese Beschreibung ist der eigentliche Sinn der Wahl des Bildes. Denn sie erlaubt es dem Autor, Ordnung in sein Argument zu bringen und den Leser sukzessiv und planvoll in einen komplexen Sachverhalt einzuführen.

Das Sehen, das in der Literatur fingiert wird, ist dabei eine Spielart des Verstehens und Memorierens. Der beschriebene Raum, in dem die Figuren sichtbar werden, hat ein

Schema, durch das sich Beliebigkeit vermeiden und ein Leitfaden des Verstehens herstellen läßt. Denn das *topographische* Gefüge legt das *logische* Gefüge offen, in dem die Figuren zueinander stehen. Oben und unten, links und rechts, groß und klein, frontal und seitlich sind planvolle Mittel der Darstellung, die in Wirklichkeit eine Klassifikation ist. Der Raum, von dem die Dichtungen reden, gibt die Matrize für einen Verteilungsplan der Figuren ab. Er dient nur als Mittel zum Zweck und ist nicht um seiner selbst willen da, ja wäre ohne die allegorische Handlung ganz sinnlos.

Ebenso verhält es sich in der Spanischen Kapelle. Das Chorgestühl, in dem die Personifikationen der Wissenschaften sitzen, oder der Himmel, in dem – genau wie in Siena – die theologischen Tugenden schweben, sind allegorische Orte, die nicht wörtlich aufzufassen sind, so suggestiv sie auch dargestellt werden. Thomas von Aquin schaut genauso wie die
XIII, 14 Justitia im Buon Governo zur Sapientia hoch, und auch hier bedeutet der Blick die Inspiration, die er von dort empfängt. Francesco da Barberino belegt den Zusammenhang von allegorischer Dichtung und allegorischem Bild, wenn er, wie wir sagten, Illustrationen zu dem einzigen Zweck einführt, um sie beschreiben zu können.[99]

Die Fresken der Spanischen Kapelle beweisen, daß religiöse Programme ähnliche Sprachmittel benutzten wie politische Programme, weil sie sich an das gleiche Zielpublikum wandten. Im Sitzungssaal der dominikanischen Ordensprovinz ist es ein spezialisiertes Publikum, das gleichsam in einer Fachsprache adressiert wird. Im profanen Bereich gleicht die öffentliche Wandmalerei der politischen Rhetorik auch in ihren Themen. Unter den Bedingungen einer sich selbst regulierenden republikanischen Staatsform dient auch die Malerei dazu, den so häufig beschworenen Konsens der Bürger zu produzieren und die öffentliche Meinung zu kanalisieren.

4.6 Boccaccios Medienvergleich und die Jenseitsvisionen der Strozzikapelle

Ein Schlüsselwerk für den Wechselbezug von Literatur und Malerei sind die Fresken, die Nardo da Cione ca. 1357 in der Kapelle der Familie Strozzi in der Dominikanerkirche S.
X, XI, Maria Novella in Florenz malte.[100] Sie stellen vor allem den Himmel und die Hölle dar, die
124, 125 je eine ganze Seitenwand für sich einnehmen. Die Themen sind von Hause aus bekannte Domänen der kirchlichen Kunst. Hier haben sie sich aber aus der Schilderung des Weltgerichts gelöst und zu unabhängigen Bildern verselbständigt. Sie nehmen den Charakter von ewigen Zustandsbildern an, deren Zeit (oder Zeitlosigkeit) *hinter* dem Ereignis des Jüngsten Gerichts liegt. Auf den Wänden, auf denen sie einander gegenüber stehen, drücken sie die endgültig vollzogene Gerechtigkeit Gottes im Kontrast der beiden Resultate aus, in denen die Weltgeschichte zu ihrem vorbestimmten Abschluß kommt.

Darin entsprechen sie Dantes »Göttlicher Komödie«, in der Himmel und Hölle ebenfalls je einen eigenen Gesang von gleichem Umfang und ähnlicher Struktur bilden. Nur das Purgatorium, das der Dichter zwischen sie legt, ist in der Kapelle durch das Weltgericht ersetzt, weil nicht die Reise Dantes das Thema ist, sondern die eingetretene Ewigkeit der anderen Welt. Dennoch bestimmt Dantes Epos die neue Erscheinung der alten kirchlichen Bildthemen in überraschendem Maße. Dieser Übergriff der Literatur auf das Terrain der offiziellen Kirchenkunst ist umso erstaunlicher, als gerade Dantes Epos bei den Dominikanern noch zwei Jahrzehnte vorher verboten war (siehe S. 59).

Die Topographie der Hölle folgt Schritt für Schritt dem Werk Dantes. Das beginnt bei
XI, 125 dem Panorama, das sich in einer Verbindung von Vogelperspektive und einem Querschnitt durch das Erdinnere vor unseren Augen entfaltet. Die Abfolge der neun Höllenkreise Dantes ist, so gut es ging, in die gemalte Höllenlandschaft integriert. Die einzelnen Figuren

entsprechen der Schilderung Dantes nicht nur in ihrer Zahl und an ihrem Ort, sondern manchmal sogar in ihrem Aussehen. Die Begleitinschriften verstärken wie Wegweiser oder Ortsschilder den Bezug des Wandbildes, wo immer er einer Klärung bedurfte, zu Dantes Text. Diese literarische Neufassung eines alten Themas der Kirchenkunst ist deswegen bemerkenswert, weil sie dichterischen Bildern, die Dante erfunden hat, einen offiziellen Rang einräumt. Das Menschheitspanorama ist hier, wie auch in Dantes Epos, ein Spiegelbild der zeitgenössischen Gesellschaft, doch sind in dem Wandbild wohlweislich die schärfsten Vorwürfe Dantes an Florentiner Bürger ausgeklammert worden.

Das »Paradiso« beherbergt eine Modellgesellschaft, die im ewigen Frieden zusammenlebt, und stellt mit seiner unverrückbaren Bildordnung das Gegenbild zu der chaotischen X, 124
Hölle dar. Die beiden Chöre der Engel und Seligen, die Dante beschreibt, sind im Bild intermittierend, im Wechsel von Heiligen und Engeln, präsent. Ihre Anordnung unter dem Thron Mariens entspricht den »Wänden«, »Bänken« oder »Kreisen« von Seligen, in denen Dante das Allerheiligenbild erblickt. Die Seligen werden in den Himmel eingeführt, und zwar »im unteren Rang, der die beiden Gruppen in der Mitte trennt«, so wie wir es bei Dante (XXXII.40) lesen.

Man kann diese literarische Neufassung nicht dadurch erklären, daß man sie für eine Marotte der Familie Strozzi hält. Die Dominikaner hätten ein solch privates Anliegen in ihrem Kirchenraum kaum geduldet. Der Medienvergleich basiert vielmehr auf der Einsicht, daß man die Jenseitsvisionen nur noch als Allegorien gestalten konnte und deswegen Anleihen bei der Literatur machen durfte. Die Literaten wiederum begriffen, daß sie aus dieser Aufwertung durch die offizielle Kirchenkunst für sich Kapital schlagen konnten. Was dort legitim war, durften sie mit umso größerem Recht als ihr dauerndes Privileg in Anspruch nehmen. Das Recht auf die Freiheit der Erfindung und auf Anleihen bei der antiken Mythologie war unfreiwillig durch die Kirche sanktioniert worden, als sie Dantes Motiven den Zutritt zu den alten Kirchenbildern gestattete und dem Maler erlaubte, Riesen, Höllenhunde und Kentauren darzustellen.

Boccaccio spielt deswegen auf das Höllenbild in der Dominikanerkirche an, als er in der »Genealogie der Götter« die Freiheit der Dichtung verteidigt. »Es ist den Malern sogar in den Kirchen erlaubt, den Cerberus darzustellen, der Plutos Höllenpforte bewacht. Er darf dort den Fährmann Charon malen, der den Acheron-Fluß überquert, oder die Erinnyen, die von Schlangen umgeben und von Fackeln erleuchtet sind... Aber wenn die Dichter über die gleichen Wesen in Versen schreiben, dann ist es plötzlich ein Verbrechen und wird vom Leser nicht mehr verziehen.«[101] Die Polemik ist durchschaubar. Sie verschweigt wohlweislich, daß die Maler ihre Motive ja von den Dichtern haben. Aber in der Malerei wurde offiziell, was die Privatsache der Dichter gewesen war. Das Argument ist für unsere Untersuchung von Bedeutung, weil es den öffentlichen Charakter der Wandmalerei als Medium bestätigt.

Unser Beispiel unterstreicht im übrigen den Wettstreit von Dichtung und Malerei um offizielle Anerkennung. Die kirchlichen Bildthemen werden zunächst literarisiert und liefern in dieser literarischen Form anschließend den Dichtern die erwünschte Rechtfertigung der eigenen Sache: Was dem einen Medium zugestanden werde, müsse auch dem anderen erlaubt sein. Endlich belegt das Beispiel, wie groß das Terrain der Allegorie geworden war. Es umfaßt inzwischen auch den angestammten Bereich der kirchlichen Historienmalerei. Man konnte selbst die Themen von Himmel und Hölle für eine allegorische Erzählung freigeben, weil die Allegorie tiefer in die Wahrheit einführte, als es die wörtliche Erzählung vermochte.

5. Die »Bilder« der Erinnerung und die Bilder der Malerei

In ihrem Buch »The Art of Memory« kommt F. Yates auf die Fresken der Strozzi-Kapelle zu sprechen, von denen eben die Rede war.[102] Sie macht eher zögernd den Vorschlag, diese Wandmalereien im Licht der Traktate zu betrachten, welche das System der Mnemotechnik *(ars memoriae)* zum Gegenstand haben. Die *memoria* gehörte zur antiken Rhetorik, aber sie wird schon 1235 in einem Traktat des Boncompagno aus Bologna in den christlichen Lebensplan des Mittelalters eingebracht: »Wir müssen beständig die unsichtbaren Freuden des Paradieses und die ewigen Qualen der Hölle memorieren«[103]. Das entsprechende System der Gedächtnisübung kannte man aus den Schriften von Aristoteles und Cicero. Die
125 einzelnen Höllenorte, die als Straforte die verschiedenen Sünden charakterisieren, ließen sich in den florentinischen Fresken als Erinnerungshilfen des Gläubigen benutzen. In der topographischen Ordnung, in der man sie wahrnahm, blieben sie leichter im Gedächtnis haften.

Da die Tugenden und Laster Wegweiser auf dem Weg des Menschen zum Weltgericht
I bilden, stellt F. Yates »die noch kühnere Überlegung an«, ob schon Giottos Grisaille-Figuren in Padua »vielleicht etwas dem System der Erinnerung« verdanken.[104] Sie sind fest auf das Weltengericht auf der Eingangswand ausgerichtet und repräsentieren vor dieser Zukunft die Gegenwart, die der Betrachter nur mit der Erinnerung an die richtigen Lebensnormen in der Vergangenheit bestehen kann. Deshalb stellt F. Yates die Frage, ob die so dramatisch aufgefaßten Gestalten der Tugenden und Laster den einprägsamen »Denkbildern« (›imagines‹) der antiken Rhetorik entsprechen, welche sich dann besonders gut in der Erinnerung halten, wenn sie die Phantasie nachhaltig beschäftigen. Desgleichen sucht sie auch die steinfarbenen Bildfelder als die »Orte« (›loci‹) zu bestimmen, an welchen der Geübte die Erinnerungsbilder zu memorieren pflegte.

Man kann der Autorin nur zustimmen, wenn sie schreibt, es »könne eine neue Erfahrung sein, die Kunst des 14. Jahrhunderts vom Gesichtspunkt der *memoria* aus zu betrachten.« Diese alte Übung war auf die ständige Produktion *innerer* Bilder angewiesen, für die *äußere,* gemalte Bilder den Anstoß geben konnten. Bilder, welche die Gegenstände der Erinnerung repräsentierten, waren fortwährende Aufforderung, das Memorieren überhaupt zu pflegen, ja eine konkrete Anleitung, sich die richtigen Dinge oder die Dinge in der richtigen Weise präsent zu halten. Die scholastische Gedächtnisübung unterschied sich von der antiken durch ihre moralische Bestimmung.[105] Die Bilder hatten in der Antike den Redner durch Schönheit oder Häßlichkeit zu beeindrucken, weil er damit sein Gedächtnis trainieren konnte. Im Mittelalter waren die gleichen Bilder Symbole von Tugenden und Lastern. Nun wurde das Training des Gedächtnisses die Voraussetzung für die richtige Lebensführung.

Ich möchte den Ansatz von F. Yates im folgenden weiterführen und auf einen breiteren Boden stellen. Die Tugenden und Laster in Padua wurden oben (siehe S. 34) als *Bildbegriffe* vorgestellt, die der allgemeinen und der kommunalen Ethik eine logische Struktur geben: in diesem Sinne handelte sie schon Dantes Lehrer Brunetto Latini in seinem »Tesoretto« ab.[106] Sie lassen sich aber mit gleichem Recht als *Merkbilder* verstehen, welche dem Betrachter die ethischen Normen im Gedächtnis halten. Der Appellcharakter ergänzte ihre Funktion, logisch in ein Argument einzuführen, wenn man die Dinge überhaupt so trennen kann. Die Erinnerungsübung, welche die Bilder in Gang setzen, sollte der Anleitung zum Handeln dienen. Sie besteht in der ›Erinnerung‹ daran, was im Leben des Christen und des Staatsbürgers falsch und was richtig war.

In diesem Zusammenhang mußten die Merkbilder zwei Aufgaben erfüllen: sich dem Betrachter so nachdrücklich wie möglich einprägen und ferner dies in einer bestimmten

Reihenfolge tun. So charakterisiert Thomas von Aquin die Regeln der antiken *memoria,* wie er sie verstand. »Passende Abbilder für das, was man zu erinnern wünscht«, sollen ungewöhnliche und daher einprägsame Formen haben. »Man muß Ähnlichkeiten und Bilder (›similitudines et imagines‹) in dieser Weise erfinden, weil abstrakte und rein spirituelle Gedanken der Seele allzu leicht entgleiten. Es ist nötig, sie mit körperlich visuellen Bildern zu verbinden, weil die menschliche Erkenntnis stärker an die Sinnenwelt *(›sensibilia‹)* gebunden ist.« Die zweite Regel besteht darin, daß man das, was man memoriert, »in eine bestimmte Ordnung bringt, so daß man von dem einen Gegenstand der Erinnerung leichter zu dem nächsten gelangt und fortschreitet.«[107]

Die Grisaillebilder in Padua erfüllen die erste Forderung durch ihr lebhaftes Agieren, I
welches die Phantasie des Betrachters beschäftigt, und die zweite Regel durch ihre interne Anordnung im Kapellenraum. Gerechtigkeit und Ungerechtigkeit stehen sich im Zentrum gegenüber, und Hoffnung sowie Verzweiflung leiten am Eingang direkt zu dem Zug der Seligen bzw. zu der Schar der Verdammten im benachbarten Weltengericht über. Der Vergleich der einzelnen Bilder kommt erst zu seinem Ziel, wenn man die Reihenfolge der Plätze (›loci‹) im Programm wahrnimmt, an denen sie in Erscheinung treten.

5.1 *Ein Lehrbuch der Mnemotechnik in der Werkstatt Pietro Lorenzettis*

Die Regeln der antiken *memoria* bedürfen noch der näheren Kennzeichnung, bevor wir sie in unserem Zusammenhang sinnvoll erörtern können. Dazu eignet sich ein Lehrbuch der Rhetorik, welches man im Mittelalter Cicero zuschrieb, wenngleich es von einem unbekannten Verfasser aus Ciceros Zeit stammt und heute nur mit seiner Widmung »Ad Herennium« zitiert wird.[108] Es war neben Ciceros »De Inventione« das Standardwerk für die Rhetorik und wurde in der Zeit der Scholastik von jenem Werk als die »zweite rhetorische Schrift des Tullius« unterschieden. In ihm ist all das grundgelegt, was die Dantezeit über die antike *memoria* wußte.

Es ist deshalb aufschlußreich, daß man in Siena eine Prachtausgabe des Werks in der
Werkstatt des Pietro Lorenzetti mit einem Titelbild versehen ließ – übrigens etwa in den 25
gleichen Jahren, als der Bruder Ambrogio Lorenzetti die Fresken des Buon Governo begann.[109] Im Initial leitet die Frau Rhetorik mit einem Blumengebinde auf dem Schoß den Text ein. Im Titelbild erteilt Cicero in eigener Person einer Versammlung von Magistratspersonen Unterricht in Rhetorik. Er steht wie eine Statue auf einem Sockel, ist aber sonst wie ein zeitgenössischer Beamter gekleidet. Nur das Alter und die Bärtigkeit unterscheiden ihn im Aussehen von seinen Zuhörern. Beide Merkmale charakterisieren übrigens
in den Fresken Ambrogio Lorenzettis das Idealbild der sienesischen Staatsperson. 15, 16

Die angebliche Schrift Ciceros führt den Leser in die fünf Teile oder Arten der Rhetorik ein. Wenn sie zur *memoria* kommt, welche nach der *inventio, dispositio* und *elocutio* den vierten Teil bildet, heißt es: »Nun laßt uns zur *memoria* übergehen, welche das Schatzhaus der Inventionen und das Gedächtnis (›custodem‹) aller Teile der Rhetorik bildet.« Die *memoria* besteht aus der »natürlichen« Spielart, die angeboren ist, und ebenso aus der »Kunst« des Gedächtnisses, die geübt werden muß. Die letztere »setzt sich aus Orten (›locis‹) und Bildern (›imaginibus‹) zusammen«. Die Orte, die aus der Architektur entlehnt sind, dienen der leichteren Anwendung des natürlichen Gedächtnisses. »Die Bilder sind gewisse Formen ... und Phantom- oder Abbilder (›simulacra‹) von etwas, das wir in Erinnerung halten wollen.« Allerdings müssen wir solche Bilder mit bestimmten Orten verbinden, wenn sie in der Erinnerung bleiben sollen. »Die Orte gleichen den Wachstafeln oder Buchseiten, die

Bilder den Worten (›litteris‹: eigentlich Buchstaben) und die Disposition oder Anordnung der Bilder dem Schriftblock«, also dem geschriebenen Text.[110]

Die Handschrift aus Siena enthält den lateinischen Originaltext und flankiert ihn auf den freien Seitenrändern mit Paraphrasen in der Volkssprache, so daß der Inhalt auch demjenigen offenstand, der das Latein nicht beherrschte. Das Verständnis des Textes war damals längst von den Kommentaren der Scholastik geprägt, unter denen die Summa des Thomas von Aquin an erster Stelle stand: sie war seit der Zeit um 1300 in vielen italienischen Predigtanleitungen und Moralschriften popularisiert worden.[111] Bei Thomas ist die *memoria* nicht Teil der Rhetorik, sondern ein Aspekt der Klugheit (›prudentia‹), die Thomas nach dem Vorbild von Ciceros »De Inventione« bespricht. Ihr eines Gesicht ist in die Vergangenheit gerichtet (›memoria‹), ihr anderes in die Gegenwart (›intelligentia‹) und ihr drittes in die Zukunft (›providentia‹). Die Gedächtniskunst ist damit zu einer Angelegenheit der Ethik geworden. Sie dient nicht mehr dem Training der Redekunst, sondern dem sittlichen Verhalten des Christenmenschen. Nur wer sich der Vorbilder und Irrtümer ›erinnert‹, gelangt an das Ziel des christlichen Lebens. Die Erinnerung ist aber keine persönliche, sondern eine gemeinschaftliche, die auf allgemeine Leitbilder angewiesen war.

In diesem Sinne war die Neuordnung der Wandmalerei in der Dantezeit dazu bestimmt, jedermann einen Verhaltenscodex vor Augen zu stellen. In dieser ethischen Einrichtung war das Verständnis der Bilder auf die Einübung von Lebensregeln angelegt. Die sogenannten ›Personifikationen‹, welche in der Malerei die Tugenden oder andere Normen mit einer weiblichen Gestalt wiedergeben, entsprechen den *imagines agentes* der Gedächtniskunst und beeindrucken wie diese durch Schönheit oder Häßlichkeit, allerdings in dem neuen Sinne von Anziehung oder Abstoßung, welcher über die bloße Mnemotechnik hinausgeht. Die *Bildfelder* mit ihrem System entsprechen in ähnlicher Weise den *loci*, an denen die einzelnen Figuren geordnet wahrgenommen werden.

5.2 Der »Baum des Lebens« im Speisesaal der Franziskaner

Die mnemotechnische Funktion der Wandmalerei wird deutlich an einem Beispiel, das hier für viele andere stehen soll. Es beweist die Übertragung einer mnemotechnischen Schrift in das Medium der Wandmalerei, also die direkte Umsetzung von Literatur in Malerei, die sonst eher die Ausnahme bildet. Wir gelangen damit in den geistlichen, ja in den Bereich des Franziskanerordens, und es ist gerade diese ungewöhnliche Anwendung der rhetorischen Erinnerungsübung, die ihre allgemeine Geltung umso besser beweist.

88, 89 Die Franziskaner in S. Croce in Florenz hatten in ihrem Refektorium, während sie die Mahlzeiten einnahmen, ständig ein Bild vor Augen, von dem sie wußten, daß es ein Buch repräsentierte. Allerdings war es ein Buch, das sie schon auswendig wußten. Das Wandbild gab die Textform wie in einem Diagramm wieder, bildete also den Inhalt so ab, daß seine Ordnung leichter im Gedächtnis haften blieb. Im Mittelfeld der Wand wächst das Kreuz Christi in zwölf Zweigen auseinander, an denen »Früchte« in Schriftform hängen. Das Buch, das in das Wandbild übersetzt wurde, stammt von dem Ordensheiligen Bonaventura und trägt den Titel »Baum des Lebens« (›Lignum vitae‹). Giottos Meisterschüler Taddeo Gaddi hat das Fresko, eine Stiftung der Familie Manfredi, wohl schon in den 1330er Jahren für den Orden ausgeführt.[112] Es ist nicht möglich, das Wandbild zu verstehen, ja nicht einmal dessen Themenwahl nachzuvollziehen, wenn man nicht Bonaventuras Einleitung liest, denn es handelt sich um kein Buch im üblichen Sinne.

Bonaventura spricht darin zuerst von dem Leser, den er vor Augen hat, und dann von dem Text, den er für diesen Leser schrieb. Endlich ist von dem Akt des Lesens selber die

Rede, der auf einen Akt des Memorierens hinausläuft. Der Leser ist jener, der dem gekreuzigten Christus nachfolgen und in allem ähnlich werden will, also den Idealtypus des Franziskaners verkörpert. Er soll den Kruzifixus auf dreifache Weise stets präsent haben: »einmal durch die Lebhaftigkeit der *memoria,* dann durch die Schärfe des Verstandes und drittens durch die liebende Bereitschaft des Willens«. Für diesen Leser ist das Buch so eingerichtet, daß »es sich an den Affekt wendet, daß es die Gedanken formt und daß es sich dem Gedächtnis einprägt« (›imprimatur memoria‹). Zu diesem Zweck bringt der Autor in wenigen und einfachen Worten den gesamten Inhalt der Evangelien in ein übersichtliches Schema, »um das Gedächtnis zu erleichtern« (›propter facilitatem memoriae‹). »Weil aber die Einbildungskraft das Verständnis befördert«, hat er den Inhalt »im Bild von einem Baum geordnet«, der von der Wurzel bis zur Krone jeweils einen anderen Anblick bietet und die Vorstellung des Wachstums liefert.

Nachdem der Autor den *Leser* und den *Text* vorgestellt hat, kommt er schließlich auf den Akt des *Lesens* selbst zu sprechen. Er möchte das Verständnis und die Erinnerung des Lesers schon durch die Textform fest programmieren. Deswegen fordert er ihn auf, sich in der Phantasie das Bild eines Baumes vorzustellen, »dessen zwölf Äste Laub, Blüten und Früchte tragen«. Das Laub ist eine Medizin, die duftenden Blüten ziehen die Herzen an, und die wohlschmeckenden Früchte bieten dem, der sie kostet, eine geistliche Nahrung. Der Ort des Baumes ist »das Paradies, welches Gottes Speisesaal (›mensa Dei‹) ist«. Natürlich verbirgt sich in alle dem eine Allegorie des Kreuzes, die zugleich die Textform des Ganzen liefert. Die Metapher »des Lebensbaums, der zwölfmal Früchte trägt«, stammt aus der Johannes-Apokalypse (22.2). Sie verleiht der Nacherzählung der biblischen Historien ein festes Gerüst, das eine allegorische Lesart der Heiligen Schrift erlaubte und zugleich der Praxis der Mnemotechnik angemessen war.

Der Betrachter, der Taddeo Gaddis Wandbild vor Augen hatte, konnte das innere 88
›Bild‹, zu dem er aufgefordert war, durch das äußere Bild des Malers kontrollieren. Das gemalte Bild war gleichsam die Projektion seiner Vorstellung auf die Wand des Speisesaals. Das mnemotechnische Gerüst besteht aus realen Figuren wie dem Kruzifixus und Zwitterformen aus Schrift und Pflanze. Die Äste sind zugleich Schriftrollen mit Blattwerk und die Früchte zugleich Medaillons mit Titeln. Alles Bildhafte ist Bestandteil eines Schemas, der letztlich eine Textstruktur hat. Jedes wörtliche Verständnis wechselt sofort in einen anderen Schriftsinn über. Das gilt selbst für die Szene der Kreuzigung, die sich von dem Schema vorne ablöst und die sinnliche Anschauung eines realen Ereignisses verspricht.

Die Figuren, die sich unter dem Kreuz versammelt haben, bewegen sich weder an 89
einem gemeinsamen Ort noch in einer gemeinsamen Zeit. Nur auf der linken Seite handelt es sich um Teilnehmer an der historischen Kreuzigung. Die übrigen Heiligen kommen aus der jüngeren Ordensgeschichte und teilen mit den biblischen Figuren allein die allegorische Einheit einer ›Zeit der Kirche‹. Das Kreuz Christi ist in ein Buch verwandelt, in dem man lesen kann. Franziskus zeigt durch seine Umarmung des Kreuzesstammes an, daß er das Buch für seinen Orden geöffnet hat. Neben ihm sitzt Bonaventura, der Autor des erbaulichen Textes, der dem Ganzen zugrunde liegt. Aber er schreibt, wie man deutlich sehen kann, nur einen Text auf, der eigentlich von Franziskus stammt, ja letztlich sogar vom Kruzifixus selber geschrieben ist. Diese Kausalbezeichnung wird durch den Blick eingeleitet, den Bonaventura auf Franziskus wirft. Er sieht das Kreuz nur durch ihn, wie dieser seinerseits nur ein Interpret des Kruzifixus ist.

Das sind Freiheiten des Malers, die aber ganz aus dem Geist von Bonaventuras Text entwickelt sind. Das Gleiche gilt für die Propheten neben den Ästen des Baumes, die bei

Bonaventura überhaupt nicht erwähnt werden. Sie glossieren gleichsam den Text des Neuen Testaments und erweitern damit seine Aussage im Sinne der biblischen Exegese. Die
88 größte Freiheit des Malers besteht aber in der Szene des Abendmahls, die vor dem Rahmensystem der übrigen Wandbilder erscheint und, von diesen abgerückt, gleichsam in den Raum des Betrachters versetzt ist. Die Forschung hat diese Erfindung als Versuch zu einem modernen Illusionismus mißverstanden, so, als habe Gaddi die Apostel in Jerusalem und die Franziskaner im Speisesaal von Florenz an einen gemeinsamen Tisch setzen wollen.

Aber wieder liefert Bonaventura selber den entscheidenden Hinweis darauf, wie das neue Motiv aufzufassen ist. Er vergleicht die Aneignung seines Buches durch das Gedächtnis mit der Aufnahme von Nahrung durch den Körper. Die eine Frucht, welche in zwölf Teilen dargereicht wird, ist für ihn sowohl der Leib Christi wie auch der Inhalt seines Evangeliums. Die Übung der geistlichen Meditation wird auf diese Weise mit der Speise der Eucharistie zusammen gesehen, die Jesus auch in zwölf Bissen ausgeteilt habe. So ist das gemalte Abendmahl im Speisesaal eine Anleitung: es stellt eine Tischszene dar, aber das Mahl ist nicht von materieller Art. Der Betrachter soll sich zuvor als Empfänger einer geistlichen Speisung verstehen, wenn er den allegorischen Bildtext zu memorieren beginnt. Gaddi bietet also in dem vorangestellten Abendmahl eine Einleitung in das Hauptbild. Die Tischszene hat schon deswegen nichts mit Illusionismus zu tun, weil sonst Judas, der als einziger vor dem Tisch auf der Seite des Betrachters sitzt, den höchsten Grad an Realität
XII erreichte. In Wirklichkeit fällt Judas aus dem Bild, so wie es die Häretiker im Thomasfresko der Spanischen Kapelle tun: er paßt auch in das metaphorische Verständnis nicht hinein.

Das Wandbild des »Lebensbaums« ist das perfekte Beispiel einer Anleitung zur Gedächtnisübung im Sinne der antiken Rhetorik. Die *imagines,* die es enthält, verbinden sich mit den Inschriften zu einem gemeinsamen Text, in welchem alles »an seinem Ort« (›locus‹) steht und also auf eine geordnete Weise memoriert werden kann. Die geistliche Sinngebung war in unserem Falle kein Hindernis für die Anleitung zur Produktion innerer ›Bilder‹, wie sie die Rhetorik verlangte. Die inneren ›Bilder‹ waren ja nicht subjektiver oder privater Natur, sondern kollektiv erlernbare Hilfsmittel, die auch der Disziplinierung dienten. Die Wandmalerei des Trecento enthielt stets den Aufruf zum Konsens über die Normen der Gemeinschaft, seien sie religiöser, allgemein ethischer oder politischer Natur. In diesem Sinne erfüllte sie ihre Aufgabe als öffentliches Medium in einem überraschend konkreten Sinne. Sie stellte allen ständig die Modellbilder dessen, was sie befolgen, und die Warnbilder dessen, was sie vermeiden sollten, vor Augen. Die Präsenz monumentaler Bildwände im kirchlichen und städtischen Leben war für den damaligen Betrachter eine fortwährende Erinnerung an seine religiösen und bürgerlichen Leitbilder. Was auf einer solchen Bildwand gemalt wurde, war offiziell sanktioniert als verbindliche und überzeitliche Botschaft. So erschienen die Wandbilder auch als ›Denkmäler‹ des offiziellen Glaubens- und Wertekanons.

6. Wahrnehmung und Erklärung in der Malerei und in der Mentalität der Zeit

Eine Besonderheit der Trecentomalerei kommt in den Begleitinschriften zum Ausdruck. Sie dienen dazu, dem Betrachter das zu erklären, was er im Bild sieht. Im Camposanto oder in Siena werden die Inschriften im Bild von fliegenden Putti oder Personifikationen gehalten. Die *geschriebenen* Erklärungen der *Bilder* gleichen auffallend genau den *gesprochenen* der *Texte*, die Dante erbittet, wenn immer er (oder eher sein Leser) sie benötigt. Sie sind das Indiz für eine lückenlos kommentierte Welt, in der die persönliche Welterfahrung immer der Kontrolle durch eine offizielle Lehre oder einen anerkannten Lehrmeister unterworfen war: Hier wurde dem Individuum erklärt, was es sah, und sichergestellt, daß es in der Welt das Richtige sah bzw. in der richtigen Weise sah.

Im dominikanischen Provinzialkapitel von Florenz, dort, wo später die Spanische Kapelle erbaut wurde, war es den Ordensmitgliedern und Studenten im Jahre 1335 noch verboten, die im Volgare verfaßten Dichtungen und Prosawerke des »sogenannten Dante« zu lesen, weil sie »sich mehr mit Theologie befassen sollten«.[113] Im Jahre 1372 richtete der Magistrat aber eine öffentliche Lesung des Buches, »das man im gewöhnlichen Sprachgebrauch einfach den Dante nennt« (›qui vulgariter appellatus est Dante‹), in S. Stefano di Badia, wenige Schritte vom Familienhaus der Alighieri entfernt, ein.[114] Die Vorlesungen, die auch Erklärungen für die »Nicht-Studierten« (›non grammatici‹) einschließen und zunächst nicht länger als ein Jahr dauern sollten, wurden schließlich dem Dichter Boccaccio anvertraut. Sie waren dazu bestimmt, die »Vertreibung der Laster« (›fuga vitiorum‹) und den »Erwerb der Tugenden« (›acquisitio virtutum‹) ebenso zu fördern, wie den *ornatus eloquentiae,* also die rhetorische Technik. In der didaktischen Begründung ähnelt diese Resolution dem Tenor der öffentlichen Bildprogramme. Noch Vasari beschreibt die nach 1370 entstandenen Fresken der Augustinus-Kapelle in der Eremitani-Kirche in Padua ganz in diesem Sinne. Die Tugenden seien begleitet von jenen, die durch ihre Tugenden gefeiert, und die Laster von jenen, die durch ihre Laster in das tiefste Elend und in den Abgrund der Hölle gestürzt seien.[115] Die Allegorien und die historischen Persönlichkeiten, die hier nebeneinander auftraten, dienen als Beispielfiguren beide den gleichen Intentionen.

Auch Giovanni Villani versprach sich von seiner Chronik von Florenz (I.1), »die Laien ebenso wie die Gelehrten« sollten daraus lernen, »die Tugenden anzuwenden und die Laster zu meiden«. Fast die gleichen Worte gebraucht Francesco da Barberino, um den didaktischen und moralischen Sinn seiner »Documenti d'amore« (S. 34) zu rechtfertigen. Immer sind alle Aussagen auf die Tugenden und Laster, die positiven und negativen Verhaltensmuster, rückbezogen. Die Volkssprache dient bei Brunetto Latini, bei Dante, bei Villani und bei Francesco da Barberino der Aufgabe, alle verstehen zu lassen, was zu sagen war, und nicht nur die Lateinkundigen anzusprechen. Die gewählten Beispiele unterstützten die Unterweisung »durch das, was sich in der Erfahrung bewährt hat« (›che per isperienzia s'è provato‹) (Villani XI.1). Dem stand die Maxime gegenüber, der Mensch solle »nicht mehr wissen wollen, als was ihm zu wissen gut sei. Jeder habe zu glauben, was der Hl. Stuhl lehre, und nicht nach Gründen zu forschen«. So äußerte sich Fra Giordano da Rivalto, der *predicatore generale* der Dominikaner in Florenz, und er warnte vor Cicero, weil er nicht geglaubt habe, daß Gott die Welt nach Plan leite.[116] Francesco da Barberino beeilte sich zu sagen, man könne nicht irren, wo die »ehrwürdige Mutter Kirche« über die Wahrheit »entschieden habe. Wo die *ratio* uns unbekannt bleibt, ersetzt sie der Glaube« (›fides supplet‹) (I.18). Ganz Ähnliches liest man in Dantes »Convivio«. Das Bekenntnis zur orthodoxen Lehrmeinung wurde umso wichtiger, je mehr man sich auf neue Bahnen der Welterforschung wagte. Je unsichtbarer die Grenze des eigenen Denkens wurde, desto mehr bemühte man sich, sie mit großen Beteuerungen sichtbar zu machen.

Die geschriebenen »Lese-Anweisungen« der Malerei, die meist in ein non plus ultra eskalieren und offenbar für die offiziellen Kommentatoren bestimmt waren, leiten zum Verständnis jener ›Wahrheit‹ an, die im Bild entdeckt werden sollte. Sie sind ›Schlüssel‹, die den wörtlichen mit dem ›wahren und allegorischen‹ Bildsinn verbinden, getreu der Lehre vom mehrfachen Schriftsinn, der im Mittelalter und auch bei Dante für jede Art der Welterfahrung galt. In diesem Sinne dienen bei Francesco da Barberino die Begleittexte der

Bilder *(gobulas)* dazu, die Darstellung »auf die geistliche Bedeutung zu bringen« (›ad intentionem reducuntur spiritualem‹: I. 14). Aber das ist nicht alles. Die ausufernden Erklärungstexte der Bilder zeugen auch von einem inneren Widerspruch in der Kunst dieser Krisenzeit. Einerseits erfüllte sie immer mehr die Erwartung des Betrachters, »zu sehen, was ist«, um es mit Kaiser Friedrichs II. Worten zu sagen. Sie wollte, in der Herstellung eines ähnlichen Konterfeis der sichtbaren Welt, immer mehr beim Wort genommen werden. Andererseits hatte sie religiöse und soziale Realitäten zu interpretieren, die nicht der gleichen Mimesis offenstanden wie die Sinnenwelt. Die Verwendung verschiedener Sprachmittel und die Verbindung von allegorischer Redeweise mit anschaulicher Empirie boten sich an, um diese doppelte Funktion der Malerei zu erfüllen.

Der oft diskutierte Rückfall von Giottos frühem ›Realismus‹ in den späteren ›Idealismus‹ Orcagnas ist weniger eine Folge äußerer Ereignisse wie des Pestjahrs 1348[117] als vielmehr das Symptom einer inneren Krise in der vielfach und widersprüchlich geforderten Kunst des Trecento, in der sich der Wechsel von alten zu neuen Normen spiegelt. In den
III Fresken des Buon Governo hat die sogenannte ›Stadtvedute‹ in Wahrheit ein doppeltes Gesicht. Das eine ist nach außen gerichtet auf die Erfahrungswelt der sichtbaren Natur, das andere nach innen gewandt auf die Begriffswelt der Gesellschaftsnormen. Der beginnende Autonomieprozeß der künstlerischen Form wird noch einmal unterbrochen und die Malerei rückgekoppelt an die Aufgabe, die kollektiven Normen und die offizielle Realität zu symbolisieren. Sie war ja in der Regel Auftragskunst und spiegelte daher nicht in erster Linie die persönliche Auffassung des Malers, wie es eher für den Literaten zutrifft. Vielmehr setzte sie genaue Absprachen über Botschaft und Sprechstil des gemalten Bildes in jener Gruppe voraus, die für den Auftrag verantwortlich war und sich damit selbst darstellte. Die Proklamation allgemein verbindlicher Wahrheiten machte die Wahl passender Sprachmittel erforderlich, um den Überzeugungsdruck zu verstärken und so auf die öffentliche Meinung Einfluß zu nehmen.

In diesem Sinne erfüllte die Wandmalerei des Trecento klassische Aufgaben eines Mediums. Ihre Besonderheit liegt in der Vielfalt der Aufgaben, die ihr aus der städtischen Umgebung zuflossen. Das Ergebnis war eine künstlerische und inhaltliche Vielfalt, die in ihrer Zeit einzig dasteht. Sie besteht, so besehen, im Erwerb von reich differenzierten, frei wählbaren Erzählstilen und bildlichen Ordnungsschemata: also von alledem, was wir ›Textformen‹ genannt haben. Für den naiven Betrachter fielen die eigene Wahrnehmung und die empfangene Erklärung, die Dante in der »Göttlichen Komödie« jeweils voneinander trennen mußte, im Blick auf die Malerei ineins. Nur der Experte bemerkte die empirische Qualität des einzelnen Motivs und die begriffliche Ordnung der Komposition als zwei verschiedene Mitteilungen: die eine erlaubte ihm die eigene Wahrnehmung, die andere versetzte ihn als Empfänger einer offiziellen Erklärung in die Gemeinschaft zurück.

Anmerkungen

Vgl. vom Verfasser die Beiträge: Language et réalité de la peinture publique du XIVe S. en Italie (Artistes et Artisanat au Moyen Age, Rennes 1984) und: The new role of narrative in public painting of the Trecento, in: Studies in the history of art 16, Nat Gall of Art, Washington 1985, S. 151ff. Der Text erschien in anderer Form in: R. Herzog/R. Koselleck (Hg.), Epochenschwelle und Epochenbewußtsein, Poetik und Hermeneutik XII, München 1987, S. 53-79. Die vorliegende Fassung ist stark erweitert, korrigiert und in großen Teilen neu geschrieben.

1 L. Green, Chronicle into history, Cambridge 1972, S. 2. Vgl. auch E. Mehl, Die Weltanschauung des G. Villani, Berlin 1927 und G. Aquilecchia (Hg.), G. Villani, Cronica, Mailand 1979.

2 Green (wie Anm. 1), S. 3.

3 W. Goetz, in: Archiv für Kulturgeschichte 27, 1937 S. 33.

4 N. Rubinstein, Political ideas in Sienese Art, in: Journ. of the Warburg and Courtauld Inst. 21, 1958, S. 179ff.

5 A. Schmarsow, Italienische Kunst im Zeitalter Dantes, Augsburg 1928, S. 3ff.

6 Ph. Sonnay, La politique artistique de Cola di Rienzo (1313-1354), in: Revue de l'art 55, 1982, S. 35ff. Zuvor: K. Burdach, Rienzo und die geistige Wandlung seiner Zeit, Vom Mittelalter zur Reformation Bd. 2.1, 1928, S. 434ff. Die Hauptquelle ist eine anonyme römische Chronik d.J. 1327-1354: Anonimo Romano, Cronica, Hg. G. Porta, Mailand 1979, S. 143ff., besonders S. 150f. Aus ihr zitieren wir im folgenden (S. 151, 154).

7 Epistolario di Cola di Rienzo, Hg. A. Gabrielli, Rom 1890, S. 12f.

8 Cronica (wie Anm. 6), S. 151.

9 A.M. Ghislaberti, La vita di Cola di Rienzo, Florenz 1928; P. Piur, Cola di Rienzo, Wien 1931; K. Brandi, in: Vorträge der Bibliothek Warburg 1925-1926, 1928 S. 100ff. Vgl. auch Anm. 6.

10 Cronica (wie Anm. 6), S. 147ff.

11 Zur Lex regia Ph. Lauer, Le palais de Latran, Paris 1911, S. 254; A. Erler, Lupa, lex und Reiterstandbild im mittelalterlichen Rom, Wiesbaden 1972, S. 134ff.

12 Hinweise bei Ph. Lauer (wie Anm. 10). Zur Benediktionsloggia siehe H. Belting, Die beiden Palastaulen Leos III. im Lateran und die Entstehung einer päpstlichen Programmkunst, in: Frühmittelalterliche Studien 12, 1978, S. 55ff. und besonders 80ff.

13 Zum Jubiläumsfresko siehe Ch. Mitchell, The Lateran Fresco of Boniface VIII, in: Journal of the Warburg and Courtauld Institutes 14, 1951, S. 1ff.; Belting (wie Anm. 12), S. 82f. und ders., Papal artistic commissions as definitions of the Medieval Church in Rome, in: H. Hager/S. Scott Munshower (Hg.), Light on the Eternal City (Pennsylvania State University 2, 1987) S. 13ff. und besonders S. 18; S. Maddolo, in: L'arte degli anni santi, Rom 1984, S. 325ff. Vor allem: G.B. Ladner, Die Papstbildnisse des Altertums und des Mittelalters, Bd. II, Rom 1970, S. 288ff.

14 Cronica (wie Anm. 6), S. 184ff. (Buch XVIII, Z. 1229ff.). Der Tribun ließ sich am Tag zuvor »in der Taufwanne des Kaisers Konstantin« in einem nächtlichen Bad zum Ritter weihen.

15 Cronica (wie Anm. 6), S. 162 (Buch XVIII, Z. 560).

16 Cronica (wie Anm. 6), S. 166 (Buch XVIII, Z. 670 und 690) sowie S. 154 (ebenda 329). Zum Emblem mit der Silbernen Taube S. 151 (ebenda 237).

17 Cronica (wie Anm. 6), S. 237 (Buch XXVII, Z. 8) und S. 209 (Buch XVIII, Z. 1987).

18 G. Ortalli, Pingatur in Palatio. La pittura infamante nei sec. XIII-XVI, Rom 1979. Vgl. Verf. in: Zeitschrift für Kunstgeschichte 45, 1982, S. 428ff. Vgl. auch S.Y. Edgerton, Jr., Pictures und punishment, Ithaca 1985, S. 59ff.

19 M. Baxandall, Giotto and the Orators, Oxford 1971, besonders S. 39, 44 und 46.

20 E. Auerbach, Mimesis – Dargestellte Wirklichkeit in der abendländischen Literatur, Bern 1946

21 P.L. Berger/Th. Luckmann, The social construction of reality, New York 1967, S. 92ff.

22 C. Schnaase, Über das Verhältnis der Kunst zum Christentum, Berlin 1852, S. 22.

23 Zur Rezeptionsästhetik W. Kemp, Der Anteil des Betrachters, München 1983.

24 F. da Barberino, Documenti d'amore, Hg. F. Egidi, Bd. 1, Rom 1902, S. 36 mit Glosse. Das Werk des Florentiner Notars wurde 1313 vollendet.

25 E. Auerbach, Literatursprache und Publikum in der lateinischen Spätantike und im Mittelalter, Bern 1958, S. 224ff. Zur Frage der Schriftkultur im Mittelalter siehe B. Stock, The implications of literacy, Princeton 1983 und H. Grundmann, Ausgewählte Aufsätze, Bd. 3, 1978, 1ff.

26 Zu Pietro Lorenzettis Fresken in der Sala della Pace im Palazzo Pubblico in Siena (1337-1339) Rubinstein (wie Anm. 4); U. Feldges-Henning, in: Journal of the Warburg and Courtauld Institutes 35, 1972, S. 145ff.; Ch. Frugoni, Una lontana città, Turin 1983, S. 136ff. F. Yates (wie Anm. 45), S. 92; Edgerton (wie Anm. 18), S. 34ff. sowie die Literatur in unseren Anm. 54 und 80. Allgemein S.E. Carter Southard, The Frescoes in Siena's Palazzo Pubblico, Indiana University 1979; C. Brandi, Il Palazzo Pubblico di Siena, Siena 1983; M.M. Donato, Un ciclo pittorico ad Asciano ... e l'iconografia politica alla fine del medio evo, in: Annali della Scuola Superiore di Pisa 1988, 3, S. 1ff. Zu Nardo di Ciones Fresken in der Strozzi-Kapelle von S. Maria Novella in Florenz (ca. 1357) R. Offner, A critical and historical Corpus of Florentine painting Sect. IV.2, 1960, S. 47ff. und IV.1, 1962 S. 29ff.; K.A. Giles, The Strozzi Chapel in Santa Maria Novella, New York, Ph.D. 1977; Ann Arbor, Mich. Microfilms 1983.

27 Zu den Fresken Andrea da Firenzes R. Offner/K. Steinweg (wie Anm. 26), Sect. IV.6, New York 1979,

passim. Vgl. auch E. Borsook, The mural painters of Tuscany, Oxford 1980, 2, Nr. 35–38; J. Gardner, in: Art History 2, 1979, S. 107ff. und S. Romano, in: Storia dell'Arte 28, 1976, S. 181ff.

28 Die Fresken in der Arenakapelle (ca. 1306-1309) bringen die Einheit des Ganzen als Erzählform für eine Handlungseinheit zustande. Die räumliche Fiktion geht in der narrativen Funktion auf.

29 Zu Brunetto Latinis (1220-1295) Tesoretto (siehe jetzt die Edition von D. Baker, Stuttgart 1979 und von J.B. Holloway, New York 1981) H.R. Jauß, Alterität und Modernität der mittelalterlichen Literatur, München 1977, S. 239ff.

30 Dazu zuletzt S.Y. Egerton, Jr., The Renaissance rediscovery of linear perspective, New York 1975 und M.D. Emiliani (Hg.), La prospettiva rinascimentale, Bd. 1, Florenz 1980.

31 Zu diesem Kohärenzbegriff M. Imdahl, in: R. Warning/W. Wehle (Hg.), Lyrik und Malerei der Avantgarde, München 1982, S. 521ff.

32 G. Paccagnini, Pisanello e il ciclo cavalleresco di Mantova, Mailand 1972; R. Degenhart, in: Pantheon 31, 1973, S. 364ff. und W. Grape, in: Pantheon 34, 1976, S. 14ff.

33 M. Schapiro, Field and vehicle in image signs, in: Semiotica 1, 1967; ders., Words and Pictures, Den Haag 1973.

34 J.S. Ackerman, On reading ›style‹, in: Social research, 1978, S. 153ff.

35 N. Goodman, Sprachen der Kunst, Frankfurt a.M. 1973, S. 263ff., wo diese Fähigkeit, in einer anderen Fragestellung, allerdings vom ästhetischen Symbol ganz allgemein behauptet wird.

36 F. Petrarca, Le familiari I.2, Hg. U. Dotti, Urbino 1974, S. 664f.

37 Goodman (wie Anm. 35), S. 94ff. mit Unterscheidung von Repräsentation, Exemplifikation und Ausdruck.

38 Dazu N.J. Neuschäfer, Boccaccio und der Beginn der Novelle, München 1969, S. 12ff. und S. 122. Vgl. auch E. Auerbach, Mimesis, Bern 1946, Kap. 9.

39 Zum Exemplum Neuschäfer (wie Anm. 38), S. 33ff. und S. 52ff.; E.R. Curtius, Europäische Literatur und lateinisches Mittelalter, Bern 1948, S. 67ff.; H. Friedrich, Die Rechtsmetaphysik der Göttlichen Komödie, Frankfurt a.M. 1942, S. 22ff.

40 Green (wie Anm. 1), S. 4.

41 Green (wie Anm. 1), S. 18.

42 J.V. Fleming, The Roman de la Rose, Princeton 1969, S. 30.

43 Fleming (wie Anm. 42), S. 35.

44 G. de Lorris/J. de Meun, Der Rosenroman, Hg. K.A. Ott, Klassische Texte des romanischen Mittelalters 15.1, München 1976, I, S. 84ff. (Vers 129ff.).

45 S. Pfeiffenberger, The Iconology of Giotto's Virtues at Padua (Ph. D. Bryn Maur, Ann Arbor, Mich. 1974); F.A. Yates, The Art of Memory, Chicago 1966, S. 92f. Vgl. auch Anm. 81.

46 F. Egidi, in: L'Arte V., 1902, S. 3.

47 F. Egidi (Hg.), F. da Barberino: Documenti d'amore, Bd. 4, Rom 1927 und B. Sandkühler, Die frühen Dantekommentare, München 1967, S. 57ff. Zu den Miniaturen siehe Dupré dal Poggetto (wie Anm. 61), S. 186ff. und vor allem S. Partsch, Profane Buchmalerei der bürgerlichen Gesellschaft im spätmittelalterlichen Florenz, Worms 1981, S. 79ff.

48 C. Richter Sherman, in: The Art Bulletin 59, 1977, S. 320ff.

49 Literatur vgl. Anm. 26.

50 F. Egidi (wie Anm. 24), Bd. 3, S. 287 mit Beschreibung der Fresken im Bischofspalast von Treviso. Auch das Grab des Bischofs Orso im Dom von Florenz muß von F. da Barberini erfunden worden sein. Zahlreich sind die Verweise auf Miniaturen von Stundenbüchern, die er behauptet erfunden zu haben.

51 Zu den Inschriften in Pisa siehe S. Morpurgo, in: L'Arte 2, 1899, S.51ff. Zu der Inschrift in S. Miniato siehe G. Rondoni, Memorie storiche di S. Miniato al Tedesco (San Miniato 1876), S. 213.

52 Vgl. B. Kempers Gesetz und Kunst (in diesem Band S. 71).

53 H. Wieruszowski, Art and the Commune in the time of Dante, in: Speculum 19, 1944, S. 14ff.; Rubinstein, wie Anm. 4; J. Larner, Culture and Society in Italy 1290–1420, London 1971.

54 R. Starn, The Republican Regime of the »Room of Piece« in Siena, in: Representations 18, 1987, S. 1ff.; C. Frugoni, Una lontana città, Turin 1983, S. 136ff. Vgl. auch M. Baxandall, Art, Society and the Bouguer Principle, in: Representations 12, 1985, S. 32ff. und Qu. Skinner, A. Lorenzetti: The artist as political philosopher, in diesem Band 85 sowie Proceedings of the British Academy 72, 1987.

55 J. v. Schlosser, Poesia e arte figurativa nel Trecento, in: Critica d'Arte, 1938, S. 81ff.

56 Schmarsow (wie Anm. 5), S. 63ff.

57 Starn (wie Anm. 54), S. 4, 8f., 22.

58 Vgl. Anm. 45.

59 M. Seidel-L. Bellosi, in: Prospettiva 28, 1982, S. 30.

60 G. Milanesi, Documenti per la storia dell'Arte Senese, Siena 1854, S. 180, Nr. 30.

61 Zum kapitolinischen Fresko Cronica (wie Anm. 6), S. 145ff. (Buch XVIII, Z. 643ff.). Vgl. auch Sonnay (wie Anm. 6), S. 36f. Zu Giottos monumentalem Mosaik des Meerwandels und der Errettung Petri (Navicella) vgl. W. Paeseler, in: Römisches Jahrbuch für Kunstgeschichte 5, 1941, S. 49ff.; W. Kemp, in: Zeitschrift für Kunstgeschichte 30, 1967, S. 309ff.; M.G. Ciardi Dupré dal Poggetto, Il Maestro del Codice di S. Giorgio e il cardinale J. Stefaneschi, Florenz 1981, S. 78ff.

62 E. Sänger, Über die Struktur des Bildercodex im Trecento, in: La Critica d'Arte 3, 1938, S. 131ff.

63 Die Ausgabe in der British Library in London (Ms. Royal 6.E.IX) hat das Format 49 × 34 cm. Von den regia carmina existieren Kopien in Wien und Florenz. Literatur: R. Offner, A critical and historical corpus of Florentine paintings, Bd. 3.6, New York 1956, S. 213ff.; A. Frugoni, Convenevole da Prato e un libro figurato in onore di Roberto d'Angio, in: Bulletino Istituto Storico Italiano per il medio evo 81, 1969, S. 1ff. und besonders 20ff.; B. Degenhart/A. Schmitt, Corpus der italienischen Zeichnungen Bd. 1.1, Berlin 1968, S. 55ff. und Bd. 2.2, Berlin 1980, Abb. 440, 569; Sonnay (wie Anm. 6), S. 38f.

64 E. Carli, Pittura Pisana del Trecento, Bd. 2, Mailand 1961, Taf. VI und Abb. 131-132; ders., Il Museo di Pisa, Pisa 1974, Nr. 80.

65 Zur Spanischen Kapelle vgl. Anm. 27, zum Straßburger Fresko: W. Körte, Die früheste Wiederholung nach Giottos Navicella, in: Oberrheinische Kunst 1942, S. 97ff.

66 P. Piur, Petrarcas »Buch ohne Namen« und die päpstliche Kurie, Halle 1925, S. 50 und 165f.

67 Zur Spanischen Kapelle vgl. Anm. 27; zum Trionfo della morte im Camposanto in Pisa u.a. Morpurgo (wie Anm. 51), S. 51ff.; B. Supino, Il Camposanto di Pisa, Florenz 1896, S. 73ff.; R. Oertel, Der Triumph des Todes in Pisa, Berlin 1948; M. Meiss, Painting at Florence and Siena after the Black Death, Princeton 1951, S. 74ff.; L. Bellosi, Buffalmaco e il Trionfo della morte, Turin 1974 mit neuer Zuschreibung und Datierung in die dreißiger Jahre des 14. Jahrhunderts.

68 Jauß (wie Anm. 29), S. 154ff. Die allegorische Fiktion gibt »einer erfundenen Fabel Gestalt«.

69 Dazu Jauß (wie Anm. 29), S. 239ff. und Auerbach (wie Anm. 25), S. 224ff. Vgl. auch Anm. 29 zu Brunetto Latini.

70 F. Villani, Le vite d'uomini illustri Fiorentini, Venedig 1747, S. LXIV.

71 Z.B. in den Inschriften des Buon Governo in Siena, Anm. 26, die das *utile, necessario e di diletto* betonen, oder in Texten, die den ethischen und didaktischen Wert der Kunst betonen (siehe Anm. 60).

72 Dazu C. Gilbert, The Fresco by Giotto in Milan, in: Arte Lombarda 47-48, 1977, S. 37 und S. 41. Das Fresko ist von Ghiberti, im Libro di A. Billi und von Vasari erwähnt.

73 Gilbert (wie Anm. 72) S. 40. Die beste Beschreibung stammt von dem Zeitgenossen Giovanni da None.

74 Vgl. dazu C. Gilbert, Boccaccio looking at actual frescoes, in: G.P. Weisberg (Hg.), The documented image. Visions in Art History, Syracuse University Press 1987, S. 225ff. und vor allem die Rekonstruktion des Programms (Alexander, Salomon, Hector, Aeneas, Achilles, Paris, Hercules, Samson und Caesar) auf S. 234.

75 So die Beschreibung in Galvano Flammas Mailänder Chronik, Hg. G. Castiglioni, in: Muratori, Rerum Italicarum Scriptores, 12.4, 1938, IV, S. 15. Vgl. auch Gilbert (wie Anm. 72), S. 31ff. und besonders S. 52f. Andere Erwähnungen des Auftrags stammen von Giovanni Villani und Lorenzo Ghiberti.

76 G. Boccaccio, Amorosa Visione, Hg. V. Branca, Florenz 1944.

77 Dazu mit ausführlicher Begründung Gilbert (wie Anm. 72) S. 56ff. Es handelt sich um das Widmungsexemplar des Werks an Francesco da Carrara aus c.J. 1379, das eine Zeichnung als Titelbild enthält (Paris, Bibl. Nat. Cod. lat. 6069 F, fol.1) und ein zweites Exemplar mit einem Deckfarbenbild gleichen Themas (Ebenda Cod. lat. 6069 I, fol.1): vgl. F. Avril, im Kat. »Dix siècles d'enluminure Italienne«, Paris 1984, Nr. 73, 74 mit Abb.

78 M.E. Wolfgang, A Florentine Prison, in: Studies in the Renaissance VII, 1960, S. 152f.; G. Lensi Orlandi, Il Palazzo Vecchio di Firenze, Florenz 1977, S. 38f. mit Farbabb.; Edgerton (wie Anm. 18) S. 41f.; Belting, The new role of narrative in public painting of the Trecento, in: Studies in the history of art 16, National Gallery of Art, Washington 1985, S. 157f.

79 Vgl. Anm. 1 mit Literatur.

80 Dazu Feldges-Henning (wie Anm. 26); U. Feldges, Landschaft als topographisches Porträt, Bern 1978; M. Eberle, Individuum und Landschaft, Gießen 1980, S. 99ff; B. Kempers, Gesetz und Kunst hier S. 75f.).

81 S.A. Moschetti, La cappella degli Scrovegni e gli affreschi di Giotto in essa dipinti, Padua 1904, S. 120.

82 Hg. G. Milanesi I, S. 400.
83 F. Egidi, in: L'Arte 5, 1902, S. 3 mit Beleg.
84 A. Melnikas, The Corpus of the miniatures in the manuscripts of the Decretum Gratiani, Vatikan 1975 und A. Conti, La miniatura Bolognese, Bologna 1981; G. Dolezalek, Verzeichnis der Handschriften zum römischen Recht bis 1600, Frankfurt a.M. 1972.
85 Vgl. den Katalog (wie Anm. 77), S. 81 Nr. 66. Es handelt sich um eine Digesten-Handschrift aus Bologna (Paris, Ms. Lat. 14339, fol. 3).
86 Egidi (wie Anm. 24), II, S. 303ff. mit Taf. 30a und Abb. 52.
87 Vgl. G. Ruck, Brutus als Modell des guten Richters (in diesem Band S. 115f.).
88 Vgl. Anm. 78.
89 S. Bernardino da Siena, Le prediche volgari II, Florenz 1958, S. 266f.
90 F. Sacchetto, Il libro delle rime, Hg. A. Chiari, Bari 1936, S. 332ff. Vgl. dazu auch M. Donato (wie Anm. 26).
91 J. Poeschke, Die Wandmalereien von San Francesco in Assisi, München 1985, S. 106 und Taf. 241-254; G. Ruf, Das Grab des hl. Franziscus in Assisi, Freiburg 1981, Abb. 53-56; M. Thomas, in: Zeitschrift für Religions- und Geistesgeschichte 35, 1983, S. 72ff.; D.W. Schönau, A new hypothesis on the Vele in the lower church of San Francesco in Assisi, in: Franziskanische Studien 67, 1985, S. 326ff.; Vgl. D. Blume, Ordenskonkurrenz und Bildpolitik (in diesem Band S. 193f.).
92 Triumphus Crucis, Hg. M. Ferrara, Rom 1961, S. 293ff. Zum Motiv vgl. W. Weisbach, Trionfi, Berlin 1919.
93 J. Passavanti, Lo specchio della vera penitenza (verfaßt 1354 in S. Maria Novella in Florenz).
94 Literatur vgl. Anm. 27.
95 Jauß (wie Anm. 29), S. 244f.
96 Vgl. Anm. 29.
97 K. Voßler, Die Göttliche Komödie: Entwicklungsgeschichte und Erklärung, Bd. 1.1, Heidelberg 1907.
98 B. Latini, Tesoretto (vgl. Anm. 29) Vers 1240ff. und 1315ff. und F. da Barberino, Documenti d'amore, Hg. F. Egidi, Bd. 3, 1924, S. 337ff. und F. Egidi, in: L'Arte V, 1902, S. 1ff. mit Abb. (die Festung Amors, mit verschiedenen Rängen, zur Diskussion der gratitude).
99 Hg. F. Egidi, Bd. 1 (1902) S. 6ff.
100 Vgl. oben Anm. 26 mit Literatur.
101 Vgl. das Ende von Buch 14 der Genealogia Deorum: Gilbert (wie Anm. 74) S. 226 und die Edition von C. Muscetta, Boccaccio: Vita di Dante e diffesa della poesia (Rom 1963) S. 280.
102 Yates (wie Anm. 45), S. 92f.
103 Boncompagno da Signa, Rhetorica Novissima, zit. nach Yates (wie Anm. 45) S. 57 und 59.
104 Yates (wie Anm. 45), S. 92. Zu diesen Fresken vgl. die Literatur in Anm. 45 und 81.
105 Yates (wie Anm. 45), S. 70ff.
106 Dazu vgl. Anm. 29.
107 Thomas von Aquin, Summa Theologiae, II.2, Quaestio 48 und 49; vgl. Yates (wie Anm. 45), S. 73f.
108 F. Marx (Hg.)., Incerti auctoris de ratione dicendi Ad C. Herennium libri IV, Leipzig 1894. Vgl. M. Fuhrmann, Das systematische Lehrbuch (1960) S. 41ff.; F. Quadlbauer, Die antike Theorie der genera dicendi im lateinischen Mittelalter, Wien 1962, passim; Yates (wie Anm. 45), S. 4ff.
109 Venedig, Bibl. Marciana Ms. Lat. XI. 143, fol.1. Vgl. den Ausst. Kat., Siena, Palazzo Pubblico, Il Gotico a Siena, Florenz 1982, S. 234 Nr. 82 mit Abbildung.
110 Ad Herennium (wie Anm. 108), Buch III, Kap. 16, S. 277f.
111 Yates (wie Anm. 45), S. 85ff.
112 E. Borsook, The Mural painters of Tuscany, London 1980, 2, S. 42f. und Abb. 50; L. Vertova, I cenacoli Fiorentini, Florenz 1965, S. 21ff.; C.E. Gilbert, Last suppers and their refectories, in: Ch. Trinkaus/H.A. Oberman, The pursuit of Holiness, Leiden 1974, S. 371ff.; A. Ladis, Taddeo Gaddi, University of Missouri 1982, S. 171ff.; A.C. Esmeijer, L'albero della Vita di Taddeo Gaddi, Florenz 1986.
113 R. Davidsohn, Geschichte von Florenz Bd. 4.3, 1927, S. 125.
114 G. Gaye, Carteggio inedito d'artisti dei sec. XIV-XVI, Bd. 1, Florenz 1839, S. 525. Vgl. Larner (wie Anm. 50) S. 221.
115 G. Vasari, Le vite, Hg. G. Milanesi, Bd. 3, Florenz 1906, S. 638.
116 Davidsohn (wie Anm. 85), S. 71.
117 Dazu M. Meiss, The painting of Florence and Siena after the Black Death, Princeton 1951.

Richard Kuhns

The Writer as Painter

Observations on Boccaccio's Decameron

> For though the naked soul of man doth assuredly contain one latent element of intellectual productiveness; yet never was there a child born solely from one parent; the visible world of experience being that procreative thing which impregnates the muses; self-reciprocally efficient hermaphrodites being but a fable.
>
> Herman Melville, »Pierre«

Trecento studies of texts and images have examined the ways in which texts underly and give structure to images. Of course, the central »text« in most cases was the Bible, though we now see many other writings as grounds for visual presentation. Far less attention has been given to the ways in which texts relied upon, and followed the structures of paintings. In the brief and introductory observations to follow I shall point out one instance in which I believe the organization, content, and interpretative strategies of a text were influenced by contemporary painting and painters. The text is the »Decameron« of Boccaccio, and the painters are those who appear as ›characters‹ in the stories: Giotto, Buffalmacco, Bruno, Calandrino, and perhaps others, though identities are not always obvious. The painting I shall point to is that of Giotto and Buffalmacco.

The »Decameron« – amazing monument of story, song, dance, and painting-like images – has been consistently undervalued, though the book remains a permanent notch in the staff of western culture. Many of Giovanni Boccaccio's writings faded, never to be reborn in our time, but throughout the Renaissance his »Geneology of the Pagan Gods« (›Genealogia Deorum Gentilium‹) remained a source for character and plot, and the most popular of his writings, the »Decameron« sustained its readership if for no other reason than its salacious content, more advertised than actual. My purpose here is to point out that underlying the one hundred stories is an aesthetic theme, a dream of »total art« of the sort that we have come to know in the nineteenth century. For Boccaccio anticipated the *Gesamtkunstwerk,* calling upon language, scene, music, dance, and each day as an act in a larger unfolding drama. As a writer among painters, in an era when painting was explosively experimental, Boccaccio realized that he must master images for the eye as well as verbal structures for the ear. That he aspired to some internal sense of »totality« is stated self-consciously at the end of the »Decameron«.

»Moreover, my pen should be granted no less freedom than the brush of the painter, who, without incurring censure or, at least, any which is justified, depicts Saint Michael wounding the serpent with a sword or a lance and Saint George slaying the dragon wherever he pleases, not to mention the fact that he shows Christ as a man and Eve as a woman, and nails to the cross, sometimes with one nail, sometimes with two, the feet of Him who wished to die there for the salvation of mankind.«[1]

Several claims are advanced here in this complex statement and I shall select only the ones I need for this discussion. While the essential complaint seems to be that the writer is trammeled far more than the painter, the identification of pen *(penna)* to brush *(pennello)* has many implications. One is that the very book we have just finished reading takes painting as one of its sources for both inspiration and comparison. And that right here in this seemingly innocent statement, is hidden yet another authorial presence: pairing Christ and Eve omits the ›other‹ first man, Adam. Where is he, and why has he not been explicitly mentioned? Adam, hidden like the author, is the writer-painter representative, for the author is Adam, first man, originator of all the images and characters we have met. He (author-Adam) is the progenitor of all ten days of story-telling-action, and a sly anticipation of this identification has in fact been covertly made in the introduction to Day Four:

»For whatever happens [to my works of art], my fate [the author explains to the lovely ladies to whom the stories are presented, as he defends himself against his detractors] can be no worse than that of the fine-grained dust, which when a gale blows, either stays on the ground or is carried aloft, in which case it is frequently deposited upon the heads of men, upon the crowns of kings and emperors, and even upon high places and lofty towers, whence, if it should fail, it cannot sink lower than the place from which it was raised.«

The writer has been raised from the dust, blows about the world as dust, and may indeed sink into the ground as dust. Yet that is the fate of all men, beginning with Adam. »And all men are from the ground, and Adam was created of earth,« states the apocryphal *ecclesiasticus,* so often quoted by the Church Fathers. (See, for example, Augustine's inquiry, »To Simplician – On Various Questions.«)

The reference to Adam, ›repressed‹ in the author's conclusion, here is insinuated into the narrative in the form of dust, of that which is the substance out of which both human kind and stories emanate. But far more suggestive to the Trecento artist, is the raising of dust into images, for the dust of the ground provides the foundation of painted images as plaster is spread on the walls.

To create a surface for the painted images of fresco, a foundation must first be applied, the *arriccio* upon which the first basic drawing, known as the *sinopia* drawing, is sketched. This is the very foundation for the subsequent representation. Upon the *arriccio* is spread the second, smoother layer, the *intonaco* where the colorful, pleasing, beautiful painting with all its wealth of detail will be spread.

The writer, like the painter, creates a similar ›underpainting‹, the basic structure and truth of the story, on top of which the writer, like the painter, spreads the detailed, colorful, entertaining and pleasing story that we read. If we know only the image of the *intonaco* we fail to penetrate to the *sinopia* drawn upon the foundational ›dust‹, the *arriccio.* And it is to the hidden story, the under-layered truth, that we readers must be led. There indeed is the ›fate‹ of the author whose fine-grained dust of creation must be penetrated and deeply understood. That is rarely the way with written works, just as we rarely come to know the hidden *sinopia* of fresco. So writers must create as painters do, and writers must show the way to readers that they be able to move from surface to depth, and to enjoy both the narrative world of color, figure, movement, and the inner truth that, as a structural underpinning, gives the life to art.

As we read through the text in both senses – read it to the end, and read it as an object of interpretation – the dust of the first man, the authorial progenitor, is formed into illusion after illusion. For, as Boccaccio understood long before Nietzsche, »illusion is the only mode of redemption.« The »Decameron« redeems us as only artistic reality can, for through the word and the image we encounter the supreme artist. To Boccaccio, the supreme painter was Giotto, with whom he would compare himself. For whether the artist be a painter with a brush, or a writer with a pen, the product is story. And in the tradition Boccaccio furthered, the story teller's inspiration was visual as well as linguistic, just as the painter's inspiration was both image and word.

Giotto makes his appearance in Story Five of Day Six, that most important central day of most difficult brief tales. I shall not here offer any reading of that Day, but rather turn to the painters' ›narratives‹ that so deeply shaped Boccaccio's book.

H. Belting[2] considers the famous fresco once in the Campo Santo in Pisa, ›The 96
Triumph of Death‹, and accepts the attribution of it to Buonamico Buffalmacco (who is given an important place in Vasari's »Lives«). The current view dates it around 1330, which sets it in place before the most severe plague of the Black Death and before the writing of the »Decameron«, as far as we know. I shall accept the latest scholarship here, for it seems to me not only to explain the appearance of Buffalmacco as the most frequently encountered ›real‹ character in the Decameron, but also to bring into sharp focus the setting of the tales and one of their painterly sources, as well as one of their important aesthetic and artistic affinities.

As H. Belting states it, »The subject [of The Triumph of Death in the Campo Santo] can be described as the power of death to dash all earthly hopes.« (p. 162.) In reply, I would say, the subject of the »Decameron« can be described as the power of art to overcome death, for the book itself exhibits that thesis over and over again: through the opening description of the plague (compare the scene in the left lower quadrant of the Triumph of Death), the meeting of the Brigata in Santa Maria Novella, where several scenes essential to the stories were then part of the church, and the subsequent stories, five of which tell of Buffalmacco's outrageous behavior.

First, the horror of death, the power of death to dash earthly hopes: I draw attention to but one theme in the fresco, which, as I will argue, contains a vision of felicity in the midst of death's ravages. As we regard the Triumph of Death, two scenes provide support and
frame the visual organization: on the left, the encounter with the corpses, on the right, the 108, 109
aristocratic men and women in the garden. One way to interpret the various scenes is that proposed by Belting; another way to interpret the scenes can be derived from the »Decameron«. This way is, in a sense, returning to the painting, in a narrative explication, that which it initially provided the writer. I am suggesting that fresco and book interinanimate one another.

It has been remarked that there are three lords and seven ladies in both the fresco and the book; we have no hard evidence of an influence from the painting to the book. (I assume that the early dating of the fresco is correct.) But the appearance in the book of Buffalmacco opens the way at least to tentative conjecture, that the Triumph of Death provided inspiration, and that the beauty of the garden scene is aesthetically and interpretatively amplified in the »Decameron«.

One way in which the garden scene is amplified may be suggested: to Boccaccio the three lords and seven ladies function as ironic representations of traditional allegorical figures, of the sort we know from, for instance, Giotto's single human forms in the Arena

I Chapel, Padua. Thus the three men, I tentatively propose, represent the three theological virtues of Faith, Hope, Charity/Love (Fides, Spes, Caritas); and the seven women represent the Seven Gifts of the Holy Spirit. Since there are so many three/seven associations other than the ones I point to, it is incumbent upon me to provide evidence for my naming. I cannot do this here, beyond saying that my choice reflects my views of how Boccaccio works as a writer, and how much of a ›fooler‹ he himself is, partly expressed in the actions with which he endows Buffalmacco. And although Vasari tells tales of Buffalmacco that show us Boccaccio is not making it all up, nevertheless, the repetition in the »Decameron« of Buffalmacco stories is itself a clue to the close relationship between both painting and story telling on the one hand, and the spirit with which we ought to carry on our interpretative capers on the other.

Second, the meeting of the Brigata in Santa Maria Novella. The seven ladies confront the cultural challenge of the Black Death with the resolution to flee the city and to create an alternative ›reality‹ in a cosmos of narrative. We readers are given clues to help us find our directions and to help us map that cosmos in the very setting of the church. For we know that the paintings to be seen then in Santa Maria Novella provide a complement to the stories, and suggest the interpretative sensibilities we ought to bring to them.

XI–XIII, The Trecento paintings included a crude representation of Dante's *Inferno* and a tribute
125 to the Dominican order painted about 1366. It was pointed out by J. Gardner[3] that the paintings were addressed to a quite sophisticated, learned audience, and that certainly fits into Boccaccio's design as he introduces the women and their male escorts in the church. That the »Decameron« makes extensive use of Dante's poem is announced, surreptitiously, by the choice of meeting place for the Brigata, since in Santa Maria Novella there was a depiction of the *Inferno*.

So too, as we read about the extant paintings of Giotto in the Arena Chapel, we are brought to recognize the sophistication of narrative technique in that set of panels, creative ingenuity that I am supposing had a profound affect on Boccaccio. A. Smart has described Giotto's accomplishment this way: »An elaborate system of associations between one fresco and another, and among the six successive ›cantos‹ into which the narrative is divided, establishes a pattern of thematic and compositional relationships which runs like a commentary through this sublime epic of Redemption.«[4]

Third, the stories in which Buffalmacco appears not only reinforce the connection between image and text, but provide insight into the very process of art that culminates in the grand panoply of the Triumph of Death, and The Last Judgment in the Campo Santo, narrative paintings given a narrative voice through the writings of the only artists – the poet Dante, the poet Boccaccio – fit to be set side by side with the great painters of the day. Narcissistic as that may seem to us, there is no doubt that Boccaccio pictures himself in his work, just as the painters of his time represented themselves in portraiture. Thus Vasari points out that both Giotto and Buffalmacco »painted his own portrait« in their respective frescoes. And a close reading of the »Divine Comedy«, and the »Decameron« reveals authorial presences.

When Boccaccio describes Giotto, once again the identification of brush with pen is made: »... Giotto was a man of such outstanding genius that there was nothing in the whole of creation that he could not depict with his stylus *(stile)*, pen *(penna)*, or brush *(pennello)*« (Day Six, Story Five). The representation of Giotto, though lighthearted, is serious about artistic gifts; while, in contrast, the representation of Buffalmacco presents deeper problems.

In each of the five tales in which Buffalmacco appears (VIII, 3; VIII, 6; VIII, 9; IX, 3; IX, 5.) the basic theme is the creation of illusion: the trickster-artist induces false beliefs in gullible targets. Thus, though the artist ›misleads‹, his wild descriptions and outrageous promises can only be successful – as the confidence man is successful – because of simple greed. Buffalmacco and his painter friends Bruno, Calandrino, and Maso del Saggio are all written up in Vasari who had inherited a fund of stories about them. There is no doubt that Boccaccio's depictions are based on real actions in the world of the artists, but as always with the »Decameron« each story has an inner or under-painting sense that the reader is expected to uncover. Underneath the Buffalmacco practical joke is the inventive artist's power to reorder the world according to his own imagination. That power is represented in the »Decameron« stories by yet another artist, the writer, who commands equal – perhaps more powerful – imaginative gifts. That the painter appears more frequently than any other vocational type suggests to us, we readers, that the artistic ›trick‹ is indeed the very inner secret of the artist. We too are ›deceived‹ and ›misled‹ and unrequited in our need to sustain an alternate reality, the reality of art.

What this directs us to do as we read is the important consequence of all the stories of artistic masquerade. Buffalmacco, who created the most spectacular wall painting of his time, gave us a whole world into which we can move as we allow the artistic imagination to become our own. Equal in complexity and beauty is the great epic poem of Dante and the work Boccaccio insists stands on a footing equal to those others. If that is so – and as yet that has not been as it were ›proven‹ – then we must urge on our creative imaginational response to meet the challenge of the book. That remains to be done.

Anmerkungen

1 Senza che alla mia penna non dee essere meno d'autorità conceduta che sia al pennello del pintore, il quale senza alcuna ripresensione, o almen giusta, lasciamo stare che egli facca a San Michele ferire il serpente con la spada o con la lancia, e a San Giogio il dragone dove gli piace, ma egli fa Cristo maschio e Eva femina, e a Lui che volle per la saluta della umana sopra la croce morire, quando con un chiovo e quando con due i piè gli conficca in quella.

2 H. Belting, The New Role of Narrative in Public Painting of the Trecento: Historia and Allegory, in: Studies in the History of Art, Vol. 16, National Gallery of Art, Washington, D.C. 1985, pp. 151–168.

3 J. Gardner Andrea di Bonaiuto and the Chapterhouse Frescoes in Santa Maria Novella, in: Art History Vol. 2, No. 2. June 1979, pp. 107–138.

4 A. Smart, The Assisi Problem and the Art of Giotto, Oxford, 1971, p. 92.

Bram Kempers

Gesetz und Kunst

Ambrogio Lorenzettis Fresken im Palazzo Pubblico in Siena

Einleitung

Wer die soziale Bedeutung der Malerei in Siena verstehen möchte, sollte zunächst die Stadtgesetze zur Hand nehmen. Die Gesetze vermitteln mit den damit zusammenhängenden Ratsberichten, Satzungen einzelner Einrichtungen, Chroniken und moralistischen Texten ein Bild der Motive und Interessen der in Siena maßgebenden Auftraggeber und der wichtigsten Publikumsgruppe: der sozialen Schicht wohlhabender Kaufleute, aus denen die Stadträte rekrutiert wurden.[1]

Die städtischen Satzungen geben nicht nur Einsicht in kunsthistorische Probleme, sondern auch in soziologische und politisch-historische Fragen, und in den jeweiligen Zusammenhang. In der Literatur über Staatsbildung, die sich hauptsächlich am Werk der klassischen Soziologen Weber und Elias orientiert, werden verschiedene Kennzeichen von Staaten genannt: Gründung eines Gewaltmonopols und eines Steuermonopols und das Hervortreten eines Verwaltungsstabs, der eine legitime Herrschaft beansprucht innerhalb eines Territoriums, wo dank der Pazifikation Gewerbe und Handel aufblühen können.[2] In der Literatur über Ambrogio Lorenzettis Fresken werden seit der bahnbrechenden Arbeit II, III
von Rubinstein zwar politische Bedeutungen genannt, aber weder mit dem Staatsbildungsprozeß in Siena selbst, noch mit den dort aufgeschriebenen und gelesenen Texten, die die zeitgenössischen politischen Entwicklungen zum Gegenstand haben, in Verbindung gebracht.[3]

In diesem Beitrag werde ich zuerst die Bildung des Stadtstaates Siena anhand von Bowskys Veröffentlichungen und von bislang wenig benutzten Gesetzestexten näher erörtern, um zu untersuchen, wie die Beziehungen zwischen Maler, Auftraggeber, Ratgeber und Publikum waren und wie die Ikonographie von Ambrogio Lorenzettis Fresken mit Hilfe der gleichzeitig und im Auftrag der gleichen Gruppe selbstbewußter und reicher Bürger kodifizierten Gesetze verdeutlicht werden kann.[4] Die Konzentration auf die Gesetzestexte hat zudem den Vorteil, diejenigen Quellen heranzuziehen, die am direktesten mit Auftraggebern und Entwerfern des Freskenprogrammes verbunden sind.

Soziogenese des Stadtstaates von Siena, 1260-1350

Der Kernpunkt im Staatsbildungsprozeß in der Toskana ist deutlich: Es bildeten sich zwei städtische Zentren, geführt von einem bürgerlichen Magistrat, der eine dauerhafte Herrschaft über Stadt und Umland gründete. Das Territorium von Siena umfaßte auf dem Höhepunkt der Expansion rund hunderttausend Einwohner, das von Florenz war sowohl geographisch wie demographisch noch etwas größer.[5] Die städtische Behörde verfügte über eine Polizei und eine bezahlte Armee.[6] Die militärisch gesicherte Herrschaft, ausgehend von einem politischen Zentrum, führte zu einer Vermehrung der Einkünfte aus Handel und Gewerbe, die Steuereinnahmen wuchsen und die zentrale Macht konnte auf Kosten der alten, aristokratischen Elite verstärkt werden.[7]

Nach verschiedenen Kriegen entstand zwischen Siena und Florenz eine dauerhafte Détente: beide Stadtstaaten tolerierten gegenseitig ihre Souveränität.[8] Die Kommune von Siena entwickelte sich hauptsächlich in südöstlicher Richtung, und zwar auf Kosten der Macht von Adligen, säkularen Geistlichen, einigen Abteien und Bürgern in kleineren Städtchen. Diese Expansion erreichte zwischen 1260 und 1340 ihren Höhepunkt.[9] In der zweiten Hälfte des 14. Jahrhunderts stagnierte die Ausdehnung der Sieneser Staatsmacht. Die vorangegangene Expansion verlief parallel mit der Machtentfaltung der Kaufleute und Bankiers, die als Regierungselite fungierten und mit Hilfe von Gesetzen und Kunstwerken ihre Macht demonstrierten.

Im Jahre 1262 wurde zum ersten Mal im Stadtstaat Bilanz gezogen. Bestehende Regelungen wurden systematisiert und zu einem Stadtgesetz verarbeitet, aufgebaut aus fünf Büchern, in denen die verschiedenen Teile des Stadtstaates ausführlich beschrieben wurden. Die Dominanz des Staates über die kirchlichen Einrichtungen wurde zum ersten Mal deutlich zum Ausdruck gebracht und spiegelte sich in den weitgehenden Regeln über die Kathedrale, die Kirchen der Bettelorden, über das Hospital und damit über das Bildungswesen, die Armenfürsorge, die Krankenbetreuung und die Raumordnung.[10] Die Verwaltungsmacht der Bürger wurde 1287 mit neuen Rubriken bekräftigt. Die Mitglieder des Magistrats, im Gesetz immer umschrieben als »die ›Neun Herren‹ (domini novem), Führer und Verteidiger von Stadt, Volk und Umland der Republik Siena«, durften nur aus der wohlhabenden Schicht der Kaufleute und Bankiers rekrutiert werden. Die ›Neun Herren‹ sind und sollen Kaufleute von Siena sein oder Angehörige der Mittelschicht.[11] Ladenbesitzer, einfache Fachleute und Adlige wurden gesetzlich von Verwaltungsämtern ausgeschlossen. Aus der sozialen Schicht der Kaufleute und Bankiers wurde jeweils ein neues Regierungsgremium gewählt. Die gesetzgebende Macht war formell in Händen des Allgemeinen Rates, einer Volksvertretung von dreihundert Mitgliedern.

Die Ansprüche auf ein Steuermonopol durch die ›Neun Herren‹ treten in einer später erneut benutzten Rubrik aus dem Jahre 1287 hervor sowie in einer Rubrik aus dem Reglement des Steueramtes. Den ›Neun Herren‹ stand seit 1287 das Recht zu, ohne Kontrolle durch weitere Instanzen Gelder auszugeben, »um den Frieden aufrechtzuerhalten und zu wahren und für die Ehre und die Rechte der Kommune und des Volkes, und für die Erhaltung und Erweiterung der Kommune und des Volkes von Siena und dem Umland und der Jurisdiktion von Siena, und für die Vernichtung und Dezimierung von Feinden, Rebellen und Verrätern (...) und von anderen, die den Frieden (...) mit Gewalt stören würden«.[12] Der Zusammenhang zwischen Pazifikation und Steuereinnahme innerhalb eines begrenzten Gebietes wurde um 1300 in den ersten Satzungen der *gabella* in folgende Worte gefaßt: »Erstens (...) ist es jedem klar, sowohl im Umland wie in der Stadt von Siena dank Erfahrung und dank Argumentation, daß die *gabella* der Kommune von Siena das Licht und die Stütze der friedlichen und ruhigen Lage der Stadt Siena und des Umlandes ist; deshalb sollen diejenigen, die die friedlichen Verhältnisse und den Wohlstand des Stadtstaates anstreben, die *gabella* verteidigen, so wie sie sich selbst verteidigen würden.«[13]

Die Erweiterung des gesetzlich geregelten Verwaltungsapparats wurde ständig fortgesetzt, bis im Jahre 1309 das Bedürfnis nach einer neuen Systematisierung entstand. Einzelne städtische Einrichtungen wurden besser aufeinander abgestimmt. Die zentrale Kontrolle darüber sowie über die Städtchen, Abteien und Kirchen im stark gewachsenen Territorium nahm zu.[14] Neben allen praktischen Regelungen versuchten die Stadträte ihr Ideal einer effektiven, öffentlichen Verwaltung zu formulieren. Der bürgerliche Gesetzgeber steckte sich das Ziel, deutliche, zusammenhängende und kontrollierbare Verhaltensregeln zu erlassen, die ohne Ansehen der Person für alle Staatsbürger verbindlich waren. Mit der Demokratie und Öffentlichkeit machte man ernst, indem man die Gesetze nicht auf lateinisch, sondern in der Volkssprache abfaßte und eine Abschrift im Rathaus zur Einsicht auslegte. Dieses Exemplar sollte in »einer großen, schönen und gut lesbaren Schrift und auf kostbaren Seiten aus Schafsleder« ausgeführt werden.[15]

Die Erweiterung des Staatsapparats mit den dazugehörigen Protokollen, Rechnungen, Briefen, Akten, Verträgen, Regelungen und Satzungen störte die kodifizierte Staatsordnung dauernd; die Stadträte erkannten dies und versuchten, etwas dagegen zu unternehmen. Deshalb bündelte im Jahre 1331 eine Kommission von weisen Bürgern mit viel Verwaltungserfahrung alle Dokumente über die Verbindungen zwischen Siena und dem Umland. Der erste Versuch entsprach aber nicht der Forderung nach einer guten, historischen Übersicht seit dem 9. Jahrhundert. Das zweite Bündel von Akten und Verträgen war jedoch thematisch und chronologisch besser geordnet und wurde, genau wie die Gesetze von 1309–1310, kostbar ausgestattet.[16] Die 22 Bände geben ein klares Bild von der Erweiterung des Territoriums. In der zehnten und vierzehnten *materia* liegt der Schwerpunkt auf der Staatsbildung in südlicher Richtung: die Einnahme verschiedener Schlösser um den Monte Amiata und den Monte Alto, der Kauf anderer Burgen bis ans Meer, die Vereinbarungen mit den letzten rebellierenden Grafen in der Maremma und die von Siena dominierten Allianzen mit Massa Marittima und Grosseto.

Die Periode großer gesetzgebender Aktivität wurde 1337 mit einer dritten Systematisierung gekrönt. Genau wie das Gesetz aus dem Jahre 1309 enthielt die neue Konstitution verwaltungstechnische Richtlinien für die ›Neun Herren‹. Im Jahre 1339 wurde dem noch ein an Deutlichkeit kaum zu übertreffender Amtseid hinzugefügt.[17] Die Gesetzgebung von 1339 blieb dann in kaum geänderter Form gültig bis zu jenem Zeitpunkt, als der Stadtstaat von Siena dem Herzogtum Toskana einverleibt wurde, was 1565 Anlaß für ein neues allgemeines Gesetzbuch gab.[18]

Die Gesetze vermitteln nicht nur ein gutes Bild von der Chronologie in der Staatsbildung, sondern auch von deren Dynamik: dem funktionellen Zusammenhang zwischen wirtschaftlicher Differenzierung einerseits und politischer und kultureller Integration andererseits. Staatsbildung wurde wirtschaftlich möglich durch die Erhöhung des steuerpflichtigen Einkommens einer wachsenden Zahl von gegenseitig abhängigen Berufsgruppen. Die wirtschaftliche Blüte ist undenkbar ohne einen gleichzeitig wachsenden Staatsapparat, der die Menschen vor Diebstahl, Verrat, Betrug und Plünderung schützte.[19] Der Austausch von Waren und Diensten konnte schließlich nur dann auf dauerhafte Weise stattfinden, wenn der Handel vor Gewalttaten geschützt wurde.[20] Die Verwaltung von Steuergeldern, die Speicherung zeitweiliger Überschüsse und die Sicherung der Handelsstraßen entwickelten sich so zu kollektiven Staatsfunktionen.

Das wirtschaftliche Leben wurde gesetzlich genau geregelt. Fleischer sollten nur frisches Fleisch verkaufen – um der Hygiene willen und zur Vermeidung von Betrug.[21] Lederbearbeiter hatten Belästigung durch Gestank zu vermeiden.[22] Für die Textilbranche, die Getreidezufuhr und die Aktivitäten der Zimmerleute und Maurer galten wiederum andere Regeln. Die Wirtschaft war in Siena ein in hohem Maße vom Staat geführter Prozeß, der auf der Dynamik in den Abhängigkeitsverbindungen zwischen verschiedenen Berufsgruppen beruhte, von Fleischern und Bäckern bis zu Notaren, Rechtsgelehrten, Dozenten, Bankiers, Kaufleuten und Malern.[23] Sie alle waren von der zentralen Verwaltung abhängig, auch die ehemals souveränen Adligen, die ihre Herrschaften verloren hatten und sich nur behaupten konnten, wenn sie sich der Kommune gegenüber loyal verhielten. Der Staat beherrschte die Gewaltmittel durch die Finanzierung von Polizei, Armee, Condottieri, Gefängnissen und einem System der Rechtspflege. Ritter wurden zu Berufssoldaten im Staatsdienst. Die Pazifikation von Stadt und Umland wurde aus den Steuergeldern bestritten und durch Gesetze sowie Gewaltmittel bekräftigt. So wurde Kapitalkraft ganz direkt in Staatsmacht umgesetzt.

Aber der Staat war mehr als nur ein Bündnis zwischen Geld und organisierter Gewalt. Auf dem soliden wirtschaftlich-politischen Fundament kam eine städtische Zivilisation zur Blüte: Feste zu Ehren von Maria und den Stadtheiligen, Steuerrituale in Form von Kerzenstiftungen und Pferderennen vor dem Rathaus; auch der Bau und die Ausstattung von Kirchen gehörte dazu sowie die Aufträge zur Dekoration von Büchern und Rathausräumen.[24] Bauprojekte und infrastrukturelle Werke wurden an Vorschriften, Subventionsregelungen und strafrechtliche Bestimmungen gebunden. Diese betrafen nebst Kathedrale und Kirchen der Bettelorden auch Hospitäler, Plätze, Parks, Straßen, Brunnen, Paläste, Häuser, sogar Fenster, Treppen und Erker, sowie die Mauern und Tore um die Stadt und die Gebäude im Umland.[25] Auch die Erhaltung von Brücken, Äckern, Wäldern, Seen, Flußbetten, Wassermühlen, Schlössern und Städtchen, Kirchen, Abteien und Getreidescheunen wurde zentral geregelt.[26] Der Magistrat stellte das Geld und Baumaterialien für Kirchen, Krankenhäuser, Schulen und Einrichtungen der Armenfürsorge zur Verfügung.

Die Bürger von Siena betrachteten weder sich selbst, noch ihre Familie, Kirche oder ihren Betrieb als autonom, sondern allein ihren Staat. In der Eingangsformel der Gesetzes-Sammlungen brachten sie die Souveränität ihres Staates mit zwei älteren Rechtssystemen in Zusammenhang, mit dem kaiserlichen Reich und der päpstlichen Kirche.[27] Sie unterstrichen die Bedeutung der christlichen Lehre und der römischen Kirche. Nach den ersten fünf Rubriken wurde die Idee einer eigenen *comune* und bürgerlichen *civitas* näher ausgearbeitet.[28] Die am häufigsten genannten Führungsziele sind dabei das Aufrechterhalten von Frieden und Recht, das Vergrößern des Territoriums und die Förderung eines tugendhaften Verhaltens. Die Gesetzgeber wandten dies auf Maßnahmen an, die sowohl Gewerbe und Handel wie auch Verfahren der Verwaltung und Rechtsprechung betrafen. Es wurde eine klare Grenze gezogen zwischen dem Streben – wenn nötig mit tatkräftiger Waffengewalt durch den Staat – nach Frieden, Sicherheit, Wohlstand, Freude, Ehrlichkeit, Gerechtigkeit, Eintracht, Großmut, Glauben, Weisheit, Barmherzigkeit einerseits und Krieg, Rebellion, Betrug, Maßlosigkeit, Raub, Mord, Vergewaltigung andererseits.[29] Die Aufzählung der Negativa bildet dabei die kontrastierende Folie für die positiven Werte des Sieneser Staates.

Maler, Auftraggeber, Berater und Publikum

Die wichtigsten Momente im Prozeß der Staatsbildung nahmen die Führer zum Anlaß, neben Gesetzen auch Malereien anfertigen zu lassen.[30] Viele große Aufträge lassen sich so mit Hilfe von offiziellen Texten aus Siena selbst erläutern; dies gilt sowohl für die Altarbilder in der Kathedrale und in den Kirchen der Bettelorden, wie für die eindrucksvolle Reihe von Rathausaufträgen, die den Fresken in der Sala della Pace, in älteren Quellen bekannt als
II–VI Darstellungen von *pace, guerra* und *buon governo*, vorangingen.[31]

Durch Schrifttum und Zahlungsnachweise ist bekannt, daß Ambrogio Lorenzetti die Fresken in der Sala della Pace um 1338 gemalt hat.[32] Über Berater ist in der Literatur viel spekuliert worden. Die vorgeschlagenen Gelehrten und die zitierten Texte sind jedoch im Gegensatz zu den Gesetzestexten aus Siena selbst nur sehr mittelbar mit der Ikonographie der Bilder sowie der Gedankenwelt der Auftraggeber und des Publikums verbunden.[33] Der Schlüssel zu den Fresken liegt weniger in den allgemeinen und beschaulichen Werken von Thomas von Aquin, Hugo von Saint Victor, Brunetto Latini, Domenico Cavalca, Restoro d'Arezzo oder Remigio Girolami, als vielmehr in den konkreten Stadtgesetzen, die genau zur gleichen Zeit und im gleichen sozialen Kreis entwickelt wurden.[34] In diesen Gesetzessammlungen sind natürlich Gedanken und Topoi verarbeitet, die sich bei Thomas von Aquin, Brunetto Latini oder Domenico Cavalca finden, doch fassen wir in den Gesetzen die spezifisch sienesische Rezeption dieser weit verbreiteten Ideen. Es ist nicht unbedingt notwendig, ein verlorenes Auftragsdokument mit ikonographischen Vorschriften anzunehmen. Der Magistrat hatte zwar ausführliche Wünsche, aber diese waren schließlich auch direkt zu vermitteln, um so mehr, als sein Verfügungsrecht nicht zur Diskussion stand. Die Bürger-Regierung strebte sowohl in der Kunst wie bei ihrer Gesetzgebung nach Schlichtheit, Zugänglichkeit und Klarheit.[35] Tura, der Chronist, erwähnt explizit, daß die Gesetze von 1337-1339 vor allem zum Ziel hatten, alle Regelungen noch einmal in einfachen Worten, ohne Doppeldeutigkeiten und Widersprüche, aufzuschreiben.[36] Dabei konnten sich die Gesetzesgeber in Siena von Rechtsgelehrten aus Bologna beraten lassen, die sich, wie Tura erwähnt, zahlreich in Siena niederließen.[37]

Ambrogio Lorenzetti hat wahrscheinlich auch persönlich eine große Rolle bei der Visualisierung des Staatsideals gespielt. Er wurde gut bezahlt und laut Bemerkungen von Tura, Ghiberti, Tizio und Vasari hoch geschätzt.[38] Sie lobten seine Rathausfresken und nannten ihn einen gelehrten Maler. Wir dürfen annehmen, daß diese Gelehrsamkeit aus Kenntnis der in der Volkssprache geschriebenen Gesetze des Jahres 1309 bestand und aus der Fähigkeit, mündliche Anweisungen der Regierung von Siena und der Bologneser Juristen in Bildern zu verarbeiten. Genau wie die Gesetze haben die Malereien eine praktische Tendenz und einen aufzählenden Charakter; die vielen Elemente wurden jedoch auf innovative Weise zu einer zusammenhängenden Staatssymbolik komponiert. Ghiberti nennt Ambrogio Lorenzetti einen guten *componitore,* ein Kriterium, das auch für Alberti und Vasari schwer wog. Die Malereien als Ganzes waren in gleicher Weise wie die geschriebenen Gesetze deutlich, unzweideutig und systematisch. Der Maler übertraf allerdings in seinem Vermögen, Ideen zu verbreiten, noch die Juristen und Beigeordneten.

Der *pictor doctus* konnte über verschiedene Vorbilder verfügen. Bologneser Miniaturmaler hatten kurz vor 1338 eine konstitutionelle Ikonographie für päpstliche und kaiser-
liche Gesetzbücher entwickelt.[39] Dort wurden ein oder zwei, oft ganzseitige Miniaturen an 24
den Anfang gestellt, die die Übergabe von Machtsymbolen vorführten. Eine thronende Figur – Gott, Christus, Petrus oder die Dreifaltigkeit – verlieh irdischen Herrschern: Papst, Kaiser oder König, mit oder ohne Gefolge, Buch, Schwert, Zepter oder Krone. Der Thron stand meistens auf einem Podium; der Herrscher trug gewöhnlich eine Krone.

Für die im Jahre 1338 vollendete Novella von Giovanni Andrea wurde eine ausführliche Ikonographie der Tugenden entwickelt.[40] Die in Siena ansässigen Bologneser Juristen, die vor allem seit 1321 in großer Zahl eingetroffen waren, und die Rechtsgelehrten in Siena selbst – sowohl Professoren als auch Mitglieder des Magistrats – konnten Ambrogio Lorenzetti zweifellos diese Vorbilder verschaffen.[41]

In Siena befanden sich illuminierte Bücher mit dem Decretum Gratiani.[42] Eines davon enthält eine Miniatur, die einen thronenden Christus darstellt, der dem Kaiser und dem Papst Buch und Schwert verleiht. Die Miniaturen bei den einzelnen strafrechtlichen Fragen zeigen verschiedene Formen der Gesetzesübertretung, Rechtsprechung und Strafvollstrekkung. Die Einbände der Jahresberichte und die Miniaturen in den Stadtgesetzen von amtierenden Regierungsmitgliedern boten Ambrogio Lorenzetti ebenfalls einen visuellen Anhaltspunkt.[43]

Staatssymbolik im Rathaus: Die Sala della Pace

II Die kurze Wand gegenüber dem Fenster enthält ein Podium und darauf die Darstellung des souveränen, konstitutionellen Staates, aufgebaut aus verschiedenen Figuren, die durch Aufschriften, Attribute und *insignia* erkennbar sind. Die Gruppe auf dem Podium symbolisiert den Staat Siena und ist als solche eine juristische, säkularisierte Ausarbeitung der vorher in angrenzenden Räumen und im Dom entwickelten Maestà-Ikonographie. Die Regierungssymbolik hat einen aufzählenden Charakter, und es ist nicht möglich, eines der zusammensetzenden Elemente als Staatssymbol vom übrigen zu isolieren, gleichgültig ob dies nun eine einzelne Tugend, eine Figur, ein Thron oder ein Kleidungsstück ist.

14–16 Die wichtigste Figur auf dem Podium ist ein thronender Herr. Die Buchstaben CSCV hinter seinem Kopf sind eine Abkürzung von COMUNE SENARUM CIVITAS VIRGINIS. In der linken Hand trägt er das goldene Stadtsiegel von Siena mit einer Darstellung der thronenden Maria. Vom Zepter aus läuft ein Seil zu der zweitgrößten Figur, einer thronenden Frau links. Hinter ihr steht die gleiche Aufschrift wie bei der Maestà im Ratssaal: »Beachte die Gerechtigkeit, du, der du die Erde richtest«. Der thronende Herr und die thronende Dame repräsentieren gemeinsam den Stadtstaat von Siena. Kommune und Iustitia sind die Quellen der Macht und eben nicht Kaiser und Papst, auf die am Anfang der Gesetzestexte noch verwiesen wurde. Der Herr und die Dame sind durch ihre Kleidung als Symbole von Siena erkennbar. Die Farben der Stadtwappen, beziehungsweise das Schwarz und Weiß der *balzana* und das Rot des Löwenstemmas der Kommune, sind in ihrer Kleidung verarbeitet.[44]

14 Die thronende Dame schaut empor zu Sapientia, die in der einen Hand ein Buch hält und in der anderen eine Balkenwaage.[45] Auf der linken Schale wird ein Bürger von einem Engel enthauptet, wohl ein Rebell, der vermutlich meinte, einen Fürsten unterstützen zu müssen. Zugleich setzt der Engel einem anderen Bürger, der einen Palmzweig hält, eine Krone aufs Haupt. In den Bildinschriften wird das Belohnen und Strafen gleichermaßen angesprochen. Der linke Engel repräsentiert, so lehrt die Aufschrift, das distributive Recht, der Engel auf der rechten Schale das kommutative Recht.[46] Der Rechtsgang wird bildlich auf Weisheit, Gerechtigkeit und Legitimität bezogen.

17 Um den Herrn herum sitzen Personifikationen von Tugenden, die durch Aufschriften und Attribute identifiziert werden: Frieden (Pax)[47], Stärke (Fortitudo)[48], Klugheit (Prudentia)[49], Großmut (Magnanimitas)[50], Mäßigung (Temperantia)[51] und Gerechtigkeit (Iustitia)[52]. Über dem Herrn schweben die drei theologischen Tugenden Glaube (Fides), Hoffnung (Spes) und Liebe (Caritas). Die Tugenden stellen zusammen das Regierungsprogramm der ›Neun Herren‹ dar, das die Erhaltung des Friedens und der Gerechtigkeit zum Ziel hat. Die Figuren lassen sich lesen wie ein Index der politischen Ideale; in gleicher Weise werden sie in den Gesetzen und im Amtseid der ›Neun Herren‹ beschrieben.[53]

Vor dem Podium mit den Tugenden steht die Regierung in zwei Reihen von je zwölf 18
aufgestellt. Wahrscheinlich ist es der Verwaltungsstab – *signoria* oder *consistorio* – der den
Auftrag für die Fresken sowie die Gesetze erteilt hat. Zu sehen ist dort wahrscheinlich das
Regierungsgremium der ›Neun Herren‹, vermutlich angeführt vom *capitaneus populi* oder
capitano del popolo[54], dem *maior sindacus* oder *maggior sindaco*[55] mit Pelzmütze und Kragen
und dem *potestas* oder *podestà*[56] in Schwarz, mit Pelzmütze und als einziger mit Handschu-
hen ganz vorne. Die drei Personen hinter ihnen, in Rot und ebenfalls mit Pelzmützen, sind
vielleicht die *consules mercantie* oder *consoli della mercanzia*.[57] Die übrigen neun in der zweiten
Reihe sind vermutlich die vier *provisores* oder *proveditori* der Biccherna und drei *executores*
oder *esecutori* der *gabella* mit den zwei *camerarii*[58]. Die Ausschüsse von *viri sapientes* und
prudentes oder *boni homines* empfangen ein Seil von der Allegorie der Eintracht (Concordia), 14
die einen Hobel auf ihrem Schoß hat: Symbol der Zivilisation. Sie übergibt die von den
Engeln an den Waagschalen der Iustitia kommenden Seile – eine Metapher auf Grund von
con-cordia – den Regierungsmitgliedern, die mit der geflochtenen Kordel in Prozession vor
dem Podium aufgestellt stehen, genau so wie das jährliche Kathedralenritual zu Maria
Himmelfahrt verlief. Gegenüber der Regierung knien zwei Adlige. Einer bietet ein Schloß 16
an, der andere zeigt auf die gefesselten und festgebundenen Verbrecher und Rebellen hinter
ihm.[59] Das Podium wird von Kriegern zu Fuß und zu Pferd bewacht: die Armee und
Polizei von Siena, die den Frieden und das Recht, wenn nötig, mit Gewalt behaupten
konnten.

Unter den *milites* befinden sich nicht die *comites*, aber wahrscheinlich die *consules militum* oder *consoli de li parti*, deren Aufgabe es war, sich im Dienste der ›Neun Herren‹ und des *podestà* um Feinde, Rebellen und Verräter zu kümmern, wie es in der Constitution von 1337–1339 geschrieben stand. Die *equites* oder *cavalieri* bildeten mit den unter ihnen abgebildeten *pedites* oder *fanti* die *paciarii* der Kommune Siena.[60] Auf dem Podium figuriert unmittelbar darüber die Tugend der Gerechtigkeit, mit dem Schwert in der Hand: *giustizia vendicativa*.

Auf der westlichen Wand wurde das Gegenteil von *pace* und *buon governo* dargestellt. In V, 12
der Mitte thront die Tyrannei, von Lastern umgeben.[61] Ein schwarzer Bock übernimmt die
Rolle der Wölfin auf der Wand daneben, die die legendären Gründer des Staates Siena,
Aschius und Senius, Kinder des aus Rom vertriebenen Remus, säugt.[62] Als Gegenbild von
Eintracht mit dem Hobel erscheint Zwiespalt mit einer Säge. Die Gerechtigkeit liegt
gefesselt am Boden, darüber schwebt eine Figur mit einem losgeschlagenen Joch als Sym-
bol für ungezügeltes Verhalten. Vor dem Podium sehen wir Mord, Totschlag und Verge-
waltigung. Was alles passiert, wenn das Strafrecht nicht behauptet wird, ist weiter links VI, 13
dargestellt.[63] Die Stadt verfällt: Balkons fallen herunter, die Mauern zeigen Risse, die
Fenster sind zerbrochen, die Straße liegt voller Trümmer und die Geschäfte sind leer. Die
öffentlichen Straßen werden von bewaffnetem Gesindel unsicher gemacht, das Kinder
bedroht, Frauen vergewaltigt und Männer ausraubt. Nirgends wird gearbeitet. Furcht
(Timor), personifiziert durch eine geflügelte Allegorie, herrscht über Stadt und Umland.[64]
Städtchen brennen[65], Bauernhöfe und Brücken sind verfallen und alles, was eßbar ist, wird
gestohlen. Das Fresko ist eine suggestive Abbildung der Zügellosigkeit, die entsteht, wenn
das Gesetz nicht eingehalten wird.[66] Es ist eine Darstellung von dem, was im Strafrecht
verboten wird und von dem, was passieren wird unter dem Regiment von Rebellen.[67] Die
Bilder streben ebenso wie die Gesetzestexte vor allem nach größtmöglicher Deutlichkeit.[68]

Die östliche Wand dagegen zeigt die Stadt und das Umland gemäß dem Programm der IV
›Neun Herren‹, die stolz und wohlgenährt ihre eigenen guten Werke betrachten, während

hinter ihren Rücken alles, wogegen sie sich wehren, zu sehen ist. Der Kontrast wird verstärkt durch die Unterschiede in den Jahreszeiten: Herbst und Winter während des Krieges, Frühling und Sommer in der Friedenszeit. Stadt und Umland sehen aus wie Menschenwerk, ihr Werk, auf das sie mit Recht stolz sein dürfen. Es ist die Darstellung eines Regierungsideals, das auf eine überraschend genaue Weise viele einzelne Rubriken aus dem Gesetz veranschaulicht, wie z.B. die Vorschriften in bezug auf die Raumordnung. Links ist die Kuppel des Doms abgebildet und rechts die Stadtmauer mit der Porta Romana, erkennbar an der Wölfin.[69] Die Häuser wurden gemäß den Vorschriften über
20 Fenster, Erker, Balkons und Treppen gebaut.[70] Die wichtigsten Gewerbearten sind vertreten: ein Schuster in seiner Werkstatt[71], ein Fleischer in seinem Laden[72], Bankiers am Schreibtisch und Weber am Webstuhl. Brennholz, Getreide und Schlachtvieh werden in die Stadt gebracht[73], während ein Dozent sich um den Unterricht kümmert.[74] Die *artes liberales* in den Rahmenleisten unterstreichen weiterhin die Bedeutung dieser Details. Arme, Behinderte und Ungebildete sind nirgends zu sehen. Es wird gearbeitet und gelernt, im Hintergrund wird tüchtig gebaut.

Nicht nur die Stadt, auch das Land wird bis in die kleinsten Einzelheiten gemäß dem Gesetz abgebildet. Stadt und Land bilden eine wirtschaftliche Einheit, verbunden durch verschiedene Straßen, die sich vom Stadttor aus über das Land ausfächern. Eine geflügelte
21 Allegorie der Sicherheit (Securitas) wacht über das Land, wo der Hirte seine Herde hütet, die Bauern dreschen und die Schützen jagen.[75] Die Wälder, Äcker und Weingärten sind gut erhalten.[76] Die Straßen, Brücken und die Wassermühle befinden sich genau wie die Stadtmauer und das Tor in ausgezeichnetem Zustand.[77] Das Ganze zeigt ein Idealbild einer städtisch-agrarischen Wirtschaft, die dank der vom Staat getroffenen Kollektivmaßnahmen gut funktioniert. Das Land ist eine recht genaue Wiedergabe des Tales der Arbia, dem Rückgrat der Wirtschaft von Siena, mit den Straßen, die nach Montaperti, Asciano und Rom führen. Die Trennung zwischen Wald, Weingärten und Ackerland ist noch heute sichtbar.

Die Ansicht von Stadt und Land ist also weder eine rein künstlerische Fiktion, noch eine quasi-photographische Abbildung, sondern die Wiedergabe eines bestimmten, politischen Ideals. Die drei Wände zusammen bieten ein Panorama, in dem die Ideale der Professionalisierung, Staatsbildung und Zivilisation gänzlich gemäß dem Gesetz zum Ausdruck gebracht wurden.[78] Es ist eine besondere Leistung des Malers, die an sich langweiligen Gesetzessammlungen so evokativ visualisiert zu haben.

Anmerkungen

1 Dieser Artikel ist eine bearbeitete Fassung von zwei Teilen aus meiner Dissertation Kunst, macht en mecenaat. Het beroep van schilder in sociale verhoudingen 1250-1600, Universität von Amsterdam 1987, die Übersetzung ist von F.L. Drent. Siehe W.M. Bowsky, A Medieval Commune. Siena under the Nine, 1287-1355 Berkeley/ Los Angeles/London 1981. Eine Literaturübersicht auf den S. XIII-XVI, XXI-XXII, 23f.

2 M. Weber, Wirtschaft und Gesellschaft Tübingen 1922/1956; N. Elias, Über den Prozeß der Zivilisation. Soziogentische und psychogentische Untersuchungen, 2 Bde, Bern/München 1939/1969; J. Goudsblom, Zum Hintergrund der Zivilisationstheorie von Norbert Elias: Das Verhältnis zu Huizinga, Weber und Freud, in: Hg. P.R. Gleichmann / J. Goudsblom / H. Korte, Macht und Zivilisation. Materialien zu Norbert Elias' Zivilisationstheorie, Bd. II, Frankfurt a.M. 1984, S. 129-147 und N. Wilterdink, Die Zivilisationstheorie im Kreuzfeuer der Diskussion. Ein Bericht vom Kongreß über Zivilisationstheorie in Amsterdam, in: Gleichmann, S. 280-304.

3 Vgl. N. Rubinstein, Political Ideas in Sienese Art. The Frescoes of Ambrogio Lorenzetti and Taddeo di Bartolo

in the Palazzo Pubblico, in: Journal of the Warburg and Courtauld Institutes XXI, 1958, S. 179-207; U. Feldges-Henning, The Pictorial Programme of the Sala della Pace. A new interpretation, in: Journal of the Warburg and Courtauld Institutes XXXV, 1972, S. 145-162; E.C. Southard, The Frescoes in Siena's Palazzo Pubblico 1289-1359, New York/London 1979, und E. Borsook, The Mural Painters of Tuscany, from Cimabue to Andrea del Sarto, Oxford 1980.

4 Siehe Guida-inventario dell'Archivio di Stato di Siena, 2 Bde. Ministero dell'Interno, Pubblicazioni degli Archivio di Stato V, VI, Rom 1951, S. 61-76; L. Zdekauer, Il constituto del commune di Siena dell'anno 1262, Mailand 1897/1974 und A. Lisini, Il costituto del commune di Siena volgarizzato nel MCCCIX-MCCCX, 2 Bde., Siena 1903.

5 Bowsky (wie Anm. 1), S. 1-11, 19, 161.

6 Bowsky (wie Anm. 1), S. 117-158, sowie Constitutum Comunis Senensis (Statuti 26, infra Const. 1337-1339) Dist. IV fol. 211r-221v.

7 Bowsky (wie Anm. 1), S. 1, 4, 7, 30, 46, 49, 60-98, 141, 151, 157, 174f., 181-259, 304, 310.

8 Bowsky (wie Anm. 1), S. 160-166.

9 Bowsky (wie Anm. 1), S. 1-11, 299-314, sowie Guida-inventario (wie Anm. 4), S. 63-70, 78-121.

10 Zdekauer Const. 1262 (wie Anm. 4) Dist. I r. I-CXXVII und Dist. III.

11 Bowsky (wie Anm. 1), S. 63. Archivio di Stato di Siena, ASS, Statuti 17, fol. 389r; »De hiis possint essere de novem. Item quod domini Novem qui sunt et esse debent defensores comunis et populi senensis et civitatis et districtus eiusdem sint et esse debeant de mercatoribus et de numero mercatorum civitas senensis vel de media gente«. Siehe W.M. Bowsky, The Buon Governo of Siena 1287-1355. A Medieval Italian Oligarchy, in: Speculum XXXVII, 1962, S. 368-381; Guida (wie Anm. 4), Concistoro, S. 177-179 und Bowsky (wie Anm. 1), S. 23-26, 85-95.

12 W.M. Bowsky, The Finance of the Commune of Siena, 1287-1355, Oxford 1970, mit der Herkunft der Rubrik in Anmerkung 32. Cost. 1309-1310, Dist. VI r. XLVII: »Anco, acciò che la pecunia del comune si guardi et si salvi et utilmente si spenda per li fatti et mistieri del comune et del popolo di Siena, statuto et ordinato è che per alcuno consèllio generale o vero spetiale del comune et del popolo di Siena o vero per alcuni Ordini de la città non si possa la detta pecunia expendere, dare o vero donare, nè in alcuno modo concedere, se non se prima cotale spesa fusse fermata et approvata per li Nove sopradetti, et approvato si reduca al consèllio generale, el nel detto consèllio generale fermare si debbia prima, fatta inde la'mposta per pallocte secondo la forma de lo statuto. Salve le spese le quali si facessero secondo la forma del costoduto, sopra le quali la predetta solennità non bisogni oservare; et salve le spese le quali s'ordinasser di fare per li Nove, per li soldi et per la pace et conservatione de la pace et per li onori et ragioni del comune et del popolo mantenere et conservare et per conservamento et acrescimento del comune et del popolo di Siena et del contado et giurisditione di Siena et per distrugimento et dipopolamento de li nimici et de' ribelli et de' traditori del comune et del popolo di Siena et delli altri e' quali la pace et lo buono stato pacifico del comune et del popolo di Siena et del contado et giurisditione di Siena ne la città et contado et giurisditione di Siena turbaro et a forza distrusse«.

13 Gabella I, fol. 183r: »In primis cum omnibus tam de civitate quam de comitatu senensi manifestum sit experimentis et diversis rationibus approbatum. Quod cabella comunis sensis est lumen et columpna pacifici status et tranquilli civitatis et comitatus senensis, propter que omnes qui appetant statum pacificum et salutam civitatis debent ipsam cabellam defendere veluti semet ipsos. Et multi iniqui homines in derogationem ipsius cabelle et contra deum et iustitiam quosdam modos invenerunt propter quos de venditionibus permutationibus donationibus et aliis contractibus de quibus cabella solvi debet comuni senensis non solvitur nec exhigere potest propter eorum malitia ...« zit. nach Bowsky (wie Anm. 12), S. 114.

14 Dies kann ausführlicher dokumentiert werden. Vgl. u.a. Subventionen für Almosen, das Hospital und für Kirchen: Const. 1262 Dist. I, r. I-XVIII, XL-CXVIII; Cost. 1309-1310 Dist. I, r. VI-LXIII; Statuti 21, fol. 21r, 27r-v; Bowsky (wie Anm. 12), S. 11, 30-31, 39, 40, 66, 78, 216-221, 224, 271; Bowsky (wie Anm. 1), S. 140, 260-275; und Guida (wie Anm. 4) II, S. 21-214.

15 Cost. 1309-1310 Dist. I r. CXXXII: »et sieno tenuti et debiano, el camarlèngo et IIII, fare scrivere uno constoduto del comune, di nuovo, di buona lettera grossa et formata et bene leale et in buone carte pecorine, nel quale si scrivano tutti li capitoli del constoduto del comune; et sia con assi et bene corretto et ascoltato; et poscia che sarà scritto, pongasi in esso una catena ficcata a l'assi di quella longhezza che parrà che sia convenevole ad essi camarlèngo et IIII et debbia stare nel palazo de la podestà ... acciò che ciasuno inde abia copia quando vorrà; et a neuno sia vietato in esso legere o vero d'esso trare exemplati li capitoli e' quali vorrà ... Et facciano quello constoduto scrivere per due buoni, o vero piu notari, se bisognarà, e' quali sieno buoni scrittori ...«; sowie r.

CXXXIV: »...facciano scrivere et corregere di nuovo due statuti del comune, et essi facciano scrivere per buoni scrittori, e' quali sappiano bene gramatica... Et lo predetto statuto, et quale die stare in Biccherna... uno statuto del comune, di nuovo in volgare di buona lettera grossa, bene leggibile et bene formata, in buone carte pecorine... acciò che le povare persone et l'altre persone che non sanno gramatica, et li altri, e' quali vorranno, possano esso vedere et copia inde trare et avere alloro volontà... fatta è MCCVIIII. Inditione VII, del mese di magio.« Seit 1262 sollen die neuen Rubriken sein »pro honore et utilitate civium Senensium maiorum, mediocrum et minorum« (Const. 1262 Dist. I r. LXLVII).

16 Capitoli 2, mit der Miniatur von Maria Himmelfahrt und der vier Stadtheiligen (Niccolo di Ser Sozzo 1334), oder Caleffo dell'Assunta.

17 Statuti 26, mit in Statuti 21 dem Eid der ›Neun Herren‹, fol. 21r-v. Siehe Bowsky (wie Anm. 1), S. 55-56 und G. Cecchini / G. Prunai, Cartularium studii Senensis, Bd. I: 1240-1357, Siena 1942, S. 461-462.

18 W.M. Bowsky, Medieval Citizenship. The Individual and the State in the Commune of Siena, 1287-1355, in: Studies in Medieval and Renaissance History IV, 1976, S. 193-243. Im Jahre 1544 wurde eine neue Fassung von dem Gesetz gemacht; siehe A. d'Addario, Burocrazia, economia e finanze dello Stato Fiorentino alla metà del Cinquecento, in: Archivio Storico Italiano CXXI, 1963, S. 362-456, für das Gesetz von 1565.

19 Vgl. Weber und Elias (wie Anm. 2), sowie die Statuti der Zünfte, siehe Bowsky (wie Anm. 1), S. 209, Anm. 58.

20 Bowsky (wie Anm. 1), S. 79-84, 105-133, S. 105. Anm. 47: »pro parte multorum bonorum hominum dicte civitatis qui diligent quod iustitia observetur et fiant in civitate iam dicta« und S. 109 Anm. 44: »item quia in vanum facte essent leges et provisiones nisi essent rectores qui cum eorum forma et balia dictas leges et provisiones executioni mandarent«.

21 Cost. 1309-10 Dist. V, r. CCCLVII-CCCLXI, CCCLXXVI-CCCLXXXIII, und Bowsky (wie Anm. 1), S. 210-212. Für den Zusammenhang mit dem Steuermonopol siehe *gabella bestarum* oder *grascie*, Bowsky (wie Anm. 12), S. 141-145.

22 Cost. 1309-10 Dist. V r. CLXII-CLXIV. Siehe auch R. Rocchigiani, ›Urbanistica ed igiene negli statuti Senesi del XIII e XIV secolo‹, in: Studi Senesi LXX, 1958, S. 369-419.

23 Siehe G. Milanesi, Documenti per la storia dell'arte senese,3 Bde, Siena 1854-56, Bd. I, S. 1. Die Maler waren »... manifestori agli homini grossi che non sanno lectura, de le cose miracolose operate per virtù et in virtù de la santa fede«.

24 Siehe Cost. 1309-1310 Dist. I r. XXXVI, Const. 1337-1339, DLXXXIII, DLXXXVI, Statuti 16, fol 259r, fol. 9r-12v für Kirchen und Rituale, und Kempers (wie Anm. 1), S. 109-165.

25 Das Gesetz von 1262 enthielt einen Ansatz zu diesen Verordnungen, Dist. I r. XIV: »... exinde fuerint requisiti a domino episcopo Senarum, invenire et videre et ordinare locum unum, in quo eis videretur magis conveniens, pro construendo et faciendo fieri, expensis operis Sancte Marie, unam cappellam ad reverentiam dei et beate Marie Virginis et illorum Sanctorum, in quorum solempnitate dominus dedit Senensibus victoriam de inimicis...«, Cost. 1309-1310 Dist. III r. XXX, XXXII, XXXVII, XLIX, LXXXVI für »piaze, vie et carbonaie et fossi, il Campo, le case...«

26 Cost. 1309-1310 Dist. III und Const. 1337-1339, fol. 254r–257r.

27 Jeweils in Distinctio I. Siehe Cost. 1309-1310 Dist. I, r.III-V; Const. 1333-1339, Dist. I, fol 3r-8v.

28 »Signori Nove difenditori et governatori del comune et del popolo di Siena«, Const. 1309-1310, Dist. VI und »domini novem gubernatores et defensores comunis Senarum et populi«, Const. 1337-1339 Dist. IV sowie fol. 203r mit einer Miniatur der ›Neun Herren‹.

29 Vgl. auch Gabella 3, fol. 3r, 16r, 38r, 41r-47r, 53r, 56v, 60v, 61v, sowie »De tempore discoride... in civitate«, Statuti 16, fol. 258r; »... in perpetuum tranquilitate...« Const. 1337-1339, Dist. I, fol 1r; »... virtutis oppressio... corruptio...« fol. 4r; »De securitate venetientium ad festum«, fol. 10v.

30 In meiner Dissertation (wie Anm. 1) habe ich diese Zusammenhänge ausgearbeitet für eine Seitenkapelle im Dom (siehe Anm. 25), Fenster und Hauptaltarbild von Duccio, das Agostino Novello Altarbild und jenes der Karmelieter, S. 115-120, 125-139 sowie für die Sala del Mappamondo.

31 »la Pace e la Ghuerra« um 1350; San Bernardino (1427) »Qui tratta come David profeta cercando in questo modo per la pace, not la potè trovare... Voi l'avete dipènta di sopra nel vostro Palazzo, che a vedere la Pace dipènta è una allegreza. E cosi è una securità a vedere dipènta la Guerra dell'altro lato«; und im Jahre 1447 über die Sala del Consiglio, »buon governo del principe... pace... e guerra«; Ghiberti, »Nel palagio di Siena è dipinto di sua mano la pace e la guerra«, zit. nach Southard (wie Anm. 3), S. 273, 277.

32 Southard, S. 272-273: AMBROSIUS LAURENTII. DE SENIS. HIC PINXIT. UTRINQUE, und Zahlungsnachweis 18. Februar 1339: »figuris pictis et positis in cameris dominorum Novem«.

33 Das Standardwerk ist Rubinstein (wie Anm. 3); siehe weiter die Literaturübersicht in Southard (wie Anm. 3), S. 293-294.

34 Genannte Texte über *artes* und *virtutes* sind allgemein, wo die Fresken spezifisch sind und genau dort, wo die Gesetze, sowie die Texte von Bindo Bonichi und die Chronik von Agnolo di Tura (vgl. Bowsky wie Anm. 1, S. 278-283 und Anm. 36) das auch sind. Rubinstein folgert auf S. 179: »... Lorenzetti coaches the message of his frescoes in a complex philosophical allegory«, aber signalisiert auf S. 189 das Problem: »It can be argued that the allegories bear little relation to conditions in Siena in the first half of the fourteenth century«. Statt komplex ist die Darstellung vielmehr ausführlich, aber an sich einfach, und statt philosophisch ist sie vielmehr politisch-juristisch. Rubinstein beschränkt sich übrigens hauptsächlich auf die nördliche Wand.

35 Siehe Anm. 15 und Const. 1309-1310 Dist. II, r. CCLVII: »Che de la contrarietà de' capitoli de lo statuto si debia stare a la sententia de li Signori Nove. – Anco, statuimo et ordiniamo che se nel costoduto del comune di Siena, o vero intra li costoduti del comune, si trovassero alcuni capitoli, e'quali manifestamente fussero intra sè contrarii, si e che l'uno a l'altro contradicesse o vero in alcuno medesmo capitolo manifesta contrarietà apparisse, et inde questione fusse, d'essa contrarietà tollere et terminare, stiasi et stare si debbia a la sententia et al consèllio di li signori Nove... anno Domini MCCIXXX (?) Inditione VIIII, del mese di novembre«. R. CCLVI: »Che neuna interpretatione s'admetta in alcuno capitolo del costoduto del comune di Siena. – Et che neuna interpretatione s'admetta sopra alcuno capitolo del costoduto di Siena, ma secondo che sempricemente la parole giacciona et poste sono, cosi sempricemente s'intenda, senza alcuna interpretatione«. Statuti 23, fol. 33v: »Item cum manifeste dicitur et per evidentiam rei apparet quod... Providerunt et ordinaverunt sapientes...« Const. 1337-1339 Dist. I r. 207-208; Wiederholung: »Quod nulla interpretatio...« und »De contrarietate capitolorum statutorum tollenda per dominos Rubrica«.

36 Agnolo di Tura del Grasso, Hg. I. Fabic/A. Lisini. Cronache Senesi, in: L.A. Muratori, Rerum Italicarum Scriptores XB, Bd. VI, Bologna 1931-1937, S. 523: »In Siena in detto anno fu ordinato e consoli e camerlingi e molti arti, a fèro statuti e legi per vivare con justitia« und »La città di Siena era in questo tempo pacifico e grande stato e felicità e la pecunia erano abondanti per le più persone«. Im Jahr 1340: »Lo statuto grosso del communo di Siena fu finito di componare, e sono due libri a uno modo; l'uno sta in Biccherna e l'altra in palazo del podestà di Siena« (S. 525).

37 Tura (wie Anm. 36), S. 121-122, 313, 390-391: »Lo studio era in Siena assai florido co'molti scolari e dottori in ogni facoltà e facendo ogni qualche disputa fra i dottori«. Siehe auch Bowsky (wie Anm. 1), S. 76, 277-278.

38 Tura (wie Anm. 36), S. 314, 518, 547; Ghiberti in: C.K. Fengler, Lorenzo Ghiberti's Second Commentary, The Translation and Interpretation of a Fundamental Treatise on Art (Wisconsin University Ph. D. 1974/Ann Arbor 1980), S. 34, 35, 38, 39: »Ebbe nella città di Siena excellentissimi et docti maestri, fra i quali vi fu Ambrogio Lorencetti, fu famosissimo et singularissimo maestro.... Fu nobillissimo componitore... fu perfectissimo maestro, huomo di grande ingegno. Fu nobilissimo disegnatore, fu molto perito nella teorica di detta arte«. Sigismundo Tizio: »Pinxerat quoque aulam primam inscalarum primarum vertice, quae pacis nuncupator nobili pictoru, et inventione conspicua,...«, nach G. Rowley, Ambrogio Lorenzetti, 2 Bde., Princeton 1958; und Vasari, Le Vite de' piu eccelenti pittori, scultori e architettori Florenz 1568, Hg. G. Milanesi, 9 Bde, Florenz 1878-1885, S. 521 und 524.

39 Vgl. A. Melnikas, The Corpus of the Miniatures in the Manuscripts of the Decretum Gratiani, 3 Bde, Vatikan 1975 und A. Conti, La miniatura Bolognese. Scuole e botteghe 1270-1340, Bologna 1981.

40 Novella in libros Decretalium, Biblioteca Ambrosiana, Ms. B 42 inf., fol. 1r, Abb. in: P. Toesca, Il Trecento, Turin 1951, Bd. I, Abb. 693.

41 Vgl. Anm. 36 und 37.

42 Biblioteca Comunale degli Intronati, Ms. K I 3 und K I 8.

43 Vgl. E. Carli, Le Tavolette di Biccherna e di altri uffici dello Stato di Siena, Florenz 1950 und Hg. Borgia u.a., Le Biccherne Tavole dipinte delle magistrature Senesi (secoli XIII-XVIII), Rom 1984.

44 Daß das rote Gewand der Iustitia auf den roten Löwen im Wappen verweist, ist allerdings nur eine Hypothese.

45 *Sapientes* (oder *savi*) waren Mitglieder von Kommissionen, weise Männer, die sich aus der Schicht der Kaufleute und Bankiers rekrutierten. Siehe Statuti 23 und Capitoli I und II passim, sowie Bowsky (wie Anm. 12), S. 82, 124: »... Providerunt et ordinaverunt sapienti predicti quod omnes et singule kabelle dicti comunis sen. vendantur et vendi debeant...«; S. 212, 217, 259: »... In primis, Considerantes sapientes predicti...« und S. 268, sowie Bowsky (wie Anm. 1), S. 110: »tre savi huomini giudici: cioè, uno per Terzo«.

46 »La Giustizia è in tre modi, ovvero si divide in tre parti: cioè in giustizia vendicativa, che sta in punire; in gistizia commutativa, che sta in non ingannare e satisfare i debiti; ed in giustizia distributiva, che sta in distribuire il bene ed il male, ed onore e vergogno a chiasduno, secondo che è degna«, Domenico Cavalca, zit. nach Rowley (wie Anm. 38), S. 101. Siehe auch P. Schubring, Das gute Regiment. Fresko von Ambrogio Lorenzetti in Siena, in: Zeitschrift für Bildende Kunst XIII, 1902, S. 138-145.

47 Die Inschrift erklärt die Ikonographie der Tugenden und *Comune Senarum*: QUESTA SANTA VIRTU LADOVE REGGE/ INDUCE AD UNITA LIANIMI MOLTI/ E QUESTI ACCIO RICCOLTI/ UN BEN COMUN PERLOR SIGNOR SIFANNO/ LOQUAL P(ER) GOVERNAR SUO STATO ELEGGE/ DI N(ON) TENER GIAMMA GLIOCHI RIVOLTI/ DALO SPLENDOR DEVOLTI/ DELE VIRTU CHETORNO ALLVI SISTAN(NO)/ P(ER) QUESTO CON TRIUNFO ALLIVI SI DANNO/ CENSI TRIBUTI E SIGNORIE DETERRE/ P(ER) QUESTO SENZA GUERRE/ SEGUITA POI OGNI CIVILE EFETTO/ VTILE NECESSARIO E DIDILETTO, zit. nach E. Borsook (wie Anm. 3), S. 35. »De bono et pacifico statu civitatis Senensis«, Const. 1337-1339, Dist. III, r. 332, fol. 181r. *Pacificus*, *pax* oder *pace* waren mit *iustitia* oder *giustizia* die meist genannten Staatsideale in den Gesetzessammlungen. Siehe auch Bonichi »... Assai fa l'uom, se ben porta con pace«, zit. nach Bowsky (wie Anm. 1).

48 Fortitudo ist der Gegenstand von Const. 1337-1339 Dist. IV, fol. 211r-233r; Bonichi, »Prudente temperato et giusto viva/Et nelle cose adverse aggia fortezza«, zit. nach Bowsky (wie Anm. 1); Statuti 15, fol. 264r, 266r; Bowsky (wie Anm. 1), S. 143; und siehe auch Zitat Anm. 20.

49 *Prudentes viros* oder *prudentia*: Statuti 15 fol. 290r; Bowsky (wie Anm. 12), S. 111, 197, 283 und Zitat Bonichi Anm. 49.

50 Magnanimitas sowie Pax gehören nicht zu den Kardinaltugenden; »Devete intendere con ogni ingegno possibile alla conservatione augmentatione et magnificentia del presente regimento et ipso mantenere in statu pacifico et tranquillo«, Statuti 21, fol. 27v.

51 Vgl. das Verbot Familienwappen zu führen, Const. 1337-1339, fol. 71v. »Nulla arma possint depingi in alieno palatio ut porta vel fonte ...«.

52 Iustitia vgl. Inschrift: »... LAQUAL SE(M)PRA CIASCUN SUO DRITTO RENDE/ GUARDATE QUANTI BEN VENGAN DA LEI ...« Borsook (wie Anm. 3), S. 36. Für die Tugenden siehe auch Rubinstein (wie Anm. 3), Anmerkungen 58, 59, 60, 61 und 89. Sowie: »... domini Novem gubernatores et defensores comunis et popoli sen. teneantur eligere duodecim bonos et legales homines« (Gabella I, r. 39, fol. 16r). Vgl. auch: »Devete observare et fare observare tucti et ciaschuno statuti ordinamenti provisioni et riformagioni facte o che se facessero ...« (Statuti 21, fol. 27r) und am Ende des Eides der ›Neun Herren‹: »Et generalmente sete tenuti di fare et observare tuce quelle cose che se dispongano secondo la forma delli statuti et ordinamenti del comune di Siena« (fol. 27v). Für Pax Iustitia, Concordia und Unitas auch Statuti 21, fol. 1r-v. 7r, 27r.

53 Statuti 21, fol. 27r-v, und Bowsky (wie Anm. 1), S. 55-56.

54 Siehe Const. 1337-1339 fol. 56r, 182r, 185v-187r, 194v-195r, 208r, 223v-228v und vgl. Bowsky (wie Anm. 1), S. 42-45.

55 Siehe Const. 1337-1339 fol. 31v, 73r-v, 115r-v, 241v-242r, 244r-246v und vgl. Bowsky (wie Anm. 1), S. 42-45.

56 Siehe Const. 1337-1339, fol. 15v-18v, 25v-27r, 36r, 46v, 71r, 149v-150v und vgl. Bowsky (wie Anm. 1), S. 25-34.

57 Siehe Const. 1337-1339 fol. 117r, 124r-125v und Bowsky (wie Anm. 1), S. 78, 87-90, 222-232.

58 Bowsky hingegen (wie Anm. 1), S. 289, erklärt die Zahl von vierundzwanzig aus der Anzahl der Prioren zwischen 1236 und 1271. Nähere Forschung nach Kleidung und Insignien wäre wünschenswert. Für diese *officiales* auch Const. 1337-1339 fol. 27r-v, 42r-44v, 48r-51r und Indice Lisini 1903, Hg. Const. 1309-1310, sowie Consiglio Generale passim.

59 Vielleicht zwei *comites*, einer der Familie Aldobrandeschi und einer der Familie Pannocchieschi, die zwischen 1330 und 1336 mit der Kommune von Siena Frieden geschlossen haben, vgl. Capitoli 2 fol. 315r-425v.

60 Vgl. Const. 1337-1339 fol. 75r-76v, 211r-228v, sowie Indice Lisini 1903, Hg. Const. 1309-1310: *cavalcata*, *cavalieri*, *capitani della parte*, *capitani delle contrade* und *fanti*, sowie *carceri* und *prigioni*. Auch Bowsky (wie Anm. 1), S. 117-158. In Zusammenhang mit Pax: »... Et quod Comune et populus Senarum conservetur in bono et pacifico statu. et inveniant diligenter de statu et condictionibus inimicorum et proditorum et rebellium Comunis et populi Senarum et que invenerint et que providerint de predictis referant domino potestati et dominis Novem. Et tunc ipsi domini Novem possint super predictis relatis providere et procedere prout eis videbitur pro honore et bono statu Civitatis Senarum et in dampnum et persecutionem inimicorum et rebellium atque proditorum predictorum ...«, Const. 1337-1339, Dist. IV r. 157, fol. 223v »De electione et officio Consulum militum seu Capitaneorum partis Rubrica.«

61 Die Inschrift: ... P(ER) EFFETO/ CHE DOVE TIRANNIA E GRAN SOSPETTO/ GUERRE RAPINE TRADIMENTI ENGANNI/ PRENDANSI SIGNORINA SOPRA DI LEI / E PONGASI LA MENTE E LO INTELLETTO/ IN TENER SEMPRE IUSTITIA SUGGIETTE/ CIASCUN PER ISCHIFAR SI SCURI DANNI/ ABATTENDO E' TIRANNI/ E CHI TURBAR LAVVOL SIE P(ER)SUO MERTO/ DISCACCIATE DISERTO/ INSIEME CON QUALUNQUE SIA SGUACIE/ FORTIFICANDO LEI P(ER) VOSTRA PACE ... LA DOVE SIA LEGATA LA IUSTITIA/ ... NULLO VOLER NE O PER AR DISCORDA ... zit. nach Borsook (wie Anm. 3), S. 36. Die Laster sind: Superbia (Hochmut) mit einem Doppeljoch und Schwert; Avaritia (Geiz) in Mönchstracht; Vanagloria (leerer Ruhm) besieht sich im Spiegel und hält einen Pfeil; Crudelitas (Grausamkeit) hat einen sich sträubenden Säugling am Hals gepackt und setzt ihn in Schrecken durch eine Schlange; Proditio (Verrat), ein Bürger scheint ein Lamm auf dem Schoße zu halten, aber verbirgt unter dieser Hülle einen Drachen; Fraus (Betrug) mit den Tatzen eines Raubtiers; Furor (Schrecken), Centaur mit Dolch und Kugel; Divisio (Zwietracht) und an letzter Stelle kommt der Krieg, geschützt durch einen runden Schild, der die Bezeichnung GUERRA enthält.

62 Vgl. Tura (wie Anm. 36).

63 Const. 1309-1310 Dist. II r. I »De modo rendere ragione«; b I, r. DXVII: »... che qualunque sottoposto a la giurisdictione di Siena, paghi et pagare sia tenuto et debia la cabella al comune di Siena ... Et questa abia luogo ne le civile questioni, et non le criminali«. Dist. IV und V »De la pena ...«, »Di condannare ...«, » ... le questioni criminali ...«, »... essere puniti ...«, » ... tradimento ...«, » ... male ficio ...« passim. Sowie Indice Malefici, Malfattori, Offese, Pena, Questioni civile, Ribelli, Sbanditi, Tradimenti und Traditori. Siehe auch Anm. 46, sowie Statuti 15, 23, 26 passim.

64 Die Inschrift vor Timor: P(ER) VOLERE ELBENPRORIO I(N) QUESTA TERRA/ SOMMESSE LA GIUSTITIA ATYRANNIA/ UNDE P(ER) QUESTA VIA NO(N) PASSA ALCUN SE(N)CA DUBBIO DIMO(R)TE/ CHE FU SIROBBA E DENTRO DALEPORTE, nach Borsook (wie Anm. 3), S. 36.

65 Über die Feuerwehr vgl. Tura (wie Anm. 36), S. 489 und Bowsky (wie Anm. 1), S. 296-298.

66 Vgl. Const. 1309-1310 Dist. III und V, und Const. 1337-1339 Dist. III und IV.

67 Vgl. Statuti 16, fol. 252v, 256r-257v; Const. 1337-1339 Dist. III, fol. 127r-129v, 144v-149v, 155v über *non portare armas, malefactores, inimicis, rebelles* im Kontrast mit *bonos et legalos homines,* Pax, Concordia usw.; De pena, fol. 158r-175v.

68 Siehe Anm. 15, 35 und 36.

69 Diese Ikonographie steht in Beziehung mit der Steuererhebung; »... Anco che ciascuna communanza del contado et giurisditione di Siena sia tenuta et debia offrire nel di de la festa de la beata Maria Vergine ne la mattina, tante libre di cera in ceri, inquante centenaia di libre e denari la communanza è allibrata al comune di Siena ...« Const. 1309-1310 Dist. I r. XXXVI; und z.B. die Gabella portarum, Bowsky (wie Anm. 12), S. 132. Siehe auch Const. 1262, Dist. III r. X-XV und Const. 1309-1310 Dist. III, r. II.

70 Vgl. Const. 1309-1310, Dist. III, r. XXXVII: »Che in ciascuna casa, le quale si facesse di nuovo d'intorno al Campo del mercato, tutte le finestre si facciano a colonnelli ... et senza alcuni ballatoi fare«, und r. IXXXVI und IXXXVIII, »De reducere le finestre, le quali sono ne le strade a la misura del passato«.

71 Const. 1309-1310, Dist. V, r. CLXXII-III.

72 Const. 1309-1310, Dist. V, r. CCCLVII-CCCLXI, CCCLXXVI-CCCLXXXIII: »... neono bastiere o vero sellaio, barlettaio, lanainolo o vero maestro o vero pizicaizzolo, o vero alcuna altra persona, possa o vero debia tenere fuore de la finestra de la sua bottiga, se non secondo la forma de lo statuto, selle, basti, barili et legname, cestuni o vero alcune altre cose ...« (r. CLXXIV); »Che le carnainoli non tengono sangue et puzura ne le bottighe loro o vero sotto li deschi ... et non debiano gittare sangue, ventri, interame o vero altre sozure o vero altra alcuna cosa puzolente, fuore de le bottighe ne le vie o vero piaze o vero sotto li deschi ...« (r. CCCLIX); »... che la faccia buona et leale« (r. CCCLXI); »... carnainoli de la città di Siena, sieno tenuti et debiano giurare che essi faranno et fare faranno buona, dritta et leale carne per vendere ...« (r. CCCIXXVI); »... neuno carnainolo possa o vera debbia vendere ... carne d'alcuna bestia, la quale s'arecasse morta di fuore a la città die Siena«. (r. CCCLXXVII); »De la pena del carnainolo che non vendesse con dritto et leale peso«. (r. CCCLXXX); sowie Const. 1337-1339 fol. 83v-84r, 85r, 230r, 231r-232v.

73 Für den Zusammenhang mit dem Steuermonopol siehe Const. 1337-1339 fol. 207v: »De electione kabelleriorum ad portas« und vgl. Gabella del vino a minuto, Gabella delle some, Gabella delle otto gabelle, Gabella delle carni, Gabella del biado, Gabella del biado esportato del contado, Gabella dei ponti ed archi, Gabella dell'appoggio alle mura della città usw., siehe Guida-Inventario (wie Anm. 4), S. 225-235. Die *lanaioli:* Bowsky (wie Anm. 1) S. 219-223; der Transport von Gütern, Waren und Vieh vom Contado in die Stadt: Bowsky (wie Anm. 1), S. 203-205 und Bowsky (wie Anm. 12), S. 35-38, besonders Statuti 4, fol. 150r-152v: »et maxime

bladum illarum personarum que non adducunt nec adduci fatiunt nec adduci facere consueverunt bladum quod recolligunt, sed ipsum mictunt extra comitatum et iurisdictionem sen.« (fol. 151v). Das Getreidemonopol, Bowsky (wie Anm. 12), S. 117: Links weiter im Hintergrunde sieht man Bürger Geschäfte abschließen, und wie ein Kaufmann seine Bücher revidiert. Auf der rechten Seite sitzt ein Schneider; vor ihm breitet ein Weber den Stoff aus; vgl. Const. 1337-39, fol. 228v »De augmentatione artis lanae«.

74 Für die Dozenten und das Studium Generale siehe Bowsky (wie Anm. 1), S. 277-278; vgl. Const. 1309-10, Dist. II, r. CLIX-CLXXXVIII, Dist. IV, r. XIV-XVIII. Der Zusammenhang, auf den Feldges-Henning (wie Anm. 3) mit dem Theologischen System der *artes mechanicae* und *artes liberales* hinweist, ist unzulänglich. Vgl. Const. 1309-1310, Dist. I r. XCV: »... e quali tengono scolari et amaestrano scolari et dimostrano con li scolari ne l'albergo, non sieno constretti fare guardia di notte, nel tempo di guerra«; Dist. IV r. XII: »... che ... insegnerà gramatica, non sia tenuto andare ne l'oste o vero cavalcata«; r. XIV: »... che ... maestro Bandino, maestra di gramatica, molto utile et sufficiente ad insegnere gramatica ne la città die Siena, abia et avere debia dal comune di Siena, ogne anno ... XII. libre et X. Soldi di denari per pigione del suo albergo ...«; r. XVIII: »Che chi insegna li fianulli a legere non vada in oste o cavalcata«; r. XIX: » ... maestro Giannino de l'abbaco et de la geometria ... sia libero da l'osti ...«; r. LXXXIV: »De la pena la quale si die tollere a chi offendessa li maestri o vero scolari«.

75 Die Inschrift von Securitas: SENZA PAVRA OGNUUM FRANCO CAMINI/ ELAVORANDO SEMINI CIASCUNO/ MENTRE CHE TAL COMUNO/ MANTERRA QUESTA DON(N)A I(N) SIGNORIA/ CHEL ALEVATA AREI OGNI BALIA, nach Borsook, S. 35. Vgl. »De consilio fiendo pro securitate« Const. 1337-1339, fol. 155r.

76 Vgl. Const. 1309-1310, Dist. III, r. XIII, XIIII, XVIII, XIX.

77 Moline, vgl. Const. 1309-1310, Dist. III, r. CXLII-IX, CLIII, CCXLVII, CCLVI, CCLXII, CCLXXIX-XXI; Ponte, r. CXXXVI, CCIV, CCLIV-CCLXIII, CCLXIX, CCLXXXVII-IX. Brücken und wichtige Straßen, Const. 1337-1339 Dist. IV, r. 330, fol. 248r. Die Beamten *Viarii generales* und *scoridore delle strade,* Const. 1309-1310, Dist. I, r. XXXVIII und XXXIX, sowie Bowsky (wie Anm. 1), S. 81, 199. Für die abgebildete Via Francigena, siehe G. Venerosi Pesciolini, La strada francigena nel contado di Siena nei secoli XIII-XIV, in: La Diana VIII, 1933, S. 116-156.

78 Vgl. Kempers (wie Anm. 1).

Quentin Skinner

Ambrogio Lorenzetti: The Artist as Political Philosopher

Between the early thirteenth and mid fourteenth centuries the city-republics of the *regnum italicum* engendered a distinctive political literature concerned with the ideals and methods of republican self-government. Several of the most eminent philosophers of the age took part in the argument, including St. Thomas Aquinas and Marsilius of Padua. But it was an artist, Ambrogio Lorenzetti of Siena, who made the most memorable contribution to the debate. This took the form of the celebrated cycle of frescoes he painted between 1337 and 1340[1] in the Sala dei Nove of the Palazzo Pubblico in Siena. Although it is obvious that these paintings do not constitute a text of political theory in the conventional sense, it is equally obvious even to the casual observer that they are basically intended to convey a series of political messages. It is with the meaning and interpretation of those messages that I shall principally be concerned.

I wish in particular to re-examine the central section of the frescoes, the section that II
occupies the middle level of the northern wall. As the verses inscribed beneath this part of the painting explain, the painting itself is intended to represent that form of government which we are bound to establish if we are induced to act exclusively by the dictates of the holy virtue of justice.[2] The question I should like to re-open is what exact theory of government, what ideal of social and political life, is being held up for our admiration in this dramatic way.

Among recent students of Lorenzetti's masterpiece one particular answer has come to enjoy the status of an orthodoxy. The work is said to be »inspired both by Aristotelian and by Thomist ideas«,[3] and to have »its roots in scholasticism«.[4] More precisely, it is said to be »largely based on Aristotelian philosophy in contemporary adaptation«, particulary the adaption owed to St. Thomas Aquinas.[5]

I shall argue instead that Lorenzetti's cycle is best interpreted as an expression of the pre-humanist rhetorical culture that first began to flourish in the Italian city-republics in the early years of the thirteenth century.[6] Among the sources we need to consider are in consequence the various *dictamina* of that period, especially those compared by *dictatores* like Guido Faba with clearly defined moral and political commitments.[7] We also need to consider such crucial official documents as the constitutions of the city-republics, the most relevant being the »Breves« of Siena assembled in 1250, the Latin Constitution of the city drawn up in 1262 and the more extended volgare version of 1309-1310. Perhaps most important of all, we need to examine the specialized treatises on city-government that first began to appear in the same period. Among these the pioneering work seems to have been the anonymous »Oculus patoralis«, perhaps written as early as the 1220s.[8] This was shortly followed by Orfino da Lodi's »De sapientia potestatis«, composed in leonine verse in the early 1240s;[9] by Giovanni da Viterbo's »Liber de regimine civitatum«, probably completed by 1253;[10] and by Brunetto Latini's encyclopaedie »Li Livres dou tresor«, compiled in the early 1260s in part on the basis of these earlier accounts.[11]

None of these writers had any direct acquaintance with the works of Aristotle. Orfino da Lodi, Giovanni da Viterbo, Guido Faba, and the author of the »Oculus« all completed their treatises before the earliest Latin version of the full »Nicomachean Ethics« started to circulate in the early 1250s,[12] and considerably before William of Moerbeke issued the first Latin translation of the »Politics« a decade later.[13] Even Brunetto Latini, writing in the 1260s, still had access only to the brief and inaccurate paraphrase of the Ethics translated from the Arabic by Hermannus Alemannus in 1243-1244.[14] Still more striking is the fact that, among writers of *dictamina* and similar compilations in the ensuing generations, the doctrines of Aristotle and his modern disciples appear to have had virtually no impact.

The authorities of whom these writers continued to rely were the moralists not of Greece but of Rome. All the tracts I have cited were overwhelmingly dependent on a small selection of texts from the late republic and early principate that had never ceased to be widely studied and quoted throughout the middle ages. Among these a few works by Sallust, Seneca, and especially Cicero stand out, above all Cicero's youthful »De inventione« and his »De officiis«. It is clear that most of the Italian writers on city government knew these texts at first hand, while some of them seem to have known the »De officiis« almost by heart.[15] They were even more deeply indebted, however, to a number of medieval *florilegia* and moral treatises derived from these same Roman sources.[16] They knew about Seneca's theory of the virtues from the »Formula vitae honestae«, a tract of remarkably wide circulation that was generally believed to be by Seneca himself.[17] Similarly, they knew about Cicero's »De officiis« both from the anonymous »Moralium Dogma Philosophorum« of the mid twelfth century,[18] and from the massive »Summa virtutem et vitiorum« compiled by Guillaume de Peyrat a century later,[19] both of whom treat Cicero's text – as do all the pre-humanist writers on city government – as their veritable Bible in matters of moral and political philosophy.

If we examine the full range of these pre-humanist treatises, we are bound to be struck in the first place by their wide measure of agreement about the most precious value in civic life. They all accept that the goal of good government must be the preservation of peace on earth; that everyone must above all seek to live in a state of concord and tranquillity with everyone else. The same ideal, expressed in more formal language, recurs no less prominently in official documents of this period. The 1309 Constitution of Siena, for example, places the utmost emphasis on the point. The rubrics concerning the duties of the *Nove signori* – the merchant oligarchy who ruled the city from 1287 to 1355 repeatedly insist that their principal obligation is »to conserve the city in perpetual peace and pure justice«.[20]

Peace being the central value of civic life, the question that chiefly preoccupies all these writers is how to ensure that her numerous enemies are duly conquered. Among her foes the most obvious is of course said to be *guerra* or war. But the most insidious – to which they usually devote far more attention – is generally described as *discordia* or civic disunity. They all quote Sallust's judgement in »Jugurtha« to the effect that this is the force that causes even the greatest undertakings to collapse.[21] And they all reiterate the distinctions drawn by Sallust and other Roman moralists in considering the different forms that civic discord can take.

How are these enemies of civic tranquillity to be overcome? The pre-humanist writers answer with a single voice. The only way to bring about the triumph of peace is to ensure that no one is able to pursue their own ambitions at the expense of the public good; that everyone is somehow induced to place the *bonum commune*, the *communes utilitates*, above all calculations of individual or factional advantage. The most extensive discussion of the common good, however, occurs in Latini's »Livres dou tresor«. He too quotes Cicero on the need to take Nature as our guide and »place the common good above everything else«.[22] »Each one of us«, he adds, »must do everything in our power on behalf of the common good of our city and fatherland.«[23]

Summarizing the constitutional theory of these prehumanistic writers we may say that it embodies two simple if strenous demands. The first is that, if we wish to live in peace, we must institute a form of government based on the rule of elected *signori* who are made to conduct themselves entirely according to the laws and customs of their community. The other is that these *signori* must in turn be capable, all passion spent,[24] of discharging the duties of their office in a perfectly virtuous way. As Giovanni da Vignano puts it, it is only by having such magistrates that a city can hope to remain »in tranquillity and a good state«. It follows that our ambition must always be to find a chief magistrate »through whom (›per lo quale‹)« we can hope to attain these ends,[25] a magistrate, as Matteo del Libri repeats, »through whom (›per cui‹) we can and ought to remain in a state of great tranquillity and repose«.[26]

According to the Sienese Constitution of 1309-1310, these ideal requirements have actually been realized in practice. The opening rubric on the duties of the Nove begins by declaring that the goal of good government must of course be to ensure »that this city and all its people, its *contado* and all its jurisdictions, are conserved in perpetual peace and pure justice«.[27] If these goals are to be achieved, the rubric continues, it is essential »that the city should be governed by (›per‹) men who are lovers of peace and of justice«.[28] And this is why, it goes on to proclaim, »it is hereby enacted and ordained that the office of the *nove signori*, defenders and governors of the commune and people of the city and jurisdictions of Siena, both are and ought to be established in perpetuity within the city of Siena, for the preservation of its good and peaceable state«.[29]

The most precious value in civic life according to the writers mentioned above is held to be the preservation of peace. Moreover, they inherited from their Roman authorities a distinctive idiom for expressing the idea that certain values ought particularly to be cherished. Such values, it was said, ought to be *in medio*, in our midst; they ought indeed to be actively brought forth *in medium*, into the centre of things. Cicero, for example, had declared in the »De officiis« (1.7.22) that our highest duty must be *communes utilitates in medium afferre* – to act in such a way as to place the ideal of the common good at the heart of our common life. Similarly, Seneca had spoken in the »Epistulae Morales« (90.36) of »that fortunate time when the benefits of nature lay open in medio« – in such a way as to be possessed by all. One way of expressing the central principle of the ideology I have been examining would thus be to say that it asks us to place the ideal of peace *in medio* – to ensure that this is the value cherished and enjoyed above all.

Lorenzetti illustrates this exact conception of peace. The figure inscribed with the titulus PAX is literally placed *in medio*, in the midst of his entire composition. Lorenzetti's cycle is distributed over three walls of the Sala dei Nove, with the figure of Peace appearing on the central wall. This wall is in turn divided into three levels, with the symbolic depiction of just government in the middle, a set of medallion paintings above, and a large Giottesque dado below. This middle painting is in turn organized into three sections, with cherubim figures at the top, various groups of citizens at the bottom, and the figure of

II, 17

Peace, together with the virtues, in the middle.[30] Finally, the figure of Peace is seated at the centre of his middle section of the cycle as a whole. Far more eloquently than any of the literary sources, Lorenzetti proclaims that peace is indeed the value that deserves to placed *in medio*, at the heart of our common life.

So far this could of course be described as a Thomist representation of peace. As we have seen, however, there was one point at which Aquina's analysis contrasted sharply with that of the pre-humanist writers on city government. And at this point Lorenzetti's portrayal strongly recalls the pre-humanist as opposed to the Thomist account. The figure of Peace is shown leaning back on her right elbow, pressing against a large cushion which in turn presses down upon a full suit of armour and holds it in place. Her right foot rests in triumph on a large black helmet, while the hem of her garment partly covers a shield lying underneath it. Peace is depicted, in short, not simply as »an absence of discord«, in Thomist phrase; she is represented as a victorious force, her repose the outcome of a battle won against her darkest enemies.[31]

Describing these enemies, the pre-humanist writers isolated two in particular: external *guerra* and internal *discordia*, the latter being a product partly of factious *divisio* and partly of
V, 12 the *furor* of the masses. If we turn to the left or ›sinister‹ side of Lorenzetti's frescoes, we encounter just these companions of tyranny and enemies of peace. They are seated upon the left hand – again the ›sinister side‹ – of the demonic central figure, behind whose head a titulus in silver lettering reads TYRAMMIDES.[32] To his extreme left,[33] dressed in dark blue robes, we see the helmeted figure of War, a gold-hilted sword upraised in his right hand and the word GUERRA inscribed on his shield.[34] Next to him sits a female figure marked (D)IVISIO, dressed in black and white, with golden hair falling loose and dishevelled in contrast with the carefully plaited hair on the figure of Peace. She is holding a carpenter's saw, using it to cut an object held in her left hand, an evident allusion to Sallust's dire warning that Divisio will always serve to tear a body-politic to pieces.[35] Finally, standing closest to the enthroned central figure, we see a black hybrid beast marked FUROR. This we are surely intended to recognize as a representation of the brutish multitude, especially as we see it armed with a stone in just the manner that the »Breves« of Siena had warned the city police to expect from the mob.

How can we hope to overcome these enemies of Peace? We can only hope to do so, the pre-humanist writers maintained, if we live together in *concordia* and *aequitas* in such a way as to promote the common good. If we now focus our attention on the central section of Lorenzetti's frescoes, we find ourselves confronting a complete visualization of these further arguments, together with an attempt to render the whole range of metaphors in which they were habitually expressed.

We see, most prominently, a representation of the Ciceronian claim that *concordia* constitutes one of the two fundamenta of public life. Beneath the mysterious regal figure,
18 and upon his ›good‹ side, we see a group of twenty-four citizens holding a double rope – one strand red, the other grey – which is handed to them by a seated female figure marked
14 CONCORDIA. The allusion is clearly to the *vinculum concordiae,* the double bond of concord mentioned in several of the pre-humanist treatises on city-government. Moreover, the citizens are shown holding the rope rather than being held by it, an evident reference to the further claim that any such agreement to act together as a political unity must always be voluntary in character.

We also see a representation of *aequitas,* the quality Cicero had described as the other *fundamentum* of civic peace. The figure of Concord holds in her lap a large *runcina* or

carpenter's plane. Now a plane is of course an implement specifically designed to level out roughnesses and produce a smooth surface.[36] So the appearance of a *runcina,* especially in such close association with *concordia,* must surely be intended to symbolize the Ciceronian view of *aequitas*[37] – the view that we must smooth out our differences as citizens rather than accentuate any divisions between us if we are to enjoy the blessings of peace. Lorenzetti underlines the allusion by means of two further visual effects. The contrasting figure of *divisio* is also shown holding a carpenter's tool, the saw with which she divides the object in V, 12
her left hand. And the citizens processing together in concord are all exactly uniform in height, each ›on level terms‹ with everyone else in just the manner that the Ciceronian analysis of *aequitas* prescribed.

This still leaves the question of how we can hope to act together in concord and equity to promote the common good. According to the pre-humanist writers on city government, we can never hope to do so unless we are persuaded by the wisdom of a great lawgiver to submit ourselves to the dictates of justice. And this further argument, the heart of the ideology I have been examining, we again find closely reflected in Lorenzetti's frescoes.

At the top of the picture Lorenzetti shows Wisdom in the guise of a winged cherubim 14
figure. The titulus above her head identifies her as SAP (I) ENTIA; the scales of justice hang down from her right hand. This depiction of Wisdom giving rise to justice has usually been treated as a straightforward allusion to Aquina's »Summa theologiae«.[38] But in fact the provenance of Lorenzetti's imagery is far from straightforward. One problem is that he seems to contradict rather than illustrate Aquina's beliefs about the place of divine wisdom in human affairs. Aquinas maintains that the only way to participate in divine wisdom is by speculative reason. But he thinks of human law as an outcome not of speculative but of practical reasoning. So he never thinks of legal justice as a direct product of wisdom; he always claims that just laws arise »as an outcome of man's natural capacity to participate by way of practical reasoning in the eternal law«.[39] A further problem, however, is that Lorenzetti's portrayal of Wisdom hardly seems to accord with the assumptions of the neo-Ciceronian ideology he usually follows with such fidelity. As we have seen, Cicero conceives of our ability to live under the rules of justice as a legacy we owe to the wisdom of great lawgivers. But Lorenzetti displays Wisdom not as a human attribute but rather as a heavenly power. Although his depiction of the relationship between wisdom and justice is obviously closer to the Ciceronian than the Thomist account, he undoubtedly treats his authorities at this juncture with an unusual degree of licence. Perhaps the most obvious explanation is that he found himself constrained to do so by pictorial requirements, and specifically by his commitment to the three-tier organization of his painting as a whole.

Beneath the figure of Wisdom Lorenzetti illustrates the idea of justice. To speak more accurately, what he illustrates is the idea of justice or fairness as the essence of law, not justice or righteousness as a personal attribute. He treats the latter as a separate concept – as do his sources – and illustrates it separately on the extreme right of the picture.[40] Justice is 16
represented in the guise of an enthroned female figure who surmounts both Concord and the procession of citizens, making the point that they must all live ›under‹ her sway if the common good is to be served. The figure is recognizable as Justice not merely by her pair of scales,[41] but also by the titulus in gold lettering around her head, which quotes the opening of the Book of Wisdom: DILIGITE (IUSTITIA)M Q(UI) IUDICATIS TE(RR)AM. Finally, the centrality of this ideal is underlined not merely by the size and placing of the figure herself, but also by the explanatory verses inscribed beneath the frescoes. At the foot of the tyrant's throne a figure marked IUSTI(TIA) lies prone, while the accompanying verses explain that V, 12

»where justice lies bound, no one ever joins together to promote the common good«[42] By contrast, the verses beneath the central fresco assure us that, where the holy virtue of justice rules, »she induces many souls to act in unity«.[43]

The provenance and meaning of Lorenzetti's image of justice have recently occasioned much debate. There is of course an obvious though not an exact visual precedent in Giotto's
I portrayal of justice in the Scrovegni chapel.[44] But this still leaves the problem of identifying the source of the visual tradition itself. The solution which has usually been proposed is that the whole tradition, including Lorenzetti's invocation of it, stems essentially from Aristotle's »Nicomachean Ethics«, perhaps mediated by various Thomist commentaries.[45] Recently, however, Frugoni has argued that this offers too simplified an account of Lorenzetti's sources, and has proposed that the Book of Wisdom needs in particular to be invoked if this central section of the frescoes is to be ›globally‹ explicated.[46]

There is I think nothing to be said in favour of the latter argument. One difficulty is that the Book of Wisdom seems powerless to explain so many of Lorenzetti's most prominent symbolic effects. It contains, for example, no celebration of the need for peace to be situated *in medio*, no mention of the *vinculum concordiae*, no reference to *concordia* and *aequitas* as the twin *fundamenta* of civic life. But the main objection is that there is no reason to single out this particular text as a direct inspiration for any feature of Lorenzetti's work. This applies even to the titulus surrounding the head of Justice: as we have seen, the injunction to love justice was a topos that could equally well have been taken from almost any of the pre-humanist treatises on city government.[47]

There would seem to be a much stronger case, however, for concluding that Lorenzetti's portrayal must either be taken directly from Aristotle or else from various Thomist commentaries. The decisive evidence appears to be furnished by the tituli above the heads
14 of the two angels who appear to right and left of the figure of Justice herself. The titulus on the left reads (DIS)TRIBUTIVA, the one on the right COMUTATIVA. These terms make no appearance in any of the pre-humanist treatises on city government. But the problem of how to formulate rules of justice in relation to distribution and exchange is of course central to Book V of the »Nicomachean Ethics«. If we turn, moreover, to Grosseteste's original translation of the »Ethics«, we find him introducing the terms *iustum distributivum* and *iustum commutativum* to describe these precise aspects of justice.[48] And if we turn to Aquinas's »Summa theologiae«, we find him adopting the same terminology in his own analysis of just distribution and exchange.[49] So it seems, as students of Lorenzetti have generally concluded, that at this point we come upon »perhaps the most obvious representation of Thomistic-Aristotelian themes« in the whole cycle of frescoes.[50].

For all its plausibility, however, this thesis creates more puzzles than it resolves. The most obvious is that, although the terms *distributiva* and *commutativa* are unquestionably Aristotelian in origin, the theory of justice depicted by Lorenzetti is hardly Aristotelian at all. It is true that the activity represented under the heading COMUTATIVA, though far from unambiguous, might perhaps be interpreted as an exchange. The angel confronts two figures, and is usually said to be giving them various articles. Since they are both kneeling in the conventional posture of donors, however, it may well be they who are making the gifts. The figure on the left definitely appears to be handing over two metal-tipped lances; the one on the right is holding out (and perhaps offering up) an object which, while it looks cylindrical, cannot in the present condition of the painting be further identified.

Further puzzles arise in the case of the actions illustrated under the heading (DIS)TRIBUTIVA. Again we see an angel with two kneeling figures. The one on the right, who holds a palm of glory, is being crowned; the one on the left, whose weapon lies beside him, is being decapitated by the angel with a sword. The main difficulty here is that neither in the »Nicomachean Ethics«, nor in Aristotle's later analysis in the »Politics«, nor in any of Aquinas's comments on either of these texts is it ever suggested that Aristotle's concept of *iustum distributivum* is in any way connected with the infliction of punishment. As Aristotle (in Grosseteste's version) emphasizes in Book V of the »Ethics«, the problem with which he is alone concerned in asking what constitutes *iustitia* in relation to *distributionibus* is that of discovering a rule of fairness for the allocation of scarce and valued resources. The examples he offers of such *partibilia* are money and honours, and the celebrated thesis he defends is that the appropriate rule to follow must be to distribute them *secundum dignitatem* or according to worth.[51] At no point is the issue of punitive justice ever raised.

Frugoni has recently proposed a drastic solution to these difficulties. She suggests that the titulus (DIS)TRIBUTIVA really belongs with the episode on the right, COMUTATIVA with the one on the left.[52] One problem with this suggestion, however, is that it is wholly speculative: there is no independent evidence that these particular tituli were ever effaced, still less that they have come to be reversed. A further problem is that the episode on the right is not self-evidently an instance of distribution. Frugoni is obliged to assume that the two figures are both receiving gifts, which is doubtful in itself; that the lance or spear is a symbol of office, which is even more conjectural; and that the unidentifiable cylindrical object is a strong-box »full of money«, which seems quite unjustified.[53]

The decisive objection to Frugoni's thesis, however, is that it leaves us with an unrecognizable portrayal of commutative justice. When Aristotle raises the issue of justice in relation to exchange, he does so in the context of quoting the Pythagorean maxim that »reciprocity is a straightforward instance of justice«.[54] He begins by observing that this looks doubtful, since neither of the two forms of justice he has by then distinguished – distribution and rectification – can be said to involve pure reciprocity. But he concedes that such relationships nevertheless seem to »hold people together« when it comes to questions of trade, barter, and exchange between citizens. So he feels it appropriate to examine the principles involved.[55]

Nothing in his ensuing examination, however, bears any resemblance to either of the episodes characterized by Frugoni as instances of commutative justice. As we have seen, one of these instances takes the form of a kneeling figure being crowned. Since the issue of commutative justice is held to arise only in exchanges between equals, however, neither Aristotle nor Aquinas ever suggests that it might be connected with the receiving of honours or rewards. The other alleged instance shows a kneeling figure being executed. But as Aristotle himself stresses, his sole aim in raising the question of fair exchanges is to establish whether pure reciprocity counts as a form of justice. The awarding of penalties for wrong-doing is obviously unconnected with this issue, and is mentioned at no point. Nor can this latter difficulty be met, as Frugoni suggests,[56] by pointing to the passage in Aquinas's commentary where he follows Aristotle in noting that two sorts of transactions mark our common life, and that judges either punish or recompense in such cases. For in Aquinas, as in Aristotle, these observations are made in the course of considering the nature of rectificatory, not commutative, justice.[57]

Suppose, however, we turn instead to the pre-humanist literature on city government as a key to explaining Lorenzetti's depiction of justice. If we revert to these sources, and in particular to Lantini's distinctive analysis in the »Tresor«, most of the puzzles we have been considering can be resolved.

As we have seen, Latini argued that justice consists essentially in the rectifying of inequalities. Some arise from *entreservices:* the metal-worker needs to be able to engage in fair exchanges with the draper, the cordwainer, the carpenter. But others arise from social behaviour, requiring an *ygailleur* who can ›rectify‹ in two further ways: by punishing the wicked, especially by executing and sending them into exile; and by rewarding the good, especially by handing out money and honours.

14 The two angels flanking Lorenzetti's figure of Justice seem to be engaged in precisely these forms of *ygaillance*. The one on the left appears to be acting as a rectifier in both the ways singled out in Latini's account. With his right hand he executes one kneeling figure, thereby punishing the wicked; with his left he crowns the other, thereby rewarding good conduct with honour. Meanwhile the angel on the right appears to be regulating *entreservices*. He receives from the two kneeling figures different items which they evidently wish to exchange in accordance with the mediating rules of justice. The figure on the right cannot be identified, but there is certainly a case for saying that the one on the left may be (as in Latini's example) a metal-worker, handing over spears or lances in the expectation of receiving commensurable articles in return. And if this is so, it may well be that the figure on the right represents one of the other trades mentioned by Latini – that of draper, cordwainer, or carpenter. Since the object he is holding appears to be cylindrical, perhaps the best guess is that he is a draper with a bale of cloth, a representententative of one of Siena's most important industries.

Finally, it is worth recalling the topos cited by so many of the pre-humanist writers to the effect that justice constitutes the ultimate bond of human society. For this is a further conception Lorenzetti seems to illustrate. As we have seen, the double rope of concord held by the procession of citizens is handed to them by the figure of Concord. She in turn receives it, however, from the two angels of justice. The red cord originates as the girdle worn by the angel on the left, the grey as the girdle of the one on the right. Each cord passes through one of the pans in the scales of justice; both are then gathered by the figure of Concord, in whose hand they are woven into a single rope. Justice is thus depicted as the source from which the rope of concord ultimately derives, and hence as the ultimate bond of human society.

II, 15 I now turn to the right hand side of Lorenzetti's painting, and so to the mysterious regal figure who dominates this section of the frescoes. As I began by observing, he is usually interpreted as a symbolic representation of the Thomist doctrine of the common good. He »personifies the common good«; he is »meant to represent the common good«[58] Lorenzetti's final message is thus that »the common good must be raised to the position of the ruler« if we are to enjoy the blessings of peace.[59]

One difficulty with this interpretation is that it seems to involve a misunderstanding of Thomist doctrine. Aquinas never argues that the common good is to be equated with the laws and those who enforce them. His thesis in the »Summa« is that »all law is ordained to bring about the common good«.[60] So he never suggests that the common good should be raised to the position of a ruler; rather he insists that rulers have a duty to uphold the laws »in such a way that they attain their own ultimate end, which consists in the realization of the common good«.[61]

My main contention, however, is that there are good reasons for doubting whether this part of the frescoes has any connection with Thomist political ideas at all. As before, a more illuminating guide to Lorenzetti's meaning can I think be found in the pre-humanist literature on city government.

As we have seen, the pre-humanist writers took the key to attaining the common good to lie in assigning a plenitude of power to an elected *signore* or *signoria*. Such powers were in turn held to include at least the following elements: full control of city and contado alike, including the right to command the allegiance of local feudatories; full legal as well as legislative authority, including the right of judicial execution; and full military as well as police backing for the implementation of these policies.

Lorenzetti faithfully mirrors all these aspects of civic government. First of all, he 16
symbolizes the authority of city magistrates over local feudatories. We see two noblemen in armour kneeling at the foot of the regal figure, offering him their castle in an evident act of homage. Next, he provides a strongly realistic portrayal of the legal powers of city magistrates. Below the regal figure, and upon his ›sinister‹ hand, we see a band of *fures* roped together under arrest, their bonds offering a strong contrast to the bonds of concord voluntarily held by the procession of worthy citizens on the other side. One of the *fures* has his head partly covered with a black cloth, a familiar device for representing someone convicted of a capital crime. Finally, Lorenzetti hints at the various types of armed strength available for the enforcement of justice. We see one group of foot-soldiers standing behind the procession of citizens; they are all carrying lances, and one stares fixedly up at the regal figure above. A further group stands behind the two kneeling noblemen; again they are carrying lances, and again one of them looks up into the face of the regal figure. This latter group may perhaps be intended to represent the special force of *contadini* recruited by the Nove in 1302 to keep the peace in the Sienese countryside, a possibility suggested both by their proximitiy to the two feudatories and by the fact that the device on their shields is a lion rampant, the emblem of the Sienese *popolo*. Lastly, behind this group and to the right we see four mounted lancers; they are grimfaced, fully armoured, and one of them gazes up into the impassive face of the figure marked IUSTITIA.

Lorenzetti also portrays with remarkable fidelity the various images used to convey the majesty of public authority. The writers on city government liked to speak of the need for magistrates to deliver their judgements from a throne of glory. Lorenzetti duly shows the regal figure seated on a high and sumptuously covered throne. They liked to speak of 15, 16
magistrates as shields and defenders of their communities, carrying sceptres in their strong right hands. Lorenzetti duly shows the regal figure holding a golden staff in his right hand, a shield in his left. Some pre-humanist writers also described the duties of government as a burden our magistrates carry on their shoulders. Around the shoulders of the regal figure Lorenzetti duly displays the letters C.S.C.V.[62] The initials are those of the *Commune Senarum, Civitas Virginis*,[63] the community whose government is thus shown to weigh upon the regal figure as he bears its burdens on behalf of the people. Finally, most of the prehumanist writers spoke of our magistrates as set ›over‹ us while we are obliged to live ›under‹ their command. Lorenzetti duly displays the whole spectrum of citizens – the malefactors, the procession of worthies, the squads of foot-soldiers in between – as standing ›under‹ the regal figure and in several cases looking up at him as he sits enthroned ›over‹ the entire populace.

For all these elements of majesty, however, the writers on city government always insisted that true *signori* remain mere public servants, installed in office by the consent of the people to procure the common good. And as we have seen, they liked to express this contasting perspective in a further set of metaphors. One favourite image spoke of such *signori* a tied or bound to rule according to the dictates of justice. Again Lorenzetti illustrates this exact conception, depicting the regal figure as bound by the red and grey rope of concord originating with the figure of Justice. Commentators on the frescoes have generally claimed that the regal figure is simply holding the rope, and that it is transferred or handed to him by the procession of citizens.[64] Closer inspection reveals, however, that the red strand of the rope encircles his hand, while the end of the rope hangs down to the left – two indications that we are to think of it as knotted around his wrist. Symbolically the difference is of obvious significance: although the regal figure holds a sceptre in the same hand, he is shown as bound or constrained to wield it according to the dictates of justice and the will of the citizens as a whole, in line with the maxim that »what touches all must be approved by all«.

Lastly, Lorenzetti seeks in a number of ways to convey the idea that the powers of elected *signori* are simply an expression of, a way of representing, the powers of the community over which they preside. He shows the regal figure as grey-bearded, whitehaired, and thus as *senex* or old – a possible allusion to Sena, the Latin name for the city of which he is head.[65] He is dressed in black and white, the heraldic colours of the commune of Siena. At his feet a she-wolf suckles a pair of twins, the ancient symbol of the Roman republic which the Sienese had adopted and emblazoned on the arms of their city in 1297.[66] Finally, on his shield we can still faintly discern an image of the Virgin Mary, chosen by the Sienese as their special patron just before their victory over the Florentines at Montaperti in 1260.[67] The Virgin sits enthroned with the infant Jesus upon her left hand, and with two haloed supporters kneeling on either side of her. This strongly recalls the portrait of the Virgin to be seen on the left of the two central roundels beneath Simone Martini's Maestà in the next-door chamber of the Palazzo Pubblico. Around the edge of Simone's roundel can be read the motto of the Sienese republic, further emphasizing the city's special indebtedness to the mother of God: SALVET VIRGO SENAM VET(EREM) QUAM SIGNAT AMENAM. If we turn back to Lorenzetti's fresco, we find around the edge of the shield held by the regal figure a faint and fragmentary version of what must certainly be the same motto SALVE(T) VI(RG)O SE(NA)M (VETEREM) (QU)AM (SIGNAT AMENAM).

I conclude that the regal figure has been misidentified by those who have seen it as a personification of the common good. The figure is, rather, a symbolic representation of the type of *signore* or *signoria* a city needs to elect if the dictates of justice are to be followed and the common good secured. To put the point more precisely in the language used by the pre-humanist writers, the figure constitutes a symbolic representation of the type of magistracy by means of which a body of citizens can alone hope to create or attain an ideal of the common good, and hence the blessings of peace.[68]

It is arguable that Lorenzetti offers an even more exact and local allusion to the type of magistracy he wishes to commend. He does so by the unusual way he groups the virtues around the regal figure and relates them to the image of Peace. There were two rival traditions of thought about the virtues of public life. According to the more usual view, seven qualities are indispensable to good government: the three ›theological‹ virtues of faith, hope, and charity, together with the four ›cardinal‹ virtues of prudence, justice, temperance, and fortitude. According to the rival Senecan tradition, however, we ought rather to think of five civic virtues, since we ought to add the quality of magnanimity to the conventional list and indeed to give it pride of place.

II, 15, 16 Lorenzetti prefers to follow this latter and less orthodox scheme. He groups the figures marked FIDES, CARITAS, and SPES around the head of the regal figure, puts those marked PRUDENTIA and MAGNANIMITAS in pride of place next to him, and flanks them with (FO)RTITUDO, (T)ENPERANTIA and IUSTITIA. Finally he situates the whole tableau of civic virtues on the same plane as the figure of Peace, the value whose triumph these qualities are said to ensure.

As a result, he is able to contrive a further and very important symbolic effect. By adopting the scheme of five civic virtues and placing them in the company of Peace, he is able to surround the regal figure with a total of nine symmetrically disposed qualities. He is thus able firmly to associate the number nine with his representation of an ideal *signore*. It is perhaps not fanciful to see in this arrangement a celebration of the Nove Signori of Siena as an ideal *signoria*, especially as it was they who commissioned Lorenzetti to paint his frescoes for their own council-chamber in the Palazzo Pubblico.[69] Given the setting of the paintings, indeed, they might even be held to carry the force of a continual reminder to the Nove of the civic values they were sworn to uphold.

This conception that the *signoria* of a commune may be said to ›represent‹ the commune itself is one that appears elsewhere in Tuscan art during the Trecento. Perhaps the clearest exemplification of the idea can be found in one of the reliefs carved on the tomb of Bishop Guido Tarlati in the cathedral at Arezzo. Under an enthroned and venerable figure the ex- 6
planatory legend reads COMM-(UN)E IN SIGNORIA.[70] With his portrait of the Nove ›representing‹ the city, Lorenzetti offers a distinctively Sienese version of the same general theme.

Among those who have identified Lorenzetti's regal figure as the Common Good, however, it has always seemed an unanswerable argument that, as Rubinstein observes, »if we turn to the inscription at the bottom of the fresco, we find the explicit statement that the Ruler is meant to represent the Common Good«.[71] What the verse states is that, wherever the holy virtue of justice rules, many souls are able to act together in such a way that »un ben comun per lor sigror si fanno«.[72] This line has in turn been understood to say that they are able to act in such a way as to »constitute the *ben comun* as their *signor*«[73] or to »make up the common weal – *ben comun* – for their lord«.[74]

It is I think clear, however, that these renderings embody an anachronistic understanding of the word *per* in the vital line. As we have seen, a number of pre-humanist treatises – not to mention the Sienese Constitution of 1309–1310 – insisted that the common good and the triumph of peace can only be brought about *per* – by means of, through the agency of – an elected *signore* or *signoria* dedicated to upholding the dictates of justice. The crucial word *per* in the verses accompanying Lorenzetti's fresco must undoubtedly be understood in the same way. What the verses state is that, where justice induces many souls to act together, they can hope to create or attain for themselves, through the agency of their *sigror*, an ideal of the common good. They confirm that the regal figure in Lorenzetti's fresco is an ideal *signore*, a symbolic representation of the type of magistracy through which the common good can alone be attained.[75]

I turn lastly to the other and more general claim usually made about this section of 11
Lorenzetti's frescoes: that the tableau of virtues surrounding the central figure can best be interpreted as an expression of scholastic ideas, and specifically of Aquinas's moral and political thought.[76]

There are certainly many elements in Lorenzetti's design that can readily be explained in this way. Consider first the figures of Faith, Hope, and Charity floating above the head of the regal figure, with Charity in pride of place. Aquinas singles out just these qualities as the major theological virtues, and quotes St. Paul's judgement that the greatest of these is Charity.[77] Consider similarly the figure of Justice, who is shown with a crown in her left 16
hand and a sword in her right. Aquinas makes use of both images, assuring us that »a crown of justice is laid up« for those who behave righteously,[78] and that »our rulers, when they

punish malefactors, are lawfully defending the community with the sword.«[79] Consider
17 finally the figure of Prudence, whom we see on the left of the regal figure, garbed with particular richness, crowned as the noblest of the virtues and pointing with her right hand to a cartouche inscribed PTERIT PSE FUTM.[80] Aquinas speaks of prudence as »nobler than all the other virtues«,[81] and explains at the start of his rubric on the subject in the »Summa« that what distinguishes prudence is the ability to learn about things in the future (›futura‹) by way of considering things in the present (›praesentibus‹) as well as things in the past (›praeteritis‹).[82]

Even in these instances, however, there is no reason to conclude that Lorenzetti actually drew on Aquinas or any other scholastic authority. The pre-humanist writers on city government could equally well have supplied him with his inspiration for the disposition of all these figures. As we have seen, the belief that prudence should be regarded as the queen or ruler of the virtues was one that most of the pre-humanist writers shared; so was the belief that faith, hope, and charity constitute the leading theological virtues; so was the belief that the greatest of these is charity. The same point can be made about the symbols Lorenzetti chooses to associate with these qualities. The crown of justice was originally a Biblical image, and was subsequently taken up by a number of pre-humanist writers on the virtues.[83] The idea that justice carries a sword can similarly be traced to St. Paul's contention that no ruler bears the sword in vain, a warning echoed by several pre-humanist treatises on city government.[84] Finally, the formula connecting prudence with an understanding of past, present, and future can be found not merely in Cicero's »De officiis«,[85] but also in Martin of Braga's »Formula vitae honestae«,[86] as a result of which the same topos recurs in practically every work of moral philosophy indebted to those sources.[87]

Even more striking, however, is the extent to which Aquinas's analysis of the virtues remains powerless to explain a number of Lorenzetti's effects, whereas the pre-humanist writers appear to offer a systematic guide to this part of his pictorial scheme.

II This applies most obviously to the arrangement of the individual virtues. Lorenzetti places Justice at a greater distance from the central figure than any of the other virtues. This hardly answers to Aquinas's sense that »among the moral virtues justice is the one that excels all the rest«.[88] But it seems an apt illustration of the strongly contrasting view we encountered in several of the pre-humanist treatises: the view that, as Latini expressed it, »justice comes after all the other virtues«. So too with the figure of Magnanimity, whom we see together with Prudence at the centre of Lorenzetti's scheme. Nothing in Aquinas's analysis suggests such an arrangement, since he endorses the conventional assumption that magnanimity is merely one of the subordinate elements of fortitude.[89] Again, however, the pre-humanist writers seem to provide the key. As we have seen, a number of them followed Seneca in thinking of magnanimity as perhaps the most dominant and splendid of virtues.
16 This is certainly how we see her depicted: dominantly positioned, her garments a more brilliant white than those of Peace herself. Latini went on to add that magnanimity is »negligent about small expenses« and thinks it »a nobler thing to give than to receive«: we duly see her dispensing coins from a large dish held in her lap. He concluded that magnanimity represents »the crown and the brightest of all the virtues«: we duly see her holding out a crown in her right hand. If we turn to the symbols associated with the rest of the political virtues, a similar argument can be mounted in almost every case. Consider first the motifs
17 assigned to Justice and Prudence. Although these are the most conventional of Lorenzetti's figures, Prudence displays one highly unusual iconographical feature. Among Tuscan painters and sculptors of this period, Prudence is generally pictured with a book, a pair of

dividers, or sometimes a snake. For example, Andrea Pisano's figure of Prudence on the campanile of the Duomo at Florence is shown grasping a snake by its tail, while Giotto's figure in the Scrovegni Chapel is shown with dividers and a book. Lorenzetti, by contrast, displays Prudence cradling in her left hand a small black lamp, the three flames of which illuminate the three words incribed on her cartouche.

There is nothing in Thomist discussions to suggest this attribute. Aquinas himself remarks that prudence »is divided and numbered apart from the other virtues«,[90] he quotes Macrobius's observation that prudence is distinguished by her willingness to be taught; and he repeats St Matthew's injunction that we must learn to be prudent as serpents.[91] He confines himself, in short, to mentioning the three qualities implied by prudence's conventional iconography. If we turn, however, to be pre-humanist writers, and the moral treatises on which they relied, we find an obvious source for Lorenzetti's imagery. The author of the »Moralium Dogma Philosophorum« speaks of prudence as »carrying a lamp to show the way to the other virtues«.[92] Peyraut similarly observes that prudence »carries a light before the rest of the virtues«.[93] And Latini later reiterates the same metaphor, remarking that prudence »goes before the other virtues and carries a lamp to show them the way«.[94]

Consider next the figure marked (T)ENPERANTIA. So far as I am aware, this was 16
iconographically unique at the time Lorenzetti painted it. Among Tuscan artists of Lorenzetti's period, Temperance is usually depicted with a vessel in each hand, often in the act of pouring liquid from one to the other. This is how she appears on the campanile of the Duomo at Florence, and this is how Lorenzetti himself portrays her in his fresco of c. 1326 in the church of San Francesco in Siena. A decade later, however, he presents her in a completely different guise. She holds in her right hand the base of a large *horarium* or sand glass, bending her gaze upon it and pointing with the index finger of her left hand to show us that the sands have half run out.

Again, there is nothing in Thomist tradition to indicate such an iconography. Aquinas opens his rubric on temperance in the »Summa« with the etymological claim that »the very name of this virtue signifies a power of moderating or tempering«[95] thereby evoking the familiar image of someone diluting or tempering the contents of one vessel with another. If we turn, however, to the pre-humanist writers on city government, we find them drawing on a rival etymological suggestion which seems to furnish the key to Lorenzetti's imagery: the suggestion that there is a special connection between temperance and the keeping of time.

As so often, Cicero's »De officiis« seems to have provided the inspiration for this line of thought. Discussing the virtue of temperance in Book I, Cicero not only relates it to the notion of acting in a ›timely‹ way, but argues that temperate behaviour can be compared with the behaviour of time itself. »We must take care never to move too slowly nor too quickly« and »we must take even greater care to ensure that the movements of our soul remain in harmony with nature«.[96] The implication that there may be an etymological link between *tempus* and *temperantia* was later spelled out by no less an authority than Varro in his treatise on the Latin language. »It is from the temperate movements of the sun and moon«, he declares »that time itself is named«.[97] Finally, the view that temperance itself is essentially a quality of timeliness recurs in a number of moral treatises of Ciceronian inspiration, most obviously in the »Moralium Dogma Philosophorum«. This not only quotes Cicero's commendation of measured behaviour in the »De officiis«, but adds a number of other Ciceronian passages to the same effect, including the contention from the »De inventione« that temperance is the quality that serves to restrain all importunate movements.[98]

By way of such intermediaries, the same view of temperance recurs in several of the pre-humanist treatises on city government. Latini in particular draws on the »Dogma« for his views about the importance of timely behaviour, adding that temperance is a virtue with five subsidiary members, the principal of which is a quality of *mesure* »that enables all our movements and all our affairs to be conducted faultlessly and without disgrace«.[99] Latini's is not only much the fullest of these discussions, but is also the one that Lorenzetti's unprecedented portrayal of Temperance seems most closely to evoke.

17 Consider finally the figure marked (FO)RTITUDO, whose iconography embodies a number of even more unconventional features. The virtue of Fortitude is almost always depicted by Tuscan artists of this period as a Herculean hero, draped with the skin of a lion and carrying a club. This image, which clearly owes much to Ovid and Virgil,[100] recurs very widely: in the Arena Chapel, on the campanile of the Duomo at Florence, in Giovanni Pisano's carvings on the pulpit of the Duomo at Pisa. Lorenzetti, by contrast, portrays Fortitude in a completely different and even more belligerent pose. A black-robed female figure, wearing a cuirass underneath her robes, she is shown carrying a shield in her left hand, a staff in her right, closely accompanied by two soldiers on horseback, each of them fully armoured and helmeted.

There is nothing in the writings of Aquinas or his immediate disciples to hint at Lorenzetti's exceptionally aggressive characterization. On the contrary, the main emphasis in Thomist discussions was usually placed on the idea of fortitude as a matter of courage to endure rather than courage to fight. As Aquinas himself puts it in the »Summa«, »the chief sign of fortitude is more a willingness to sustain dangers and stand one's ground than a willingness to attack«.[101] Nor – with one exception – is there any warrant for Lorenzetti's warlike portrait among the pre-humanist writers on city government. The exception, however, is of great significance. Latini defines fortitude in his »Tresor« as that virtue which »serves as a shield and a defence to a man, as his armour and his staff, enabling him not only to defend himself but to attack those who deserve it«.[102] It is Latini's description – for which I can find no precedent – which appears once again to have supplied the inspiration for Lorenzetti's iconography.

Given that Lorenzetti seems to have drawn specifically on Latini's text for his portraits of Magnanimity, Temperance, and Fortitude, it is worth commenting on one further claim about the cardinal virtues that figures prominently in the »Livres dou Tresor«, but again appears to be without parallel in any earlier work. Latini tells us at the start of his encyclopaedia that »the second part will treat of the virtues and vices, and will thus be concerned with precious stones that give men delight and virtue«.[103] It was of course a commonplace to speak, in the manner of Pliny, of gemstones as having special or even magical virtues or properties. But Latini reverses the usual argument, claiming not that precious stones possess virtues, but rather that virtues can be symbolized by precious stones.

Latini reverts to his suggestion – an obvious pun on the title of his encyclopaedia – at the opening of Book II, where he begins with a rhetorical flourish that appears to be all his own.[104] This second part of the »Tresor«, he declares, »will be concerned with precious stones, that is, with the virtues«.[105] »Among these«, he goes on, »the first is prudence, which is signified by the carbuncle, which lights up the night and is more splendid than any other stone. The second is temperance, which is signified by the sapphire, which is the colour of the sky, and is the most gracious stone in the world. The third is fortitude, which is signified by the diamond, which is so strong that it can break and pierce all other stones and metals, while nothing can harm it. The fourth is justice, which is signified by the emerald, the most virtuous and beautiful object that the eye of a man can behold.«[106]

It is perhaps the strongest evidence of Lorenzetti's dependence specifically on Latini's authority that he follows this account with such fidelity in depicting the four virtues concerned. He associates Temperance with the colour of the sky, giving her a cloak and flowing skirt of cerulean blue. He associates Justice with the colour of emeralds, giving her a green tunic under her orange cloak. He associates Fortitude with diamonds, showing a large diamond-shaped ornament glittering at her breast. Finally, he not only shows Prudence as the first among the virtues, and hence in pride of place; he also shows her wearing a robe whose hem is encrusted with dark-coloured stones. These, we can surely conclude, must be intended to represent carbuncles.

I began with the general claim that Lorenzetti's frescoes give expression to various Ciceronian and Senecan themes that were first revived and developed by the ideologists of the Italian city republics in the early decades of the thirteenth century. I have now arrived at the more specific contention that one particular statement of this ideology can be shown to have provided the source for most of Lorenzetti's symbolic effects. Brunetto Latini, who was of course Dante's teacher, was plunged by Dante in the »Inferno« into the seventh circle of hell. My main conclusion is that, if we wish to understand Lorenzetti's masterpiece, this is a depth of oblivion from which we shall have to rescue him.

I turn lastly to indicate what I take to be the historical significance of the ideology I have described. H. Baron and others have influentially argued that the ideal of republican self-government was first fully articulated in Italian political theory only around the year 1400.[107] This thesis has been justly criticized, however, for failing to recognize the emergence of similar doctrines among civil lawyers and especially scholastic political philosophers over a century earlier.[108] The »rebirth of the citizen« and the earliest conceptualizations of »the new world of urban politics« have thus come to be associated in particular with the recovery and dissemination of Aristotle's »Politics« and »Nicomachean Ethics« in the closing decades of the thirteenth century.[109]

This latter view, however, no less than that of Baron, overlooks the fact that the pre-humanist ideology I have been considering embodies an ideal of citizenship, and a vision of self-governing republicanism, that predate by at least a generation the earliest availability of the Aristotelian texts. A number of scholars have of course pointed to this aspect of pre-humanist culture.[110] But they have tended to add that, as soon as Aristotle became available in translation, »his views completely won the day« and »transformed Italian political thought«.[111] As I have tried to show, however, the theories formulated by the *dictatores* not only preceded the so-called Aristotelian revolution but survived it virtually unchanged. The outcome was a distinctive view of citizenship that eventually broadened out into the so called civic humanism of the Renaissance.[112] It was from these humble origins, far more than from the impact of Aristotelianism, that the classical republicanism of Machiavelli, Guicciardini, and their contemporaries originally stemmed. The political theory of the Renaissance, at all phases of its history, owes a far deeper debt to Rome than to Greece.

Acknowledgements

My greatest debt is to Nicolai Rubinstein for many discussions and much encouragement. For commenting on drafts I am also deeply indebted to P. O. Kristeller, John Thompson, Daniel Waley, and especially Susan James. My warm thanks are also due to the staff of the Palazzo Pubblico. A longer version of this article is published in the Proceedings of the British Academy 72, 1987.

Anmerkungen

1 G. Rowley, Ambrogio Lorenzetti, 2 vols., Princeton 1958, I, pp. 130-131.

2 The verses on the simulated tablet begin: QUESTA SANTA VIRTU (La iustitia) LADOVE REGGE, INDUCE ADUNITA LIANIMI/MOLTI. EQUESTI ACIO RICCOLTI. UN BEN COMUN PERLOR SIGROR SIFANNO. The frescoes are generally known as the Buon governo or ›allegory of good government‹. But I have preferred to avoid these descriptions. The suggested title is definitely not original, and strictly speaking the paintings are not allegories.

3 A. Smart, The Dawn of Italian Painting, 1250-1409, Oxford 1978, p. 104.

4 E. Borsook, The Mural Painters of Tuscany, 2nd edn., Oxford 1980, p. 36.

5 N. Rubinstein, ›Political Ideas in Sienese Art: The Frescoes by Ambrogio Lorenzetti and Taddeo di Bartolo in the Palazzo Pubblico‹ in: Journal of the Warburg and Courtauld Institutes, XXI 1958, pp. 179-207, at p. 184.

6 For a classic outline see P.O. Kristeller, ›Humanism and Scholasticism in the Italian Renaissance‹ in: M. Mooney (ed.), Renaissance Thought and its Sources, New York, 1979, pp. 85-105. For a recent discussion, with full references, see R. Witt, ›Medieval‹ ›Ars Dictaminis‹ ›and the Beginnings of Humanism: A New Construction of the Problem‹, in: Renaissance Quarterly, XXXV, 1982, pp. 1-35.

7 On Faba as spokesman for the communes see H. Wieruszowski, Politics and Culture in Medieval Spain and Italy, Rome 1971, pp. 367-368 and note.

8 Muratori's suggested date of 1222 is endorsed in the Introduction to Oculus pastoralis, ed. D. Franceschi, in: Memorie dell'accademia delle scienze di Torino, XI, 1966, pp. 3-19, at p. 3. But A. Sorbelli, ›I teorici del reggimento comunale‹, in: Bullettino dell'istituto storico italiano per il medio evo, LIX, 1944, pp. 31-136, suggests (p. 74) 1242

9 Sorbelli (op. cit. note 8) p. 61.

10 G. Folena, »Parlamenti« podestarili di Giovanni da Viterbo, in: Lingua Nostra, XX, 1959, pp. 97-105, at p. 97. But F. Hertter, Die Podestàliteratur Italiens im 12. und 13. Jahrhundert, Leipzig, 1910, pp. 52-53, suggests 1228, while Sorbelli (op. cit. note 8), pp. 94-96, suggests 1263.

11 F. Carmody, ›Introduction‹ to Brunetto Latini, Li Livres dou Tresor, Berkeley 1948, pp. XIII-XX, XXII-XXXII.

12 On this translation (almost certainly the work of Robert Grosseteste) and its dating see M. Grabmann, Forschungen über die Lateinischen Aristoteles-Übersetzungen des XIII. Jahrh., Münster 1916, pp. 220-237.

13 M. Grabmann, Guglielmo di Moerbeke O.P., il traduttore delle opere di Aristotele, in: Miscellanea Historiae Pontificae, XI, Rome 1946, pp. 111-113.

14 For Latini's use of this translation see C. Marchesi, L'Etica nicomachea nella tradizione medievale, Messina 1904, pp. 116-117. On the translation and its dating see Grabmann, Forschungen (op. cit. note 12), pp. 204-214, 219-220, who answers doubts about the attribution expressed in Marchesi, pp. 106-109.

15 For these claims see Wieruszowski, Politics and Culture (op. cit. note 7), pp. 602-604, 610-619, and G. Alessio, Brunetto Latini e Cicero (e i dettatori), in: Italia medioevale e umanistica, XXII, 1979, pp. 123-169.

16 R. Tuve, ›Notes on the Virtues and Vices‹, in: Journal of the Warburg and Courtauld Institute, XXXVI, 1963, pp. 264-303, pp. 268-270, 276-288, rightly distinguishes the Ciceronian and Senecan strands, and cautions against overemphasizing the alleged influence of Aristotle.

17 Nearly 150 manuscripts survive from the fourteenth and fifteenth centuries alone. For this point, and the attribution to Seneca, see Martini Episcopi Bracarensis Opera Omnia, ed. C. Barlow, New Haven 1950, p. 204.

18 J. Williams, The Quest for the Author of the Moralium Dogma Philosophorum, 1931-1956, in: Speculum, XXXII, 1957, pp. 736-747, argues (pp. 737-738) that the tract must have been composed between 1145 and 1170 and gives convincing reasons (pp. 742-746) for doubting the usual attribution to Guillaume de Conches.

19 A. Dondaine, Guillaume Peyraut: vie et Œuvres, in: Archivum Fratrum Praedicatorum, XVIII, 1948, pp. 162-236, argues (pp. 186-187) that the treatise was written between 1236 and 1249.

20 Il costituto del Commune di Siena volgarizzato nel 1309-1310, ed. A. Lisini, 2 vols., Siena 1903, XX. 488: »che essa città ... in pace perpetua et pura giustitia si conservi«.

21 Sallust, Bellum Iugurthinum, 10.6. The Oculus alludes to the passage (op. cit. note 8), p. 61; it is quoted in the Moralium Dogma Philosophorum, ed. J. Holmberg, Uppsala 1929, p. 27; in Guillaume Peyraut, Summa virtutem et vitiorum, ed. R. Clutius, Mainz 1618, p. 282; and in Latini (op. cit. note 11), p. 292.

22 Latini (op. cit. note 11), p. 291: »por ce devons nous ensivre nature et metre avant tout le commun profit«.

23 Ibid., p. 284: »on doit faire tot son pooir por le commun profit de son pais et de sa vile.«

24 This is stressed in the Breves Officialium Comunis Senensis (1250), ed. L. Banchi, in: Archivio storico italiano III, 2, 1866, pp. 7-104, p.7 and the Il Constituto del comune di Siena dell anno 1262 (ed. L. Zdekauer, Milan, 1897), p. 25. Cf. also Giovanni da Viterbo, Liber de regimine civitatum, ed. C. Salvemini, in: Bibliotheca juridica medii aevi, 3 vols., Bologna 1888-1901, III. 215-280, p. 260

25 Giovanni da Vignano, Flore de parlare of c. 1290, in: Matteo de Libri, Arringhe ed. E. Vincenti, Milan 1974, pp. 229-325, p. 270: »per lo quale lo nostro comune posa e dibia durare e ponsare in tranquilità e bon stato.« Cf. also p. 269.

26 Libri (op. cit. note 25), p. 79: »per cui possa et dibia permanere in gran tranquillitate e reposo.« Cf. also pp. 66, 162.

27 Il costituto (op. cit. note 20), ii. 488: »Che essa città et popolo tutto, et lo contado et giurisditione d'essa in pace perpetua et pura giustitia si conservi.«

28 Ibid., p. 488: »che essa città sia governata per huomini amatori et di pace et di giustitia.«

29 Ibid: »statuto et ordinato è, che l'officio de' signori Nove difenditori et governatori del comune et del popolo de la città et giurisditione di Siena sia et essere debia imperpetuo ne la città di Siena, per governatione del buono et pacifico stato de la città.«

30 Cf. U. Feldges-Henning, The Pictorial Programm of the Sala della Pace: A New Interpretation, in: Journal of the Warburg and Courtauld Institutes, XXXV, 1972, pp. 145-162, p. 146.

31 Cf. C. Frugoni, Una lontana città: sentimenti e immagini nel medioevo, Turin 1983, p. 164.

32 This titulus, only legible since the cleaning untertaken in the early 1980s, remains puzzling. Even if we assume it to be a misspelling of ›tyrannides‹ it is not clear why the plural of ›tyrannis‹ has been used.

33 Note that, when I speak of ›his‹ or ›her‹ left and right, I am speaking from the point of view of the figures in the painting; when I speak of ›our‹ or ›the‹ right or left, I am referring to the spectator's point of view.

34 This medieval barbarism was used (in preference to bellum) by all the pre-humanist writers on city government. So it is misleading to claim (as for example Frugoni does, (op. cit. note 31) p. 146) that this titulus is in the vernacular.

35 Sallust, Bellum Iugurthinum, 41.5.

36 For runcinae as instruments used to level rough surfaces (levigare) see, for example, Arnobius, Adversus Nationes, ed. C. Marchesi, 2nd edn., Milan 1953, pp. 324-325.

37 Such commentators as have mentioned the plane have generally assumed that it forms part of the symbolism of concordia. See, for example, R. Oertel, Early Italian Painting to 1400, London 1968, p. 235; Feldges-Henning, (op. cit. note 30), p. 145: and Frugoni (op. cit. note 31), p. 146. But cf. Rubinstein (op. cit. note 5), p. 186n.

38 Rubinstein, ibid., p. 183.

39 Aquinas, Summa theologiae, I.II.91.3: »ex parte rationis practicae naturaliter homo participat legem aeternam.«

40 This makes it misleading to claim that justice ›appears twice‹ in Lorenzetti's scheme. Cf. Rowley (op. cit. note 1), p. 101; Oertel (op. cit. note 37), p. 235; and Frugoni (op. cit. note 31), p. 161.

41 On the scales of justice see Oculus (op. cit. note 8) p. 64; Guido Faba, Parlamenti ed epistole, ed. A. Gaudenzi, in: I suoni, le forme e le parole dell'odierno dialetto della città di Bologna, Turin 1889, pp. 127-160, p. 154; and Giovanni, De regimine (op. cit. note 24), pp. 226, 259, etc.

42 LADOVE STA LEGATA LA IUSTITIA, NESSUNO ALBE(N) COMUNE GIAMAY/SACORDA.

43 Cf. note 2.

44 See S. Pfeiffenberger, The Iconology of Giotto's Virtues and Vices at Padua, Ph.D., Bryn Mawer College, 1966, University Microfilms International, Michigan 1983.

45 e.g. Rubinstein, (op. cit. note 5), pp. 182-184, 186-187.

46 Frugoni, (op. cit. note 31), pp. 140, 160-161.

47 If any part of the Old Testament helped to provide Lorenzetti with his inspiration, a stronger case should surely be made for the Books of Proverbs, Ch. 8, vv.12-16, on wisdom as the source of the other virtues.

48 Aristotle, Ethica Nicomachea, trans. R. Grosseteste, ed. R. Gauthier, Leiden 1972, pp. 233, 236.

49 Aquinas, Summa, II.II.61.1.

50 See Rubinstein (op. cit. note 5), p. 182, and W. Bowsky, A Medieval Italian Commune: Siena under the Nine, 1287-1355, London 1981, p. 289. Cf. also Smart (op. cit. note 3), p. 105.

51 Aristotle (op. cit. note 48), pp. 231-232.

52 Frugoni (op. cit. note 31), p. 138.

53 Ibid., p. 139.

54 Aristotle (op. cit. note 48), p. 235: »contapassum esse simpliciter iustum.«
55 Ibid., p. 236.
56 Frugoni (op. cit. note 31), p. 139.
57 Aristotle (op. cit. note 48), p. 233; the passage from Aquinas's commentary quoted by Frugoni (op. cit. note 31), p. 139, glosses 1131a, 1-5.
58 N. Rubinstein, Marsilius of Padua and Italian Political Thought of his Time, in: Europe in the Late Middle Ages, ed. J. Hale, Highfield and B. Smalley, London, 1965, pp. 44-75, at p. 55; Rubinstein (op. cit. note 5), p. 181. Cf. also J. White, Art and Architecture in Italy 1250 to 1400, Harmondsworth 1966, pp. 251-252.
59 Rubinstein (op. cit. note 5), S. 185.
60 Aquinas, Summa, I.II.90.2: »omnis lex ad bonum commune ordinatur.« Cf. also I.II.95.3-4, and II.II.58.6.
61 Ibid., I.II.90.2: »ad ultimum finem, qui est bonum commune.« Cf. also I.II.96.6. For further instances see the list in S. Michel, La notion thomiste du bien commun, Paris 1932, pp. 243-244.
62 The inscription now reads C.S.C.C.V., but the second ›C‹ is a relatively recent interpolation. G. della Valle, Lettere Senesi, 3 vols., Rome 1782-1786, II,220n, saw only C.S.C.V; so did G.-B. Cavalcaselle and J.-A. Crowe, Storia della pittura in Italia, III, Florence 1885, p. 210. For technical information about the interpolation see Rowley (op. cit. note 1), I,99n. The lettering that accompanies the similar figure portrayed on the Gabella cover for 1344 reads C.S.C.V. See E. Carli, La Tavolette di Biccherna, Florence 1950, pp. 39–40, and pl. XV.
63 Commune Senarum (rather than Civitas Senarum, as Carli (op. cit. note 62), p. 39, suggests) this being the city's official designation. See the Constituto (op. cit. note 24), p. 25. And Civitas Virginis not Civitatis Virginis, as Cavalcaselle and Crowe (op. cit. note 62), III. 210, Rowley, (op. cit. note 1), I.99, Feldges-Henning (op. cit. note 30), p. 145, and others suggest, since the use of the genetive makes no sense. For Siena as the city of the Virgin see Bowsky (op. cit. note 50), p. 160.
64 e.g. Rowley (op. cit. note 1), p. 100; Rubinstein (op. cit. note 58), p. 55; Feldges-Henning (op. cit. note 30), p. 145; and Frugoni, (op. cit. note 31), p. 136. But cf. the excellent remarks in E. Southard, The Frescoes in Siena's Palazzo Pubblico, 1289-1539, Ph.D. Indiana University 1978, Michigan 1981, p. 280.
65 I owe this thought to Southard, ibid., p. 60.
66 See J. Larner, Culture and Society in Italy 1290-1420, London 1971, p. 113, and cf. Southard (op. cit. note 64), pp. 47-66.
67 Southard (op. cit. note 64), p. 48.
68 Some commentators have suggested that the figure symbolizes the commune itself. See for example Wieruszowski (op. cit. note 7), p. 491; Rowley (op. cit. note 1), p. 99; Tuve (op. cit. note 16), p. 290; Larner (op. cit. note 66), p. 83; Southard (op. cit. note 64), pp. 60-61. I have sought to argue, however, that what is symbolized is not a social entity but a form of government, albeit one that in turn ›represents‹ the commune.
69 On the commission see Bowsky (op. cit. note 50), pp. 100, 287-288.
70 See Wieruszowski (op. cit. note 7), pp. 489-490.
71 Rubinstein (op. cit. note 5), p. 181.
72 Until the restoration of the early 1980s the word ›sigror‹ (which I have encountered nowhere else) appeared as ›signor‹. Cf. note 2.
73 Dowdall, ›The Word »State«‹, p. 113.
74 Feldges-Henning (op. cit. note 30), p. 146. Rowley (op. cit. note 1), i.127, followed by Bowsky (op. cit. note 50), p. 289, instead suggests »a common good for their master undertake«.
75 A similar interpretation is proposed in L. Douglas, A. History of Siena, London 1902, p. 371.
76 For this claim see esp. Rubinstein (op. cit. note 5), pp. 186-187; F. Yates, The Art of Memory, London 1969, p. 101; and Bowsky (op. cit. note 50), p. 288.
77 Aquinas, Summa, I.II.62.4; II.II.23.5.
78 Ibid., I.II.114.3: »reposita est mihi corona iustitiae.« Cf. also I.I.95.4 and I.II.4.3.
79 Ibid., II.II.40.1: »(Principes) . . .licite defendunt eam materali gladio . . .dum malefactores puniunt.«
80 A likely source of these abbreviations is Cicero, De officiis, 1.4.11, where Prudence is connected with a knowledge of praeteritum, praesens and futurum. Frugoni (op. cit. note 31), p. 161 suggests the Book of Wisdom as the source. But this makes no mention of praesens and speaks not of futurum but de futuris.
81 Aquinas, Summa, II.II.47.6: »Prudentia sit nobilior virtutibus moralibus.«
82 Ibid., II.II.47.1.
83 See II Timothy Ch.4, v.8, cited e.g. by Peyraut (op. cit. note 21), p. 244.

84 Romans, Ch.13, v.4. Cf. Oculus (op. cit. note 8), p. 63; Faba (op. cit. note 41), p. 154; Giovanni (op. cit. note 24), p. 235; and Latini (op. cit. note 11), p. 397.

85 See note 2.

86 Martin (op. cit. note 17), p. 240. Cf. the discussion in E. Panofsky, Meaning in the Visual Arts, Harmondsworth 1970, pp. 184-186.

87 e.g. Dogma (op. cit. note 21), p. 9; Peyraut, (op. cit. note 21) 166; Oculus (op. cit. note 8), pp. 43, 63; Giovanni (op. cit. note 24), p. 252; Bono Giamboni, Il libro de' vizi e delle virtudi (c. 1274), ed. C. Segre, Turin 1968, p. 57; and Latini (op. cit. note 11), p. 233.

88 Aquinas, Summa, II.II.58.12: »ipsa (iustitia legalis) est praeclarior inter omnes virtutes morales.«

89 Ibid., II.II.129.5.

90 Ibid., II.II.47.5: »(Prudentia) condividitur et connumeratur aliis virtutibus.«

91 Ibid., II.II.49.4; II.II.56.1.

92 Dogma (op. cit. note 21), p. 8: »ferens lucernam et aliis (virtutibus) monstrans viam.« Cited by Tuve (op. cit. note 16), p. 285.

93 Peyraut (op. cit. note 21), i, 153 »prudentia caeteris (virtutibus) lumen praefert.«

94 Latini (op. cit. note 11), p. 231: »ele vait par devant les autres vertus et porte la lumiere et moustre as autres la voie.«

95 Aquinas, Summa, II.II.141.1: »In ipso eius nomine importatur quaedam moderatio seu temperies.«

96 Cicero, De officiis, 1.36.131: »Cavendum autem est, ne aut tarditatibus utamur ... aut in festinationibus suscipiamus ... sed multo etiam magis elaborandum est, ne animi motus a natura recedant.«

97 Varro, De lingua latina, 6.2.3: »ab eorum tenore (i.e. sol et luna) temperato tempus dictum.«

98 Dogma (op. cit. note 21) pp. 41-42; cf. Cicero, De inventione, 2.54.164.

99 Latini (op. cit. note 11), p. 250, on ›mesure‹: »tos nos movemens et tous nos afferes, fait estre sans defaute et sans outrage.«

100 See Ovid, Metamorphoses, 15.284; Vergil, Aeneid, 7.667-668, and 10.318-319.

101 Aquinas, Summa, II.II.123.6: »principalior actus est fortitudinis sustinere, id est immobiliter sistere in periculus, quam aggredi.«

102 Latini (op. cit. note 11), p. 260: »(Force est) escus et deffense de l'ome, c'est son hauberc et son glave, car ele fet l'ome deffendre soi et offendre a ciaus k'il doit.«

103 Ibid., p. 17: »La seconde partie ki traite des vices et des viertus est de precieuses pieres, ki donent a home delit et vertu.«

104 Though the germ of the idea can be found in Dogma (op. cit. note 21), p. 79.

105 Latini (op. cit. note 11), p. 175: »la seconde partie dou tresor, ki doit estre des pieres precieuses, ce sont les vertus.«

106 Ibid.: »la premiere est prudence, ki est segnefice par le carboncle, ki alume la nuit et resplendist sour toutes pieres. La seconde est atemprance, ki est segnefiee par le saphir, ki porte celestial coulor, et est plus gracieuse que piere du monde. La tierce est force, ki est segnefiee par le diamant, ki est si fort k'il ront et perce toutes pieres et tous metaus, et por poi il n'est chose ki le puisse donter. La quarte vertu est justice, ki est segnefiee par l'esmeraude, ki est la plus vertuouse et la plus bele chose que oil d'ome puisse veoir.«

107 H. Baron, The Crisis of the Early Italian Renaissance, Princeton 1966, esp. Pt.I, pp. 3–78.

108 See for example C. Davis, Dante's Italy and Other Essays, Philadelphia 1984, p. 254.

109 e.g. J. Pocock, The Machiavellian Moment, Princeton 1975, pp. 3, 66, 74-75; W. Ullmann, Medieval Foundations of Renaissance Humanism, London 1977, p. 94-96, 134; and W. Ullmann, Medieval Political Thought, Harmondsworth 1975 pp. 176-180; and N. Rubinstein, Political Theories in the Renaissance, in: The Renaissance: Essays in Interpretation, ed A. Chastel, London 1982, pp. 153-200, at p. 153.

110 See for example Ullmann, Foundations (op. cit. note 109), pp. 101, 134; and Rubinstein (op. cit. note 109) pp. 153-154.

111 Ullmann, Foundations (op. cit. note 109), p. 96; Rubinstein (op. cit. note 109), p. 155. But for an excellent corrective see R. Celli, ›Pour l'histoire des origines du pouvoir populaire: l'experience des villes-états italiennes XIe-XIIe siecles‹, in: Publications de l'institut d'études medievales: Université Catolique de Louvain, III, 1980, pp. 1-63, esp. pp. 50-52.

112 My argument can thus be viewed as a special case of P.O. Kristeller's general thesis about the origins and development of Renaissance humanism, a thesis to which I am deeply indebted. For Kristeller's thesis itself see note 6.

Maria Monica Donato

Aristoteles in Siena

Fresken eines sienesischen Amtsgebäudes in Asciano

Die Herausgeber haben dem folgenden Beitrag einen Titel gegeben, welcher die grundsätzliche Bedeutung dieser wenig bekannten Malereien erkennen läßt. Sie setzen die Kenntnis der Fresken Lorenzettis in Siena voraus, zitieren sie sogar in einigen Punkten, haben aber daneben andere Themen und Motive. So geben sie uns einen besseren Einblick in das nur so fragmentarisch überlieferte Repertoire der politischen Ikonographie Sienas wie auch anderer Stadtstaaten. Besonderes Interesse verdient die Rolle des Aristoteles als Schlüsselfigur der Tugendallegorien. Aristoteles leitet wenige Jahrzehnte später auch das Programm der Anticappella in Siena ein (siehe den Beitrag von D. Hansen S. 135ff.). Die Ausmalung in Asciano belegt, wie sehr der antike Philosoph schon im 14. Jahrhundert und im unmittelbaren Anschluß an die bekannten Fresken der Sala di Nove in der politischen Ideenwelt Sienas präsent war. Damit rückt die Frage nach der aristotelischen Fundierung des Buon Governo, die derzeit heftig umstritten ist, in ein neues Licht. *H. Belting, D. Blume*

In Asciano, einem Städtchen im Südwesten Sienas, finden sich in der sogenannten Casa Corboli, heute in kommunalem Besitz, zwei sehr verbaute Räume mit einer höchst bemerkenswerten, aber wenig bekannten Ausmalung aus dem 14. Jahrhundert. Der Ort, ursprünglich Sitz der Grafen von Scialenga, ging seit dem 12. Jahrhundert Schritt für Schritt in sienesische Hand über. Die Einwohner erhielten erst 1369 das Bürgerrecht, aber Siena entsandte schon seit 1218 den Podestà, der für die zivile Gerichtsbarkeit zuständig war. Seit dem zweiten Viertel des 14. Jahrhunderts wurde Asciano das Zentrum eines Vikariats, das zur militärischen Verwaltung des Staatsgebiets gehörte, und Sitz des entsprechenden Capitano, der auch aus Siena kam. Die Casa Corboli war, wie die Gerichtsideen in den Fresken zeigen, einst ein Amtsgebäude, in dem wahrscheinlich der Podestà residiert hat.

Eine Untersuchung der Wappen, die noch aussteht, könnte diese Vermutung zur Gewißheit werden lassen. Der folgende Beitrag beschränkt sich auf eine ikonographische Untersuchung, welche den besonderen Stellenwert dieser Malereien – mit ihren biblischen und profanen, allegorischen und historischen Themen – erhellen will. Die umfangreichen Inschriften in Latein und in der Volkssprache, die einen ungewöhnlich komplexen Inhalt haben, tragen ihrerseits dazu bei, das Interesse an diesem Programm zu sichern. Eine solche Dekoration läßt ermessen, wie lückenhaft unsere Kenntnis der politischen Programme der Zeit und wie groß der Verlust des entsprechenden Materials ist. Die profane Kunst besaß ohnehin meist eine kürzere Lebensdauer, weil die Konstellation, der sie ihre Entstehung verdankte, rasch vorbei ging. Würde man aber alles sammeln, was sich verstreut erhalten hat, so gewännen die berühmten und immer wieder zitierten Hauptwerke einen Kontext, aus dem sich auch für sie neue Einsichten gewinnen ließen. Sie verlören ihren Charakter als Unika, womit die oft einseitige und punktuelle Deutung einen sichereren Boden fände.

In dieser Hinsicht reiht sich die Ausmalung der Casa Corboli in eine Folge von
II–VI ›einzigartigen‹ Programmen ein, die von den Fresken Ambrogio Lorenzettis in der Sala della Pace (1337-1340) angeführt und von jenen des Taddeo di Bartolo in der Anticappella
48 (1414), ebenfalls im Rathaus von Siena, fortgeführt werden. Die Wandbilder in Asciano stehen gleichsam in einem Dialog mit dem Rathaus in Siena und werfen daher ein neues Licht auf die Ideen und Ideologien, die dort der Ausmalung zugrunde lagen.

Die zwei Räume, in denen sich Fresken erhalten haben, liegen im Nordosten und
39 Südwesten des Gebäudes. Der kleinere Raum, der hier nur erwähnt wird, enthält neben einem dekorativen Muster auf den Wänden Heiligenfiguren in den vermauerten Wandöffnungen und eine Gewölbeausmalung, die noch großenteils erhalten ist. Das Kreuzgewölbe wird von Streifen in den Wappenfarben der sienesischen Balzana, Schwarz und Weiß, begleitet. Die einzelnen Felder des Gewölbes tragen auf blauem Grund mit goldenen Lilien
40 Medaillons mit den Figuren der Jahreszeiten. Sie sind von langen Inschriften in Volgare umgeben, welche sie im Ablauf des Jahres einordnen und auf die vier Elemente beziehen. Die Darstellungen selber sind von jenen abgeleitet, die in Siena die Fresken Lorenzettis auf der oberen Rahmenbordüre begleiten. Die Entsprechung geht so weit, daß man in Siena die Figur des Frühlings, die durch einen später eingezogenen Balken verstümmelt wurde, nach der Replik in Asciano ergänzen kann.

Es ist ungewiß, ob man aus der Darstellung von Heiligen auf die einstige Benutzung des Raumes als Kapelle schließen darf. Die Thematik der Jahreszeiten würde einer solchen Funktion nicht unbedingt widersprechen. Die spielte auch im christlichen Ideenkreis, als Verweis auf den Zyklus von Leben, Tod und Auferstehung, eine Rolle. Im übrigen paßt die zyklische Anordnung der Figuren, ebenso wie die Mahnung an den Lauf der Zeit in den Inschriften, gut zu dem, was in dem größeren Raum das Leitmotiv bildet.

In diesem Raum, der durch die Absenkung der Decke und die Vermauerung aller originalen Fenster und Türen stark verändert wurde, sind die Malereien heute auf die zwei Wände im Nordosten und Nordwesten beschränkt. Es handelt sich beide Male um kreisförmige Bilder, die in eine gemalte Wandverkleidung aus Marmor gleichsam eingelassen sind. Heraldische Motive zeigen die offizielle Bestimmung an. Es sind die Farben der Balzana auf den Gewänden der größten Tür und auf dem Randstreifen der Lünette darüber. Auf drei Seiten treten dazu gemalte Wappen mit den entsprechenden Namen. Sie sitzen in den gemalten Rundbögen des abschließenden Gesimses und gehören zu den Amtsträgern, die in Asciano in der Folge einander ablösten. Es war in den Amtsgebäuden des sienesischen Hoheitsgebietes durchaus üblich, daß private Wappen in den Amtssitz Eingang fanden.

41 Auf der Schmalwand sitzt eine einzige *rota*, die aus einem mittleren Kreisfeld und acht ringförmig darum gelegten Medaillons besteht. Im Zentrum, von zahlreichen Inschriften expliziert, erscheint eine selten dargestellte Allegorie. Es ist das Gleichnis vom Einhorn, das auf einer der Parabeln fußt, die in dem ursprünglich buddhistischen, aber früh verchristlichten und seit dem 12. Jahrhundert in der lateinischen Fassung weit verbreiteten ›Roman‹ von Barlaam und Josaphat enthalten sind. Der Roman war im Sienesischen seit dem Trecento in einer volkssprachlichen Übersetzung weit verbreitet.

Ein junger Mann (›der Mensch‹) ist auf einen Baum (hier ›die Welt‹, sonst das Leben bedeutend) gestiegen, um einem Einhorn (der ›Tod‹) zu entfliehen, und läßt sich von den Früchten sonst dem Honig (›die weltlichen Güter‹) erquicken. Aber zwei Tiere (›Tag‹ und

›Nacht‹, der Gang der Zeit) nagen an dem Stamm des Baumes, an dessen Fuß unerbittlich
ein Drache (›die Hölle‹) lauert.

In Italien findet sich der nächste Vergleich im Freskenzyklus der römischen Abbazia
delle Tre Fontane aus dem späten 13. Jahrhundert. Die Abtei hatte Besitzungen auf sienesi-
schem Gebiet, und die Malereien stammen aus der Zeit des sienesischen Abtes Martin
(1283-1306). In der weiteren Umgebung von Asciano finden sich die beiden Tiere des
Gleichnisses, zu Füßen eines Lebensbaums, in einem Wandbild des 14. Jahrhunderts in
S. Francesco in Lucignano, das den Triumph des Todes darstellt. Das Gleichnis gehört zum
Themenkreis der Eitelkeit des Lebens *(vanitas)*. Sein Memento mori ist besonders an die
Großen der Welt gerichtet. Eine Hand Gottes fügt in Asciano dem Bild einen Text hinzu,
der sich an den »dives qui fi...t in mundo«, an den Reichen mit seinem Lebensgenuß
wendet und ihn mahnt, den Lauf der Zeit zu beachten (›quia semper tua tempora curunt‹).
Ein Titulus zu Seiten des Baumes identifiziert den Empfänger der Botschaft: »quilibet habet
in mundo«.

In den umliegenden Feldern sind acht berühmte Persönlichkeiten aus der Geschichte
dargestellt, die einen gewaltsamen Tod gefunden haben und in diesem Kontext als histori- 43
sche *exempla* eine Seltenheit sind. Sie verknüpfen das Gleichnis mit dem politischen Tenor
des gesamten Programms. Die Reihe beginnt links unten mit Absalom und führt im
Uhrzeigersinn zu Agamemnon, dem Tyrannen Phalaris von Agrigent, Nero, Pompejus,
Priamos, Scipio Minor und endlich zu Kyros. In der oberen Mitte hat die Darstellung
Neros, der sich mit der Lanze durchbohrt, ihr Vorbild in einem entsprechenden Medaillon, 22
das in der unteren Rahmenbordüre von Lorenzettis Fresken des Mal Governo sitzt.
Auch dort enthielten die ursprünglich fünf Vierpässe Szenen des gewaltsamen Todes als
exempla.

Der fortgesetzte Bezug auf dieses Programm in Siena erhärtet die Vermutung, daß
beide Räume in Asciano zur gleichen Zeit ausgemalt wurden. Die Bilder der Jahreszeiten
zeigen allerdings eine höhere Qualität der Ausführung. Merkwürdig ist der archaische
Charakter der Bildsprache, wenn man bedenkt, daß die Maler den Vorbildern Lorenzettis
folgten. Manches spricht dafür, daß die Fresken im dritten Viertel des Jahrhunderts entstan-
den, als sich auch die sienesische Herrschaft in Asciano stabilisierte.

Nach der Tradition waren alle Figuren im Rahmen von Lorenzettis Fresko des Mal
Governo ›Tyrannen‹, sie waren Opfer der eigenen, schlechten Regierungsführung: das
Böse, so wollte es die Logik, gebar das Böse. In Asciano erweitert die Präsenz von
Pompeius, Priamos und Scipio, die das Mittelalter in positivem Licht sah, das Warnbild um
das Argument, daß den Großen dieser Welt generell der Ruin drohe. So wendet sich diese
Sicht gegen den falschen Gebrauch der Macht und die Versuchung zum Stolz. Zur Habgier,
die im Gleichnis vom Einhorn gemeint ist, gesellt sich das Laster der *superbia*, die auch in
Dantes Purgatorio (XII, 25) in ähnlichen Fällen zu einem bösen Ende führt und in Boccac-
cios tragischer Galerie der »Berühmten Männer« (z.B. II, 21.5) eine Rolle spielt. Die
destruktive Rolle der *superbia* im öffentlichen Leben ist ein Gemeinplatz der entsprechen-
den Literatur und wird im Mal Governo Lorenzettis von der entsprechenden Personifika- V
tion bestätigt, die über dem Kopf des Tyrannen das Zentrum der Laster einnimmt.

Die *rota* in Asciano hat im übrigen ihre Parallelen in den kommunalen Wandmalereien
der Zeit, wenn dort das Rad der Fortuna, im Verein mit der Allegorie der Ungerechtigkeit,
die Amtsinhaber und Bürger zur Umkehr mahnte. Ein Beispiel dieser Art findet sich sogar
im Palazzo Pubblico in Siena unter den Intarsien, die Domenico di Niccolò de' Cori 1428
für die Tür zwischen der Kapelle der Signori und der Sala di Balìa schuf. Die Gefährdung

der Mächtigen dieser Welt ist ein Topos, auf den man auch in anderem Zusammenhang immer wieder zurückkam.

Die Längswand des gleichen Raumes bringt das Programm in drei großen Rundbildern zu seinem Höhepunkt. Hier tritt der politische Charakter der Ausmalung unverhüllt zutage. Zwei Tondi mit Szenen aus dem Alten Testament flankieren ein mittleres Feld, in das ein Diagramm aus Quadraten eingeschrieben ist. Links ist das Urteil Salomons das
44 Thema (nach III Könige 3.25), rechts der Traum des Königs Nabuchodonosor oder Nebukadnezar (nach Daniel II.1), wo die Statue mit tönernem Fuß von dem abgerissenen Stein, der den Triumph des Reiches Gottes symbolisiert, zerschmettert wird.

Es gibt Anzeichen dafür, daß die beiden Themen im Kontrast zueinander verstanden wurden. Das »Urteil Salomons« war seit langem das ›Gerechtigkeitsbild‹ schlechthin, wie in Italien ein gemaltes Beispiel aus dem Palazzo della Ragione in Padua und ein skulpiertes an der Seitenfassade des Dogenpalastes in Venedig belegen können. Im Trecento hatte man gute Gründe dafür, dieses Exemplum der Gerechtigkeit zu bevorzugen. Salomon der Weise verkörpert die Herkunft der irdischen Gerechtigkeit aus der göttlichen Weisheit, was im politischen Denken der Zeit vor allem durch die Summa des Thomas von Aquin (Ia IIae qu.93) die klassische Formulierung gefunden hatte. Der Textbeginn des Buches der Weisheit (»Diligite iustitiam qui iudicatis terram«) ist Salomon immer zugeschrieben worden. Bei den Skulpturen des Campanile von Florenz identifiziert er die Figur Salomons. In Lorenzettis Fresken in Siena steht er bei der Allegorie der Justitia, die von der göttlichen Weisheit inspiriert wird. Die Nähe zu diesen Fresken, die wir schon öfters festgestellt haben, erlaubt eine entsprechende Deutung auch für die Szene in Asciano.

Hier lesen wir zu Seiten von Salomons Urteil den Namen der »Demut« (›umiltà‹) und darunter den Spruch, daß »Demut und Mäßigung (›temperanca‹) alles Unrecht und alle Bosheit besiegen«, (›vencie ongni ingiuria et malicia‹). Wenn man nach dem Bezug zur Gerichtsszene sucht, wird man sich des Dialogs mit Gott erinnern, bei dem Salomon unmittelbar vor der Gerichtsszene die eigene Demut bewies. Diese Tugend ist in der Tat häufig die Gefährtin von Gerechtigkeit und Weisheit (Proverbia XI.2), und in Dantes Purgatorio (X,73) zählt die Gerechtigkeit Trajans zu den Beispielfiguren der Demut. In Asciano stehen auf der Längswand unter dem Mittelfeld, das wir noch untersuchen werden, drei Maximen, von denen die beiden ersten in diesem Zusammenhang »das rechte Maß« und »Demut« als eine und dieselbe Sache propagieren: »Hochmut kommt vor dem Fall« (›orgoglio non dura‹), aber: »Das rechte Maß erniedrigt nicht« (›misura non chala‹).

Auch der Traum Nabuchodonosors nimmt als Gegenbild von Salomons Weisheit das Argument von Hochmut und Demut wieder auf. Der *rex iniustus* schlechthin (Dan. III.32), der den Tempel der Juden entweihte und über Babylon, die *civitas diaboli*, herrschte, war der schärfste Kontrast zu dem gerechten Salomon, der den Tempel erbaute und über Jerusalem herrschte. Das Schicksal, das ihn des Reiches beraubte und in Torheit stürzte, war die Folge des Hochmutes, den er in seiner Person verkörperte.

Die seltene Traumszene führt die *superbia*, das Leitmotiv des Programms, auf einer welthistorischen Ebene weiter. Die vierteilige Statue, die der König im Traum zerschmettert sah, galt für die mittelalterliche Bibelexegese als Symbol der ›vier Monarchien‹ der Weltgeschichte, die eine nach der anderen dem Ruin verfielen, während die Macht Gottes ewig währte. Die Vergänglichkeit der Macht ist der wahre Inhalt des Traums, wie auch Ptolemäus von Lucca in der Exegese des Danieltexts ausführt. Der Traum, der in der politischen Ikonographie Italiens eine Seltenheit bildet, erinnert, wenn man ihn politisch versteht, an die Metapher vom Untergang der vier Weltreiche, die Cola di Rienzo in seiner monumentalen Allegorie an der Fassade des Senatorenpalastes beschworen hatte (S. 40f.): »sie gingen an der Ungerechtigkeit zugrunde.« In Asciano nimmt der ›Traum‹ das Argument der *rota*, das mit dem individuellen Schicksal befaßt war, auf der Ebene der Institutionen wieder auf. Er warnt vor der *superbia* und ermahnt zur *umiltà*.

Die biblischen Medaillons auf der Längswand können mitsamt ihrer Inschriften als Lobpreis des Guten (›Weisheit‹, ›Gerechtigkeit‹ und ›Demut‹) und als Warnung vor dem Bösen (›Hochmut‹ und ›Habgier‹, worauf sich ein Rest der Inschrift unter Nabuchodonosors Traum bezieht) verstanden werden. Die letztgenannten Laster hielten den Primat in der Hierarchie des Bösen. Auch die *rota*, mit dem Gleichnis des Einhorns, warnt vor dem törichten Selbstvertrauen und dem blinden Lebensgenuß, und die dritte Maxime unter dem mittleren Medaillon lautet: »Senna non s'asicura«, d.h. der Weise fühlt sich nie sicher.

Das Kontrastbild von Gut und Böse stimmt mit der Struktur von Lorenzettis Fresken in Siena überein. Diese Analogie verstärkt sich in dem mittleren Rundbild in Asciano, das die
Normen für eine ›gute Regierung‹ enthält. Das quadratische Diagramm, einem Kreis 46
eingeschrieben, besteht aus neun kleinen Quadraten, die jeweils einer Figur eingeräumt sind. An den Ecken sind unten links *fortezza* (Standhaftigkeit) und rechts *temperanza* (Mäßigung) zu erkennen. Oben müssen ihnen die zwei anderen Kardinaltugenden, Klugheit und Gerechtigkeit, entsprochen haben. Die Klugheit ist links oben an dem Buch noch zu identifizieren, das sie in der einen Hand trug, während sie in der anderen wohl den Spiegel hielt, in dem sie sich gewöhnlich betrachtet.

Die Felder in den Seitenmitten, in die Vierpässe eingeschrieben sind, werfen mehr Probleme der Identifizierung auf. Die Figuren waren offenbar alle männlichen Geschlechts. Eine Hand, die vom Bildrand ausging, überreichte jeder von ihnen ein Attribut. Die Figur in der linken Seitenmitte trägt einen Lorbeerkranz im Haar. Mit der zur Faust geballten Linken weist sie einen Becher zurück, den man ihr überreichen will, während sie mit der anderen Hand nach unten auf *fortezza* weist. Auch sonst scheinen die Figuren jeweils mit der entsprechenden Tugend verbunden zu sein. In der rechten Seitenmitte ist ein bärtiger Monarch, dem ein Schwert überreicht wird, durch die Inschrift als »gerechter Kaiser Roms« (›El giusto 'mperadore di Roma‹) ausgewiesen, womit er in direktem Bezug zur Gerechtigkeit im Feld darüber steht. So läßt sich auch die Figur in der unteren Seitenmitte, welcher, wie ich meine, ein Beil übergeben wird, mit der benachbarten *temperanza* verbinden.

Wir sind also berechtigt, die historischen Personen als *exempla virtutum* zu deuten. Das
wird von der Figur im Zentrum bestätigt, einem Alten, dessen Position und Frontalität ihn 45
als Schlüsselfigur des Programms ausweisen. Stünde nicht sein Name ARI(STO)TILE über ihm geschrieben, so würde das Spruchband seine Identität preisgeben: »Ich, Aristoteles, der die moralischen Tugenden alle verfaßt und ihnen eine Ordnung gegeben habe, plädiere dafür, daß keiner zügellos lebe, sondern die Flügel zu den Tugenden ausspanne und jene zum Beispiel nehme, welche...« (›Io, Aristotile che le vertù morali / Conposi tutte con modo ordinato / Amo che niun viva disfrenato / Ma a le vertù spanda l'ali / Prendendo asenpro a quelli che...‹). Der Rest der Inschrift ist verloren, doch können nur jene historischen Personen gemeint sein, die in den Vierpässen zu sehen sind. Wahrscheinlich waren alle diese Beispielfiguren Heroen aus der Antike. Schon Simone Martini hat 1320 im Palazzo Pubblico von Siena einen heute verlorenen Marcus Attilius Regulus gemalt. Die Beispielfiguren in Asciano, die im Profiltypus der Numismatik erscheinen, tragen in den Seitenmitten den Lorbeerkranz und die Strahlenkrone, die im Mittelalter beliebte Modelle der Herrschaftszeichen aus der Antike waren. Die Figur unten gleicht mit dem Bart und

27 dem langen Haar dem Konsul Brutus in einem Florentiner Wandbild (S. 115ff.) und ist ebenso wie dort vom Aussehen einer zeitgenössischen Magistratsperson unterschieden.

Trotz der fehlenden Namen war es damals wohl möglich, die historischen Personen zu identifizieren. Der »gerechte Kaiser« ist wohl Trajan, der in der mittelalterlichen Tradition geradezu den Typus des gerechten Herrschers vertritt. Die Verkörperungen der Tugenden *fortezza* und *temperanza* sind nicht so eindeutig zu benennen. Das Distichon, das der Fortezza wie allen anderen Tugenden beigeschrieben ist, gibt dafür allerdings einige Hinweise. Es lautet: »Amor né odio né tesor non volgi / Colui ch'è forte, né dal ver no'l tolle«. Die *fortezza* läßt sich also von der Wahrheit weder von persönlichen Gefühlen noch von materiellen Vorteilen weglocken. Sie ist die Stärke der Standhaftigkeit. Deswegen weist die dargestellte Person das Gefäß als kostbares Objekt, als Bild des verderbenden *tesoro* zurück. Man denkt an die Beispiele der heroischen Unbestechlichkeit, die aus der römischen Republik überliefert sind und im Mittelalter unaufhörlich zitiert werden, also etwa an Fabricius Luscinius und besonders an Curius Dentatus, den Valerius Maximus (IV, 3.5) »das perfekte Beispiel der *fortitudo*« nennt.

Der Nachbar der *temperanza* ist durch den allgemein gehaltenen Text des Distichons, das der Tugend beigeschrieben ist, nicht identifiziert. Das Distichon lautet: »Ciaschedun uom discreto e tenperato / mantien sé e su' esare (essere) en buon stato«. Das Beil, das ihm überreicht wird, kann auf das Strafrecht verweisen oder an die Faszien des Konsuls erinnern. Es kommt in einer anderen Form in den Stadtwappen von Asciano vor. Der Turm im Hintergrund könnte sich auf den Ort der Gerichtsbarkeit beziehen. Auch das Haus, das die Fresken beherbergt, hatte ursprünglich das Aussehen eines Turmes. Wenn diese Lesart richtig ist, bedeutet sie, daß die Fresken die am Ort amtierenden Rektoren ad personam ermahnen wollten.

In den Zwickeln zwischen dem Kreis und dem eingeschriebenen Quadrat standen auf allen vier Seiten lange metrische Inschriften, von denen nur jene der *temperanza* im unteren Teil vollständig erhalten geblieben ist. Es handelt sich um die Strophe einer Kanzone, in der sich die Tugend darüber beklagt, von gewissen Sklaventreibern mißhandelt zu werden. Vier weitere Verse beschreiben die katastrophalen Folgen, die im öffentlichen Leben entstehen, wenn man die Kardinaltugenden mißachtet. Die übrigen Verse lassen sich ergänzen dank eines glücklichen Fundes in einer Handschrift der Biblioteca Laurenziana in Florenz (Codex Tempi 2, fol. 88v-90), in welcher der vollständige Text aufgezeichnet ist. Es ist die unveröffentlichte Kanzone »Increata virtù dal sommo cielo«, deren 17 Stanzen jeweils in direkter Rede konzipiert sind. Sie scheint von Anfang an als Begleitung eines Bildzyklus gedient zu haben und beschreibt in allegorischer Erzählung, wie die verlassenen Klagefiguren der Tugenden durch einen von Gott Erwählten wieder aufgerichtet werden und ihm ehrenvoll bei den Regierungsgeschäften beisitzen.

Das Bild der entehrten Tugenden ist in der lehrhaften Dichtung des Trecento das Emblem der schlechten Regierung. Ein Beispiel dafür ist die Kanzone, die Franco Sacchetti auf die Wiederherstellung der florentinischen Signoria nach dem Ciompi-Aufstand dich-
5 tete (»Rime« CCXIV). In der öffentlichen Malerei war Giottos verlorenes Wandbild mit der mißhandelten Kommune das entsprechende Schlüsselwerk (S. 46, 120f.). In Lorenzettis
V, 12 Fresko der Schlechten Regierung ist das Bild der gefesselten und mißhandelten Gerechtigkeit, das noch einmal die innere Beziehung mit Asciano bestätigt, der Angelpunkt des Bildarguments. In Asciano nimmt das Mittelfeld, im Zusammenspiel von Bildern und Texten, die Antithese wieder auf, die zwischen den seitlichen Feldern mit dem Urteil Salomons und dem Traum des babylonischen Tyrannen angelegt ist. Seine Botschaft

schließt im Positivbild auch das Gegenteil ein: die mißachteten Tugenden gegenüber den geachteten Tugenden, den Mißbrauch gegenüber der Norm einer sozialen Ordnung.

Auf dem Rahmen des Mittelfelds läuft eine Inschrift entlang, welche dazu auffordert, daß Wort und Tat einander entsprechen: »Chi fa come non dice riescie chome non crede«. Hier wird jene *fides* beschworen, die für Cicero die Basis der Gerechtigkeit war (»De officiis« I,23). Die Drohung an die Lügner, mit welcher sich die allgemeine Ausrichtung der Fresken auf Ideale der Rechtsprechung fortsetzt, weist auf Ausmalungen von Gerichtsstätten hin, in denen die ›Wahrheit‹ die ›Lüge‹ überwältigte: so beschrieb Vasari das Tribunal der Mercanzia in Florenz, das Taddeo Gaddi ausgemalt hatte. Der Gerechtigkeit schreibt das Distichon der *temperanza* zudem eine allgemeine Funktion bei der Aufrechterhaltung der guten Ordnung, des *buono stato*, zu. Die Unbestechlichkeit, die in der entsprechenden Inschrift von Asciano vom »Standhaften« *(forte)* verlangt wird, ist ebenfalls in erster Linie die Pflicht des Richters und das Merkmal der Gerechtigkeit. In die gleiche Richtung weist die Beispielfigur der Gerechtigkeit. Das Schwert, gewöhnlich ein Herrschaftszeichen – hier also des Kaisers – ist auch das Attribut der Gerechtigkeit und damit, auf dem Wege einer bildlichen und gedanklichen Synthese, Zeichen jener Tugend, die von der Regierung besonders gefordert wurde.

Der Lobpreis aller vier Kardinaltugenden, im Verein mit dem Nachdruck auf der Gerechtigkeit, bestätigt noch einmal die gedankliche Übereinstimmung, die zwischen unserem Programm und jenem Lorenzettis in Siena besteht. Dort ist die Kommune auf der Mittelwand von allen Kardinaltugenden, vermehrt um *pax* und *magnanimitas*, eingerahmt, II, 14–17
aber zur Linken erhebt sich in gigantischer Größe die erwähnte Gerechtigkeit, die von der göttlichen Weisheit inspiriert wird.

Bevor wir den Platz unserer Fresken in der Geschichte der politischen Ikonographie untersuchen, ist es sinnvoll, deren Aussage noch einmal zusammenzufassen: Der amtierende *rectore* ist gehalten, sich nach den vier Kartinaltugenden und besonders nach der 46
Gerechtigkeit zu richten. So lehrte es auch die Moralphilosophie, die in Aristoteles die höchste Autorität besaß, und so zeigten es auch die *exempla*, die man aus der antiken Geschichte kannte. Die Anwendung der Tugenden, die mit dem Respekt vor der *fides* untrennbar verbunden sind, war in diesem Sinne der sicherste Weg, um die irdischen Verhältnisse zu stabilisieren. Würden die Tugenden aber mißachtet, so müßte die Gesellschaft ins Chaos versinken (mittlerer Tondo). Aber in seinem irdischen Leben kann der Mensch nur von Gott ausgehen und mit dem Blick auf Gott handeln. Inschriften, die sich im unteren Teil beider Wände teilweise erhalten haben, rufen deshalb dessen Barmherzigkeit an. Von Gott leitet sich auch, wie das Urteil Salomons zeigt, die Inspiration der 44
irdischen Rechtsausübung ab. Gott entscheidet über das Schicksal der Institutionen und der Individuen, die oft tragisch enden: die Schriften lehren es, und die Geschichte bestätigt es. Wie töricht sind also jene, die sich dem Rausch von Macht und Reichtum überlassen und den Himmel mit der *superbia* verraten, oder jene, die aus persönlicher Habgier das menschliche und das göttliche Gesetz verletzen, wie es der Traum des Babyloniers und die *rota* mit 41
der Fabel des Einhorns zeigen.

Aristoteles, der mit der Geste eines Propheten auf sein Spruchband weist, besitzt in dem 45
Repertoire der sienesischen Kunst einen festen Platz. Im Dom von Siena ist er mitsamt Plato unter die Propheten aufgenommen, die Giovanni Pisano für das mariologische Programm der Fassade geschaffen hat. Im Rahmen des figuralen Fußbodens erscheint er unter den vier Philosophen des Rads der Fortuna, wenngleich die Darstellung aus dem Jahr 1372 heute durch eine Version des 19. Jahrhunderts ersetzt ist. Die nächste Parallele findet

52 sich aber unter den Fresken der Anticappella im Sieneser Rathaus (S. 135f.). Hier führt
48 Aristoteles in ähnlicher Weise einen Zyklus von Tugenden und entsprechenden Beispielfiguren aus der römischen Antike ein. Auch hier spricht er in der Ich-Form und definiert die eigene Rolle als allgemeiner Lehrer, indem er Tugenden und *exempla* gleichsam aufruft. Wenn auch die Auswahl der Tugenden eine andere und die Zahl der *exempla* größer ist, so ist doch die Beziehung zu Asciano nicht zu leugnen. In diesem Falle läßt sich kein erhaltenes Vorbild in Siena benennen, denn die Fresken in Asciano sind ja älter als jene in der Anticappella. Umso wichtiger ist aber die Einsicht, daß wir in Asciano ein Echo auf eine sonst nicht belegte Bildtradition in Siena besitzen, die in der Anticappella entwickelt und im Tenor verändert wurde: so ist das republikanische Element inzwischen von höchster Aktualität, was es in Asciano noch nicht war.

Die Synopse von Tugenden und römischen Heroen bleibt in Siena auch weiterhin Tradition. Das zeigen die Marmorreliefs, die Urbano da Cortona und Antonio Federighi 1462-1465 für die Bänke der Loggia della Mercanzia schufen. An der Wende des 15. Jahrhunderts wird die Idee im Zyklus des Collegio del Cambio in Perugia aufgenommen, wo Perugino jede der vier Kardinaltugenden von drei Heroen aus der Antike begleiten ließ. Das Programm in Asciano, das an der Peripherie des politischen und künstlerischen Zentrums Siena liegt, ist also ein wichtiger Zeuge für eine viel ältere Überlieferung dieser Thematik auf sienesischen Bildwänden, die sonst nicht mehr greifbar ist. Die Klagereden der Tugenden, die sich nur in Texten, aber nicht in Bildern artikulieren, beweisen auf ihre Weise, daß die Fresken von Asciano nur Auszüge aus einem viel größeren Bildrepertoire bringen.

Vor dreißig Jahren stellte N. Rubinstein eine Kontinuität zwischen den Ideen und Ideologien fest, die auf der einen Seite für Lorenzettis Fresken des Buon Governo und andererseits für die viel jüngeren Fresken der Anticappella in Siena maßgeblich waren. Die älteren Fresken stützten sich auf eine Reihe von Konzepten (die Gerechtigkeit als Grundwert, das Gemeinwohl und die bürgerliche Eintracht), die alle aus dem Aristotelismus des Mittelalters abzuleiten sind: aus jener Denkschule, die von Thomas von Aquin im 13. Jahrhundert geprägt und seither von einer vereinfachenden Schulliteratur vulgarisiert worden war. Das Bild des Philosophen in der Anticappella war für Rubinstein das Zeichen dieser Kontinuität: »He provides the link between the philosophical allegory of the Sala de' Nove with its Aristotelian theme and the historical exempla of the antechapel. He still appears as the prime teacher of civic philosophy.« Der Zyklus von Asciano ist jenem Lorenzettis in der Struktur und in der Aussage in vielerlei Hinsicht nächstverwandt, trägt im übrigen aber eine Thematik vor, die in der Anticappella wiederkehrt und vor allem in der Betonung auf der Figur des Aristoteles ihren Ausdruck findet. So lassen sich die Fresken in der Provinz als Bindeglied zwischen den beiden Dekorationen des Sieneser Rathauses verstehen.

Bis vor kurzem sah man die thomistische Spielart der aristotelischen Lehre als Grundmuster der politischen Ikonographie in der zeitgenössischen Malerei Italiens an. Qu. Skinner hat aber eine neue Lesart der Fresken Lorenzettis vorgeschlagen (siehe S. 85ff.) und daraus gefolgert »that there is almost nothing in the middle section of the frescoes that presupposes any acquaintance with either Aristotle's or Aquina's thought«. Statt dessen verweist er auf eine Denkschule ciceronianischer Prägung, die im 13. Jahrhundert in den Dictatores und besonders im Trésor des Brunetto Latini zum Ausdruck kam. Ich möchte an dieser Stelle kurz berühren, welchen Beitrag die Fresken von Asciano zu dieser Diskussion leisten. Sie sind der bisher deutlichste Hinweis auf den Aristotelismus in der Bildtradition des Trecento. Der Philosoph erscheint hier als Schlüsselfigur eines Programms, das in den unmittelbaren Umkreis des Buon Governo gehört!

Das Programm in Asciano ist, wie die Position und das Spruchband beweisen, unter seine Verantwortung gestellt, und das gilt in besonderem Maße für die Moraltugenden. Das braucht nicht zu überraschen, gilt doch der Philosoph im Mittelalter im sprichwörtlichen Sinne als moralische Autorität. Schon der Begriff ›moralische Tugenden‹ geht auf jenen der ›ethischen Tugenden‹ in der »Ethik« zurück. Wenngleich dort der Kanon ein anderer war, wurde die entsprechende Definition im Mittelalter von der Autorität des Thomas von Aquin abgesegnet (Summa Theol. Ia Iae, 9.61,a.1): »virtutes morales sunt cardinales«. Thomas hatte Aristoteles auch mit der Autorität Ciceros verknüpft und (a.3) formuliert, daß Cicero alle anderen Tugenden auf diese vier gegründet habe: »... ad has quatuor omnes alias reducit«. Die Prominenz der Gerechtigkeit, sowohl in der sienesischen Ausmalung wie in den Fresken in Asciano, ist aristotelisch (Rubinstein) und ciceronianisch (Skinner) zugleich. Ihre Bindung an die göttliche Weisheit, die in beiden Zyklen ins Gewicht fällt (in Asciano durch das Urteil Salomons), ist bei Thomas ebenso vertreten wie die ciceronianische Einreihung unter die Gefährten der *prudenza*.

In der thomistischen Version, bereichert um die ciceronianische Argumentation, darf man den Aristotelismus als Wurzel eines Programms erblicken, das den Philosophen als ethische Autorität und die Kardinaltugenden (eingeleitet von der Klugheit und zentriert um die Gerechtigkeit) als Emblem des moralischen Lebens vorstellt. Die Moraltugenden waren im Trecento inzwischen ein Gemeinplatz geworden, vermittelt durch einflußreiche, ältere Traktate wie das »Moralium dogma philosophorum« oder Giovanni Galleses »Breviloquium de virtutibus«. In dem letztgenannten Text ist die Synopse der Tugenden mit den antiken *exempla* vorbereitet. Aber die Bildmotive in Asciano leben auch aus einer immer komplexer werdenden Bildsprache, die im Trecento durchaus in der Lage war, den Dialog
mit den Texten selbständig aufzunehmen. Die Plazierung der Kardinaltugenden an den 46
Ecken eines Quadrats, die seit der höfischen Buchmalerei der Karolinger bezeugt ist, beweist das ebenso wie ihre Plazierung rings um eine Mittelfigur. Hierin kommt eine emblematische Struktur der Guten Regierung zum Ausdruck, die E. Kantorowicz auf ihre spätantiken Wurzeln zurückführte.

Die Figur des Aristoteles in Asciano bestätigt den aristotelischen Tenor, wenn ich so sagen darf, der politischen Bildprogramme des 14. Jahrhunderts. Wenn man unter das Leitbild des Philosophen topische Bilder stellte, wie es die Kardinaltugenden sind, dann ist es schwer zu glauben, daß man nicht an ihn gedacht hätte, als man in Siena Programme von höherem Rang und mit eindeutig aristotelischen Konzepten (so der Unterscheidung der distributiven und der kommutativen Gerechtigkeit: siehe S. 47, 90f.) entwickelte – gleich, woher der Betrachter die Kenntnisse besaß, um ihren Sinn zu verstehen. Diese Denktradition unterlag in der Schulbuchliteratur Vereinfachungen und Entstellungen, doch löste sie sich nie ganz vom sprichwörtlichen Charisma des Philosophen. Auch der »Trésor« des Brunetto Latini beruft sich, wie sehr er dann doch eigene Wege geht, ausdrücklich auf die Ethik des Aristoteles.

Andererseits besaß der so nachdrücklich betonte Aristotelismus weite Maschen, in die auch Gedankengut anderer Herkunft paßte. Im Zyklus von Asciano kann man die Antithese von Demut und Hochmut wahrlich nicht mehr aus dieser Quelle ableiten und nicht einmal bei Thomas finden. Sie stammt aus der Schulbuchliteratur und ihren anonymen Gemeinplätzen. Der Fall zeigt einmal mehr, wie schwer es ist, Bildmotive aus einer einzigen Quelle abzuleiten. Oft gehören sie, in der besonderen Art der Formulierung, in eine Tradition des eigenen Mediums, und diese ist dichter und breiter gewesen, als wir an den erhaltenen Werken allein ablesen können. Das beweisen deutlich die inneren Bindungen, die zwischen unseren Fresken und jenen Lorenzettis in Siena bestehen.

Anmerkungen

Für die Beschreibung und Analyse der Fresken von Asciano und die Deutung ihrer Inschriften im Einzelnen verweise ich auf die ausführliche Studie, die ich in den Annali della Scuola Normale Superiore di Pisa, III, 1988 veröffentlicht habe. Dort finden sich auch alle bibliographischen Angaben und ebenso alle weiterführenden Überlegungen, vor allem zu den Jahreszeiten und dem Rad mit der Fabel des Einhorns. Gleichwohl sind in dieser Kurzfassung einige Gedanken in einer vielleicht allzu thesenhaften Weise fortentwickelt.
(Übersetzung: Hans Belting)

Germaid Ruck

Brutus als Modell des guten Richters

Bild und Rhetorik in einem Florentiner Zunftgebäude

Die große Sala dell'Udienza im ersten Obergeschoß des Palastes der Arte della Lana in Florenz wurde 1905 im Zuge eingreifender Restaurierungsarbeiten, die der Wiederherstellung der originalen Raumaufteilung galten, neu geöffnet.[1] Innerhalb der fragmentarischen Freskenausstattung, die dabei freigelegt wurde, kommt dem Bild mit Brutus als idealem Richter eine überragende Bedeutung zu; es dokumentiert den Übergang von mittelalter- 27
licher zu humanistischer Bildsprache im Bereich öffentlicher Fresken um die Mitte des 14. Jahrhunderts.[2] Eingebettet in eine christliche Gerichtsthematik, die ganz im Geiste der Zeit von weltlichen Gerechtigkeitsideen durchsetzt ist, wird im Brutus-Fresko der profane Aspekt dieses Themenkomplexes zur Sprache gebracht.[3]

Der Gerichtssaal setzt sich aus zwei nahezu quadratischen Jochen zusammen, die von Kreuzgratgewölben geschlossen werden. In den Gewölbekappen nehmen je vier Tondi auf sternbesätem Grund die Kardinaltugenden im östlichen und die Evangelisten im westlichen Joch auf. Sie folgen kirchlichen Gewölbedekorationen der Zeit und sind inhaltlich auf das Jüngste Gericht an der Hauptwand im Westen bezogen.

Die formalen und ikonographischen Besonderheiten des Jüngsten Gerichtes tragen den verschiedenen Funktionen dieses Saales Rechnung, der zugleich als repräsentativer Versammlungsraum und Gerichtssaal der Zunft fungierte. Über den beiden nachträglich vergrößerten Fenstern – heute überschneiden sie zum Teil die Fresken – erscheint in drei gestaffelten Tondi der göttliche Richter mit dem Schwert in der Rechten zwischen zwei Fürbittern, Zenobius und einem weiteren Stadtpatron bzw. Stephanus, dem Zunftheiligen.[4]

Das solchermaßen ›florentinisch‹ geprägte Jüngste Gericht erfährt seine bedeutendste Modifikation durch das vielschichtig angelegte Thronbild der höchsten Fürsprecherin Maria: Es ist mitsamt den flankierenden Engeln ein – bis in die Detailbildung des Rahmens 29, 30
– wörtliches Zitat nach dem berühmten Gnadenbild Bernardo Daddis in Orsanmichele 33
und verweist in der bevorzugten Plazierung unter dem Christusmedaillon auf die Tradition von Madonnentafeln in öffentlichen Räumen.[5] Im engeren Sinne stellt die Inschrift, die Mariens barmherzige Rolle beim Jüngsten Gericht betont, das Bild in den Zusammenhang mit Madonnentafeln in Gerichtssälen, die die Richter mit der Inschrift »fa misericordia, fa iustitia« ermahnen[6]:

> »o dulcissima sancta virgo Maria in te
> angeli recipiunt [la]etitiam. Inveniunt
> justi gratiam. Peccatores in eternum
> veniam consequntur. In gremio matris
> residet sapientia patris.«

Darüberhinaus verleiht die zunehmend politische Rezeption des Gnadenbildes von Orsanmichele, das um die Mitte des 14. Jahrhunderts zum Wahrzeichen der Republik geworden war, diesem Zitat den Charakter eines Bekenntnisses zur republikanischen Verfassung der Stadt.[7] Die aus gesondert gerahmten Bildern additiv zusammengesetzte Komposition, deren thematische Einheit lediglich durch einen umlaufenden Gesamtrahmen betont ist, wirkt sehr altertümlich. Sie gewährleistet jedoch nebst der integralen Rezeption des Jüngsten Gerichtes die gesonderte Rezeption der heterogenen Bildteile, zumal des Madonnen-Freskos mit seinem gleichsam tafelbildartigen Charakter.

An der Südwand des westlichen Joches erscheinen in einem Polyptychonrahmen die vier Schutzpatrone der *conventi*, der Viertel in der Zunftorganisation der Stadt. Eindrucksvoll demonstrieren sie den Machtbereich der Arte della Lana, deren autonomer Jurisdiktion im 14. Jahrhundert ein Viertel der Gesamtbevölkerung unterstand.[8]

Das Brutus-Fresko an der gegenüberliegenden Nordwand kann schließlich, wie noch zu zeigen sein wird, als Ummünzung des verlorenen Giotto-Freskos im Palazzo des Podestà, »il Comune rubato da molti«, auf die Zunftkonsuln verstanden werden.

Damit verbindet das Freskenprogramm der Sala dell'Udienza Anregungen aus sakralen und profanen Ausstattungen bedeutender Bauten der Stadt. Sie alle verweisen auf die komplexe Funktion, die diesem Raum durch die Stellung der Zunft innerhalb des Gemeinwesens zukam.

Trotz lückenhafter Kenntnis der Baugeschichte kann das Jahr 1332 als terminus post quem für die Entstehung des Programmes bestimmt werden: »Dalla prima volta in su«, berichtet Villani, sei der erste Zunftpalast von 1308 bei dem großen Stadtbrand in besagtem Jahr zerstört worden.[9] Auf den Überresten dieses ersten Baues errichtete die Zunft eine neue, »piú nobile sede«, die noch heute mit ihren drei Geschossen das Stadtbild von Florenz mitbestimmt.

27 Auf dem Brutus-Fresko nimmt die streng frontale Gestalt eines Mannes die Mitte einer mächtigen Thronbank mit zwei Stufen im Zentrum des Bildes ein. Trotz Sitzhaltung überragt er die beiden hintereinander gestaffelten Figurenpaare, die sich zu beiden Seiten des Thrones in feindlicher Haltung gegenüberstehen. Vier Männer werden von vier weiblichen Gestalten, die auf den Thronstufen stehen, teils verbal, teils handgreiflich abgewehrt. Die Benennung dieser Kontrahenten ergibt sich aus den Inschriften im oberen Bildbereich. Die restlichen Inschriften lassen sich aus drei Abschriften rekonstruieren, die erstmals von Morpurgo veröffentlicht wurden.[10] Im folgenden werden sie in der Fassung zitiert, die Morpurgo auf Grund eines Vergleiches für den Originaltext hielt.

Mit schmeichelnden Worten versucht oben links ein Mann im Doktorengewand die Gunst des Richters zu gewinnen:

> »Non tenner questo luogo mai alcuni
> per virtù come voi degni di loda,
> onde il ver mio da voi prego che s'oda.«

Prudentia, mit verschleiertem Gesicht und einem Buch in der Linken, hat ihn allerdings völlig durchschaut:

> »Lusinghe e prieghi nelle menti folli
> operan molto et entran di leggero,
> ma come tu non parla chi ama il vero.«[11]

Oben rechts beabsichtigt ein Mann in dunkelgrünem Mantel, den Richter mit dem Geldsack in seinen Händen zu bestechen:

»Io posso meritar ben chi mi serve,
onde se giudicate quel ch'io cheggio
non ne verrà alcun di voi di peggio.«

Die dunkelrot bekleidete Iustitia, die diesen Bestechungsversuch für todeswürdig hält, hat bereits das Schwert gegen ihn gezückt:

»Tu se'di morte vergognosa degno!
qui giudicio per oro non si vende,
ma qual ch'è suo a ciaschedun si rende.«

Die Zwiegespräche der unteren Paare sind auf dem Fresko selbst nicht erhalten. Ein bärtiger Mann, links unten, mit grau-grün gemustertem Mantel und passender Mütze, hält ein Paar Handschuhe in der Rechten. Seine Terzine ist in den Abschriften mit *arroganza* überschrieben.[12] In dem Glauben, daß ihm hier Unrecht geschehe, droht der Mann mit Rache, falls ihn zuvor nicht der Tod ereilen sollte:

»Io veggio ben com'io ricevo torto;
ma se per caso Morte non m'affretta
questo non passerà senza vendetta!«

Fortezza, mit der Linken auf eine Säule, ihr Attribut, gestützt, macht dem *arrogante* klar, daß ihn Wut und Drohungen nur zusätzlich belasten:

»Se tu sapessi come fa per nulla
qui ogni furia e ogni minaccia,
sapresti che'l dir tuo te solo impaccia.«

Scheinbar zum Gehen bereit, hat sich der Mann oben rechts im rosafarbenen Doppelmantel dem Bildrand zugewandt. In der Linken hält er eine Schriftrolle mit offenbar falschen Zeugnissen, die er den Blicken Temperantias zu entziehen sucht. Von dieser am Gehen gehindert – sie hält ihn am Mantel fest, während sie auf den Richter weist –, hat er sich mit abwehrend erhobener Geste zurückgewandt. Sein Dreizeiler war mit *il timido dice* überschrieben[13]:

»Io temo di seguir dinanzi a voi
la ragion mia, perchè già forse avvenne
ch'offeso alcun di voi da me si tenne.«

Die Bedenken des *timido*, seine eigene Sache zu vertreten, werden von Temperantia zerstreut. Sie beteuert, daß hier niemandem auf Grund persönlicher Beschuldigungen *[singulare offesa = offesa personale]* Unrecht geschehe, da die Waage der Gerechtigkeit solche falschen Zeugnisse nicht wiege:

»Non temer torto qui ricever mai
ben che ci fosse singulare offesa,
ché quel, bilancia dritta mai non pesa.«

Wie die Überschriften, *arroganza*, *lusinghiere*, *corrutore* und *timido*, nahelegen, führen die vier Männer berufsspezifische Gefahren, die dem Richter begegnen, exemplarisch vor. Durch die modische Erscheinung der Figuren werden die Verhaltensweisen, die sie verkörpern, als zeitgenössische Laster aktualisiert. Andrerseits kann aus ihrer Gegenüberstellung mit den Tugenden geschlossen werden, daß auch diese hier ganz spezifisch auf einen bürgerlichen Kontext bezogen sind.

Die Kardinaltugenden bilden in einem metaphorischen Sinn einen lebendigen Schutzwall zur Verteidigung des Richters, wozu sie eigens ihre Plätze auf der Bank verlassen haben. Die leeren Plätze zu Seiten des Richters laden dazu ein, eine vorangehende und eine folgende Phase des Geschehens zu rekonstruieren, in welcher der Richter, einem Herrscher gleich, zwischen den Tugenden als seinen Schöffen auf der Bank thront. Demnach verkörpern diese den tugendhaften Richter und seine ideellen Waffen, mit denen er, trotz äußerer Passivität, die Angreifer abzuwehren vermag. Dieser Richter waltet seines Amtes nicht mit Hilfe göttlicher Inspiration, sondern Kraft seines tugendhaften Wesens, d.h. der *virtus* im antiken und jetzt bürgerlichen Sinne.

27 Sichtbares Zeichen dieser Gesinnung sind die beiden Gegenstände in seinen Händen: der Stab der Gerechtigkeit und die Opferschale, die von römischen Münzbildern als Attribute Iustitias bekannt sind.[14] Indem sie auf den Richter übertragen werden, wird dieser zum Sinnbild einer abstrakten Idee. In seinem Amt ist er, über den aktuellen Rechtsvollzug hinaus, auf die Wahrung und Verteidigung der bürgerlichen Gerechtigkeit verpflichtet, gegen welche die vier Männer verstoßen.

Die Darstellung mit schulterlangem Haar, kurzem Bart und tunikaartigem Umhang, die mit der Erscheinung zeitgenössischer Richter nichts gemein hat, charakterisiert den Richter zusammen mit den Tugenden und den Attributen als Idealgestalt ganz im Sinne des Titulus:

> »Da Bruto, primo Consol de'Romani,
> prudente, giusto, forte, temperato,
> exemplo prenda ciascun Consolato.«

Die *virtus* des Richters, die das Bild anschaulich macht, wird in der Reihung der Adjektive noch einmal formuliert. Darüber hinaus enthält der Titulus eine direkte Aufforderung an die Zunftkonsuln, für die allein die Bezeichnung Konsul im 14. Jahrhundert bezeugt ist, sich Brutus zum Beispiel zu nehmen: er stellt das Amt der Zunftkonsuln in eine ideelle Nachfolge der römischen Konsuln.

Eine leicht veränderte Fassung der Terzine, in deren Überlieferung das Wort *consolato* durch *rettor di corte* ersetzt ist, legt den Inhalt dieses Exemplums auf die gerichtliche Tätigkeit der Zunftkonsuln fest.[15] In der Antike ist das Richteramt allerdings nicht für das römische Konsulat schlechthin, sondern nur für den ersten Konsul Brutus bezeugt.[16] Als oberster Richter der von ihm begründeten Republik ließ er seine eigenen Söhne hinrichten, weil sie die Restitution der Königsherrschaft betrieben. Erst dieser konstitutionelle Hintergrund verleiht schließlich der Gestalt ihre Bedeutung als Exempel der Gerechtigkeit, die im Dienste der Republik sogar die väterlichen Gefühle überwindet. Dem Richteramt wird damit eine staatserhaltende Funktion zugewiesen; der Dienst am Allgemeinwohl ist das entscheidend neue Kriterium, das den idealen Richter in der Arte della Lana von dem mittelalterlichen Typus des idealen Richters, dem weisen Salomon oder dem Kaiser Trajan als Ideal eines gerechten Alleinherrschers, unterscheidet. Ein zeitgenössisches Gedicht auf den gerechten Richter nennt nicht nur die gleichen Tugenden und Laster, die im Fresko eine Rolle spielen, sondern begründet diese Empfehlung zugleich mit der Bedeutung des Amtes für das Wohlergehen der Kommune:

»Tu che se'posto a regger con giustizia,
Ragione osserva in ogni tuo giudizio,
Da te cacciando di superbia il vizio,
D'invidia mala, d'ira e d'avarizia,

Dal guto non dari [sic] non amicizia,
Ma'ti rimuova, ma come Fabrizio
Sobrio, costante e fermo nell'ufizio
In ben oprar diritto t'assercizia:

Proto all'udire e tardi al giudicare
Odi ciascuna parte e poi sentenza
Quel che ragion ti mostra che de'fare.

Così facendo sempre, la potenza
Del tuo comun vedrai multiplicare
E'n pregio montar la tua Fiorenza.«[17]

Ähnlich wie Brutus fungiert hier der römische Republikaner Fabricius als Exempel eines Mannes, der in der Ausübung seines Amtes *(nell'ufizio)* seine bürgerlichen Qualitäten bewiesen hat.

Das Fresko führt sich als Lehrstück für die Richter der Arte della Lana ein, wobei sich seine Argumente zweier Vermittlungsformen von unterschiedlicher Herkunft bedienen: des bildhaft erzählenden *allegorischen Exemplums* und des *historischen Exemplums*.

Das Grundschema des *allegorischen Exemplums*, in dem Brutus zunächst ganz allgemein den Richter vorstellt, entstammt der traditionellen christlichen Ikonographie. Das Bild des von Tugenden umgebenen Herrschers wird mit dem Tugenden- und Lasterkampf verknüpft und mit einer neuen profanen Deutung unterlegt.

Die vier Kardinaltugenden bezeichnen auf dem Brutus-Fresko nicht mehr die himmlische Legitimation ihres Trägers – wie sie den abendländischen Kaiser als Statthalter Christi auswiesen[18] –, sondern den tugendhaften Charakter einer Amtsperson. Auf Giottos verlorenem Fresko im Palazzo del Podestà oder im Buon Governo Lorenzettis saß die Personifikation der Kommune ähnlich zwischen bürgerlichen Tugenden.[19] Wegweisend für diese II
neue Sicht der christlichen Tugenden war Giottos Tugenden- und Lasterzyklus in der Sockelzone der Arena-Kapelle in Padua.[20] Iustitia, die als einzige Tugend bekrönt auf einem
Thron in der Mitte des Zyklus sitzt, wird hier der Primat zuerkannt. Die Überlegungen, I
die dieser neuen Wertung zugrunde liegen, werden in einem schmalen Figurenfries unterhalb Iustitias bildlich erläutert. Tanz, friedlicher Handel und Jagd führen als Metaphern des glücklichen Lebens eine von Iustitia gelenkte und bestimmte Gesellschaft vor. Dagegen werden die Konsequenzen, die sich aus der Herrschaft der Ungerechtigkeit in einem Gemeinwesen ergeben, durch Mord-, Raub- und Vergewaltigungsszenen in einem Fries unterhalb Iniustitias illustriert, die, als Tyrann gekennzeichnet, vor einem ruinierten Stadttor thront. Die ursprünglich heilsgeschichtliche Bedeutung der Tugenden und Laster, die auch hier noch durch den Bezug auf das Jüngste Gericht gegeben ist, wird damit auf den Bereich des öffentlichen Lebens ausgedehnt.

Zwischen 1309 und 1313 entstanden die eigenhändigen Zeichnungen des Francesco da
Barberino für sein Werk »Documenti d'amore«, unter denen das Blatt mit Constantia in 34
Hinblick auf das Brutus-Fresko besonderes Interesse verdient.[21] Ungeachtet der Belästi-

gung durch vier Männer liest Constantia, die auf einer ähnlichen Thronbank wie Brutus sitzt, in einem Buch, das ihre Gesinnung wiedergibt: »in vanum laborant qui quaerunt mentem meam«. Der zeitgemäße Habitus der Männer und die Attribute, Geldsack, Laute, Schwert – der vierte zerrt am Gewand Constantias – lassen auch sie als Allegorien zeitgenössischer Laster erkennen. Die Tituli, die ihnen beigegeben sind, bestätigen dies; es sind der *corrutore, blanditor, superbus* und *consanguinea*, die die ›Beständigkeit‹ in diesem bürgerlich interpretierten Tugenden- und Lasterkampf auf die Probe stellen.

Die ikonographischen Motive, aus denen sich das allegorische Exemplum des Brutus-Freskos zusammensetzt, sind folglich nicht grundsätzlich neu. Neu ist dagegen der lebendige Erzählmodus, in dem sie vorgetragen werden. Trotz des fiktionalen Charakters der Bildsituation wie auch der Einzelhandlungen versucht das Bild, dem Betrachter ein ›reales‹ Geschehen zu suggerieren. In den seitlichen Figurenpaaren ist die bildhafte Redeweise, daß man mit Hilfe der Tugenden Laster ›bekämpfen‹ könne, anschaulich ins Bild gesetzt. Die räumliche Anordnung dieser Gruppen läßt die Fiktion vergessen, daß sie der simultanen Vorführung vier exemplarischer Fälle dient. Obwohl diese seitlichen Figurenpaare nur eine sekundäre, weil gedankliche Realitätsebene gegenüber der primären des Richters bezeichnen, werden alle Figuren gleichermaßen lebendig dargestellt und in einem gemeinsamen Kommunikations- und Handlungsraum verknüpft. Die zeitgenössische Malerei, die in der körperlichen Präsenz der Figuren, der klaren Meßbarkeit der räumlichen Verhältnisse und in einer dramatischen Personenregie neue Qualitäten erwarb, trägt dazu bei, die Wirkung eines szenisch glaubhaften Geschehens – in diesem Falle einer Gerichtsszene – zu vermitteln.

Die damalige Analogie zwischen fiktiver Bild- und realer Raumsituation leistete hierzu Vorschub: Wie Brutus zwischen den Tugenden dürfte sich der Richter unter seinen Schöffen auf der Richterbank ausgenommen haben, die wohl an der Hauptwand im rechten Winkel zum Fresko stand.

35 Eine Miniatur in den Statuten der Arte dei Giudici e Notai von 1303-1306 im Staatsarchiv Siena schildert eine Gerichtsszene, wobei der Richter in dunklem Gewand zwischen zwei Schöffen in helleren Mänteln auf einer ähnlichen Bank sitzt.[22]

Im Innenhof des Kommunalpalastes von Pistoia hat sich eine originale steinerne Richterbank aus dem Trecento erhalten, deren Funktion durch eine Inschrift gesichert ist: »Hic locus odit, punit, conservat, honorat: Nequitiam, leges, crimina, iura, probos.«[23] Auch sie gleicht völlig derjenigen des Brutus.

Darüber hinaus können die demonstrativen Wendungen ›qui‹ bzw. ›questo luogo‹ in den Dialogen durchaus auf die spezifische Situation der Richter und Angeklagten in diesem Raum bezogen werden. Bild und Text stellen gleichermaßen die Suggestivität ihrer Sprachmittel in den Dienst einer überzeugenden Bildhandlung als argumentativen Rahmen für den abstrakten Inhalt des allegorischen Exemplums. Die Wirkung dieses Exemplums ist damit ganz auf die Betroffenheit und persönliche Identifikation des Betrachters berechnet.

Die genannten Merkmale gelten ebenso für eine Reihe weiterer öffentlicher Programme der ersten Trecentohälfte.[24] Als direktes Vorbild des Brutus-Freskos kann die »Comune rubato da molti« auf Giottos Fresko betrachtet werden, die Vasari beschrieben hat.[25] Auch hier war der Herrscher, umgeben von den Tugenden, mit dem bürgerlich interpretierten Tugenden- und Lasterkampf wirkungsvoll zu einer bildhaft erzählenden Allegorie verknüpft. Wie aus einem Sonett Antonio Puccis aus den 1330er Jahren hervorgeht, das wie eine genaue Beschreibung des Freskos anmutet, diente die drastisch geschilderte Beraubung der Kommune durch die ›Vielen‹ als einprägsame Metapher für die ideelle Schwächung der Regierungsgewalt:

> »Molti governator' per te si fanno,
> e finalmente son pure a tuo danno.«[26]

In demselben Bildschema führt ein Relief am Grabmal des Bischofs Tarlati von 1328 im 5
Dom von Arezzo die Kommune, diesmal ohne den Beistand der Tugenden, als völlig
wehrloses und gebrochenes Opfer vor, an dem sich die Bürger auf vergleichbare Weise
schadlos halten.[27] Selbst die naturalistisch geschilderte Hinrichtungsszene, der auf dem
Pendant-Relief dieselbe Personifikation der Kommune gemeinsam mit dem Signore präsi- 6
diert, dient lediglich der bildhaften Umschreibung des Abstraktums, daß unter der Regie-
rung des Signore Recht und Ordnung wieder herrschen.

In Siena stellt Lorenzetti die Konsequenzen, die sich aus der Herrschaft der Gerechtig- III, IV
keit bzw. Ungerechtigkeit für ein Gemeinwesen ergeben, mit ähnlichen Metaphern dar, wie sie bereits Giotto in Padua eingeführt hatte.[28] Neu ist hier jedoch der empirisch wirkende Einheitsraum, der zudem Allusionen auf das reale Stadtbild und den Contado Sienas enthält.[29] Um eine unmittelbare Wirkung der hier zusammengetragenen Einzelexempla auf den Betrachter zu gewährleisten, setzt der Künstler den Illusionismus seiner Kunst ein, der die Fiktion der ›Bildkollage‹ überspielt.

In den genannten Programmen ist der Inhalt dieser bildlich formulierten Argumente stets der gleiche: Bestimmte staatssichernde und -gefährdende Mechanismen sollten dem Bürger bewußt gemacht werden, um ihn zu einem konstruktiven Verhalten innerhalb des Staats zu motivieren. Es geht um die Erziehung der Bürger zu Staatsbürgern.

Das Hauptargument, das die Kommunen im Kampf um die Einsicht der Bürger immer wieder ins Feld führen, ist die Gerechtigkeit, auf die sie sich als überparteiliches Autoritätsprinzip berufen. Wer wider den Richter auf dem Brutus-Fresko oder wider die Kommune in Giottos »Comune rubato da molti« vorgeht, verstößt gegen die Gerechtigkeit selbst, in deren Namen zu handeln beide vorgeben; der Richter, indem er ihre Attribute in Händen hält, und die Kommune durch das Symbol der Waage, das bezeichnenderweise über ihrem Haupt (›sopra la testa‹) angebracht ist.[30] In Siena und Arezzo garantiert ihre Maxime den inneren Frieden und damit die Sicherheit und den Bestand der Kommunen.[31]

Die Problematik einer solchen Argumentation offenbart sich allerdings bereits da, wo das politische Schlagwort der Gerechtigkeit gleichermaßen von Republiken und Signorien beansprucht wird. In Padua, Siena und Arezzo werden Kontrastbilder benötigt, um die a priori nicht festgelegte Bindung Iustitias an eine bestimmte Staatsform zu demonstrieren. Ähnlich wie die ikonographischen Typen und Themen sind die Begriffspaare ›gut-böse‹ oder ›gerecht-ungerecht‹, mit denen hier operiert wird, der mittelalterlichen Vorstellungswelt entnommen. Sie ermangeln einer präzisen politischen Theorie und Terminologie, die die neuen politischen Gebilde der italienischen Stadtkommunen auch in ihrer konstitutionellen Eigenart erfassen könnten. Die Drastik der metaphorischen Handlungen und der forcierte Realismus ihrer Darstellung scheinen diesen Mangel an konkreter Begrifflichkeit kompensieren zu wollen.

Eine entscheidende Weiterentwicklung zeichnet sich im Brutus-Fresko durch die Einführung des *historischen Exemplums* ab. Vorgestellt wird Brutus zunächst im vertrauten Rahmen des allegorischen Exemplus; innerhalb des geläufigen Bildschemas ist daher die Richtung, in der seine Interpretation zu erfolgen hat, bereits vorgegeben. Darüber hinaus hebt die neue Begrifflichkeit, die der Rückblick auf die Geschichte zur Verfügung stellt, die allgemein gehaltene Sprache der früheren Programme auf das Niveau einer präzisen politischen Argumentation.

Bereits in der Antike wurde Brutus als ›Befreier des Vaterlandes‹ gefeiert und als Leitfigur für die Begriffe Vaterlandsliebe, republikanische Gesinnung und Gerechtigkeit zitiert.[32] Seit Thomas von Aquin und Johannes von Salisbury wurden diese Topoi im Mittelalter beliebt – insbesondere im Florenz des 14. Jahrhundert[33]. Petrarca, der Brutus in seinem Werk »De viris illustribus« als »fundator libertatis«[34] bezeichnet, stellt in einem Brief an Cola di Rienzo einen aufschlußreichen Bezug zwischen Brutus und Rienzo her: »Jedes Zeitalter hat seinen Brutus. So sind denn drei dieses Namens in folgender Ordnung zu Ruhm gelangt: der erste verjagte König Superbus, der zweite tötete Julius Caesar, und der dritte [Cola di Rienzo] verfolgt die Tyrannen unserer Zeit mit dem Exil und dem Tod.«[35] Programmatisch stellt Franco Sacchetti Brutus als Inbegriff der Tugenden dem Erzfeind Florenz', Visconti aus Mailand, gegenüber.[36] Boccaccio rühmt Brutus wegen seiner Liebe zur Freiheit, die ihn sogar dazu veranlaßte, die eigenen Söhne zu verurteilen.[37]

In diesen Quellen wird Brutus als Symbolfigur der Republik ausdrücklich für die Projektion aktueller politischer Ziele herangezogen. Gerade in Florenz ging es angesichts der wachsenden Bedrohung der Stadt durch die Expansionsbestrebungen Mailands, des kaiserlichen Vasallen, nach außen um die Wahrung der politischen Autonomie und, was damit im 14. Jahrhundert gleichgesetzt wurde, der republikanischen Verfassung im Inneren.[38] Rubinstein und Witt haben überzeugend nachgewiesen, daß das Bewußtsein für die drohende Gefahr nicht erst gegen Ende des 14. Jahrhunderts, also mit dem Beginn der kriegerischen Auseinandersetzungen mit Mailand, einsetzte, sondern bereits seit der Mitte des Jahrhunderts nachweisbar ist.[39] Entscheidend haben dazu die eigenen Erfahrungen der Stadt mit der Tyrannis beigetragen; einmal in den Jahren 1325-1329 während des Protektorats König Roberts von Neapel und ein zweites Mal 1342-1343 während der Herrschaft des Herzogs von Athen. Besonders letzteres Ereignis hat in Florenz eine heftige Reaktion zu Gunsten der kommunalen Regierungsform hervorgerufen. In der Literatur häufen sich die Lobpreisungen der Stadt Florenz als Hauptquell der Freiheit[40] oder als »Mutter von Italiens Freiheit«.[41]

Unter diesen politischen Umständen wird die römische Republik als ideologisches Gegenbild der römischen Kaiserzeit, dem traditionellen Vorbild des Kaisers und seiner Vasallen, angerufen. Während des gesamten Mittelalters stand nämlich auf Grund der Lehre von den Vier Weltreichen, d.h. der Notwendigkeit einer ununterbrochenen Kontinuität zwischen römisch antikem und christlich abendländischem Imperium als viertem und letztem Weltreich, das antike Kaisertum im Mittelpunkt des Interesses. In offenkundigem Widerspruch zu dieser heilsgeschichtlichen Doktrin setzt der Rekurs auf die römische Republik die Wiederholbarkeit historischer Prozesse voraus. Erst ein solches pragmatisches Geschichtsverständnis, das den menschlichen Willen als formende und prägende Kraft im historischen Ablauf anerkennt, räumt der historischen Persönlichkeit – ähnlich wie dies bereits in der römischen Geschichtsschreibung gehandhabt wurde – eine politisch erzieherische Vorbildfunktion ein.[42]

In eben dieser Absicht stellt Remigio de Girolami eine Exempla-Reihe römischer Helden auf: Es sind Lucius Valerius, Cincinatus, Fabricius, Torquatus und Marcus Regulus, »die das Allgemeinwohl über den eigenen Nutzen stellten«. Er lobt diese Römer für ihren *amor rationalis* im Verhältnis zur politischen Tugend.[43] Dante rühmt an Brutus, er habe durch sein Exempel gelehrt, wenn nötig, selbst die eigenen Söhne der »Freiheit des Vaterlandes« zu opfern.[44] Während bei Ptolemäus von Lucca Brutus noch als Beispiel des altrömischen »Eifers für die Gerechtigkeit«[45] galt, wurde er für Salutati zur Inkarnation des »Vaterländischen« schlechthin.[46] Was aus dem Brutus-Fresko bereits abzulesen war, wird von den zeitgenössischen Quellen präzisiert und bestätigt: Die Exemplarität der Hauptgestalt, die neben dem Aspekt der Gerechtigkeit folglich auch die zentralen Begriffe *libertas, res publica* oder *amor patriae* impliziert, beruht auf einem Komplex bürgerlicher Tugenden, der mit dem antiken Begriff der *virtus* abgedeckt ist. Salutati, der Kanzler der Republik Florenz, hat den hier vorliegenden Sachverhalt prägnant zusammengefaßt: *virtus*, und damit die Fähigkeit zur Exemplarität, besitze derjenige, der eine vorzügliche *vita activa* im Dienste des Allgemeinwohls – sprich, der Republik – führe.[47]

Analog dazu hat Petrarca in der Einleitung zu »De viris illustribus«, wo in Anlehnung an antike Exempla-Sammlungen die Viten römischer Helden und Staatsmänner versammelt sind, die neue Aufgabe des Historikers dahingehend definiert, dem Leser eine Fülle berühmter Beispiele, sowohl nachahmenswerter wie auch abschreckender, vor Augen zu führen.[48] Auch er verweist in einem Brief an einen Freund, in dem er seine Absicht nochmals darlegt, ausdrücklich auf die *virtus*, die diese Männer zu nachahmenswerten Exempla prädestinierte.[49]

In seinem Werk »De remediis utriusque fortunae« stellt Petrarca schließlich einen aufschlußreichen Bezug zwischen *virtus* und historischem Exemplum her.[50] Daß beide Begriffe bei Petrarca primär auf eine philosophisch moralische Lebensanweisung hin konzipiert sind, kann dabei außer acht bleiben. Das Leben des Einzelnen, so Petrarca, ist vom Widerstreit der Tugenden und Affekte geprägt. Als Waffen der *virtus* sind die Tugenden das einzig wirkungsvolle Mittel, um Fortuna, die die Zufälligkeiten des menschlichen Lebens bedingt, zu bekämpfen. Obwohl *virtus* in jedem Menschen angelegt ist, bedarf sie einer steten Ausbildung, die – und hier folgt Petrarca antiken Autoren wie Cicero und Seneca – auf zweierlei Weise erfolgen kann: einmal mittels theoretischer Unterweisung durch die Philosophie, zum anderen durch die Nachahmung historischer Exempla: »vel ex libris vel ex media vita hominum«.[51] Philosophie und Geschichte werden gleichberechtigt als »magistra vitae«[52] bezeichnet, und »si ratio non moveat, moveant nos exempla«.[53]

Im Brutus-Fresko findet diese Überzeugung vom erzieherischen Wert des historischen Exemplums Eingang in die öffentlichen Programme.[54] Verglichen mit dem komplexen Inhalt der *virtus*, wie sie für Brutus von den Florentiner Quellen nahegelegt wird, erscheint allerdings die bloße Zuordnung der traditionellen Kardinaltugenden auf dem Fresko recht allgemein. Der einzige Hinweis auf die umfassend verstandene *virtus* des Brutus ist sein Bildnis selbst, das den Betrachter zu Assoziationen über seine Taten und persönlichen Qualitäten anregt. Eine direkte Bestätigung dieser Annahme liefert ein zeitgenössischer Dantekommentar, der den Brutus-Titulus wörtlich zitiert und kommentiert.[55] In den »Antiche chiose anonime all'Inferno« im Codex Marcianus von 1377/1378 heißt es zu Gesang 4, Vers 27, »Quel Bruto che caccio Tarquinio«:

> »Bruto fu primo consolo de' Romani, et ebbe in sè
> le quattro Virtù, cioè Prudentia, Giustizia, Fortezza e
> Temperanza; e per la sua bontà e drittura, doppo
> la sua morte li Romani, a memoria di lui, per
> exemplo di tutte le città, fecero una statua a sua
> immagine, e titolàrlo di uno verso che diceva così:

»Da Bruto, primo Consol de'Romani,
prudente, giusto, forte, temperato,
exemplo prenda ciascun Consolato.«[56]

Plutarch, Plinius und Sueton berichten übereinstimmend von einem ehernen Standbild des Brutus, das neben denjenigen der Könige auf dem Kapitol aufgestellt war.[57] Der Hinweis auf die *virtus* als Ursache und auf die Exemplarität als Sinn einer solchen Ehrung scheint dagegen andere antike Quellen zu verarbeiten, die diesen spezifisch römischen Brauch unabhängig von der Brutus-Statue belegen. Valerius Maximus schildert, wie ein Betrachter beim Anblick der *imago* des Manlius Torquatus, der seinen Sohn der Gerechtigkeit bzw. des Allgemeinwohls wegen verstieß, über den Sinn solcher Bildnisse zu reflektieren beginnt, die in den Atrien der Privathäuser aufgestellt wurden: »Denn er [der Betrachter] sah, daß er sich in jenem Atrium niedergelassen hatte, in dem das durch seine Strenge augenfällige Bild jenes gebieterischen Torquatus aufgestellt war, und dem umsichtigen Mann kam der Gedanke, daß die Bilder der Ahnen mit ihren Inschriften deshalb im ersten Teil des Hauses aufgestellt zu werden pflegen, damit die Nachkommen ihre *virtus* nicht nur ablesen, sondern auch nachahmen.«[58] Augustus machte schließlich diese römische Sitte für die Politik dienstbar, indem er die Statuen berühmter Feldherren aus republikanischer Zeit in seinem Forum öffentlich aufstellen und mit Inschriften versehen ließ.[59]

Der Anspruch des Dantekommentars, daß er die originale Inschrift der römischen Statue des Brutus wiedergebe, ist freilich falsch; keine derartige Inschrift ist aus der Antike überliefert. Um so aufschlußreicher für das Fresko ist das Vorgehen des Kommentators, der das Standbild mit diesem römischen Brauch sinngemäß verbindet: Dieselbe Inschrift legt nämlich nahe, daß auch hier nicht Brutus selbst, sondern nur seine *imago* als Exemplum der *virtus* für die Nachwelt wiedergegeben ist. Inhalt und Form, historisches Exemplum und Bildnisstatue, die beide der Antike entlehnt sind, korrespondieren dann auf das engste miteinander.

Auf dem Fresko erscheint freilich keine gemalte Bildnisstatue; eine so wörtliche Umsetzung hätte die Homogenität des Freskos, die eine wichtige Voraussetzung der unmittelbaren Überzeugungskraft des allegorischen Exemplums ausmacht, zerstört. Auch die Uomini-illustri-Zyklen der späteren Zeit geben, obwohl auch sie dem antiken Exemplums-Brauch verpflichtet sind, keine gemalten Statuen wieder. Die Ursache liegt sicher nicht in einem Mißverständnis des antiken Brauches, sondern in der Tatsache, daß im 14. und 15. Jahrhundert das Fresko das bevorzugte Medium öffentlicher Programme war, dem die Präsentation der Stoffe angeglichen wurde.

Mit den Uomini-illustri-Zyklen sind schließlich diejenigen öffentlichen Programme angesprochen, in denen das historische Exemplum seinen reinsten Ausdruck fand.[60] Die Aneinanderreihung mehrerer Helden nimmt deutlich auf die literarischen Exempla-Sammlungen Bezug, die, wie bereits erwähnt, von Autoren wie Petrarca, Boccaccio oder Villani seit der Mitte des Jahrhunderts nach antiken Vorbildern angefertigt wurden.[61]

Ende des 14. Jahrhunderts lassen sich solche Zyklen, die anfänglich nur für Fürstenhöfe und Adelspaläste bezeugt sind, auch als Ausstattungen öffentlicher Gebäude in republikanischen Stadtstaaten nachweisen. Ihre ursprüngliche Intention, die Verherrlichung des Auftraggebers durch eine ideelle oder bildliche Gleichsetzung mit großen Helden der Vergangenheit, wandelt sich sinngemäß in der neuen Umgebung und wird an der veränderten Auswahl der Helden ablesbar. Ein Zyklus, der um 1400 im Palazzo Vecchio in Florenz ausgeführt wurde – erhalten haben sich nur die von Salutati entworfenen Tituli – erhielt

durch die Einleitung mit Brutus einen deutlich republikanischen Akzent.[62] Der vollständig
erhaltene Zyklus in der Anticappella des Palazzo Pubblico in Siena, der 1413 an Taddeo di 48
Bartolo in Auftrag gegeben wurde, vereint ausschließlich berühmte Heerführer und Staatsmänner der römischen Republik, die sich um das Wohl des Staates und der Allgemeinheit verdient gemacht haben.[63] Die Tugenden, denen die einzelnen Helden formal und sinngemäß zugeordnet sind, verweisen auf die *virtus* der Helden als Quell ihrer Taten.

> »Spechiatevi in costoro voi che reggete
> Se volete regnare mille et mille anni,
> Seguite il ben comune et non v'inganni
> Se alcuna passione in voi avete.«

Diese Aufforderung, mit der die zentrale Inschrift einsetzt, ist sinngemäß bereits im Brutus-Fresko enthalten (vgl. auch S. 133ff. den Beitrag von D. Hansen).

Damit nimmt das Brutus-Fresko eine entscheidende Stellung zwischen den öffentlichen Programmen der ersten Trecentohälfte und denjenigen vom Ende des 14. und Anfang des 15. Jahrhunderts ein. Die christlichen Themen, die die mittelalterliche Ikonographie zunächst bereit hielt, erwiesen sich, trotz ihres lebendigen Vortrags und ihrer Einkleidung in metaphorische Handlungen, offenbar bald als zu allgemein. Sie konnten der Reflexion über die eigene politische Identität und der Suche nach einer adäquaten Selbstdarstellung auf Dauer nicht genügen. Mit dem wegweisenden historischen Exemplum führt das Brutus-Fresko eine neue Bildform und -rhetorik ein, die für die nächsten Jahrzehnte bestimmend werden sollte. In der allmählichen Abkehr von mittelalterlichen und der Adaptation neuer Argumentationsformen, die aus einer ihrer Intensität und Ursache nach originären Auseinandersetzung mit der Antike hervorgegangen sind, zeichnet sich letztlich der Beginn der Renaissancekunst ab.

Einen Anhaltspunkt für die Datierung des Freskos liefert besagter Dantekommentar. Zitiert dieser nämlich den Fresko-Titulus, dann fällt die Entstehung des Brutus-Fresko in die Zeit zwischen 1337 und 1377/1378, da der Passus zu Brutus in einer älteren Ausgabe dieses Kommentars, die Selmi vor 1337 ansetzt, noch fehlt.[64] Die Tatsache, daß im Titulus ausdrücklich die Zunftkonsuln angesprochen werden, sowie die Verknüpfung von Bild- und Textsprache im Auftreten der Tugenden, auch der Erfolg des Inschrifttextes im Umkreis von Zünften, all das spricht für die zeitliche Priorität des Freskos.[65]

Es kommt hinzu, daß der Autor des Kommentars in der Fachliteratur als ungenau in Realien gilt – er behauptet beispielsweise, Achill sei im Kloster erzogen worden –, so daß bei ihm eine Vertrautheit mit antiken Sitten, wie sie dieser Passus verrät, kaum vorausgesetzt werden kann.[66] Aus der direkten Ansprache des Lesers und aus umgangssprachlichen Redewendungen, die diesem Kommentar eigen sind, schloß Sandkühler, daß es sich um einen volkstümlichen Kommentar handele, der eventuell bei öffentlichen Lesungen vor dem Publikum zitiert wurde.[67] Gerade in einem solchen Kommentar wäre ein Verweis auf das bekannte Fresko in der Arte della Lana sinnvoll.

Der terminus post quem wird noch durch die Nachricht Villanis, daß mit Ausnahme des Erdgeschosses der gesamte ältere Zunftpalast durch den Stadtbrand von 1332 zerstört worden sei, erhärtet. Selbst bei knappster Zeitberechnung für den Wiederaufbau des Palastes können die Fresken des Gerichtssaales kaum vor den 40er Jahren entstanden sein.[68]

Dafür spricht auch die Reproduktion des Gnadenbildes von Orsanmichele, das Bernardo
33 Daddi zwischen 1342 und 1347 ausführte, an der Hauptwand des Gerichtssaales.

Hier sei ein kurzer Exkurs gestattet, da das Madonnen-Fresko bisher von der Forschung
stets in die Jahre 1320/1330-1347 datiert wurde.[69] Auf Grund dieser Frühdatierung, die
jeglicher Evidenz ermangelt, wurde es als Beleg dafür zitiert, daß das originale Gnadenbild
(von 1292) 1304 den Brand von Orsanmichele überlebt habe, und folglich später von Daddi
wiederholt werden konnte.[70] Bellosi wandte sich damit gegen die in der älteren Forschung
von Cohn vertretene These, das originale Gnadenbild sei, nachdem es 1304 zerstört wurde,
zunächst durch eine Zwischenfassung ersetzt worden.[71] Mit dem Verlust des Originals
wollte Cohn, der das Gerichtssaal-Fresko noch nicht in seine Überlegungen miteinbezog,
überhaupt die Neufassung eines so ehrwürdigen Gnadenbildes durch Daddi erklären.

Die folgenden Überlegungen gehen in erster Linie von drei gesicherten Zitaten des
Gnadenbildes auf Miniaturen aus, die die Existenz eines Gnadenbildes in Orsanmichele im
fraglichen Zeitraum zwischen 1304 und 1342/1347 bezeugen.[72] Es handelt sich dabei um
32 eine Miniatur aus dem Biadaiolo Codex, der zwischen 1335 und 1340 datiert wird, eine
Miniatur des Meisters der Santi Dominicani im Register der Compagnia di Orsanmichele
von etwa 1340 und eine Miniatur in einer Ausgabe der Chronik des Giovanni Villani, die
31 zwischen 1342 und 1348 entstanden sein dürfte.[73] Trotz gewisser Abweichungen, die wohl
zu Lasten des Miniaturformates gehen – so etwa in der Anzahl der Engel oder in Detailbil-
dungen des Tabernakels –, weisen alle drei Darstellungen eine prägnante Gemeinsamkeit
auf: das Kind sitzt stets aufrecht auf dem Schoß der Mutter und hat die Rechte zum
Segensgestus erhoben. Diese auffallende Übereinstimmung kann nur auf eine gemeinsame
Vorlage zurückgehen. Wollte man in dieser das originale Gnadenbild sehen, müßte man
einräumen, daß Daddi ihr gegenüber eigenständig verfuhr; das Gerichtssaal-Fresko, das in
29, 30 Haltung und Gestik des Kindes völlig mit dem Bild Daddis übereinstimmt, könnte dann
nur mehr als Reflex auf das Daddi-Bild selbst verstanden werden. Will man hingegen in
der gemeinsamen Vorlage der Miniaturen eine Zwischenfassung annehmen, muß man mit
Cohn vom Verlust des Originales ausgehen, da ansonsten die Abweichung dieser
Zwischenfassung nicht erklärbar ist.[74] In beiden Fällen wird folglich das Gerichtssaal-Fresko
nur als unmittelbares Zitat des Daddi-Bildes verständlich, womit seine Entstehung frühe-
stens nach 1342 gesichert ist.[75]

Die stilistische Nähe des Brutus-Freskos und der Tugenden in den Gewölbekappen des
östlichen Joches zu den Fresken der Bardi di Vernio Kapelle in S. Croce von ca. 1335-1341
machen die Autorschaft Maso di Bancos für die Fresken in der Arte della Lana sehr
27, 36 wahrscheinlich.[76] Die klare, symmetrisch gebaute Komposition und der Verzicht auf anek-
dotische Ausmalungen der Handlung sind ebenso charakteristisch für diesen Maler, wie die
blockhafte Geschlossenheit der ruhig verharrenden Gestalten, die durch wenige prägnante
Gesten und Blicke miteinander kommunizieren.[77] Die ursprünglich zarte Farbgebung und
schmelzartige chiaro-scuro-Qualität, die auf alten, vor der Restaurierung entstandenen
Aufnahmen der Fresken in der Bardi di Vernio Kapelle zu erahnen sind, verbinden sich
ähnlich wie auf dem Brutus-Fresko mit einer präzisen Umriß- und Binnenzeichnung, die
den Fresken eine kristalline Klarheit verleiht. Ein Detailvergleich zwischen einzelnen Köp-
28, 37 fen beider Fresken würde dies verdeutlichen: klare Profillinien, einzeln ausgeführte Bart-
und Haupthaare, feingeschwungene Lippen, Lider und Brauen sind in die weichen und
zugleich straff modellierten Wangen-, Nasen- und Stirnpartien eingezeichnet. In den Ge-
wändern, deren Falten von kannelurartiger Strenge sind, kommt beide Male die Vorliebe
des Künstlers für reich gemusterte Stoffe zum Tragen.

Da der Name Maso di Bancos in einer Auflistung der besten zeitgenössischen Florentiner Maler in einer Quelle aus Pistoia von 1347 fehlt, wird in der Forschung allgemein angenommen, daß Maso zu diesem Zeitpunkt bereits tot war.[78] Die qualitativen Unterschiede in der Freskenausstattung des Gerichtssaales der Arte della Lana lassen sich eventuell auf den frühen Tod Masos zurückführen, dessen begonnene Arbeit dann von bescheideneren Künstlern fortgesetzt worden wäre. Für die annähernd gleichzeitige Ausführung der gesamten Ausstattung spricht nicht zuletzt das im ganzen Raum einheitlich durchgehaltene Dekorationsgerüst.

Anmerkungen

Der vorliegende Aufsatz über das Brutus-Fresko ist eine Zusammenfassung eines Teils der Magisterarbeit, die 1984 an der Ludwig-Maximilians-Universität in München bei Prof. H. Belting approbiert wurde (Germaid Ruck, Das Freskenprogramm in der Arte della Lana in Florenz). Erst nach Abfassung des Aufsatzes wurde mir der vorzügliche Artikel von M. M. Donato bekannt, der in einigen Punkten zu ähnlichen Ergebnissen gelangt (wie Anm. 54).

1 U. Dorini, Il Palaggio dell'Arte della Lana di Firenze, Florenz 1905, S. 355ff.; R. Pantini, Restauri Fiorentini, in: Emporium 22, 1905, S. 232ff.

2 S. Morpurgo, Bruto, »il buon giudice« nel'Udienza dell'Arte della Lana in Firenze, in: Miscellanea di storia dell'arte in onore di Igno Benvenuto Supino, Florenz 1933, passim.

3 Zur Gerechtigkeitsauffassung im Trecento allgemein: A. Gaudenzi, Il Tempio della Giustizia a Ravenna e a Bologna e il luogo in esso tenuto dal Diritto Langobardo, in: Mélanges Fitting, II., Montpellier 1908, S. 701ff.; L. Zdekauer, L'idea della giustizia e la sua immagine nelle arti figurative, Florenz 1909, S. 39ff.; ders., Iustitia: Immagine e Idea, in: Bulletino Senese di storia patria, XX., Siena 1913, S. 392ff.; G. Frommhold, Die Idee der Gerechtigkeit in der bildenden Kunst, Greifswald 1925, S. 32ff.; W. Ullmann, The Medieval Idea of Law, London 1946, passim; E. H. Kantorowicz, The King's Two Bodies, Princeton 1957, S. 87–142. Vgl. besonders: F. Antal, Florentinische Malerei und ihr sozialer Hintergrund, Berlin 1958 (Engl. Erstausgabe 1947), S. 46f. und H. Baron, The Crisis of the Early Italian Renaissance, Bd. II., Princeton 1955, S. 479f.

4 Auf einer Miniatur in den Zunftstatuten von 1333 (Statuti dell'Arte della Lana, 4. 1333, fol. 6r im Staatsarchiv von Florenz) ist Stephanus als Fürbitter der Zunftkonsuln dem richterlichen Christus auf vergleichbare Weise zugeordnet.

5 Zum Gnadenbild Bernardo Daddis: N. Rash-Fabbri, The Tabernacle of Orsanmichele in Context, in: Art Bulletin 63, 1981, passim, mit weiteren Literaturangaben. Zur Abhängigkeit des Gerichtssaal-Freskos vom Bild Daddis vgl. unten S. 126. Zur Tradition von Madonnentafeln in öffentlichen Räumen: H. Belting, Das Bild und sein Publikum im Mittelalter, München 1981, S. 47ff.

6 Zu Madonnentafeln in Gerichtssälen vgl.: das Tafelbild in der Sala della Ragione in Padua, dazu: Zdekauer (wie Anm. 3 (1913)), S. 45 und S. 204f.; das Tafelbild in den Uffizien, dazu: U. Procacci, Le Gallerie di Firenze, Florenz 1951, S. 82; das Fresko an der Hauptwand des Gerichtssaales in Lucignano von 1428, dazu: S. L. Joost-Gaugier, in: Acta Historiae Artium XXX, 1984, S. 109ff. Zu dem Rechtsspruch: D. Liebs, Lateinische Rechtsregeln und Rechtssprichwörter, München 1982, S. 32.

7 Rash-Fabbri (wie Anm. 5), passim.

8 N. Rodolci, I ciompi, Florenz 1945, S. 12ff. Vgl. auch G. Villani, Cronaca, XI., 91-94: »... perchè, come sede di un'industria che impiegava 30000 persone, questo [die Arte della Lana] era il posto più importante della città per il portavoce dello stato borghese.«

9 G. Villani, Cronaca, X., 185. Zur Baugeschichte: R. Bencini, I palazzi di Firenze, Bd. 3, Florenz 1973, S. 13ff.; A. Galli, Zanobetti, 80 anni al servizio della moda, Florenz 1982, S. 8ff.

10 S. Morpurgo (wie Anm. 2), S. 142ff. Es handelt sich um den Magliabechiano della Biblioteca Nazionale di Firenze II 146 ac. 53[a] vom Ende des 14. Jahrhunderts, den Riccardiano 1070 ac. 25[a] vom Anfang des 15. Jahrhunderts und den Marucelliano C. 155 ac. 57[a], ebenfalls vom Anfang des 15. Jahrhunderts

11 Im Magliabechiano lautet die letzte Zeile: »ma qui se vince col baston del vero« – eine Anspielung auf den Stab der Wahrheit bzw. Gerechtigkeit in der Linken des Richters. Vgl. Morpurgo (wie Anm. 2), S. 143.

12 Morpurgo (wie Anm. 2), S. 146, Anm. 1.

13 Ebenda, S. 147, Anm. 1.

14 Zdekauer 1913 (wie Anm. 3), S. 385; G. Kisch, Recht und Gerechtigkeit in der Medaillenkunst, Heidelberg 1955, S. 59ff. Zur Verwendung antiker Münzvorlagen in der bildenden Kunst im 14. Jahrhundert: A. Schmitt, Zur Wiederbelebung der Antike im Trecento. Petrarcas Rom-Idee und ihre Wirkung auf die Paduaner Malerei. Die methodische Einbeziehung des römischen Münzbildes in die Ikonographie »Berühmter Männer«, in: Mitteilungen des Kunsthistorischen Institutes in Florenz 18, Florenz 1974, S. 167; J. Seznek, Petrarch and Renaissance Art, in: Francesco Petrarca, Citizen of the World. Proceedings of the World Petrarch Congress, Washington D. C., April 6.-13. 1974, New York 1980, S. 6-13.

15 Morpurgo (wie Anm. 2), S. 148.

16 Liv. II.4-5; Vgl. auch Schur, Lucius Junius Brutus, in: RE., Supplementbd. V., 1931, Sp. 356ff. Zur Rezeption des Livius im 14. Jh.: H. Baron, Cicero and the Civic Spirit in the Middle Ages and the Early Renaissances, in: Bulletin of the Rylands Library, XXII., 1938; G. Billanovich, Petrarca e gli storici Romani, in: Ente Nazionale Francesco Petrarca. Studi sul Petrarca 8, Petrarca, Citizen of the World. Proceedings of the World Petrarch Congress, Washington D. C., April 6.-13 1974, New York 1980.

17 Magl. VII., 8, 1145, c. 86b., zit. nach E. H. Gombrich, Giotto's Portrait of Dante?, in: Burlington Magazine CXXI., August 1979, S. 478, Anm. 28.

18 Vgl. z. B. die Miniaturen in den Bibeln Karls des Kahlen (Rom, San Paolo fuori le mura und Paris, Bibliothèque Nationale).

19 Zu Giottos Fresko: S. Morpurgo, Un affresco perduto di Giotto nel Palazzo del Podestà di Firenze, Florenz 1897, passim; Zu Lorenzettis Fresko: N. Rubinstein, Political Ideas in Sienese Art, in: Journal of the Warburg and Courtauld Inst., XXI., 1958, S. 179ff.; U. Feldges-Henning, The Pictorial Programe of the Sala della Pace: A New Interpretation, in: Journal of the Warburg and Courtauld Institute XXXV, 1972, passim; E. C. Southard, The Frescoes in Siena's Palazzo Publico 1285-1539: Studies in Imagery and Relations to Other Communal Palaces in Tuscany. Ph. D. Diss., Indiana University 1979, S. 271ff.; C. Frugoni, The Book of Wisdom and Lorenzetti's Fresco in the Palazzo Publico at Siena, in: Journal of the Warburg and Courtauld Institute XLIII., 1980, passim.

20 S. Pfeiffenberg, The Iconology of Giotto's Virtues and Vices at Padua, Bryn Mawr College, Ph. D., 1966, Fine Arts, Ann Arbor 1969, passim; A. Katzenellenbogen, Allegories of the Virtues and Vices in Medieval Art. From Early Christian Times to the Thirteenth Century, London 1968, passim; J. H. Stubblebine, Giotto: The Arena Chapel Frescoes, Illustrations, Introductory Essay, Backgrounds and Source Criticism, New York 1969, passim; M. Imdahl, Giotto – Arena Fresken, München 1980, passim.

21 F. Egidi, Le miniature dei Codici Barberini dei Documenti d'Amore, in: L'Arte, Bd. V., 1901, passim; S. Partsch, Profane Buchmalerei der bürgerlichen Gesellschaft im spätmittelalterlichen Florenz: Der Specchio umano des Getreidehändlers Domenico Lenzi, Worms 1981, S. 81ff. Vgl. hierzu auch die Tugendendarstellung in Brunetto Latinis »Tesoretto« (Plut. XLII., 19, fol. 47v, Florenz Bibloteca Laurenziana), die derjenigen der »Documenti d'amore« fast wörtlich entspricht (Hg. B. Wiese, 1983). Dazu ebenfalls Partsch (wie Anm. 21), S. 87ff.

22 Hg. G. Catoni, Siena 1972.

23 P. Toesca, Il Trecento. Storia dell'Arte Italiana, Bd. II., Turin 1951, S. 130.

24 Zu den öffentlichen Programmen im Trecento: H. Wieruszowski, Art and the Commune in the Time of Dante, in: Speculum 19, 1944, passim; Antal (wie Anm. 3), passim; Rubinstein (wie Anm. 19), passim; J. Larner, Culture and Society in Italy 1290-1420, London 1971, passim; ders., Italy in the Age of Dante and Petrarch, London 1980, passim; J. B. Riess, Political Ideas in Medieval Italian Art: The Frescoes in the Palazzo dei Priori, Perugia (1297), Ph. D. Diss., Columbia University 1977, passim. Zur Bildsprache öffentlicher Programme im Trecento: H. Belting, Langage et réalité de la peinture publique du XIVe siècle en Italie, in: Artistes et Artisanat au Moyen Age, Rennes 1984, passim; ders., The Role of Narrative in Public Painting of the Trecento, in: Studies in the History of Art of the National Gallery of Art Washington, 16. April 1985, passim; ders., Wandmalerei und Literatur im Zeitalter Dantes. Zwei öffentliche Medien an einer Epochenschwelle, in: Epochenschwelle und Epochenbewußtsein. Poetik und Hermeneutik XII, München 1987, passim.

25 »Nella sala grande del Palagio del Podestà dipinse [Giotto] il Comune rubato da molti, dove in forma di giudice con lo scettro in mano lo figurò a sedere; e sopra la testa gli pose le bilancie pari per le giuste ragioni ministrate da esso; aiutato da quatro Virtù, che sono: la Fortezza con l'animo, la Prudenza con le leggi, la Giustizia con le armi e la Temperanza con le parole: pittura bella, e invenzione propria e verisimile.« (G. Vasari, Vite, Hg. G. Milanesi, Florenz 1906, 1.400).

26 Vollständig zit. nach Morpurgo 1897 (wie Anm. 2), S. 155. Pucci, der als Ausrufer und Bote im öffentlichen Dienst der Stadt tätig war, dürfte das Fresko Giottos mit Sicherheit gekannt haben.

27 Das Grabmal wurde von den Sieneser Bildhauern Giovanni di Agostino und Angelo di Venturi ausgeführt. Dazu: Wieruszowski (wie Anm. 24), S. 24f.; Toesca (wie Anm. 23), S. 296f.; J. Pope-Hennesy, Italian Gothic Sculpture, London 1955 (Pelican History of Art), S. 20f.; D. Gioseffi, Giotto architetto, Milano 1963, S. 155; J. White, Art and Architecture in Italy 1250-1400, Harmondsworth 1966 (Pelican History of Art), S. 281ff.

28 Vgl. die Literaturangaben unter Anm. 20.

29 U. Feldges, Landschaft als topographisches Porträt: Der Wiederbeginn der europäischen Landschaftsmalerei in Siena, Bern 1978, passim. Vgl. dazu auch die Literaturangaben unter Anm. 19 und 23.

30 In diesem Sinne bereits bei Dante, De Monarchia II., 5, S. 130f., Hg. G. Vinay, Florenz 1950: »Quicunque preterea bonum rei publice intendit, finem iuris intendit.« Vgl. dazu auch die Literaturangaben unter Anm. 3.

31 So auch bei Luca de Penna (C. X. 70, 4.): »Sine iustitia vero impossibile est civitatibus pacem dare«, denn »... opus iustitiae pax est.« Vgl. dazu auch die Literaturangaben unter Anm. 3.

32 Cic., Phil. I 13, II 26, II 114, IV 7, rep. II 46; Verg. Aen. VI 817-823, Liv. I 56-60, II 1-7, IV 15.3, Sen., Cons ad Marc. 16.2; Val. Max. V 8.1; Plin., n.h. XV 134; Plin., Pan. 55. 6-7; Tac., Ann. I 1.

33 Zur Brutus-Rezeption: M. P. Stacchi, Brutus, in: Enciclopedia Dantesca, Rom 1970, S. 711.

34 F. Petrarca, De viris illustribus, Hg. G. Martellotti, Mailand 1964, S. 24ff.

35 »Suum Brutum utraque tulit etas. Tres iam hinc ex ordine celebrantur Bruti: primus qui Superbum regem expulit; secundus qui Julium Cesarem interfecit; tertius qui nostri temporis tyrannos et exilio et morte persequitur.« Zit. nach Baron, wie Anm. 3, S. 483, Anm. 42.

36 »Quelle che feron Bruto a ben nomarlo [die vier Kardinaltugenden] Nimiche ed in esilio da te [Visconti] sono.« (F. Sacchetti, Contro il tiranno di Milano, in: G. Volpi, Rime di trecentisti minori, Florenz 1907, S. 192).

37 »Cotanto adunque mostrò essergli cara la libertà traquitata«. (G. Boccaccio, Tutte le opere, Hg. V. Branco, Florenz 1969, Bd. IV., S. 228).

38 Zum Begriff der *Libertas* im Trecento: N. Rubinstein, Florence and the Despots: Some Aspects of Florentine Diplomacy in the Fourteenth Century, in: Transactions of the Royal Historical Society V., Bd. II., 1952, passim; M. Salmi, La »Renovatio Romae« e Firenze, in: Rinascimento I., 1950, passim; D. Weinstein, The Myth of Florence, in: Florentine Studies. Politics and Society in Renaissance Florence, London 1968, passim; R. Witt, The Rebirth of the Concept of Republican Liberty in Italy, in: Renaissance. Studies in Honor of Hans Baron, Hg. A. Molho/A. John, Florenz 1971, passim.

39 Rubinstein (wie Anm. 38), passim; Witt (wie Anm. 38), passim. Zum historischen Hintergrund allgemein: Baron (wie Anm. 3), passim; G. A. Brucker, Florentine Politics and Society 1343-1378, Princeton 1962, passim.

40 Giovanni da Prato, Il Paradiso degli Alberti, zit. nach Rubinstein (wie Anm. 38), S. 21.

41 Domenico Bandini, Fons memorabilium I., zit. nach Rubinstein (wie Anm. 38), S. 22.

42 Zur Geschichtsauffassung im Trecento und ihrer Beeinflussung durch die Antike: H. Baron, Das Erwachen des historischen Denkens im Humanismus des Quattrocento, in: Historische Zeitschrift 147, 1932, passim; ders., Cicero and the Roman Civic Spirit in the Middle Ages and the Early Renaissances, in: Bulletin of the Rylands Library XXII., 1938, passim; N. Rubinstein, The Beginnings of Political Thought in Florence. A Study in Medieval Historiography, in: Journal of the Warburg and Courtauld Institute V., 1942, passim; E. Garin, L'umanesimo italiano, Bari 1958, passim; A. Buck, Das Geschichtsdenken der Renaissance, in: Schriften und Vorträge des Petrarca Institutes, Köln, Nr. 9., 1957, passim; ders., Italienischer Humanismus, Forschungsbericht, in: Archiv für Kulturgeschichte, XLI., 1959; J.E. Seigel, »Civic Humanism« or Ciceronian Rhetoric?, in: Past and Present, July 1966, passim.

43 »plus enim curabant de comuni bono quam de proprio« (Remigio de Girolami, De bono communi, zit. nach Ch. Davis, Dante and the Idea of Rome, Oxford 1957, S. 84).

44 »Nunquid non bonum comune intendisse dicendi sunt ... qui filiorum orbatione ... bonum publicum exaugere conati sunt? ... Nonne filios an non omnes alios postponendos patrie libertati Brutus ille primus edocuit quem Livius dicit, consulem existentem, proprios filios cum hostibus conspirantes morti dedisse?« (Dante, wie Anm. 30, II, 5).

45 Ptolemäus von Lucca, De regimine principum III., V., zit. nach Stacchi (wie Anm. 33), S. 711.

46 C. Salutati, Ep. II., 18, 1369, zit. nach Baron (wie Anm. 3), S. 483.

47 Zit. nach Baron (wie Anm. 3), S. 107.

48 »Hic enim, nisi fallor, fructuosus historici fines est illa prosequi, que vel sectanda legentibus vel fugienda sunt, ut

in utramque partem suppetat illustrium exemplorum.« (F. Petrarca, De viris illustribus, Hg. P. Nolhac, Paris 1891, S. 113).

49 »Fuit ars hec, fateor quibusdam illustribus viris, ut, ingenio quodam, veras virtutes mirantibus ostentarent.« (F. Petrarca, Ep., II., 9, 6., Hg. U. Dotti, 1978).

50 Dazu: K. Heitmann, Fortuna und Virtus – eine Studie zu Petrarcas Lebensweisheit, Köln 1958, passim.

51 F. Petrarca, Fam., III., 16,2, zit. nach Heitmann (wie Anm. 50), S. 109.

52 F. Petrarca, Fam., VIII., 4, 17, zit. nach Heitmann (wie Anm. 50), S. 11. Petrarca zitiert hier seinerseits Cicero, De orat., II., 8, 36 bzw. Tusc., III., 23, 56ff.

53 Petrarca (wie Anm. 52).

54 Zum Exemplum in der bildenden Kunst: F. Dornseiff, Literarische Verwendung des Beispiels, in: Vorträge der Bibliothek Warburg, 1924-1925, Leipzig 1927, passim; H. Kornhard, Exemplum. Eine bedeutungsgeschichtliche Studie, Diss. unveröffentlicht, Göttingen 1936, passim; M.M Donato, Gli eroi romani tra storia ed »exemplum«. I primi cicli di Uomini Famosi, in: Memoria dell'antico nell'arte italiana, Hg. S. Settis, Biblioteca di storia dell'arte, N. S. 2, Bd. II, Turin 1985. S. 117ff.

55 Antiche chiose anonyme all'Inferno, aus dem Codex Marcianus von 1378, Hg. G. Avalle, Città di Castello 1900.

56 Ohne daraus Rückschlüsse für die Interpretation des Freskos zu ziehen, zit. bei Morpurgo (wie Anm. 2), S. 149.

57 Plut., Brut. 1; Plin., n.h., XXXIII 9; Sueton, Div. Jul., 80,3.

58 Val. Max. V 8. 3. Vgl. auch Sall., Jug. 4.5-6.

59 Sueton, Aug., 31,5.

60 Zu den Uomini-illustri-Zyklen: Rubinstein (wie Anm. 19), S. 189ff.; Southard (wie Anm. 19), S. 354ff.; H. Böcker-Dursch, Zyklen berühmter Männer in der bildenden Kunst Italiens – »Neuf Preux« und »uomini illustri«, Diss., unveröffentlicht, München 1973, passim; Donato (wie Anm. *), passim.

61 Petrarca (wie Anm. 34); G. Boccaccio, De claris mulieribus, (wie Anm. 37); G. Boccaccio, De casibus virorum illustrium, (wie Anm. 37); F. Villani, Le vite d'uomini illustri Fiorentini, Venedig 1747, LXIV, Text von 1381-83.

62 Th. Hankey, Salutati's Epigrams for the Palazzo Vecchio, in: Journal of the Warburg and Courtauld Institute, XXII., 1959, passim; Donato (wie Anm. *), 133ff.

63 Vgl. hierzu die Literaturangaben unter Anm. 60. Siehe auch D. Hansen, Antike Helden als »causae«, in diesem Band S. 133ff.

64 Antiche chiose anonime all'Inferno, Hg. M. Selmi, Turin 1865.

65 In den Inventaren der Mercanzia von Siena, den »Masserizie e cose della casa della mercanzia«, sind zwischen 1392-1418 jährlich zwei heute verschollene Silbersiegel verzeichnet, in die »Bruto consolo de'romani chole bilancie e chola balla« auf dem einen und die Waage der Gerechtigkeit mit dem Waren-Ballen auf dem anderen eingraviert waren. Dazu: F. Bandini-Piccolomini, L'effigie di Bruto console, segno degli ufficiali della Mercanzia, in: Miscellanea storica Senese II., Siena 1894, S. 124. Vgl. auch die Darstellung des Brutus zwischen weiteren römischen Republikanern auf der Rückenlehne der Steinbank in der Sieneser Loggia dei Mercanti aus der Mitte des 15. Jahrhunderts. Dazu: Ch. Seymour, Sculpture in Italy 1400-1500, Pelican History of Art, London 1966, S. 47. Dieselbe Terzine des Brutus findet sich unter dem Zunftwappen in der Matrikel der Mercanzia von Perugia aus dem Jahre 1403. Dazu: W. Bombe, Geschichte der Peruginer Malerei, Berlin 1912, S. 56. Die Darstellung des Brutus in den Zünften dürfte neben der Treue zur Republik vor allem die autonome Jurisdiktion der Zünfte unterstreichen, die ihnen eine Stellung als Staat im Staat zusicherte.

66 B. Sandkühler, Die frühen Dantekommentare und ihr Verhältnis zur mittelalterlichen Kommentartradition, München 1967, S. 230.

67 Ebenda, S. 230ff.

68 Vgl. Anm. 9.

69 Zur bisherigen Datierung des Freskos: L. Bellosi (Una precisione sulla Madonna di Orsanmichele, in: Scritti di storia dell'arte in onore di Ugo Procacci, Bd. I., Mailand 1977, S. 152): 1320/30-1347; M. Bucci/R. Bencini (I palazzi di Firenze, Bd. 3, Florenz 1973, S. 16): del secolo XIV, verso la seconda metà«; Partsch (wie Anm. 21, S. 48): 1320/30-1347; Rash-Fabbri (wie Anm. 5, S. 389): 1320-1330; Galli (wie Anm. 9, S. 14): Trecento.

70 Bellosi (wie Anm. 69), passim.

71 W. Cohn, La Seconda immagine della Loggia di Orsanmichele, in: Bolletino d'Arte, 1957, passim. In Anschluß an Cohn: B. Cole, On an early Florentine Fresco, in: Gazette des Beaux Arts, Juli-August 1972, passim.

72 Schriftliche Erwähnungen des Gnadenbildes in besagtem Zeitraum finden sich z.B. in den Statuten der Compagnia di Orsanmichele von 1333, zit. nach Rash-Fabbri (wie Anm. 5), S. 388.

73 Zur Miniatur des Biadaiolo-Codex: Cohn (wie Anm. 71), S. 335; Partsch (wie Anm. 21), S. 48ff.; Rash-Fabbri (wie Anm. 5), S. 385. Zur Miniatur des Meisters der Santi Dominicani aus dem Register der Compagnia di Orsanmichele: Cohn (wie Anm. 71), S. 337; Rash-Fabbri (wie Anm. 5), S. 389. Zu der Miniatur in der Chronik des Giovanni Villani: Partsch (wie Anm. 21), S. 93ff.

74 Die neuere Forschung hält zugleich am Überleben des Gnadenbildes und an der These von der Zweitfassung fest: Partsch (wie Anm. 21), S. 47ff. und Rash-Fabbri (wie Anm. 5), S. 389ff.

75 Als weiteres Zeugnis für die Rezeption des Daddi-Bildes kann ein Tafelbild angeführt werden, das in der bisherigen Forschung um die Geschichte des Gnadenbildes unerwähnt blieb. Das Bild befand sich ursprünglich im Kovent von Santa Apollonia, gelangte 1865 in die Certosa und wird seit 1960 im Museo dell'Abbazia aufbewahrt. Trotz der starken Übermalung im 19. Jh. ist die Abhängigkeit der Gesamtanlage und der Details von dem Daddi-Bild evident. Ungeachtet dieser Tatsache wurde auch dieses Bild von L. Marucci, Gallerie Nazionale di Firenze, Bd. I., Rom 1965, S. 55f., Abb. 30, an den Beginn des 14. Jh. gesetzt.

76 Zur bisherigen Zuschreibung und Datierung des Brutus-Freskos: Morpurgo (wie Anm. 2), S. 154f.: »Opera di un tardo giottesco fiorentino«. Morpurgo hält allerdings eine erste Fassung des Freskos, die auf die Giotto-Zeit, eventuell auf Giotto selbst, zurückgeht, für wahrscheinlich; Toesca (wie Anm. 23, S. 145): Schule des Bernardo Daddi, nicht lange nach 1333; C. L. Ragghianti (I primitivi Italiani a Stoccarda, in: Critica d'Arte, 1954, S. 296): Maso di Banco; G. Mellini (Pittura italiana del Trecento a Maso, in: Critica d'Arte, 1968, S. 61): Maso di Banco; Bucci/Bencini (wie Anm. 9, S. 16): »trecento, verso la seconda metà«; Bellosi (wie Anm. 69, S. 153ff.): stilistische Nähe zu den Fresken A. Lorenzettis in Siena; G. Creighton (The Fresco by Giotto in Milan, in: Arte Lombarda, 1977, S. 72): Maler der Bologna-Altartafel aus der Giotto-Werkstatt.
Zu Maso di Banco: B. Kless, Literatur zur Trecentomalerei in Florenz, in: Zeitschrift für Kunstgeschichte 25, 1962, S. 263ff., mit Literaturangaben zur älteren Forschung. Zur neueren Literatur: R. Fremantle, Florentine gothic painters. From Giotto to Masaccio. A Guide to Painting in and near Florence, 1300–1450, London 1975, S. 125ff.; mit weiteren Literaturangaben; M. Boskovits, Pittura fiorentina alla vigilia del Rinascimento 1370–1400, Florenz 1975, S. 22ff.; G. Marchini, Vicende di una pala, in: Studies in late Medieval and Renaissance Painting in Honor of Millard Meiss, New York 1977, S. 320ff.; A. Smart, The Dawn of Italian Painting 1250–1400, Phaidon VIII., 152, Oxford 1978, S. 84ff.

77 Ein enger stilistischer Zusammenhang besteht auch zwischen der Gestalt des Brutus und einer ebenfalls Maso di Banco zugeschriebenen Zeichnung mit zwei Sitzfiguren, die im Louvre (Inv. Nr. 2664) aufbewahrt wird. Dazu: B. Degenhart/A. Schmitt, Corpus der italienischen Zeichnungen 1300–1450, Bd. I. 1, Berlin 1968, S. 66ff. und Bd. I., S. 3, Taf. 49.

78 Zit. nach M. Salmi, Enciclopedia Universale dell'Arte, Bd. III, Rom/Venedig 1958, S. 918.

Dorothee Hansen

Antike Helden als *»causae«*

Ein gemaltes Programm im Palazzo Pubblico von Siena

Die sogenannte Anticappella im Palazzo Pubblico von Siena wurde 1413/1414 von dem Sieneser Künstler Taddeo di Bartolo mit folgendem Bildprogramm ausgestattet: In der Laibung des Eingangsbogens ist die Darstellung des thronenden Aristoteles den stehenden Figuren von Caesar und Pompeius gegenübergestellt. Im Zenit des Bogens wird eine kreisförmige Romkarte von den vier heidnischen Göttern Apoll und Pallas, Jupiter und Mars flankiert. In den Lünetten des Kreuzgewölbes erscheinen fünf Tugendallegorien. Iustitia und Magnaminitas besetzen die Lünetten der Hauptwand. Ihnen sind sechs berühmte Männer der Antike zugeordnet, so daß die Triade mit Cicero, Cato Uticensis und Scipio Nasica unter Iustitia, diejenige mit M.C. Dentatus, M.F. Camillus und Scipio Africanus unter Magnaminitas zu sehen ist. Diese römischen Helden fanden in der Kunstgeschichte viel Aufmerksamkeit, weil man sie in die Entwicklungsgeschichte der Uomini famosi einordnete und als Variante von Coluccio Salutatis Florentiner Uomini-Zyklus verstand, der wiederum abhängig von Petrarcas Prototypus in Padua gesehen wurde[1]. In seinem immer noch maßgeblichen Aufsatz entwickelt N. Rubinstein[2] die Hypothese, das Sieneser Bildprogramm sei vom Florentiner Humanistenkreis um Leonardo Bruni[3] inspiriert und durch sienesische Gesandte vermittelt worden, die auch für den Programmentwurf zuständig waren.

VIII, 48–52

Humanistisches Gedankengut aus dieser Tradition ist sicher in der Anticappella vertreten, doch muß die Rolle, die diese Ideen spielten, relativiert werden. Die offensichtlichen Unterschiede zu den Uomini-famosi-Zyklen in Padua und Florenz (Romkarte, Tugendallegorien, Aristoteles) können nicht aus einer solchen Tradition erklärt werden. Und warum sollte man sich unbedingt an Florenz wenden, nachdem beide Städte bis dahin verfeindet gewesen waren? Siena besaß schließlich eine eigene Tradition politischer Wandmalerei, mit der Florenz kaum konkurrieren konnte. Statt einseitig im Florentiner Humanismus sollte man die Inhalte eher im Rahmen solcher frühhumanistischer Traditionen suchen, die in Siena auch ohne Vermittlung von Florenz zugänglich waren[4].

Die Anticappella befindet sich im ersten Stock des Palazzo Pubblico. Der hohe, längsrechteckige Raum wird von zwei Kreuzrippengewölben gedeckt. Da er im Zentrum des Palazzo liegt, hat er keine Fenster, dafür aber umso mehr Türen. Durch die Tür der nördlichen Wand gelangt man ins Anteconcistoro[5]. Zwei kleine Türen unterhalb der ›Hauptwand‹ führen in die Sakristei. Die südliche Schmalseite öffnet sich im Rundbogen zur Sala del Mappamondo, und die westliche Langseite ist zur Marienkapelle völlig offen, weshalb man den Raum Anticappella nannte[6]. Dies ist jedoch kein zeitgenössischer Name! In den Quellen wird der Raum nicht der Kapelle, sondern dem Concistoro zugeordnet[7]. Zweimal wird eindeutig vom »Eingangsraum« *(hostium)* zum Concistoro gesprochen, einmal schlicht vom »kleinen Raum« *(saletta)* vor dem Concistoro. Die umständliche Formulierung »... saletta fra capella e'l concistoro ...«[7] zeigt, daß es sich um eine Art Zwischenraum ohne eine eigene Funktion handelte. Wo aber lag das Concistoro, also jener Raum, in dem das wichtigste Gremium der Stadt tagte? Heute bezeichnet man den in der Nordwestecke des Palazzo gelegenen Saal als Concistoro (1529-1530 wurde er von Domenico Beccafumi dekoriert). Dieser Raum grenzt jedoch nicht unmittelbar an die Anticappella. Die Funktion der Sala del Mappamondo nach 1343, als die Nutzung durch den *consiglio generale* aufhörte, ist noch nicht erforscht[8]. Doch wird sie kaum als Concistoro fungiert haben, denn aus dem Freskenprogramm wird deutlich, daß die Leserichtung von der Sala del Mappamondo ausgeht und nicht umgekehrt zu ihr hinleitet.

47 Aus der Aporie hilft ein Plan des 17. Jahrhunderts. Als Concistoro wird hier ein langgestreckter Raum bezeichnet, der Teile der heutigen Sakristei und des heutigen Anteconcistoro einnimmt. Der Zugang zur Anticappella befindet sich am südlichen Ende der Ostwand[10]. Bei dieser Raumdisposition wird ein Weg von der Sala del Mappamondo durch die Anticappella in den Concistoro plausibel. Die Anordnung der Fresken liefert hierfür ein weiteres Indiz. Nur so kann man die Quelle beim Wort nehmen, die lautet: »...de pingendo ad hostium seu muros consistorii ...«[11]. Die Hauptwand mit den antiken Helden wäre demnach eine Außenwand des Concistoro. Die Anticappella war im wahrsten Sinne des Wortes eine »... saletta fra cappella e'l concistoro ...«[12]. Ihr Zusammenhang mit dem Concistoro soll uns die Richtung weisen.[13]

Nachdem Taddeo di Bartolo 1406-1407 die Marienkapelle freskiert hatte[14], malte er 1408 einen monumentalen Christophorus an die nördliche Schmalwand der Anticappella[15]. Seit dem 9. Oktober 1413 bereitete man im Concistoro den Auftrag für eine komplette Ausmalung der Anticappella vor. Am 11. Oktober 1413 fand die Hauptdebatte statt, in der Taddeo den Auftrag erhielt, die Programmfindung jedoch ohne nähere Anweisungen an Pietro de Pecci und Christoforo d'Andrea deligiert wurde[16]. Am 13. Oktober folgte die offizielle Ratifizierung des Vorhabens »pro honore nostri communis«[17].

Wenn die Quellen auf den Inhalt des Freskenprogramms auch nicht näher eingehen, so sind doch die Namen der Inventoren ein wichtiger Hinweis. Christoforo d'Andrea, seit 1404 häufig Mitglied der Signoria als Kanzler, bekleidete 1414 das Amt des Capitano del Popolo[18]. Er war von Beruf Notar und übernahm als solcher 1407 das Amt des *sindaco e procuratore del commune di Siena*[19]. Der *sindaco* mußte eine juristische Ausbildung vorweisen und hatte eine wichtige Beratungsfunktion[20]. Pietro de Pecci, der 1416 und 1435 Capitano del Popolo und 1426 Prior war[21], unterrichtete als Doktor der Rechte am *studio senese*[22]. Er repräsentierte damals jenen Typus des Juristen, der die praktische Tätigkeit im Magistrat mit einer Lehrtätigkeit verband.

II–IV *Concordia, bonum commune* und die verschiedenen *virtutes* stehen sowohl in der Sala della
48 Pace wie auch in der Anticappella als Konzepte im Zentrum des Programms. In der bildlichen Formulierung dagegen könnten die Unterschiede kaum größer sein. Neben Lorenzettis detailliert ausgearbeiteten Landschaftsprospekten und der großen narrativen Allegorie wirken die Figuren der Anticappella in ihren Bildfeldern isoliert, als seien sie nach einem starren Schema zusammengesetzt. Diese Bildelemente lassen sich jedoch mit bestimmten Denkschritten verbinden. Wenn man nach dem methodischen Aufbau des Programms fragt, so liegt es nahe, es aus der Sicht der Programmentwerfer zu analysieren, und diese nicht in erster Linie im Humanismus, sondern im Bereich der Jurisprudenz zu suchen. Durch die praktischen Tätigkeiten Peccis und d'Andreas war das Programm fest in den

Funktionszusammenhang der täglichen Regierungsarbeit, durch ihre Ausbildung in die systematische Denkweise der juristischen Doktoren eingebunden[23].

Da die juristischen Studien um 1400 in Siena wenig untersucht sind, muß der folgende Vergleich ganz allgemein vom »Stil wissenschaftlichen Denkens«[24] der Postglossatoren im 14. Jahrhundert ausgehen. Maßgeblich war dabei die Bologneser Schule, die seit der *migratio bolognese*[25] in der ersten Hälfte des 14. Jahrhundert in Siena bekannt und einflußreich war. Jurisprudenz und Medizin bleiben auch im frühen 15. Jahrhundert die wichtigsten Fächer am *studio senese,* humanistische Studien werden dagegen in Siena kaum gepflegt[26].

Im 11. und 12. Jahrhundert entwickelte sich in Bologna das Studium des römischen Rechts auf der Grundlage des spätantiken Codex Iustinianus oder *corpus iuris civilis*[27]. Das Corpus bestand aus den Institutionen, einer allgemeinen Einführung in elementare Rechtsbegriffe; den Digesten, die eine systematisch-abstrakte Zusammenfassung des gesamten Rechtssystems beinhalten; dem Codex, der dieses System durch *causae,* d.h. durch Schulbeispiele, ergänzt und erklärt; und den Novellen, die Iustinian als neueste Gesetze hinzugefügt hat[28].

Dieses antike Werk hat zu einer umfangreichen Literatur von Glossen, Kommentaren und Summen eingeladen, die in ihren Grundzügen dem Aufbau der *lectura*[29], d.h. dem Studium entsprach. Daher sind didaktische Elemente ständig präsent[30]. Die *lectura* folgt den Einteilungen des *corpus iuris civilis* unter Hinzufügung von Erläuterungen, Vergleichen und Zusammenfassungen. Die *summa* bietet eine zusammenfassende Inhaltsangabe, auch *introductio tituli* genannt[31]. Es folgt die *divisio,* eine Aufgliederung des Textes nach bestimmten Gebieten, dann werden die Schulfälle, *causae,* gebildet. Mit den *oppositiones et contraria* werden verschiedene Argumente zu einem Fall eingebracht. In den *quaestiones de facto* überträgt man das vorher Besprochene auf aktuelle Rechtsfälle[32], ein Schritt, der für Praktiker wie Pietro de Pecci besonders wichtig war. Die hier angeführten Schritte bilden allerdings ein relativ variables Schema, das in der praktischen Anwendung Abwandlungen erfahren konnte.

Ähnlich wie der Codex Justinianus ist auch das Freskenprogramm aus vier Teilen zu-
sammengesetzt. Aristoteles, der unter dem Eingangsbogen dem Betrachter in den Blick 52
tritt, erfüllt mit seinen Tituli die Rolle der Institutionen, d.h. die der Einleitung. An der
Hauptwand, hinter der offenbar das höchste Gremium der Stadt tagte, entsprechen Iustitia 48
und Magnaminitas den abstrakten Oberbegriffen, die in den Digesten dargelegt werden. Die antiken Helden sind ihnen als Fallbeispiele untergeordnet wie die *causae* im Codex. Der auffällige Schriftblock zwischen den beiden Triaden der Römer vollzieht den letzten Schritt: Indem sich der Text in Volgare an den zeitgenössischen Betrachter richtet, vermittelt er zwischen der Antike und der Aktualität, so wie die Novellen die neuen Gesetze Iustinians der Sammlung alten römischen Rechts anfügen[33].

Aristoteles, in der Kleidung eines mittelalterlichen Magister, ist dem Betrachter frontal 52
zugewendet. Durch den Ort des Freskos in Augenhöhe des Eintretenden tritt er für diesen eindringlich in Erscheinung. Mit der Linken hält er ein Buch im Schoß, in der Rechten eine Schriftrolle, auf die er gleichzeitig mit dem Zeigefinger weist: Wie in einer Sprechblase erscheint darauf ein Titulus, in dem er sich persönlich als politische und philosophische Autorität vorstellt[34]. Dann faßt er den Programminhalt nach Art einer Titelsumme zusammen und gibt dabei eine Art ›Bedienungsanleitung‹: Die Exempla werden dem Betrachter zur Nachahmung empfohlen. Der Appell an den Betrachter liegt nicht nur im erhobenen

Zeigefinger und im Blick, sondern auch in der direkten Anrede: »... exemplum civile *tuum,* praeclara senarum urbs, *tibi* monstro ...«. In der Sockelzone darunter erscheint ein zweiter Titulus[35]. Hier erst nennt der Philosoph seinen Namen. Er beweist, daß die Nachahmung der Exempla sich lohnen wird, indem er die positiven Folgen der Tugend bei den Römern erwähnt.

In der Bildtradition erscheint Aristoteles schon lange als Magister[36]. Charakteristisch ist normalerweise sein Bart, doch gerade der fehlt in Siena[37]. Die Doktoren der Bologneser Universität sind auf ihren berühmten Gräbern allerdings gleichfalls ohne Bart dargestellt[38]. Die Sarkophagreliefs spiegeln sehr genau den Universitätsbetrieb: In der Mitte sitzt frontal der Doktor an seinem Pult. Er hat ein aufgeschlagenes Buch vor sich und hebt dozierend den rechten Zeigefinger. Über dem Rock trägt er einen bodenlangen Mantel und auf dem Kopf meistens eine Kappe. Zu beiden Seiten drängen sich die Studenten an den Pulten.

Aristoteles sitzt allerdings nicht vor einem Pult, sondern frei auf einer prächtigen Bank. Sein Kopf ist leicht gedreht, so daß er lebendiger wirkt. Genauso ist Taddeo Pepoli auf
53 seinem Sarkophag von 1347 dargestellt. Sitzmotiv, Weisegestus und geschlossenes Buch entsprechen dem Aristoteles. Pepoli präsentiert sich nicht nur als Doktor der Rechte, sondern gleichzeitig als Inhaber des höchsten Amtes der Stadt Bologna[39]. Er verband ebenso Lehrtätigkeit und Verwaltungspraxis in einer Person, wie Pietro de Pecci es tat. Wenn man für Aristoteles dieses Bildformular übernahm, näherte man ihn dem Lebensbereich der Juristen an, die im Palazzo Pubblico tätig waren. So wird er zu einer speziellen Autorität für die Regierungsmitglieder in Siena. Gleichzeitig hat er didaktische Funktionen. Die Betrachter übernahmen damit die Rolle der Studenten, die auf den Doktorengräbern dargestellt sind. Das so entstandene Lehrer-Schüler-Verhältnis steigerte ihre Aufmerksamkeit für das innen folgende Programm.

Daß Aristoteles auf diese Weise dem öffentlich-juristischen Bereich zugeordnet wird,
52 verdeutlicht der Vergleich mit einer klassischen Darstellung des humanistischen Gelehrten, dem Porträt Petrarcas im Palazzo Carrara zu Padua[40]. Der Humanist bevorzugt die *vita solitaria.* Er sitzt allein in seinem *studiolo,* womöglich fern vom öffentlichen Leben der Stadt. Die Darstellung in Dreiviertelansicht, ja beinahe im Profil, läßt eine Beziehung zum Betrachter gar nicht erst aufkommen. Das didaktische Element fehlt völlig. Der Diskurs mit dem Betrachter unterscheidet Aristoteles fundamental von dem einsamen Gelehrten. Um diese andere Funktion auszudrücken, mußte sich Aristoteles den Bart scheren lassen, um sich den zeitgenössischen Beamten anzugleichen. Der Titulus identifiziert ihn jedoch ausreichend, so daß seine Identität gewahrt bleibt. Die Autorität *des* Philosophen verleiht den Argumenten in der Anticappella ein besonderes Gewicht[41], auch wenn sie nicht direkt von Aristoteles stammen, sondern meist durch Vermittlung Ciceros übernommen wurden[42].

In den Lünetten, die das Kreuzgewölbe bildet, thronen an der Hauptwand links Iustitia und
49 rechts Magnaminitas[43]. Die gekrönte Iustitia, mit einem roten Mantel bekleidet, hält in der Rechten ein Schwert, unter dem, in schwebender Position, eine runde Erdkarte erscheint, und in der Linken fünf Bücher, die auf ihrem Schoß liegen. Ein Bildtitulus liefert weitere Informationen.[44].

50 In der rechten Lünette sitzt Magnaminitas. Unter ihrem üppigen grünen Mantel trägt sie eine Rüstung, und tatsächlich benutzt sie ihr Schwert gegen einen widerspenstigen Krieger. Gleichzeitig hält sie die Linke gnädig einem demütigen Bürger entgegen. Diese Gesten werden im Titulus genau beschrieben[45]. Indem sie jeden so behandelt, wie es ihm

zusteht, praktiziert Magnaminitas Gerechtigkeit. Der Gestus der linken Hand entspricht dem Gnadengestus Christi im Jüngsten Gericht. Die Personifikation der Magnaminitas schließt also Aspekte der Iustitia mit ein. Das wird auch dadurch belegt, daß dieses Bildformular 1426 in einer Intarsie zur Iustitia umgedeutet wird[46].

Die Tituli definieren die Tugenden[47]. Sie sind als Aussagesätze formuliert und zeigen dadurch ihren objektiven Charakter an. Bildliche Allegorien und erklärende Inschriften sind gemeinsam wie »tragende Begriffe«[48] den Gestalten der Helden übergeordnet. Es handelt sich bei den Tugenden um abstrakte Begriffe, die als allgemeine Prinzipien hinter den Gesetzen stehen: *generalia ante leges*. Es war eine wichtige Aufgabe der Postglossatoren, solche Grundkonzepte herauszuarbeiten[49].

Die Ikonographie der Iustitia deutet auf enge Verbindungen mit der Jurisprudenz hin. 49
Zwar fehlt ihr klassisches Attribut, die Waage, doch ist das Schwert, als Zeichen exekutiver Macht, ein geläufiges Attribut, und das Buch verweist auf die Bindung des Richters an das kodifizierte Recht. In anderen Beispielen kommt es allerdings nur einfach, und nicht in der Anhäufung von fünf Bänden vor[50]. Erdkarte bzw. Globus hingegen sind äußerst selten.

In einer Miniatur zum *corpus iuris civilis*, genauer: zum Anfang der Digesten, findet sich 24
die Darstellung der Iustitia mit denselben Attributen[51]. Die gekrönte Figur thront mit dem Schwert in der Rechten und mit dem Globus in der Linken. Ein kniender Engel legt ihr ein aufgeschlagenes Buch auf den Schoß. Die Anordnung der Attribute variiert etwas, und es ist nur ein Buch gezeigt. Dennoch sind die ikonographischen Analogien ein deutliches Indiz für den Zusammenhang des Freskenprogramms mit Bildformularen aus dem Bereich der Rechtsliteratur.

Besonders der seltene Globus stellt diese Verbindung her. In der Spanischen Kapelle[52] XII
liegt er in der Hand einer Personifikation, die zu Füßen des heiligen Thomas in der Reihe der Wissenschaften sitzt und in der anderen Hand ein Schwert trägt. Sie personifiziert hier nicht die Tugend der Iustitia, sondern eine Wissenschaft. Der bärtige Justinian, der ihr zu Füßen sitzt, stellt ihren Bezug zum *ius civile* her. Das Buch ist diesmal in seinen Händen. Die drei Attribute sind auch hier gemeinsam die Symbole des bürgerlichen Rechtes in der römischen Spielart. In Siena verweisen die fünf Bücher auf dem Schoß der Iustitia auf den gleichen Kontext. Sie repräsentieren gemeinsam das *corpus iuris civilis*, das im Mittelalter grundsätzlich in fünf Bänden erschien. Sonst kommen sie nur sehr selten als Attribut der Iustitia vor[53]. Die Erdkugel als Symbol einer universalen Herrschaft drückt hier den Anspruch des römischen Rechts auf weltweite Gültigkeit aus, der im Gegensatz zu den lokal gültigen Gewohnheitsrechten stand[54]. Der Globus führt damit in das Programm das Argument des römischen Rechts ein.

Es werden jeweils drei römische Helden unter einer Tugend zusammengefaßt. So wird der 48
Stoff entsprechend der *divisio* geordnet, in diesem Fall nach dem Schema *arma* (Magnaminitas und in der Lünette gegenüber Fortitudo) und *litterae* (Iustitia und gegenüber Prudentia).

Den Tugendpersonifikationen an der Hauptwand sind die angeblichen Uomini famosi untergeordnet. Entsprechend der Einteilung in *arma* und *litterae* erscheinen unter Iustitia
Cicero, M.P. Cato Uticensis und Scipio Nasica in ›Zivilkleidung‹, unter Magnaminitas M. VIII
Curius Dentatus, M. Furius Camillus und P. Scipio Africanus in ihren Rüstungen. Alle Gewänder wirken zeitgenössisch, abgesehen von wenigen Details. Ihre Tituli machen es aber möglich, sie eindeutig zu identifizieren[55]. Alle stellen sich in der ersten Person vor und reden den Betrachter direkt an.

Die Uomini sind Fallbeispiele der ihnen übergeordneten abstrakten Grundbegriffe. Sie sind daher mit den *causae* im *corpus iuris civilis* zu vergleichen, welche die abstrakten Rechtsbegriffe erklärend illustrieren[56]. Entsprechend dem aufzählenden und vergleichenden Gedankengang sind diese Argumente nebeneinander angeordnet.

Die Tituli berichten schlagwortartig[57] von ihren Taten, die sie entweder als Amtsträger (*consules* sind z. B. Cicero und Scipio Africanus) oder als Feldherren (Dentatus im Samnitenkrieg, Camillus im Kampf gegen die Gallier, Scipio Africanus gegen Hannibal) für das Vaterland vollbracht haben. Neben *patria* ist *libertas* dabei ein Zentralbegriff (Cato und Cicero). Für eine Stadtrepublik, die ständigen Angriffen trotzen mußte, sind das selbstverständlich die höchsten Ideale.

51 Noch zwei weitere Römer sind, allerdings unter negativem Vorzeichen, in dem Eingangsbogen Aristoteles gegenübergestellt. Caesar und Pompeius, obwohl von ähnlichen Arkaden gerahmt, sind von den Römern an der Hauptwand im wörtlichen und übertragenen Sinn weit abgerückt. Der Titulus[58] macht sie für den Untergang der römischen Republik verantwortlich. Dadurch werden sie die negativen Gegenspieler der sechs republikanischen Helden an der Hauptwand.

Die *causae* werden durch sie als Argumente erläutert. Im *pro* und *contra* über einen Fall besteht die sogenannte *quaestio disputata*[59]. Im diskursiven Element ist die Interpretation schon angelegt. Das zeigt sich besonders im gemeinsamen Titulus von Caesar und Pompeius. Sie stellen sich nicht in der ersten Person dem Betrachter vor, sondern werden von einer ›Stimme aus dem Off‹ beschrieben oder vielmehr angeprangert. Den negativen Figuren wird die Stimme versagt. Ihr Titulus entspricht in der Tonlage den einleitenden Worten des Aristoteles, mit denen er in der Bogenlaibung kontrastiert. Er faßt die Folgen zusammen, die eintreten, wenn die republikanischen Ideale nicht mehr befolgt werden. An seinem Platz im Programm erfüllt der Titulus zu Caesar und Pompeius gleichzeitig eine Einleitungsfunktion.

Der letzte Denkschritt vollzieht sich in dem schmalen, senkrechten Textblock, der die
VIII, 48 beiden Triaden der römischen Helden trennt. Als ›Sockel‹ fungiert eine im Dreipaßbogen geöffnete Wandnische, in der ein Knabe in einem kurzen, gegürteten Kleidchen sitzt. Er verweist mit dem rechten Zeigefinger nach oben auf den Text und schaut den Betrachter dabei beinahe mahnend aus den Augenwinkeln an. Im Gegensatz zu allen übrigen Texten ist dieser exponierte Titulus in Volgare verfaßt[60]. Er mahnt den zeitgenössischen Rezipienten besonders eindringlich auch in der Sprache: Die Imperative prasseln nur so auf das sienesische Ratsmitglied herab, nachdem es von dem Knaben zum aufmerksamen Lesen aufgefordert wurde.

Dieser letzte Schritt entspricht in der Rechtsliteratur dem erklärenden Kommentar. Das gesamte Programm wird auf die zeitgenössische Situation übertragen – deshalb auch die ›Übersetzung‹ vom Lateinischen ins Italienische. Genauso behandelt die *quaestio de facto*[61] aktuelle Rechtsfälle im Anschluß an die *causae*. Der Titulus enthält konkrete Verhaltensregeln für die Mitglieder des Magistrats und liefert zur Ermutigung oder Mahnung die Konsequenzen gleich mit: *ogni gloria* erwartet sie bei richtigem Verhalten, sonst Verlust der *libertade*. Wie bei den antiken Exempla bleiben auch jetzt die Begriffe *concordia, patria, libertas* voll gültig. Die *causae* steuern Beweismaterial für die Richtigkeit der Verhaltensregeln bei, die natürlich aus der römischen Antike abgerufen werden. Die Analogie zwischen Antike und Aktualität wird aus der Anordnung des Volgareblockes in derselben Zone wie die Exempla ersichtlich. Man stellt auf diese Weise nicht hierarchische Unterordnung, sondern selbstbewußte Aneignung der Antike zur Schau.

Alle Elemente der Hauptwand werden durch ein Rahmenband zu einer Einheit zusammengefaßt. In der Akanthusranke dieses Rahmens erscheinen Medaillons mit Brustbildern weiterer römischer Republikaner; durch Tituli sind sie identifizierbar und können als ergänzende Einwürfe in die Diskussion verstanden werden[62].

Der universitären *lectura* entsprechend herrscht besonders in der Einleitung und im Kommentar ein didaktischer Ton. Aristoteles und der Knabe machen mit unübersehbarem Weisegestus gerade auf diese Texte aufmerksam. Zugleich klingt der Bezug zur praktischen Arbeit in der Stadtregierung an. Der Volgare-Titulus ist nichts anderes als ein Ratschlag, wie man sich verhalten soll, wenn man eine lange Regierungsperiode meistern will; gerade diese Beratungsfunktion war den Juristen vorbehalten. So mußten sich die Juristen in diesem Titulus besonders angesprochen fühlen: »... diritti consegli come quei rendete ...«[63].

Der methodische Aufbau des Programms in der Anticappella wird im Vergleich mit den systematischen Denkschritten der Rechtsliteratur verständlich. Auch einige formale Besonderheiten erklären sich auf diese Weise. Die Bilder in der Anticappella werden durch dominante Textblöcke gerahmt, die sich aus dem Text-Bild-System in illuminierten Rechtscodices ableiten lassen.

Im Trecento erscheinen Rechtscodices z.T. in kostbaren Ausgaben. Die Einteilung der 24
Seiten in Text und Bild folgt dabei einem bestimmten Schema. In der Mitte der Seite steht zweispaltig der lateinische Originaltext des *corpus iuris civilis*. Darüber folgt die Miniatur. Durch gemalte Bänder wird der Urtext eingerahmt und so von der Glosse getrennt. Diese umschließt Bild und Quellentext, indem am äußeren Rand schmale Kolumnen stehenbleiben, während in der obersten und untersten Zeile der Seite die gesamte Breite der Spalten ausgeschrieben wird. Inhaltlich nimmt die Glosse direkt auf den umschlossenen Text Bezug, indem Parallel- und Konträrstellen aufgezählt, Begriffe erklärt oder auch interpretierende Kommentare gegeben werden. Seiten mit Miniaturen sind ein Sonderfall in den Rechtscodices und erscheinen hauptsächlich am Anfang eines Buches. Im Normalfall gibt es keine Miniaturen. Der zweispaltige Haupttext wird nur von den Glossen gerahmt.

Der Vergleich der Fresken in der Anticappella mit illuminierten Rechtscodices ist auf verschiedenen Ebenen möglich, die miteinander zusammenhängen. Das hat seine Ursache in der Übertragung von der Buchseite auf die Wand.

Auf der ersten Seite der Digesten[64] besteht die mittlere Achse aus einer gemalten Leiste, die entweder ornamental ist oder figürliche Szenen enthält. Solch ein Band umschließt auch außen die Spalten des Haupttextes. Der Text nimmt jedoch immer mehr Platz ein als die
gemalten Rahmenleisten. Im Wandbild ist das umgekehrt: Im Zentrum ist der Angelpunkt 48
des Programms keine gemalte Leiste, sondern ein Textblock. Im übrigen rahmen Tituli die Uomini famosi von oben und unten. Die Bildnisse der Römer übernehmen dabei die Rolle des Haupttextes im Buch, zu dem sie als historische Gestalten aus der Antike das Äquivalent bilden. Im Medium der Wandmalerei dominieren daher die Bilder gegenüber dem Text.

Der Volgaretext rückt durch diesen Umkehrungsprozeß an eine zentrale Stelle. Die Architektur verlangt hier, wo die beiden Kreuzrippengewölbe zusammenstoßen, eigentlich eine Wandvorlage, doch fehlt ein solches Stützelement. So lastet das Gewölbe im Grunde auf einem Text, und zwar auf einem, der die Regeln zur Erhaltung der Kommune durch eine gute Regierung angibt. Wenn die Regeln nicht befolgt werden, bricht das ›Gebäude‹ zusammen.

Ein Unterschied zwischen Buchseite und Wandbild besteht auch darin, daß im Codex aufgrund der Einteilung in verschiedene Bücher nie die Digesten mit den *causae* auf einer

Seite erscheinen, so wie in der Anticappella die Uomini famosi als Fälle den Tugendpersonifikationen direkt untergeordnet sind. Gerade dies ist auf den Wechsel des Mediums zurückzuführen: Die Stärke des Wandbildes liegt in der Synopse. Der Aufbau der Fresken entspricht auf seine Weise dem System der Rechtscodices. Die Argumente sind hier auf Schlagworte verkürzt. Im Gegensatz zum Buchbild hat das Wandbild die Qualitäten eines Massenmediums mit deutlich rhetorischem Charakter.

Sieht man von diesen Unterschieden ab, so lassen sich die Texte im Wandbild gut mit den Glossen in den Rechtscodices vergleichen. In seiner kommentierenden Funktion entspricht der Volgaretext den Aufgaben der Glossen. Die steile Rechteckform gleicht den Textblock auch formal den schmalen Textspalten in den Codices an.

Auffällig ist im Fresko besonders die Position der Tituli von Magnaminitas und Iustitia. Obwohl sie sich inhaltlich auf die Lünetten beziehen, werden sie durch den gemalten Zahnschnitt dem Feld der Uomini zugeschlagen. Mit einer Seite stoßen sie jeweils direkt an den Textblock in Volgare. Diese unentschiedene Zuordnung wird aus der formalen Angleichung an die Codices erklärlich: Genauso wie dort klammert die Glosse von außen den inneren Text und das Bild ein.

Ein weiterer Grund, die Textblöcke mit Glossen zu vergleichen, liegt in der Auffassung des Schriftträgers. Man stellt im Trecento gerne die Tituli auf Schriftrollen und in aufgeschlagenen Büchern, auf Tafeln oder auf Architekturteilen dar. Nichts dergleichen liegt hier vor. Der Volgaretext hat gleichsam Papierqualität. Das zeigt sich besonders deutlich an der Stelle, wo die plastischen Säulen vom Textgrund überschnitten werden. Die Anordnung der Tituli unter den römischen Helden erinnert an die Spalten, in denen der Haupttext der Buchseiten geschrieben wird. Auch hier wird der Schriftgrund nicht dinglich (Stein oder Rotulus) dargestellt, und die Spalten werden weder ornamental noch durch rigide Feldeinteilungen voneinander abgegrenzt.

Mit dem Knaben, der auf den Text verweist, gelangt man zu einem weiteren Bildelement von besonderer Art. Als einzige Figur im Programm ist er nicht durch eine Inschrift identifiziert. Seine wichtigsten Merkmale sind der Weisegestus und die Stelle, an der er im
54 Programm erscheint. In den Rechtscodices erscheinen solche Weisefiguren häufig in den Initialen des lateinischen Quellentextes, manchmal deuten sie nach oben auf ein Bild. Diese verweisenden Figuren sind Gemeinplätze in den Rechtscodices. Sie haben möglicherweise die entsprechende Figur im Fresko angeregt. Auch die Enge der Nische im Verhältnis zu den anderen Elementen des Freskos ist vielleicht so zu erklären. Man könnte den Knaben einen ›personifizierten Zeigefinger‹ nennen, denn schnell an den Rand skizzierte Finger erscheinen massenhaft in den Codices, um auf wichtige Passagen aufmerksam zu machen.

Das Programm der Anticappella offenbart, daß seine Berater nicht von der Tradition der Uomini famosi ausgingen. Dennoch waren Pecci und d'Andrea durch ihre diplomatischen Missionen in Florenz mit dem Zyklus der Uomini famosi in der Sala minor des Palazzo Vecchio[65] vertraut. Sie konnten also das Motiv einer Serie antiker Helden als fertiges Element in ihr Programm einbringen. Das Konzept der Uomini entstammt einem gelehrthumanistischen Umfeld, und die entsprechende Bildtradition war noch relativ jung. Mit dem Zitat dieses Konzeptes zeigte man sich in Siena intellektuell auf der Höhe der Zeit. Aber das eigentliche Programm der Anticappella läßt sich gerade nicht in der Abhängigkeit der Uomini famosi verstehen. Seine Sonderstellung erweist sich bei einem Vergleich mit den entsprechenden Ausmalungen in Padua und Florenz.

Zwischen 1367 und 1379 entstand im Palazzo Carrara zu Padua ein Freskenzyklus der Uomini famosi nach dem Entwurf Francesco Petrarcas[66]. Die Bilder wurden 1539/1540 übermalt, wobei aber das Aufbauschema des Originalentwurfes beibehalten wurde. Sechsunddreißig antike Helden sind nebeneinander in ganzer Figur aufgereiht, zu ihren Füßen findet sich ein Titulus und eine gemalte Szene aus ihrem Leben[67]. Dieser Aufbau setzt die historische Figur an die erste Stelle und ergänzt sie um eine bildliche und eine textliche Glosse, um sie in ihren historischen Kontext zu versetzen. Im Unterschied zu Siena fehlt ein expliziter Hinweis auf die Tugenden. Der historische Aspekt dominiert, während in Siena durch ihre prominente Position die Tugenden hervorgehoben werden. Die Auswahl der Personen umfaßt in Padua ein breites Spektrum von Romulus bis Trajan[68]. Caesar wird als positiver Held gewürdigt. Mit der Beschränkung auf Republikaner werden die antiken Helden in Siena zum kommunalpolitischen Argument: Sie propagieren die Ideale einer bestimmten Staatsform. Caesar wird als Zerstörer der Republik zum Anti-Exemplum.

Von den zweiundzwanzig berühmten Männern aus Antike und Mittelalter sind im Palazzo Vecchio zu Florenz nur die Tituli überliefert[69], deren Autor Coluccio Salutati ist. Der Zyklus muß vor 1405 entstanden sein[70]. Wie in Padua ist die Zahl der antiken Helden größer[71], und Caesar wird als positives Exemplum vorgeführt. Auch in Florenz ist die humanistische Komponente offenkundig[72], denn neben Politikern und Feldherren erscheinen hier die fünf Poeten bzw. Humanisten Dante, Petrarca, Boccaccio, Zenobius da Strada und Claudian. Indem man die Reihe der Uomini bis in die Gegenwart verlängert, stellt man neben die antiken Exempla solche von Zeitgenossen in Form von Ehrenbildern[73]. Die vier Florentiner Dichter werden somit weniger als *exempla virtutis* denn als Zierde ihrer Vaterstadt gewertet. Indem Salutati ihnen den spätantiken Dichter Claudian voranstellt, konstruiert er in der Arnostadt eine kontinuierliche Entwicklung von der römischen Antike bis zur Gegenwart, die sich bezeichnenderweise auf literarischem Gebiet äußert. In Siena betont man dagegen die politische Verbindung mit der römischen Republik.

Im Tenor verweisen die Florentiner Tituli auf ein vorwiegend historisches Interesse. In Siena herrscht jedoch die Tendenz, Schlagwörter wie *libertas* und *patria* oder das Amt der Konsulen in das Zentrum zu stellen. Nur wenige Taten des Helden werden knapp aufgezählt, um Schlagwort-Begriffe zu erhalten, oder, wie im Falle des Camillus, zu Siena in Bezug zu setzen. In Florenz gehen die Tituli von einem unspezifischen Tugendlob aus (*pietas, virtus, pudicitas* oder ganz allgemein *gloria virtutum*). Manchmal beginnt der Titulus mit einer Aufzählung der Taten, die meist vollständiger ausfällt als in Siena. Darin äußert sich offenbar ein allgemeines Interesse für die Geschichte schlechthin.[74].

Die Anredeformen wechseln in den Tituli in Florenz von der persönlichen Rede in der ersten Person zur schlichten Beschreibung in der dritten Person. Dante, Boccaccio und Petrarca wiederum werden in der zweiten Person im Namen des Gemeinwesens angeredet. In Florenz liegt also keine einheitliche Sprachform vor. Die Tituli der antiken Helden in Siena hingegen sprechen durchweg in der ersten Person. Dies unterscheidet die Gruppe der Römer von den Tugenden, die in der dritten Person beschrieben werden. So trägt die Form der Tituli zur Unterscheidung der argumentativen Ebenen bei. Eine zwingende Leserichtung vermittelt in der Anticappella ein politisches Konzept, in dem die antiken Helden einen Denkschritt darstellen. In Padua und Florenz werden dagegen die berühmten Männer zu historischen Kontemplationsfiguren, so daß eine assoziative Rezeption möglich ist, die ohne Leserichtung auskommt.

Die Tatsache, daß die Sieneser Juristen ein Bildformular aus dem Umfeld der Humanisten adaptieren, zeigt ihre positive Einstellung zu den humanistischen Kreisen. Humanismus und Jurisprudenz haben seit alters gemeinsame Wurzeln. Verbunden durch ein gemeinsames Interesse an Rhetorik waren unter den ›Frühhumanisten‹ des 13. Jahrhundert viele Juristen[75]. In der Mitte des 14. Jahrhundert wetterte Petrarca zwar gegen die oberflächliche Quellenarbeit und die schwachen Lateinkenntnisse der Juristen, und er bezeichnete sein siebenjähriges Rechtsstudium in Montpellier und Bologna als vergeudete Zeit[76]. Doch die neuen Standards der Textkenntnis und des lateinischen Prosastils, die die Humanisten im 14. Jahrhundert entwickelt hatten, drangen schnell in andere Fächer ein. Und so studierten auch die Juristen die *lettere,* bis sich 1374 Petrarca nicht mehr zu schade war, mit dem neapolitanischen Postglossator Luca de Penna (ca. 1320–1390) gelehrte Briefe zu wechseln[77]. Dessen historisch-philologisches Interesse schlug sich natürlich in seiner juristischen Arbeit nieder, hier liegen die Anfänge des »umanesimo giuridico«[78]. Die typische Methodik der Rechtsgelehrten wurde jedoch von dem Einfluß humanistischer Gelehrsamkeit nicht beeinträchtigt. Die Postglossatoren hielten bis weit ins 15. Jahrhundert an ihrer dialektisch-systematischen Denkweise, dem sogenannten *mos italicus,* fest[79]. Gerade dieses Element spiegelt sich im Aufbau der sienesischen Fresken und bildet den wesentlichen Unterschied zu ›rein‹ humanistischen Programmen.

Wenn Petrarca gegen die Juristen polemisierte, meinte er auch nur die Methode, nicht den Gegenstand[80]. Die Autorität der Gesetze erkannte er selbstverständlich ohne Einschränkung an, da sie durch die römische Antike beglaubigt war. Genau dieses Interesse für Rom als oberste Instanz und Autorität verband Juristen und Humanisten. Den Juristen bot das römische *Recht* universal gültige Systeme und Beispiele, den Humanisten lieferte die römische *Geschichte* allgemeine Ideale und Einsichten, die zugleich im *ius civile* konkret Gültigkeit besaßen.

Petrarca betrachtete historische Persönlichkeiten als Exempla, die den Zeitgenossen Verhaltensmodelle lieferten. Der bildlichen Darstellung antiker Helden schrieb er eine emotionale Wirkung zu, während Texte die zu vermittelnden Werte genauer definieren konnten und somit stärker den Verstand ansprachen[81]. Bilder und Inschriften in der Anticappella erfüllen beide Funktionen. Dabei fügt sich die humanistische Sicht der Exempla bruchlos in das juristische Denksystem an der Stelle der *causae* ein.

Rom hat so viele Exempla hervorgebracht, daß allein schon der Anblick der Stadt Petrarca inspirierte: »Quin et communis opinium est patria, rerum caput (Roma), orbis atque urbium regina, nobiliumque tam fertilis exemplorum ut conspecta facile animos excitet detergatque rubiginem.«[82] In diesem Sinne ist die Romkarte im Eingangsbogen zur Anticappella zu betrachten[83]. Zusammen mit den antiken Göttern stimmt der Anblick der Stadt den Betrachter auf die Tonlage des folgenden Programms ein. Im Zentrum Roms ist der Senatorenpalast auf dem Kapitol dargestellt. Er ist Sitz und Symbol der bürgerlichen und politischen Macht in der Stadt[84] und damit historisches Vorbild für den Palazzo Pubblico in Siena. Einerseits hatten also die Sieneser Politiker *Repräsentanten* der römischen Republik vor Augen, andererseits wurde die römische Republik in der idealen, kreisrunden *Romkarte* zum umfassenden Exemplum der Stadt Siena.

In der römischen Antike finden Humanisten und Juristen einen gemeinsamen Nenner, auf den sie sich unter verschiedenen Prämissen beziehen können. Die Betrachtung der Anticappella aus dem Blickwinkel der zeitgenössischen Rechtsgelehrten eröffnet eine Perspektive neben der rein humanistischen Sicht: Die antiken Helden sind in diesem Programm gleichzeitig *causae* und Exempla.

Anmerkungen

Der vorliegende Text ist aus einer 1988 in München abgeschlossenen und von Prof. H. Belting betreuten Magisterarbeit entwickelt.

1 Die beste Arbeit zum Thema ist M.M. Donato, Gli eroi romani fra storia ed »exemplum«, I primi cicli umanistici di uomini famosi, in: Storia dell'Arte Italiana, Memoria dell'antico nell'arte italiana, Bd. 2, Hg. S. Settis, Turin 1985; zu Siena S. 124, 133.

2 N. Rubinstein, Political Ideas in Sienese Art, in: Journal of the Warburg and Courtauld Institut 21, 1958, S. 179 bis 207.

3 Ebenda, S. 103-107.

4 Vgl. dazu Qu. Skinner, Ambrogio Lorenzetti: The Artist as Political Philosopher, in: Proceedings of the British Academy 72, 1987, S. 82-142 sowie S. 85ff. in diesem Band.

5 Ich benutze die heutigen Raumbezeichnungen wie E. Carter Southard, The Frescoes in Siena's Palazzo Pubblico, 1289-1539, Studies in Imagery and Relations to other Communal Palaces in Tuscany, New York 1979.

6 Das Gitter stammt von 1437.

7 Die Concistoro-Akten sind publiziert, vgl. G. Milanesi, Documenti per la storia dell'arte senese, Siena 1854, 2 Bde., Reprint Soest 1969. Die Raumbezeichnungen der Anticappella:
»... ad hostium concistorii ...« (9. Oktober 1413, Deliberazioni del concistoro, Milanesi, Bd. 2, S. 29)
»... ad hostium seu muros concistorii ...« (13. Oktober 1413, Deliberazioni del concistoro, ebenda, S. 29)
»... la dipentura della saletta fra cappella e'l concistoro ...« (20. Juni 1414, Libro del Camerlingo, in: S. Borghesi/L. Bianchi, Nuovi documenti per la storia dell'arte senese, Siena 1898, S. 70, Reprint Soest 1970)
»... pro pictura salette ante concistorium ...« (30. Juni 1414, Deliberazioni del concistoro, Milanesi, Bd. 2, S. 30)

8 1343 zog der Consiglio Generale in den neuen Anbau im Südosten des Palazzo, vgl. Southard (wie Anm. 5) S. 213.

9 Rom, Biblioteca Apostolica Vaticana, Fondo Chigi; Hg. Cesare Brandi, Il Palazzo Pubblico di Siena, Vicende Costruttive e Decorazione, Mailand 1983, Abb. 480.

10 Vgl. Brandi ebenda, S. 119, »... é indicato ... che il concistoro dei reggitori di Siena svolgeva le funzioni almeno fin dal Quattrocento, nello spazio oggi denominato sala dei Cardinali o sala di passagio.« Die Sala di Passaggio war damals zweigeteilt. Der westliche, bis in die heutige Sakristei hineinreichende Raum, war Concistoro.

11 Vgl. Anm. 7.

12 Vgl. Anm. 7.

13 Auf die interessante Frage, in welcher Beziehung die Anticappella zur Marienkapelle steht, kann ich in diesem Rahmen nicht eingehen. Anschaulich liegt eine Verbindung dieser beiden sehr nahe, inhaltlich und aufgrund der Quellenaussagen ist die Beziehung zum Concistoro enger.
Rubinstein (wie Anm. 2), S. 190, interpretiert ebenfalls im Zusammenhang mit dem Concistoro; S. Symeonide, Taddeo di Bartolo, Siena 1965, S. 138 verneint jegliche Beziehung zur Kapelle »... il n' y a ni parallélisme ni unité entre les deux ordonnances, religieuse et profane ...«, dieser Standpunkt ist sicher zu kategorisch.

14 Auftrag am 25. August 1406, vgl. Milanesi (wie Anm. 7) Bd. 2, S. 27, 28.

15 Schon vorher muß an dieser Wand ein Christophorus dargestellt gewesen sein, er gehört auf keinen Fall zum übrigen Bildprogramm der Anticappella: »Decreverunt quod fiat sanctus Christoforus in loco ubi erat, magnus ...«. Vgl. Milanesi (wie Anm. 7) Bd. 2, S. 28.

16 »... habito colloquio supra dicta materia – remiserunt egregios viros dominum Pietrum de Pecciis, et ser Christoforum Andreae cancellarium, quod in ipsis muris et locis pinger faciant, illas honoratas et pulchras figuras de quibus eis videbitur ... Statim constitutus est in consistorio – predictus magister Taddeus Bartolus pictor, condxit ab eis locantibus, dictum lavorium pingendum in dicto loco illis figuris et in eo modocet forma quibus dictis domino Petro et ser Christoforo videbitur.« Vgl. Milanesi (wie Anm. 7) Bd. 2, S. 29.

17 Vgl. Milanesi (wie Anm. 7) Bd. 2, S. 30.

18 Vgl. Rubinstein (wie Anm. 2), S. 190.

19 Vgl. T. Terzani, Siena dalla morte di Giangaleazzo Visconti alla morte di Ladislao d'Angiò-Durazzo, in: Bollettino senese di storia di patria 67, 1960, S. 35.

20 Der *maggior sindaco* mußte darauf achten, daß die Magistraten nicht tyrannische Ambitionen entwickelten und

gegen die Verfassung handelten. Vgl. dazu W.M. Bowsky, A Medieval Italian Commune, Siena Under the Nine, 1287-1355, Berkeley 1981, S. 42-44.

21 Vgl. Rubinstein (wie Anm. 2), S. 190.

22 U.a. war er Lehrer des Aeneas Sylvio Piccolomini, vgl. dazu Symeonide (wie Anm. 13), S. 166, Anm. 24.

23 L. Zdekauer, Lo studio senese nel Rinascimento, Mailand 1894, belegt für Siena eine enge Verbindung von Jura-Doktoren und Magistrat. Juristen haben meistens Beratungsfunktion und werden als Diplomaten eingesetzt; diplomatische Missionen sind auch für Pecci und d'Andrea belegt, vgl. Rubinstein (wie Anm. 2), S. 204, und Terzani (wie Anm. 19), S. 17, 66, 68.

24 Grundlegend ist hier N. Horn, Die juristische Literatur der Kommentatorenzeit, in: Jus Commune 2, 1969.

25 Vgl. G. Prunai, Lo Studio Senese dalla Migratio Bolognese alla domus sapientiae, 1321-1408, in: Bollettino senese di storia di patria 57, 1950.

26 Vgl. Zdekauer (wie Anm. 23), S. 37 und 48, und P. Nardi, Umanesimo e cultura giuridica nella Siena dell' 1400, in: Bollettino senese di storia di patria 88, 1982, besonders S. 234, 243, 247, und G. Fioravanti, Alcuni aspetti della cultura umanistica senese nel '400, in: Rinascimento XIX, 1979. Kontakte zu Florentiner Kreisen um L. Bruni sind zwar belegt (ebenda S. 144), in Siena selbst halten sich aber während des ersten Viertel des 15. Jahrhunderts keine großen Humanisten auf; erst mit Filelfos Ankunft 1437 entwickelt sich eine bescheidene humanistische Kultur, doch nach seinem Weggang versinkt Siena wieder in »humanistischer Provinzialität« (ebenda S. 146f.).

27 Vgl. W. Engelmann, die Wiedergeburt der Rechtskultur in Italien, Leipzig 1938, S. 15.

28 Ebenda, S. 19.

29 Vgl. P. Weimar, Die legistische Literatur der Glossatorenzeit, in: Ius Commune 2, 1969, S. 63.
Weimar spricht von einer »abstrakten Kongruenz« zwischen Methode der Vorlesungen und den ausgearbeiteten Schriften.

30 Vgl. Horn (wie Anm. 24), S. 87: Typisch ist die häufige Anrede der Zuhörer, »Domini, ut scitis...«.

31 Vgl. Weimar (wie Anm. 29), S. 52.

32 Zu dieser Verfahrensweise nach bestimmten Schritten vgl. Horn (wie Anm. 29), S. 91.

33 Es geht hier nur um grundsätzliche methodische Schritte innerhalb des Programms. Dabei wird besonders die ›Hauptwand‹ zum Concistoro hin betrachtet werden, obwohl an der gegenüberliegenden Wand zwei weitere Tugenden in den Lünetten dargestellt sind.

34 Die Tituli werden nach Symeonide zitiert. Southard gibt an (wie Anm. 5, S. 360), daß alle Inschriften im 19. Jahrhundert übermalt wurden. Auf jeden Fall sind einige Konjekturen nötig.
Aristoteles – Rotulus:
»Ille ego qui rerum causas scrutatus et artes
Publica res docui surgat quibus omnis (in) astra
Exemplum civile tuum, preclara senarum
Urbs, tibi monstro viros, quorum vestigia sacra
Dum sequeris foris atque domi tua gloria (cre)scet
Libertasque tuos semper servabit honor(es).«

35 Titulus unter Aristoteles:
»Magnus Aristoteles ego sum, qui carmine seno,
Est enim numerus perfectus, duxit ad actum
Quos virtus tibi signo viros, quibus atque superne
Res crevit romana, celosque subivit.«

36 Leider gibt es davon keine systematische Zusammenstellungen. Einzelne Hinweise gibt M. Grabmann, Methoden und Hilfsmittel des Aristoteles-Studiums im Mittelalter, München 1939, besonders S. 14, 15; vgl. auch W. Stammler, in: Reallexikon zur deutschen Kunstgeschichte, Sp. 1028, Bd. 1, Stuttgart, Stichwort »Aristoteles«.

37 Das hat schon Rubinstein bemerkt, (wie Anm. 2) S. 193, er geht aber nicht näher darauf ein.

38 Vgl. dazu R. Grandi, I Monumenti dei Dottori e la Scultura a Bologna, Bologna 1982, besonders Abb. 42, 88, 92.

39 Pepoli ist inschriftlich ausgewiesen als »... conservator Iustitiae Populi Bononensis.« Vgl. Grandi ebenda, S. 159. Seine Begleiter sind keine Studenten, sondern Ratsmitglieder.

40 Bildnis Petrarcas von Altichiero (?), 1367-1379 entstanden; vgl. Th.E. Mommsen, Petrarch and the Decoration of the Sala de Virorum Illustrium in Padua, in: Art Bulletin 34, 1952, S. 95-103, Abb. 6.

41 Aristoteles galt bei den Postglossatoren als wichtige Autorität, vgl. N. Horn, Philosophie in der Jurisprudenz der

Kommentatoren: Baldus Philosophus. in: Jus Commune 1, 1967; Horn hat statistische Erhebungen über die Zitathäufigkeit angestellt, wobei sich herausstellte, daß Aristoteles-Zitate häufiger als alle anderen zusammen sind (S. 110). Für Baldus erreicht Aristoteles die Autorität des römischen Rechts, Aristoteles »...cuius dicta tamquam fontem ius civile sequitur.« (vgl. Horn 1967, S. 108).

42 Über die Wirkung Ciceros auf den Frühhumanismus und damit auf zentrale Begriffe der Sala della Pace vgl. Skinner (wie Anm. 4); sie gelten zum größten Teil ebenso für die Anticappella, darauf kann in diesem Rahmen jedoch nicht näher eingegangen werden. Zur Vermittlung aristotelischer Gedanken durch Rhetorik und Popularphilosophie in der Jurisprudenz vgl. H. Coing, Zum Einfluß der Philosophie des Aristoteles auf die Entwicklung des römischen Rechts, in: Zeitschrift der Savigny-Stiftung, Romanistische Abteilung, 69, 1952.

43 Ihnen gegenüber an der Ostwand Prudentia und Fortitudo, an der Südwand Religio. Da diesen keine Uomini famosi untergeordnet sind, treten sie gegenüber Iustitia und Magnaminitas zurück, stehen aber grundsätzlich für denselben Gedankenschritt wie diese. Auf die Herkunft und Zusammenstellung der fünf Tugenden kann in diesem Rahmen nicht näher eingegangen werden.

44 Iustitia – Titulus:
»Iustitia omnium virtum preclarissima regna conservat
Propter Iniustitiam transferuntur regna de gente in gentem.«

45 Magnaminitas:
»Nec successibus extollitur nec infortuniis deicitur
Opus eius parcere subiectis et debellare superbos.«

46 Die Intarsie stammt aus der Rückenlehne einer Bank von Mattia di Nanni, gen. il »Bernacchino«; sie stand im Palazzo Pubblico, sie ist heute aber zerstört. Vgl. dazu Southard (wie Anm. 5), S. 266, und Brandi (wie Anm. 9), S. 87, Abb. 110.

47 Prudentia:
»Sapientia aedificabitur domus et prudentia gubernabitur.«
Fortitudo:
»Fortitudini nullum terribile invium
Nec eam metus quivis maximis commovet.«
Religio:
»Omne quodcumque facitis in verbo aut in opere
in nomine domini nostri Iesu Christi facite.«

48 Vgl. Weimar (wie Anm. 29), S. 52.

49 Vgl. W. Ullmann, The Medieval Idea of Law, London 1946, S. 15.

50 Vgl. O.R. Kissel, Iustitia, Reflexionen über ein Symbol und seine Darstellung in der bildenden Kunst, München 1984, S. 109, und G. Frommhold, Die Idee der Gerechtigkeit in der bildenden Kunst, Greifswald 1925, S. 34.

51 Digestenseite, »Maestro del 1328«, Turin, Biblioteca Nazionale Universitaria Ms. E I.1, Fol. 4r, in: A. Conti, La Miniatura Bolognese, scuole e botteghe, 1270-1340, Bologna 1981, Taf. XXVI.

52 Kreuzgang von S. Maria Novella in Florenz. Vgl. R. Offner / K. Steinweg, Corpus of Florentine Painting, New York 1979, Sec. IV, Bd. VI; die Fresken von Andrea Bonaiuti, gen. da Firenze, entstanden zwischen 1366 und 1368.

53 A.N. Didron, Ikonographie des Vertus Cardinales, in: Annales Archéologiques XX, 65, 1860, kennt die fünf Bücher nur bei Taddeo di Bartolo. Auch er erkennt sie als die fünf Bücher des Corpus iuris civilis. Die Seltenheit macht das Beispiel in der Anticappella signifikant, aber im »Canzone delle virtú e delle scienze«, Hg. L. Dorez, Bergamo 1404, sind der Iustitia ebenfalls fünf Bücher beigegeben. Hier verweisen sie nicht speziell auf Beziehungen des ganzen Canzone zur Jurisprudenz, sie sind vielmehr als besonderes naturalistisches Detail zur Ausstattung der Tugenden und Artes den anderen Naturbeobachtungen unter den Attributen gleichzustellen. So wird z.B. die Musik mit einer Fülle von zeitgenössischen Instrumenten dargestellt.

54 Der gewöhnliche Reichsapfel in Herrscherdarstellungen ist nicht als Globus gekennzeichnet (durch *orbis tripartitus* oder kartographische Details). P.E. Schramm, Globus, Sphaira, Reichsapfel, Stuttgart 1958, gibt zwei Beispiele, in denen die Kugel dennoch durch den *orbis tripartitus* als Globus gekennzeichnet wird. Bezeichnenderweise handelt es sich dabei nicht um den deutschen Kaiser oder einen nationalen König, sondern um Ecclesia aus dem »Liber historiarum romanorum«, Hamburger Staatsbibliothek, »Cod. in. scri. 151, fol. 123ᵛ, und um Kaiser Augustus, den Herrscher über das römische Reich auf dem Höhepunkt seiner Macht, in einer Buchillustration der Maasschule, 12. Jahrhundert, Gent, Universitätsbibliothek Cod. 92, fol. 138ʳ.

55 Tituli der Uomini famosi:
M. Tullius Cicero
»Ingeniis patriam propriis ego consul et omnes
Servavi cives tandem Catilina rebellis,
Ad mortem dulci pro libertate coactus
Hinc Cato me patriae patrem reliquique vocarunt.«
M.P. Cato Uticensis
»Quem vera libertas aluit, quem gloria nulla
Ambiret licet invitum distraxit; amator
Iustitiae ac recti Cato sum, civilia bella
ne domino premerer, fugi q(ua)m morte(m) secutus.«
Scipio Nasica vir optimus
»Si mea prerigidum superassent dicta Catonem
In vitium non versa foret romana potestas
Hospitium dignata meum materque decorum,
Optimus as iussu dicor persecla senatus.«
Curius Dentatus
»Hic ego sum Curius patriis qui finibus arma,
Atque Neotholomum samnitum victor abegi.
Me probat et medici scellus ad sua castra remissi,
Et spretum aurum, proh, quod nunc inficit orbem.«
Furius Camillus
»Restitui patriam, consumpti gloria galli
Sunt mea, quos etiam victor dum multa ruentes
Haec (sic) per rura sequor, nostro de nomine dicta est
Camillia tue pars urbis terna senensis.«
P. Scipio Africanus
»Scipio sum iuvenis consul qui factus in afros
Hanibalem latio superans a climate tractum
Hesperios fregi gentes romanaque signa
In libiam domita victor cartagine(m) abegi.«
56 Vgl. Horn (wie Anm. 24), S. 94.
57 Über den Charakter der Tituli im Vergleich zu Florenz s.u.
58 Titulus unter Caesar und Pompeius:
»Hos spectate viros animisque infigite, cives,
Publica concordi nam dum bona mente secuti
Maiestas romana duces tremefecit et orbem,
Ambitio sed ceca duos ubi traxit ad arma,
Libertas romana perit scissoque senatu
Heu licet puero caput alte ascindere rome.«
59 Vgl. Horn (wie Anm. 24), S. 101.
60 Volgare – Titulus:
»Specchiatevi in costoro che voi reggete
Se volete regnare mille et mille anni,
Seguite il ben commune e non v'inganni
Se alcuna passione in voi avete.
Diritti consegli come quei rendete
Che qui di sotto son co'longhi panni
Giusti co'l'arme ne'comuni affanni
Come questi altri che qua giu vedete
Sempre maggiori sarete insieme uniti
E saglirete al cielo pieno d'ogni gloria,
Si come fecie il gran popolo di Marte,
El qual, avendo del mondo victoria,

Per chè infra loro si furo dentro partiti,
Perde la libertade in ogni parte.«

61 Vgl. Horn (wie Anm. 24), S. 101.

62 Medaillons in Rahmenbändern sind ein Gemeinplatz in allen Medien (Buchmalerei, Tafelbilder, Wandmalerei), sowohl in profaner als auch in sakraler Kunst. Im Palazzo Pubblico in Siena finden sie sich schon in Simone Martinis Maestà; unterhalb des Mal Governo in der Sala della Pace ist ein Medaillion mit der Figur Neros erhalten. Da die übrigen Personen nicht mehr identifizierbar sind, ging man davon aus, daß es sich wie in der Anticappella um römische Exempla handeln könnte. Da unter dem Bon Governo gegenüber die sieben *artes liberales* in den Medaillons erscheinen, würde ich die negativen Exempla nach dem »Canzone delle virtù« ergänzen. Das heißt, daß auch alttestamentliche Figuren vorkommen, und daß hier noch nicht die Medaillons in der Anticappella vorgeprägt sind.

63 Richter waren zum Teil sogar verpflichtet, vor Entscheidungen bei Juristen *consilia* einzuholen; besonders in Städten mit Podestà-Verfassung. Vgl. dazu Horn (wie Anm. 24), S. 102–107. Das Consilium wird in der Kommentatorenzeit intensiv benutzt; es ist die praktische Bearbeitung einer aktuellen Rechtsfrage. Solche Fälle können sogar rein politischer Natur sein, vgl. Horn (wie Anm. 24), S. 106.

64 Wegen der spärlichen Publikationen aus dem »Corpus iuris civilis« können als Vergleichsmaterial auch die ersten Seiten des »Decretum Gratiani« herangezogen werden. Das »Decretum« entspricht im Aufbau dem »Corpus iuris civilis«, es ist die kanonische Version Vgl. A. Melnikas, The Corpus of the Miniatures of the Decretum Gratiani, Studia Gratiani, XVI-XVIII, Rom 1975, 3 Bde., dazu die Rezension von C. Nordenfalk, in: Zeitschrift für Kunstgeschichte 43, 1980, 318ff.

65 Siehe Anm. 69-71.

66 Vgl. Th.E. Mommsen (wie Anm. 40) und M.M. Donato (wie Anm. 1).

67 Die Szenen sind im ›Darmstädter Codex‹, Staatsbibliothek, Cod. Nr. 101, in Grisaillen wiedergegeben. Sie schildern in weitgehend zeitgenössischem Vokabular die antiken Geschichten. Julius v. Schlosser rekonstruierte die Verbindung zwischen der Sala dei Giganti und dem Codex, der eine Ausgabe von Petrarcas De viris illustribus enthält, die um 1400 in Oberitalien entstanden sein muß. Vgl. J. v. Schlosser, Ein veronesisches Bilderbuch, in: Jahrbuch der kunsthistorischen Sammlungen des Allerhöchsten Kaiserhauses XVI, 1895.

68 Die in Padua dargestellten Personen: Romulus, Numa Pompilius, Tullius Hostilius, Ancus Marcius, L. Iunius Brutus, Horatius Cocles, L. Quintus Cincinnatus, M. Furius Camillus, M. Valerius Corvinus, T. Manlius Torquatus, Publ. Decius Mure, L. Papirius Cursor, M. Curius Dentatus, G. Fabricius Luscinus, Alexander, Pyrrhus Hannibal, M. Claudius Marcellus, M. Livius Salinator, Publ. Cornelius Scipio Africanus, M.P. Cato Censor, P. Cor. Scipio Nasica, T. Quinctius Flaminius, L. Cor. Scipio Asiaticus, Aemilius Paulus Macedonicus, Q. Caecilius Metellus Macedonicus, P. Cor. Scipio Africanus Aemilianus, C. Marius, Gnaeus Pompeius, C. Iulius Caesar, Augustus, Vespasian, Titus, Trajan (Petrarca, Lombardo della Seta).

69 Publiziert von T. Hankey, Salutati's Epigramms for the Palazzo Vecchio at Florence, in: Journal of the Warburg and Courtauld Institute, 22, 1959, S. 363-365.

70 Vgl. B. Degenhart/A. Schmitt, Corpus der italienischen Zeichnungen, Bd. 3, Berlin 1968, S. 621; Donato datiert die Fresken in die achtziger bis neunziger Jahre des 14. Jahrhunderts, vgl. M.M. Donato, Famosi cives: testi, frammenti e cicli perduti a Firenze nel Tre e Quattrocento, in: Ricerche di storia dell'arte 30, 1986, S. 28.

71 Die in Florenz dargestellten Personen:
L. Iunius Brutus, M. Furius Camillus, P. Cor. Scipio Africanus Maior, M. Curius Dentatus, Q. Fabius Max. Cunctator, M. Claudius Marcellus, C. Iulius Caesar, Augustus, Pyrrhus, Hannibal, Alexander, M. Tullius Cicero, C. Fabricius Luscinus, M.P. Cato Uticensis, Ninus, Konstantin, Karl d. Gr., Dante, Petrarca, Boccaccio, Zanobius da Strada, Claudianus.

72 Da keine derartigen Tituli überliefert sind und da die Ähnlichkeit mit dem Zyklus in Padua groß ist, kann man davon ausgehen, daß auch hier keine Tugendallegorien in so prominenter Position vorkommen wie in Siena.

73 Claudian stellt sich als antiker Dichter persönlich vor und verweist schon auf seine Beziehungen zu Florenz: »*Me* florentia civem legibus agnovit, magis digna poetis . . .«
Die zeitgenössische Trias wird von der Stadt Florenz angesprochen, also wird die Relation zwischen Bild und Betrachter genau umgedreht:
Dante: ». . . *te* permixtum ducibus florentia tantis exhibet . . .«
Petrarca: »Effigies inter procerum Francisce Petrarca quos celebrans florente stilo, *te* patria miscet . . .«
Boccaccio: ». . . ex mentis, hic *te* florentia pinxit . . .«
alle zitiert nach Hankey (wie Anm. 69), S. 364, 365; Zenobius wird von den berühmten drei abgesetzt, indem

man ihn in der dritten Person Singular beschreibt. Der Hinweis darauf, daß er ein *poeta laureatus* ist, betont auch bei ihm die Tradition der Antike: »Pyeridum studiis, meruit Cenobius altis/Vatibus ascriptus circumdare tempora lauro.« zitiert nach Hankey (wie Anm. 69), S. 365.

74 Die Tituli können hier nicht im einzelnen besprochen werden. Ein gutes Beispiel für das unterschiedliche Interesse an den Tituli zeigt sich bei Cicero:
»Inclitus eloquiis latialis Tullius autor.
Ingenium cuius habuit per roma triumphis
Imperioque suo, Catilina fregit, at ipsum
Antonii gladius, libertatemque peremit,«
vgl. Hankey (wie Anm. 69), S. 365; Salutatis Interesse gilt augenscheinlich zuerst dem Rhetor Cicero, dann seinen politischen Erfolgen, und schließlich seiner Beziehung zur Freiheit. In Siena steht sein Einsatz als Consul für das Vaterland im Vordergrund. Sein Tod für die Freiheit wird heroischer formuliert als bei Salutati, und am Ende nimmt der Begriff *pater patriae* den Aspekt der Vaterlandsliebe nochmals auf. Ganz deutlich hat der sienesische Titulus einen stärker ideologisch-politischen Tenor.

75 »Notare, Richter und Rechtsgelehrte sind ein Berufsstand, dem die Forschung einen nicht geringen Anteil an der Entstehung des Humanismus zuschreibt...«, vgl. G. Miczka, Antike und Gegenwart in der italienischen Geschichtsschreibung des frühen Trecento, in: Antiqui und Moderni, Hg. A. Zimmermann, Miscellanea Medievalia 9, Berlin 1975, S. 223.

76 Zu den Ursprüngen der humanistischen Polemik gegen Juristen vgl. M.P. Gilmore, Humanists and Jurists, o.O. 1963, S. 29; und D. Maffei, Gli inizi dell'umanesimo giuridico, Mailand 1956, S. 35.

77 Petrarca, Epistolae XVI, 1. Hg. G. Fracassetti, Florenz 1869/1870; Petrarca zeigt seine Anerkennung des Juristen in der Anrede: »... la fama del tuo nome che quantunque da lunghi suona onorata...« Zu Luca de Penna vgl. Ullmann (wie Anm. 49).

78 Vgl. Maffei (wie Anm. 76), S. 96; Maffei spricht sogar von »methodo storico – filologico«.

79 Vgl. P. Herde, Humanism in Italy, in: Dictionary of the History of Ideas, Hg. P.P. Wiener, Bd. 2, S. 521, und P.O. Kristeller, Renaissance Philosophy and the Medieval Tradition, in: Renaissance Thought and its Sources, Hg. M. Moony, New York 1979, S. 119.

80 Petrarca, Posteritati, in: Prose, Hg. G. Martelotti u.a., Mailand 1955, S. 10, »Non quia legum michi non placeret auctoritas, que absque dubio magna est et romane antiquitatis plena, qua delector, sed quia earum usus nequitia hominum depravatur. Itaque piguit perdiscere quo inhoneste uti nollem, et honeste vix possem, et si vellem, puritas inscite tribuenda esset.«

81 Petrarca, Le familiari, Hg. U. Dotti, Urbino 1974, Bd. 2, S. 669, an Giovanni Colonna, liber sextus, 4;
Petrarca definiert, warum er so viele Exempla benutzt und gibt auch dafür ein Beispiel:
»... et Alexandri profuit imago in templo Herculis Gadibus conspecta, qua mox ad cupiditatem magnas res agendi non exarsit modo sed, ut ait Tranquillus, ingemuit... si statue illustrium possunt nobiles animos ad imitandi studium accendere, ..., quanto magis ipsa virtus hoc efficit, claro dum proponitur non marmore sed exemplo? corporum nempe liniamenta statuis forsan expressis continentur, rerum vero gestarum morumque notitia atque habitus animorum haud dubie plenius atque perfectius verbis quam incudibus exprimuntur; ... statuas corporum imagines, exempla virtutum.«

82 Petrarca, Epistolae, Hg. U. Dotti, Turin 1978, S. 504, an Karl IV.

83 Fast alle Monumente sind so genau dargestellt, daß man sie identifizieren kann. Die Karte geht vermutlich auf einen verlorenen Prototypus aus der ersten Hälfte des 14. Jahrhunderts zurück; sie wurde daher als fertiges Bildformular übernommen und nicht extra für Siena entwickelt. Vgl. E. Stevenson, Di una pianta dipinta da Taddeo di Bartolo, in: Bollettino della Commissione Archeologica Communale di Roma, Serie 2, Bd. IX, 1881, S. 74-105; Exakt demselben Formular folgt die Romkarte in den Très riches heures der Gebrüder Limburg von 1416, vgl. A.P. Frutaz, Le piante di Roma, Rom 1956, S. 11, Taf. IV,2.

84 Vgl. Stevenson (wie Anm. 83), S. 90 und 94.

Dieter Blume

Ordenskonkurrenz und Bildpolitik

Franziskanische Programme nach dem theoretischen Armutsstreit

Niccolo Machiavelli begriff im 16. Jahrhundert die Gründung der Bettelorden als den entscheidenden, reformatorischen Akt, der die christliche Kirche im Spätmittelalter vor ihrem Untergang bewahrt hätte.[1] Damit bewies er ein beneidenswertes Gespür; denn in der Tat schuf sich die Kirche ausgehend von der Initiative Innozenz' III. (1198-1216) bis zur Mitte des 13. Jahrhunderts in den neugegründeten Mönchsorden wirksame Instrumente der Ketzerbekämpfung. Die sogenannten Bettelorden, die Ideen der seit dem 12. Jahrhundert verbreiteten Armutsbewegung aufgriffen, wirkten vor allem innerhalb der Städte durch Predigt und Seelsorge; dem etablierten und zuweilen höchst korrupten Weltklerus waren sie dabei schon durch eine bessere Ausbildung in den eigens eingerichteten Ordensschulen überlegen. So gelang es, die zunehmende Kluft zwischen der Großzahl der Gläubigen und der Amtskirche zu überbrücken. Als erste erhielten 1216 die Dominikaner die päpstliche Bestätigung; die schriftliche Regel der Franziskaner, denen bereits 1210 eine mündliche Anerkennung zuteil geworden war, folgte dann 1223. Papst Alexander IV. schloß schließlich 1256 verschiedene Eremitengruppen zu den Augustiner-Eremiten zusammen und siedelte sie nach franziskanischem Vorbild in den Städten an.[2]

Diese drei neuen Orden hatten eine jeweils unterschiedliche Ausrichtung. Die Dominikaner betonten ebenso wie die Augustiner das Studium und die Gelehrsamkeit, um die Häretiker argumentativ widerlegen zu können. Die Franziskaner hingegen stellten das Armutsideal in den Vordergrund, das ihnen zumindest nominell auch den Buchbesitz verbot. So lagen bei ihnen die Akzente weniger auf der Intellektualität als auf der evangelischen Vollkommenheit eines apostelgleichen Lebens in Armut, aus dem sie dann eine besondere Glaubwürdigkeit und Volkstümlichkeit zogen.

Auch im Gebrauch der Bildmedien kann man deutlich zwischen den verschiedenen Bettelorden differenzieren. Die Franziskaner entwickeln von Anbeginn eine ausgefeilte und vielfältige Bildpropaganda, die sich in den frühen Retabeln ebenso fassen läßt wie in speziellen Franziskusreliquiaren, die offenbar einen neuen Typ einführen, der erstmalig die optisch sichtbare Präsenz der Reliquie direkt mit der bildlichen Darstellung des Wunderereignisses verbindet.[3] In den Chorkapellen der Konvente werden dann ab der Mitte des 13. Jahrhunderts die Ordensideale an monumentalen Zyklen der Franziskusvita demonstriert, wobei man sehr bald eine Vereinheitlichung anstrebt, die den in Assisi verwirklichten, offiziellen Fassungen eine überregionale Verbreitung sichert.[4]

Für die Dominikaner läßt sich etwas Vergleichbares nicht nachweisen. Sie huldigen offenbar einer dezidiert antirealistischen Ästhetik, die den sinnlichen Wirkungen von Bildern höchstes Mißtrauen entgegenbringt. Die wenigen genuin dominikanischen Bildpro-

gramme des 13. und frühen 14. Jahrhunderts dürften eher als Reaktionen auf den ungeheu-
ren Aufwand des Konkurrenzordens der Franziskaner zu verstehen sein.[5] Bezeichnender-
weise ist der Präsentation des Ordensgründers Dominikus in der Florentiner Konventskir-
che S. Maria Novella im Zuge der Ausmalung des 13. Jahrhunderts dem Anschein nach
kein Raum gewährt worden.[6] Und selbst noch die berühmten Fresken der Spanischen
XII Kapelle, Kapitelsaal des Florentiner Dominikanerklosters, scheinen zumindest in Teilen
Ideen der Franziskaner und Augustiner-Eremiten aufzugreifen und dominikanisch umzu-
münzen.[7]

Die Augustiner-Eremiten schließlich bemühen sich mit Hilfe von Bildern, die vom
Orden konstruierte und selbstverständlich rein fiktive Gründungslegende durch den Kir-
chenvater Augustinus zu untermauern. Ein angebliches Eremitenleben des Kirchenvaters
wird neben der Szene der Regelstiftung durch Augustinus selbst das zentrale Bildthema des
Ordens. Er versucht auf diese Weise sein vergleichsweise spätes Gründungsdatum mit einer
theoretischen Kontinuität zu kompensieren, die bis in die Frühzeit des Christentums zu-
rückreicht.[8]

Schon bald nach der Institutionalisierung des Ordens – noch im dritten Viertel des
13. Jahrhunderts – dürften die Fresken aus dem Refektorium von S. Agostino in Fabriano
entstanden sein.[9] Wichtige Versatzstücke der späteren Bildpropaganda sind hier schon
55, 56 vollständig ausgebildet. Neben der in Refektorien üblichen Kreuzigungsdarstellung sieht
man einen ehrwürdigen Eremitenheiligen, der durch einen Codex als apostolischer Lehrer
ausgewiesen ist und die Legitimation seines Wirkens aus einem Himmelssegment heraus
durch die segnende Hand Gottes erhält. Zwei Bäume kennzeichnen die Waldeinsamkeit als
58 Ort des Geschehens. Im gezielten Gegensatz hierzu ist die Szene der Regelstiftung insze-
niert. In einer aufwendigen Kirchenarchitektur thront Augustinus in prächtigem Bischofs-
gewand unter einem Baldachin. Vor ihm knien gemäß der Zahl der Apostel zwölf Mön-
che, die im Unterschied zu dem Einsiedler mit gepflegter Rasur oder sorgfältig gestutzten
Bärten auftreten. Ihnen übergibt der Kirchenvater ein geöffnetes Buch, das die Regel des
Ordens symbolisiert. So erscheint die neue, auf Seelsorge ausgerichtete Existenz des Ordens
schon in dem legendären Gründungsakt angelegt. Die gleiche Darstellung wird im zweiten
57 Viertel des 14. Jahrhunderts als programmatisches Einzelbild in die Ausmalung des Haupt-
chores von S. Agostino in Rimini integriert.[10] Offenbar fassen wir mit diesem Thema
einen charakteristischen Aspekt der von den Augustiner-Eremiten betriebenen Bildpropa-
ganda.

Die unterschiedlichen Konzepte lassen sich in etwa folgendermaßen zusammenfassen:
Die Franziskaner verstanden sich als vollkommener Orden, der schon die Herrlichkeit des
künftigen Zeitalters spiegelt, da sie wenigstens theoretisch keinerlei Besitz hatten und so in
dem christusgleichen Zustand völliger Armut lebten und wirkten. Die Augustiner konnten
dank ihrer Geschichtsklitterung die größte Anciennität für sich in Anspruch nehmen und
sich zugleich auf die Autorität eines Kirchenvaters berufen. Die Dominikaner schließlich
pochten auf ihre Gelehrsamkeit und theologische Kompetenz. Schon aus den wenigen
Bemerkungen wird die Konkurrenzsituation der einzelnen Orden in den Städten deutlich.
Diese Rivalitäten haben für die Religionsgeschichte Italiens im 14. Jahrhundert eine beson-
dere Relevanz, und sie werden nicht allein mit theologischen Traktaten und gelehrten
Disputen, sondern ebenso mit Bildern ausgetragen.

Zu einer handfesten Auseinandersetzung eskalierten diese Spannungen in den zwanzi-
ger Jahren des 14. Jahrhunderts, als Papst Johannes XXII. gemeinsam mit den Dominika-
nern das franziskanische Armutsideal attackierte und die Theorie mit der realen Situation

des Ordens konfrontierte. Dieser sogenannte theoretische Armutsstreit erwuchs aus der Verfolgung der in den südfranzösischen Provinzen besonders verbreiteten Spiritualen, radikalen Franziskanergruppen, die große Teile des Ordens wegen ihrer im Sinne der Regel zu laxen Lebensführung kritisierten.[11] Schon hierbei ging es um die zentrale Frage der Armut und bis zu welchem Grad ein solches Ideal innerhalb eines großen Ordens sinnvoll zu verwirklichen sei. Es dauerte nicht lange, bis auch die Scheiterhaufen brannten; am 7. Mai 1318 wurden vier unbeugsame Spiritualen in Marseille hingerichtet.

Drei Jahre später verurteilte dann ein dominikanischer Inquisitor einen Franziskaner-Tertiaren, da dieser die in einer Predigt erstellte Behauptung von der absoluten Besitzlosigkeit Christi und der Apostel nicht zurücknehmen wollte. Das war ein offener Angriff auf die Grundpfeiler des franziskanischen Selbstverständnisses! Der Orden protestierte sofort, worauf Johannes XXII. eine grundsätzliche Diskussion der Frage einleitete. Beide Parteien fertigten umfangreiche Gutachten an; für die Franziskaner verwandten sich u.a. Ubertino da Casale und Robert von Anjou, König von Neapel. Doch die meisten Theologen und insbesondere die Dominikaner führten aus, daß die Theorie von der absoluten Armut Christi häretisch sei, da aus den Evangelientexten eindeutig hervorgehe, daß Christus und die Apostel persönlichen Besitz hatten, über den sie auch frei verfügen konnten.

Die Diskussion war eröffnet, und sie eskalierte sehr schnell. Die parteiische Position des Papstes ist durch die Randbemerkungen belegt, die er den Gutachten hinzufügte; für profranziskanische Argumente hat er nur die abfällige Äußerung »cave, cave« übrig, während er dominikanische Abhandlungen ausführlich kommentierte.[12] Am 26.3.1322 erklärte Johannes XXII., daß er das Recht hätte, Bestimmungen und Anordnungen seiner Vorgänger aufzuheben und gab damit die Debatte über die Rechtsfiktion frei, die zwischen Gebrauch der Dinge und Besitzrecht unterschied. Dieser Grundsatz, der sämtlichen Besitz der Franziskaner zum Eigentum des Papstes erklärte, das der Orden nur benutzen dürfte, war 1279 von Nikolaus III. für alle Zeiten festgeschrieben worden.[13] Dennoch wurde er jetzt von Johannes XXII. erneut in Frage gestellt.

Das Generalkapitel der Franziskaner versuchte, der drohenden Gefahr durch einen allgemeinen Rundbrief Herr zu werden, in dem es die Lehre von der völligen Armut Christi für rechtgläubig erklärte. Johannes XXII. reagierte gereizt und hob am 8. Dezember 1322 die Bulle seines Vorgängers auf; er erklärte die Trennung von juristischem Besitz und faktischem Gebrauch für unsinnig und lehnte das Eigentumsrecht des Papstes über die Besitztümer des Ordens ab. Ein knappes Jahr später verdammte er schließlich ganz offiziell die Lehre von der völligen Armut Christi und der Apostel.[14] Wenig später kanonisierte er, wie um noch ein weiteres Zeichen zu setzen, den dominikanischen Theologen Thomas von Aquin, dem er nachweislich eine Reihe von Argumenten in der Auseinandersetzung mit den Franziskanern verdankte.[15]

Das Ordensideal war somit durch eine päpstliche Bulle quasi außer Kraft gesetzt. Die Argumente, mit denen die Franziskaner bislang eine größere Vollkommenheit als die konkurrierenden Orden für sich in Anspruch genommen hatten, waren ihnen aus der Hand geschlagen. Die Folgen für die innere Verfassung des Ordens waren entsprechend. Unsicherheit machte sich breit, die der strengen Regel gegenüber eher nachlässige Richtung fühlte sich bestätigt, Glaubwürdigkeit und Popularität sanken.[16]

Doch war der Konflikt mit dem päpstlichen Diktum keineswegs ausgestanden. Durch das Eingreifen des 1314 zum deutschen König gewählten Ludwig von Bayern erhielt er in der Folge weltpolitische Dimensionen. Ludwig erklärte 1324 seinerseits den Papst zum Häretiker. Drei Jahre später zog er dann in Begleitung einiger Franziskaner nach Italien, ließ sich in Rom krönen, verkündete schließlich am 18. April 1328 die Absetzung Johannes' XXII. und ließ einen Franziskaner unter dem Namen Nikolaus V. als Papst ausrufen.

Den Ordensgeneral Michael von Cesena, der gegen die Maßnahmen Johannes' XXII. opponierte, hatte dieser in Avignon festsetzen lassen, um sein Erscheinen auf dem im Mai 1328 anstehenden Generalkapitel des Ordens in Bologna zu verhindern. Zwar gelang Michael gemeinsam mit führenden Vertretern der franziskanischen Armutstheologie die Flucht auf einem von Ludwig IV. bereitgestellten Schiff, doch erreichten sie erst im Mai das kaisertreue Pisa. Das Generalkapitel hatte inzwischen ohne seinen Ordensgeneral unter der Aufsicht des päpstlichen Gesandten Bertrand del Pogietto getagt. Doch hatte der Orden trotz päpstlichen Druckes die Abwahl des Michael von Cesena verweigert, ihn statt dessen im Amt bestätigt. Die schnelle Gleichschaltung des Ordens war damit zunächst gescheitert.

Im August 1328 mußte Ludwig wegen drohender Aufstände Rom verlassen und zog sich nach Pisa zurück, das damit für knapp zwei Jahre zum Zentrum der antipäpstlichen Opposition wurde. Ein Jahr später, 1329, gelang es dem Papst auf dem bewußt nach Paris einberufenen Generalkapitel, dem die opponierenden Teile des Ordens fern blieben, die formelle Absetzung Michaels durchzusetzen. Eine Reform der Ordensstatuten scheiterte aber auch hier am Widerstand der Franziskaner. Sie sollte den Orden noch die nächsten Jahrzehnte beschäftigen.[17] Am 16. November 1329 stempelte Johannes XXII. Michael von Cesena offiziell zum Häretiker. Die zahlreichen Rundbriefe und Verteidigungsschriften, welche die Armutstheologen in Pisa verfaßten, konnten diese Entwicklung ebensowenig aufhalten wie die zunehmende Isolierung vom Orden, in die sie gerieten. Im Februar 1330 schließlich zog sich Ludwig nach München zurück, die Gruppe der Franziskaner folgte ihm, um ihre aussichtslose Propagandatätigkeit von Deutschland aus fortzusetzen.

Auch wenn die profiliertesten Vertreter der Armutstheologie ins Exil getrieben und damit ins Abseits gedrängt wurden, revidierte der Orden dennoch nicht seine grundsätzliche Position. Der Konflikt wurde als eine Verfolgungszeit begriffen, die man durchzustehen hatte. Eine breite Auseinandersetzung mit den Argumenten Johannes' XXII. fand im Grunde nicht statt.[18] Vielmehr mied der Orden die theologische Diskussion und suchte nach Begründungen seines Ideals, die den Argumenten von Recht und Vernunft nicht zugänglich waren. So besann er sich auf seine Anfangszeit und die Taten der ersten Gefährten des Franziskus. Mit Wunder- und Visionsberichten versuchte man, den göttlichen Ursprung des Armutsideals zu belegen und es so den Angriffen der Zweifler zu entziehen. Schon vorgefertigte Argumentationsketten fanden sich dafür im Schrifttum und den Überlieferungen der erst vor wenigen Jahren zerschlagenen Spiritualen. Dieses Material wurde zu neuen Franziskusviten und Erbauungsbüchern kompiliert, die gezielt diejenigen Episoden aus dem Leben des Ordensgründers enthalten, mit denen die Armutsdoktrin zu untermauern war. Für die Legitimität der Ordensregel und der von Franziskus gewählten Lebensweise wurde immer wieder eine göttliche Bestätigung reklamiert. So beginnt die »Speculum perfectionis« betitelte Schrift mit der programmatischen Episode, in der Christus vor inkonsequenten Minderbrüdern erscheint, um zu bestätigen, daß er selbst die Regel dem Ordensgründer diktiert habe und sie zu ermahnen, sie wortwörtlich, ohne jede Abweichung zu befolgen.[19] Zusammen mit der Legenda maior des Bonaventura wurden diese neuen Texte in sogenannten Franziskusbüchern für die kollektiven Lesungen zusammengefaßt. Ursprünglich spiritualistisches Gedankengut verbreitete sich auf diese Weise im ganzen Orden, auch in Provinzen, in denen es niemals Spiritualen gegeben hatte;[20] es diente jetzt der inneren Konsolidierung des Ordens und der erneuten Beschwörung der alten Ideale.

In ähnlicher Weise, aber noch unmittelbarer als mit den beschriebenen Textkompilatio-
nen reagiert der Orden in seiner Bildpropaganda. Im direkten Anschluß an die Ereignisse
entstehen Bildprogramme, die ganz offensichtlich die geschilderte Debatte reflektieren. Die
allegorischen Fresken im Vierungsgewölbe der Unterkirche von S. Francesco in Assisi sind 61–64
wohl noch vor 1325 von Giotto oder Mitarbeitern seiner Werkstatt ausgeführt worden.[21]
Am Zentrum des Ordens und zudem in unmittelbarer Nähe zum Grab seines Gründers
werden in figurenreichen Szenen die vom Papst und den Dominikanern in Frage gestellten
Ideale verherrlicht und auf einen göttlichen Ursprung zurückgeführt. Die Argumenta-
tionslinie ist damit in der Tendenz die gleiche wie in den wenig später zusammengestellten
Erbauungsbüchern.

Im östlichen Gewölbefeld wird der »gloriosus Franciscus« – so der Bildtitulus – beklei- 61
det mit einem goldenen Diakonsgewand in einem regelrechten Triumphzug von Engeln
auf einem prächtigem Thron gen Himmel gezogen. Die Inschrift feiert ihn als Erneuerer
der »norma evangelica«, der die Armut als oberste Tugend wiedereinsetzt, die er dann
zusammen mit der engelsgleichen Keuschheit und dem Gehorsam zur göttlichmachenden
Dreiheit vereinigt. So wird hier in Text und Bild die Herrlichkeit des künftigen Zeitalters
beschworen, in dem Franziskus und seinem Orden eine führende Rolle zukommen wird.[22]
Mahnend werden die Brüder am Ende der Inschrift aufgefordert, die überlieferte »forma«,
die von Franziskus verfaßte Regel wortgetreu zu befolgen. »Forma« verweist zurück auf
»norma evangelica«, und so werden hier suggestiv Ordensregel und evangelische Vollkom-
menheit in eins gesetzt.[23]

Die Fresken in den übrigen Gewölbezwickeln exemplifizieren diese Gedanken an den
einzelnen Ordenstugenden. Alle drei Bildfelder zeigen einen in den Grundzügen identi-
schen Aufbau. Im Zentrum sitzt oder steht die Allegorie der betreffenden Tugend, umge-
ben von zumeist zwei ergänzenden Nebentugenden.[24] Jeweils zu ihrer Rechten finden sich
im Vordergrund positive Leitfiguren, anonyme Vertreter der weltlichen und geistlichen
Stände, die sich ostentativ ihrem Gebot unterordnen. In antithetischer Gegenüberstellung
sind dann zur Linken die mißgestalteten Personifikationen einzelner Laster zu sehen, die
entsetzt zurückweichen oder gar – wie bei der Keuschheit – von Engeln und der Tugend 64
der Penitentia (Buße) unter tatkräftiger Mithilfe des Mors als Personifikation des Todes
vertrieben werden. Allein im Bildfeld der Armut sind diese Negativgestalten gleichfalls als 62
anonyme Vertreterfiguren gegeben: neben einem jungen Edelmann mit einem Jagdfalken
auf dem Arm, der die Tugend mit einer verächtlichen Geste verhöhnt, finden sich vermut-
lich zwei Kleriker, von denen einer einen Geldbeutel in den Händen hält. So scheint es fast,
als würden die Gegner des Armutsideals hier im Bild denunziert.[25] Allein in diesem
Gewölbekompartiment tritt auch Christus auf; er führt Franziskus der Armut als Bräuti-
gam zu. Die materiellen Dinge, die fromme Spender den Armen zur Verfügung gestellt
haben, – ein praller Geldsack und ein Gewand sowie ein Haus mit Garten – werden von
Engeln den geöffneten Händen Gottvaters entgegengetragen. Deutlicher ist die göttliche
Legitimation der Armutsdoktrin kaum zu inszenieren.

Bei der Darstellung des Gehorsams ist oberhalb des eigentlichen Geschehens Franziskus 63
zu sehen, eingespannt in ein Joch, dessen Zügel in den Händen Gottvaters enden, die wieder
aus einem Wolkenband herausragen. Alle Schritte und Handlungen des Ordensgründers
sind damit von Gott direkt gelenkt. Zwei kniende Engel weisen den Betrachter noch
zusätzlich auf diese bedeutungsvolle Szenerie hin und fordern ihn in ihren Schriftrollen auf,
gleichfalls das Joch zu nehmen.[26] So stoßen wir auch hier auf die gleiche Grundaussage, die
das Denken des Ordens nach der Niederlage in der Armutsdebatte beherrschte.

64 In jener der Keuschheit gewidmeten Komposition tritt Franziskus ebenfalls persönlich auf; er steht am Rande des Felsplateaus vor dem mit Turm bewehrten Kastell dieser Tugend, dort »... ruft er die Brüder und Schwestern ... herbei und ermuntert alle zur Keuschheit«, wie es in der Inschrift heißt.[27] Seine Hände streckt er einem knienden Mitbruder entgegen, hinter dem eine Klarissin ihre Arme bittend erhebt. Neben den beiden steht noch ein Mitglied des Laienordens, so daß wie in einer Darstellung der Regelstiftung Vertreter der drei von Franziskus gegründeten Orden zu sehen sind, die seinem Ruf Folge leisten. Im Anschluß daran wird von Engeln ein Taufritual vollzogen, das offenbar den Initianten von seinen irdischen Sünden reinwaschen soll und ihm damit erst den Zutritt in das wohlbehütete Reich der Keuschheit ermöglicht.

So wird der Ordensgründer in diesen Allegorien immer wieder als vollkommene Verkörperung der Tugenden vorgeführt: er ist Ehegatte der Armut, folgsame ›Marionette‹ Gottes und Torhüter der Keuschheit. Wie im »Speculum perfectionis« wird er als die zentrale Beispielfigur, als der eigentliche Maßstab eines Lebens in evangelischer Vollkommenheit begriffen.

Die Ausmalung des Vierungsgewölbes in der Unterkirche von Assisi ist, wenn unsere Überlegungen schlüssig sind, das Produkt einer ganz besonderen historischen Konstellation. Der Orden war in die schwerste Krise seit seiner Existenz geraten und dadurch einem Legitimationsdruck ausgesetzt, dem offenbar mit Bildern zu begegnen war. Es galt ein Zeichen zu setzen, das der inneren Selbstversicherung, der Bestätigung der angezweifelten Ideale dienen konnte. Die noch ausstehende oder gerade begonnene Ausmalung des Querarms der Unterkirche bot dafür eine ideale Gelegenheit. Mit der Florentiner Werkstatt, wie immer auch deren personelle Zusammensetzung einschließlich der Beteiligung Giottos ausgesehen haben mag, hatte der Orden Künstler zur Verfügung, mit denen sich auch unkonventionelle und neuartige Wege beschreiten ließen. Und so werden hier anscheinend zum ersten Mal allegorische Darstellungen monumentalen Formates zu fiktiven Erzählungen ausgebaut, um theoretische Zusammenhänge ganz anschaulich im Bild erzählen zu können.[28] Ein Bildmodus, der in den folgenden Jahrzehnten eine große Verbreitung finden sollte, wird somit offenbar an einer konkreten Aufgabe, aufgrund einer bestimmten historischen Situation entwickelt und geht, so möchte ich vermuten, aus der Zusammenarbeit zwischen dem gestaltendem Künstler und dem franziskanischen Programmschreiber hervor.[29] Symptomatisch für diese Konstellation erscheint mir das Verhältnis zwischen den Bildern mit ihren narrativen Elementen und den Inschriften, welche die dargestellten Hauptpersonen benennen und ihre theologische Bedeutung umschreiben, ohne aber das dargestellte Geschehen im einzelnen zu erklären. Text und Bild ergänzen einander; sie vermitteln zwar mit wechselseitigen Verweisen, aber durchaus eigenständig gleiche Gedanken auf jeweils spezifische Weise.

66 Eine vergleichbare Situation läßt sich auch für die sogenannte Louvre-Pala rekonstruieren; wieder ist es das Bedürfnis nach neuen, schlagkräftigen Bildformeln in dem zugespitzten Armutstreit, das zu weitreichenden Neuerungen führt und den Maler bewegt, die tradierten Konventionen aufzugeben. Dieses trotz seiner Signatur von der Forschung wohl am wenigstens geschätzte Werk Giottos[30] führt uns geographisch und – so glaube ich – zeitlich in das Zentrum der franziskanischen Opposition, in das Pisa der zwanziger Jahre.

Vasari sah die Tafel in unmittelbarer Nähe des Hauptaltares von S. Francesco in Pisa; vermutlich diente sie ursprünglich als Retabel eben dieses Altares.[31] Wohl zum ersten Mal ist hier eine szenische Darstellung, eine *historia* zum Mittelpunkt eines Altarbildes gemacht worden. Dieser Funktion ist die Gestaltung der Hauptszene deutlich angepaßt. Im Ver-

gleich mit dem als Vorbild benutzten und relativ genau kopierten Fresko aus der Oberkir- 65
che von S. Francesco in Assisi ist Franziskus im Verhältnis zum Bildfeld, zu den Kapellen-
bauten und zu dem Berg des Hintergrundes erheblich größer ausgeführt. Er wird zudem in
einer deutlich frontaleren Haltung wiedergegeben, sein Kopf ist nurmehr ins Dreiviertel-
profil gewendet. Die Gestalt des Heiligen ist dadurch deutlich monumentalisiert und so
dem Erscheinungsbild einer *imago* angeglichen worden. Darüberhinaus fehlt der lesende
Mitbruder, der die Szene in Assisi ergänzt. So ist es allein die Figur des Franziskus, die das
Erscheinungsbild der Tafel dominiert. Zugleich hat sich, schon bedingt durch das hochrech-
teckige Format, die Position des Seraphen geändert. Er schwebt jetzt direkt oberhalb des
Heiligen, nicht mehr in aufrechter Haltung, sondern in ausgeprägter Schräglage. Ein
flatternder Gewandzipfel suggeriert darüberhinaus eine starke Bewegung. Das Geschehen
ist also deutlich dramatisiert worden und damit auch auf größere Distanz besser lesbar.[32]

In einer predellenartigen Zone sind drei weitere Vitaszenen hinzugefügt, die das Haupt-
bild zu einem, wenn auch rudimentären Zyklus erweitern. Der Traum Innozenz' III. und 67
die Bestätigung der Regel durch den Papst thematisieren die Gründung und Legitimität des
Ordens. In der Traumszene ist es Franziskus, der die wankende Papstkirche S. Giovanni in
Laterano vor dem Einsturz bewahrt. Seit der Mitte des 13. Jahrhunderts wird mit diesem
Bild das Selbstverständnis und der Anspruch des Ordens als Erneuerer der Kirche in der
angebrochenen Endzeit vorgetragen. Diese Rolle ist in der Darstellung der Louvre-Pala
gegenüber dem Vorbild aus Assisi in mehrfacher Hinsicht noch verdeutlicht worden. Zum
einen ist die Gefährdung der Lateranskirche durch das Wegbrechen einer Säule ungleich
drastischer inszeniert; der körperliche Einsatz, den Franziskus erbringen muß, ist dement-
sprechend höher. Noch sehr viel brisanter ist die Hinzufügung der Petrusfigur, die den
Papst auf das Traumgesicht hinweist und es ihm deutet. Die Bestätigung des Ordens und
seiner Rolle als Erneuerer der Kirche wird damit von einer göttlichen Instanz, von dem
Apostelfürsten persönlich ausgesprochen.[33] Der Papst, der nur der Vertreter Petri auf Erden
ist, wird so, wenn er in der benachbarten Szene die Ordensregel anerkennt, zum Vollstrek-
ker eines von Petrus erteilten Auftrages. Die antipäpstliche Note ist nicht zu übersehen.
Allzu deutlich ist auch die Spitze gegen Johannes XXII., der sich in den Augen der
Franziskaner wenige Jahre zuvor das Recht anmaßte, die grundlegenden Anordnungen
seiner Vorgänger außer Kraft zu setzen. Er handelte dabei, so argumentiert dieses Bild, im
Widerspruch zu dem eindeutigen Willen des Apostelfürsten, und damit ist Johannes XXII.
ein unwürdiger Vertreter auf der Kathedra Petri und der eigentliche Häretiker.

Die perspektivische Innenraumgestaltung der benachbarten Regelbestätigung ist zur 68
Betonung der Mittelachse eingesetzt worden und hebt so diese offizielle Anerkennung des
Ordens durch die Amtskirche in besonderer Weise hervor. Die Vogelpredigt, die diesen 69
Zyklus beschließt, gehört zu den wenigen, seit den Gründungszeiten des Ordens dargestell-
ten Szenen des Franziskuslebens. Auf den frühen Retabeln vertritt sie gemeinsam mit der
Stigmatisation die Ideale des Ordensstifters: Predigt und Compassio. In gleicher Weise
dürfte auch die zu Anfang des 14. Jahrhunderts veraltete Form des Giebelretabels als
bewußter Rückgriff auf die alte Tradition der frühen Kultbilder zu verstehen sein.

Das Hauptbild zeigt nach franziskanischer Interpretation mit der Stigmatisation nicht
nur die völlige Ebenbildlichkeit zwischen Franziskus und Christus, sondern zugleich die
göttliche Bestätigung des Ordens und seiner Ideale. Die Wundmale sind – so Bonaven-
tura – die Siegel dieser von Christus persönlich erteilten Anerkennung, die Franziskus
für alle sichtbar an seinem Leibe trug.[34] Das ganze Programm dieses Altarbildes dreht sich
also um die Legitimität des Ordens. Auf drei Ebenen wird die Beglaubigung seiner Ideale

demonstriert. Durch Christus im Hauptbild der Stigmatisation, durch den Apostelfürsten Petrus in der Traumszene und durch den Papst in dem wohl bewußt in der Mittelachse plazierten Predellenbild. Im Rückgriff auf die Tradition der frühen Retabel aus der heroischen Anfangszeit des Ordens wird seine Rechtmäßigkeit zusätzlich beschworen.

Ein derartig prononciertes Programm bekommt im Kontext des theoretischen Armutsstreites historische Plausibilität, wohingegen es zu Anfang des 14. Jahrhunderts wie ein Fremdkörper anmuten würde. Auch mit stilistischen Gründen läßt sich diese späte Datierung untermauern.[35] In Assisi ist die Modellierung insbesondere der Gesichter von harten, zuweilen gleißenden Lichthöhungen charakterisiert, die auf der Louvre-Pala völlig fehlen. Auffällig ist auch das ausgeprägtere Relief der Gesichtspartie, die im älteren Werk kantiger und flächiger ausgebildet ist. Dies gemahnt eher an die gegen 1320 anzusetzenden Fresken in der Bardi-Kapelle von S. Croce in Florenz, denen sich die Pariser Tafel auch in der entwickelteren Logik der Erzählstruktur anschließt.[36] Auf dem Tafelbild ist zudem die Abschattierung aller Partien – der Figur des Heiligen ebenso wie die der Architektur und der Landschaft – auf die göttliche Erscheinung des Seraphen abgestimmt, die damit zur alleinigen Lichtquelle dieses nächtlichen Ereignisses wird. Eine derartige Konsequenz lassen die Szenen in Assisi noch durchweg vermissen, wohingegen Bemühungen in dieser Richtung seit den zwanziger Jahren die Arbeiten gerade der fortgeschrittensten Maler kennzeichnen.[37] An den Darstellungen der Bäume lassen sich die gesteigerten Möglichkeiten naturalistischer Wiedergabe ermessen. Während im Oberkirchenzyklus die Baumkronen aus gleichmäßig hellen Blättern vor einer undifferenzierten dunklen Hintergrundszone gebildet sind, wird auf der Louvre-Pala mit der durchdachten Verteilung von Licht- und Schattenzonen eine erheblich größere Wirklichkeitsnähe erreicht.[38] So gibt es eine Reihe von Indizien stilistischer wie ikonographischer Art, die entgegen der verbreiteten Meinung eine Datierung von Giottos Tafel in die zwanziger Jahre nahe legen.

Der Pisaner Franziskanerkonvent hätte demnach gerade zu einem Zeitpunkt, als sich dort das Zentrum der antipäpstlichen Opposition herausbildete, bei dem wohl renommiertesten Maler der Zeit ein neues Retabel für seinen Hauptaltar in Auftrag gegeben, das ganz gezielt mit den Mitteln der Bildpropaganda wichtige Argumente im Streit um das Ordensideal bündelt. Es bricht mit den tradierten Konventionen, um das zentrale szenische Ereignis, mit dem sich die Legitimität des Ordens jenseits aller Sophisterei demonstrieren ließ, in den Mittelpunkt der Verehrung zu rücken. Es ist möglich, doch nicht zu beweisen, daß Giotto die Tafel 1328 anfertigte, unmittelbar bevor er am 1. Dezember nach Neapel ging, und daß der Auftrag direkt im Zusammenhang mit der Ankunft des Ordensgenerals Michael von Cesena und der ihn begleitenden franziskanischen Theologen in Pisa stand.

Doch neben dem Konvent und dem Maler als künstlerischem Gestalter des Programm-Konzeptes tritt in diesem Fall noch der Laienstifter als privater Geldgeber auf, der mit der Finanzierung des neuen Altarbildes nicht nur einen Beitrag für sein Seelenheil leistet, sondern zugleich sein Wappen in Augenhöhe auf dem Rahmen anbringt, um diese fromme Stiftung auch im Diesseits zu dokumentieren.[39] Das im Zusammenwirken dieser drei ›Parteien‹ entstandene Werk hatte offenbar Erfolg, denn zumindest eine Kopie dieses neuartigen Altarbildes ist überliefert: Die Tafel im Fogg Art Museum von Cambridge/Massachusetts ist nur unwesentlich kleiner als ihr Vorbild und übernimmt von diesem auch die Giebelform; die Predellenzone wurde offenbar in späterer Zeit entfernt.[40] Es ist nun ausgesprochen charakteristisch für die Bildpolitik der Franziskaner, daß sie beinahe generell von erfolgreichen Fassungen mehrere Exemplare, wenn nicht gar Serien herstellen, um ihnen eine größere Verbreitung zu sichern.

Im Konvent von Bologna fand 1328 jenes Generalkapitel statt, das Michael von Cesena nicht mehr erreichte und auf dem der Papst vergeblich versuchte, diesen mißliebigen Ordensgeneral abzusetzen. Die versammelten Vertreter des Ordens einschließlich der Gesandten des Papstes dürften im sogenannten alten Refektorium, das den ersten Kreuzgang in einer Flucht mit der Kirchenfassade nach Westen abschließt und vermutlich um 1280 errichtet wurde, gemeinsam ihre Mahlzeiten eingenommen haben;[41] möglicherweise haben sie in diesem größten Versammlungsraum des Klosters auch getagt. Wenige Jahre nach dieser turbulenten Zusammenkunft, wenn nicht sogar im direkten Anschluß daran, beauftragte man Francesco da Rimini mit der Ausmalung des Raumes.

Die Zuschreibung ist durch eine verlorene, aber in alten Beschreibungen überlieferte Signatur gesichert.[42] Eine Datierung um oder kurz nach 1330 ergibt sich aus dem stilistischen Befund. Im Rahmen der Rimineser Malerei repräsentieren die Bologneser Fresken eine frühe Phase, da der Einfluß Giottos noch stark zu spüren ist. Sie lassen sich in der weichen, noch nicht graphisch verhärteten Faltenführung der Gewänder und den milde abschattierten Gesichtern gut an die wohl in den zwanziger Jahren entstandene Ausmalung der Capella del Campanile in S. Agostino in Rimini anschließen.[43]

Diese bislang allein stilistisch untersuchte Ausmalung in Bologna ist heute nurmehr in
zerstückelten Fragmenten erhalten. Eine alte Photographie, die A. Brach 1902 veröffent- 70
lichte, zeigt allerdings die Fresken noch im wesentlichen unversehrt, wenn auch stark
verschmutzt in ihrem ursprünglichen Zusammenhang. Die Aufnahmen des Bologneser
Photographen F. Croce zeigen dann die Fresken zwar noch in situ, doch sind deutlich die 71, 79
Zerstückelungen zu erkennen, die durch das Herauslösen von zwölf Teilstücken entstanden. Heute hängen die abgenommenen Malereien als einzelne Szenen in dem zur Bibliothek umgebauten Refektorium, während die auf Tafelbild-Format zurechtgeschnittenen Fragmente die Wände der Sakristei schmücken – bis auf eines, das in der Pinacoteca Nazionale verblieben ist.[44] Entsprechend den Konventionen der Refektoriumsausstattung beschränkten sich die figürlichen Szenen auf die Stirnwand des längsrechteckigen Raumes, der durch insgesamt 14 große Lanzettfenster an den beiden Längsseiten gut belichtet wurde. Auf der Giebelwand brachte man aber keinen kontinuierlich erzählenden Zyklus an, sondern gruppierte nach offensichtlich anderen als chronologischen Gesichtspunkten fünf Franziskusszenen zusammen mit einer alttestamentlichen Darstellung um drei Passionsbilder, bei denen gleichfalls die historische Reihenfolge aufgegeben wurde. Die Kreuzigung war als Mittelbild hervorgehoben und stand zwischen der Auferstehung und der Himmelfahrt.

Im dreieckigen Giebelfeld wurde die Himmelfahrt Christi mit der des Propheten Elias 72
und der Vision von Rivotorto nebeneinander gestellt. In der Vision von Rivotorto sehen
die Ordensbrüder des Nachts eine Lichterscheinung auf einem Wagen am Himmel, in der 73, 74
sie den abwesenden Franziskus erkennen, der ihnen von Gott in einer Art Verklärung und in seiner himmlischen Vollkommenheit gezeigt wird. Auffällig an der Bologneser Fassung dieses Themas ist, daß Franziskus sehr betont die Stigmata vorweist, die er zum Zeitpunkt der Vision noch gar nicht besaß und die deswegen in den übrigen Darstellungen der Szene fehlen. Zudem kommuniziert der Heilige mit dem vordersten der Brüder, der auf die Knie gefallen ist und ihm die Hände in einer Art Betgestus entgegenstreckt. Der Vergleich mit der Himmelfahrt des Propheten Elias wird schon von Bonaventura in der Legenda maior gezogen, der Franziskus als zweiten Elias charakterisiert.[45] Der Sinn dieser Identifikation liegt darin, daß der von der Welt entrückte Prophet als Vorbote der zweiten Wiederkunft Christi erwartet wird. Genau dies ist nach franziskanischem Verständnis die Rolle des

Ordensgründers. Die verbindliche Bildfassung der Szene in der Oberkirche von Assisi enthält diesen Vergleich implizit durch die Darstellung der feurigen Rosse, die den Wagen des Franziskus über den Himmel ziehen, die aber allein bei der Entrückung des Elias, nicht aber in der Legenda maior erwähnt werden.[46]

75, 76 Der schon bei Bonaventura und in Assisi angelegte typologische Bezug ist in Bologna jedoch ausgebaut und deutlich zugespitzt worden. Prophet und Heiliger sind jeweils in vierrädrigen Karren zu sehen, in denen sie mit vor der Brust erhobenen Armen stehen. Elias trägt das Fellkleid des Asketen und Einsiedlers, das hier wie ein Vorbild der einfachen Kutte des Franziskus gegenübersteht. Der Mantel fällt Elias flatternd von der Schulter und wird von seinem Schüler Elisäus, der betend auf die Knie gefallen ist, aufgefangen; auf diese Weise werden ihm die prophetischen Gaben seines Lehrers weitergegeben.[47] In entsprechender Weise ist auch das beschriebene Verhältnis zwischen Franziskus und dem vorder-
77 sten Mitbruder zu verstehen. Bei der Himmelfahrt Christi im Mittelbild sind es Maria und die auf die Knie gefallenen Apostel, welche die Kirche symbolisieren, die der Gottessohn auf Erden eingerichtet hat.[48]

Im obersten Register der Ausmalung sind in Bologna demnach drei Himmelfahrten aus drei verschiedenen Zeitaltern des Glaubens nebeneinandergestellt, und es ist jeweils das Verhältnis zwischen einem geistigen Führer und seinen Schülern oder Nachfolgern thematisiert worden. Die Entrückung des Elias, die das Alte Testament vertritt, ist als Praefiguration der Himmelfahrt Christi in der mittelalterlichen Typologie eingeführt.[49] Durch die Hinzufügung der Franziskusszene wird der Vergleich um den Verweis auf das zukünftige Reich Gottes erweitert, dessen Vollkommenheit Franziskus schon jetzt verkörpert und das von seinem Orden vorbereitet wird. Diese Abfolge ist ohne weiteres im Sinne der von den Spiritualen vertretenen Interpretation des Joachim von Fiore zu lesen, nach der dem Franziskanerorden die führende Rolle im gerade beginnenden Zeitalter der Geistkirche zukommt. Doch ist die typologisch gemeinte Zusammenstellung ebenso mit der Theologie des Bonaventura zu belegen, der seinerzeit spiritualistisches Gedankengut aufnahm und in ein orthodoxes Gedankengebäude integrierte, um es auf diese Weise zu entschärfen.[50] Die Bilderfolge erweist sich somit in ihrer Lesart als sehr flexibel und stellt den Grad der Häresie in das Ermessen des Betrachters.

Die Kreuzigung im mittleren Register wird allein von Franziskusszenen gerahmt; die typologische Parallele zum Alten Testament bleibt somit auf den programmatischen Elias-
78, 79 vergleich beschränkt. Stigmatisation und Traumvision Papst Gregor' IX. sind im linken Bildfeld kombiniert. Vor einer Bergkulisse kniet Franziskus, die Arme nicht wie üblich erhoben, sondern nach vorne weggestreckt; rechts oben schwebt der Seraph, der durch Lichtstrahlen und Blickkontakt mit dem Heiligen verbunden ist. Die Verbindung von Stigmatisation und Kreuzigung bedarf kaum eines weiteren Kommentares, erreicht doch der Ordensgründer mit der Einprägung der Wundmale die höchste Stufe der Compassio, die körperliche Angleichung an den sich opfernden Heiland am Kreuz. So stehen hier gewissermaßen Urbild und Abbild, das zentrale Heilsgeschehen und seine Vergegenwärtigung in der Endzeit nebeneinander.

Allerdings wirkt dieses zentrale Ereignis der Vita, der »Gipfel der evangelischen Vollkommenheit« – so Bonaventura[51] – eher wie eine Hintergrundszene. Die rechts ins Bild geschobene Innenraumarchitektur dominiert vollkommen das Fresko. Dort sehen wir den schlafenden Papst Gregor IX., der bei der von ihm vollzogenen Heiligsprechung heimlich an der Echtheit der Seitenwunde zweifelte. Franziskus erscheint ihm daraufhin im Traum und überzeugt ihn von deren Existenz, indem er ihm ein Glasfläschchen mit dem daraus

hervorgequollenem Blut überreicht. Diese Szene leitet in Assisi die Folge der posthumen Wunder ein, die allesamt die wundersame Kraft der Stigmata demonstrieren.[52] In Bologna wird dieses Ereignis nicht nur in bemerkenswerter Weise betont, sondern zugleich wird auch die Traumvision in ungeheurem Maße dramatisiert. Statt der distanzierten Übergabe
eines unscheinbaren Fläschchens wie in Assisi und im Text der Legenda maior wird hier 79, 80
gezeigt, wie sich Franziskus über das Bett beugt und der Papst eine große Glaskaraffe an die Wunde hält, um persönlich Blut abzufüllen. Die göttliche Bestätigung franziskanischen Wirkens, die in der Einprägung der Wundmale liegt, wird in der Traumvision dem zweifelndem Papst bewiesen, und diese Demonstration nimmt im Bologneser Refektorium größeren Raum ein als die Darstellung des eigentlichen Wunders!

In der Konfrontation mit der Kreuzigung gewinnt dieses Faktum weitere Brisanz.[53] 81, 83
Dort wird das Blut Christi von zwei Engeln aufgefangen, die als einzige Personen aus dem Bild herausschauen und damit Kontakt zu dem Betrachter aufnehmen. Auffälliger Weise fehlt unterhalb der Seitenwunde ein Engel, der das dort vergossene Blut entgegennehmen könnte. Stattdessen sammelt sich im benachbarten Bildfeld das Blut aus der Seitenwunde des Franziskus in einem Glasgefäß, so als sollte es ebenfalls für liturgische Zwecke Verwendung finden. Der Ordensheilige gibt – so suggeriert das Bildprogramm – sein Blut zur Erneuerung der Kirche, so wie Christus sein Blut für die Erlösung der Menschheit und die Erneuerung des Glaubens vergossen hat.

Im dritten Bild dieser Reihe wird der Tod des Edlen von Celano geschildert. Die Szene 82, 84
ist nurmehr in zwei Fragmenten erhalten, die jedoch gemeinsam mit der alten Photogra- 70
phie die Analyse der Darstellung erlauben.[54] Das Geschehen ist in zwei Handlungsschritte unterteilt. Links außerhalb der Architektur sieht man Franziskus, der seinem Gastgeber den nahen Tod prophezeit und ihn auffordert, zuvor noch die Beichte abzulegen; zu diesem Zweck verweist er ihn an seinen Gefährten und Mitbruder, der demütig zu Boden blickt. Im Inneren des Gebäudes hat man dann an einer reichgedeckten Tafel Platz genommen; links sitzen Franziskus und der Edle von Celano, kenntlich an Nimbus bzw. Gewand. Der Kopf des Gastgebers ist zur Seite geneigt; so ist hier, entsprechend dem Text der Legenda maior, der Moment des plötzlichen, von Franziskus vorausgesagten Todes dargestellt, auf den die übrigen Tischgenossen mit erstaunten Gesten reagieren. Die eigentliche Prophezeiung und ihre Erfüllung werden damit in den beiden Teilszenen getrennt vorgeführt.

Bonaventura demonstriert an dieser Episode die prophetischen Gaben des Ordensgründers, der seinen Gastgeber aus Dankbarkeit vor dem unvorbereiteten Tod und damit vor der Verdammnis bewahrt. »Noch heute nämlich wird der Herr Dir vergeben, weil Du mit solcher Ehrfurcht seine Armen aufgenommen hast«, sagt Franziskus zu ihm.[55] Mit ähnlichen Worten vergibt Christus schon am Kreuz dem guten Schächer seine Sünden und prophezeit: »Noch heute wird Du mit mir im Paradies sein.«[56] In der prophetischen Fähigkeit, die Franziskus ebenso wie Christus besitzt und die in der ungewöhnlichen Aufspaltung der Szene noch betont wird, liegt offensichtlich die Vergleichsebene zur Kreuzigung begründet. Damit steht dieses Bild zugleich sinnvoll unterhalb der Darstellung des Elias, der zu den wichtigsten Propheten des Alten Testamentes zählt.

Im untersten Register der Bologneser Ausmalung steht schließlich die Auferstehung 85
Christi im Mittelpunkt. Die Darstellung wird von der monumentalen Figur des Erlösers dominiert, die frontal in dem bildparallelen Sarkophag steht, den Blick auf den Betrachter gerichtet, dem sein Segensgestus gilt, und die Kreuzfahne als Zeichen des Triumphes in der Linken. Erhalten ist heute allein das Brustbild des Christus, das in der Sakristei als Altarretabel Verwendung findet.

86, 87 Rechts des Auferstehungsbildes ist ein posthumes Wunder des Franziskus zu sehen, mit dem Bonaventura wieder die Macht der Stigmata belegt: Die Heilung des tödlich verwundeten Mannes von Lerida. Bonaventuras Bericht schließt mit folgender Deutung: Franziskus, »der dem Leib nach tot war und bei Christus lebte, hat durch seine sichtbare Gegenwart und die sanfte Berührung seiner heiligen Hände mit Recht dem zu Tode verwundeten Mann die Gesundheit wiedergegeben, denn er trug an seinem Leibe die Wundmale dessen, der aus Erbarmen sterbend und von den Toten wunderbar auferstehend, das verwundete und halbtot daniederliegende Menschengeschlecht durch die Kraft seiner Wunden geheilt hat.«[57] Damit ist auch die Interpretation für die Gegenüberstellung in Bologna gegeben. Franziskus agiert sozusagen als Auferstandener und überwindet dank seiner Christusähnlichkeit, nämlich mit Hilfe der Stigmata den Tod. Doch während sich Christus mit Blick und Segensgestus an den Betrachter, an »das halbtot daniederliegende Menschengeschlecht«
86 wendet, beugt sich Franziskus mit dem gleichen Gestus über einen einzelnen Menschen, dem so exemplarischer Charakter zukommt.

Wieder ist die Gestaltung der Szene, die sich von dem Vorbild in Assisi in mehrfacher Hinsicht unterscheidet, auf diesen Kontext abgestimmt. Obwohl das Hauptgeschehen am rechten Bildrand spielt, ist es deutlich hervorgehoben. Franziskus, der die anderen Personen erheblich überragt, wendet sich ganz dem Kranken zu, dessen Kopf er mit der Linken leicht anhebt. Dieser reagiert mit einem Grußgestus auf die Worte des Heiligen. Anders als in Assisi wird hier also nicht der eigentliche Akt des Heilens, sondern der Dialog, die persönliche Kommunikation zwischen Gläubigem und Heiligem vorgeführt. In dem Figurenpaar von verzweifelter Ehefrau und vornehm gekleidetem Arzt wird kontrastierend das Versa-
87 gen der menschlichen Bemühungen gezeigt.[58] Vor dem Krankenzimmer hat sich eine Gruppe von Neugierigen und Trauernden versammelt, von denen einer aus dem Bild heraus auf den Betrachter sieht und diesen mit ausgeprägtem Zeigegestus auf das wundersame Geschehen hinweist.

Links der Auferstehung befindet sich die Feuerprobe vor dem Sultan. Franziskus will auf seiner Missionsreise in Ägypten dem Sultan die Macht des christlichen Gottes durch eine Feuerprobe beweisen, doch die muselmanischen Priester lehnen diesen Wettstreit entsetzt ab. Die Einzelheiten des Bildes sind schwer zu erkennen, da sich keinerlei Fragmente von
70 diesem Fresko erhalten haben, so daß wir allein auf die alte Gesamtaufnahme angewiesen sind. Doch in den Grundzügen folgt diese Szene offenbar der vorbildlichen Ausführung in Assisi. Das unversehrte Heraustreten aus dem Feuer ist ohne Schwierigkeiten als Metapher der Auferstehung lesbar, so daß sich auch hier eine sinnvolle Zusammenstellung ergibt.

Nach Bonaventura erlangt Franziskus mit dieser Handlung das Verdienst des Martyriums, zugleich gilt ihm die Feuerprobe als Vorstufe der Stigmatisation, als erster Höhepunkt seiner Angleichung an den leidenden Christus, die dann mit der Einprägung der Wundmale in vollkommener Weise erreicht wird. So lassen sich die Bilder der senkrechten, linken Achse dieser Refektoriumsausstattung als kontinuierliche Steigerung der Christusähnlichkeit verstehen. Das göttliche Feuer, das nach Bonaventura in Franziskus lodert und ihn das Martyrium herbeisehnen läßt, hat sich in der Feuerprobe gewissermaßen vor ihm verselbständigt.[59] In der Stigmatisation direkt darüber wird es mit den Wundmalen an seinem Leibe sichtbar und macht ihn ganz zum Ebenbild des Gekreuzigten. In der Vision von Rivotorto im oberen Register strahlt dies innere Feuer von ihm aus und erleuchtet seinen Orden. Wie der Seraph in einer Lichtaureole über Franziskus schwebt, so erscheint der Heilige hier über seinen Mitbrüdern.

Joachim von Fiore erwartet in seinen Prophezeiungen die Rückkehr des Propheten Elias zu Beginn des neuen, dritten Zeitalters des Geistes, in dem die Wassertaufe des zweiten Status durch die Feuertaufe des Geistes ersetzt wird. In den Augen der spiritualistischen Kreise des Ordens ist Franziskus dieser neue Elias, der zurückgekehrte Prophet. Der heilsgeschichtliche Vergleich zwischen dem Ordensgründer und jenem wortgewaltigen Vertreter des Alten Testamentes ist innerhalb der Bildpropaganda niemals deutlicher zur Sprache gekommen als gerade hier in Bologna. So läßt sich gleichfalls das unterste Register joachitisch-spiritualistisch verstehen, auch wenn es auf eine derartige Deutung nicht festgelegt ist.[60] Die Feuerprobe vor dem Sultan symbolisiert dann die neue Feuertaufe des letzten Zeitalters und steht somit für die Überwindung des zweiten, alten Status, der mit dem Wirken der Amtskirche verbunden ist. Die Auferstehung Christi hingegen bedeutet die Überwindung des Todes und die Eröffnung des Zeitalters der Gnade.

Das Beziehungsnetz, das die einzelnen Bilder der Stirnwand im Refektorium von Bologna verbindet, ist, wie ich zu zeigen versuchte, außerordentlich dicht geknüpft. Auf unterschiedlichen Ebenen lassen sich Verbindungen sowohl in waagerechter wie in senkrechter Richtung feststellen. Der Bedeutungsreichtum dieser Gegenüberstellungen und Verweise ist zu einer erstaunlichen Komplexität gesteigert, die einzelnen Szenen sind offensichtlich auf diesen Zusammenhang hin konzipiert. Theologisches Programm und künstlerische Form sind aufeinander abgestimmt und genauestens miteinander verzahnt. Die Einzelheiten der Bildsprache liefern dem aufmerksamen Betrachter ganz spezifische Argumente, die jene besondere Zusammenstellung der Szenen erst wirklich verständlich machen.

Es ist charakteristisch, daß sich die Grundmotive der theologischen Aussagen aus der kanonischen Franziskusinterpretation des Bonaventura ableiten lassen. Doch werden in der Auswahl der Aspekte, in der besonderen Betonung oder gar Überzeichnung einzelner Deutungsansätze Bonaventuras für den Wissenden überdeutliche Akzente gesetzt. Die etwa gleichzeitig entstandene Schrift des »Speculum perfectionis« sammelt Episoden des Franziskuslebens, die in den offiziellen Legenden nicht auftauchen, um an diesen zuweilen eher nebensächlichen Begebenheiten die besonderen Tugenden des Ordensgründers und die göttliche Bestätigung des Armutsideals sowie der Regel zu belegen. Die Bildprogramme hingegen argumentieren mit den schon bekannten Vitaszenen, die sie aber in neuen Zusammenstellungen präsentieren und unter anderen, dem spiritualistischen Denken entlehnten Vorzeichen inszenieren. Die neu zusammengestellten Texte und die neu entworfenen Bildprogramme verfolgen so mit unterschiedlichen Mitteln die gleichen Ziele. Die rationale Argumentation des Papstes und der dominikanischen Theologen soll durch den Nachweis der göttlichen Legitimation des Ordens unterlaufen werden. Der Verdammung des Armutsideals durch den Papst und den konkurrierenden Orden setzt man in Bologna ein heilsgeschichtliches Konzept entgegen, das die Angriffe der Gegner ad absurdum führt, da die einzigartige Rolle des Franziskus durch unbezweifelbare Zeichen Gottes beglaubigt ist.

Der Grad der Entschlüsselung eines derartigen Bildprogrammes hängt wesentlich von dem Vorwissen des Betrachters ab. Ganz offensichtlich rechnete man im Refektorium des Bologneser Franziskanerklosters mit einem theologisch gut geschulten Publikum – und das sicherlich zurecht, denn der Konvent in Bologna war eines der ältesten und zugleich das bedeutendste Ausbildungszentrum der Franziskaner in Italien. Die Ordensschulen wurden nun nicht allein von Mönchen besucht, sondern standen auch Laien und vor allem dem Weltklerus offen. Mit der Universität von Bologna, der wichtigsten und größten im italienischen Sprachgebiet, bestanden enge Beziehungen, wie aus zahlreichen Hinweisen in den Quellen hervorgeht. Eine stattliche Reihe von Professoren ließ sich in S. Francesco begraben und vermachte dem Konvent ihr Vermögen oder Bücher. Das Kloster diente der Universität verschiedentlich auch als neutraler Tagungsort.[61]

Im Refektorium versammelten sich jeden Tag Lektoren und Studenten, soweit sie im Kloster wohnten, zu den gemeinsamen Mahlzeiten. Und wie bei allen Orden wurde und wird noch heute bei den Franziskanern der Brauch der Tischlesung geübt. Schon um ein dem klösterlichen Frieden dienliches Schweigen zu erreichen – so jedenfalls die Begründung einer spätantiken Quelle –, las während des Essens einer der Brüder aus der Bibel, den Legenden der Heiligen oder der Ordensregel.[62] Zusammen mit den gemeinsamen Gebeten ergibt sich so eine regelrechte Speiseliturgie, in deren Rahmen dann auch den Bildausstattungen der Refektorien eine besondere Rolle zukommt. Wie in den Kapitelsälen steht auch hier die Kreuzigung Christi traditionell im Mittelpunkt; sie ist unabdingbarer Bestandteil der Ausmalungen klösterlicher Speisesäle.[63] Auch im Bologneser Refektorium ist die Kreuzigung das räumliche Zentrum des Bildprogrammes. Die erwähnten neuen Franziskuslegenden, die nach dem theoretischen Armutsstreit zur inneren Konsolidierung des Ordens verfaßt wurden, fanden insbesondere auch bei der Tischlesung Verwendung. Die Ausführungen über die Legitimität des Ordens und die Relevanz der Armutstheologie wurden dann durch Ausmalungen wie jene in Bologna in ganz spezifischer Weise ergänzt und wirkungsvoll unterstützt.

Doch ist auffällig, daß den neuen Textfassungen keine zeitliche Priorität zukommt. Vielmehr lassen sich Bildprogramme, die allem Anschein nach auf die Armutsdebatte und die veränderte Situation des Ordens reagieren, merklich früher als jene Legendensammlungen nachweisen. Auch argumentiert die Bildpropaganda, wie beschrieben, zwar mit dem gleichen Ziel und mit gleicher Ausrichtung, aber in grundsätzlich anderer Weise als die neuen Franziskusbücher. Bilder und Texte werden offensichtlich als verschiedene Medien begriffen, die zwar parallel und sich ergänzend, aber in jeweils spezifischer Weise zur Stärkung und Erneuerung des Ordensideals eingesetzt werden.

Im klosterinternen Bereich sind es vor allem die Kapitelsäle und Refektorien, die in der Defensivsituation nach dem theoretischen Armutsstreit zur Anbringung programmatischer Ausmalungen genutzt werden. Noch aus den zwanziger Jahren stammen die Fresken im Kapitelsaal des bedeutenden Franziskanerklosters und Pilgerzentrums S. Antonio in Padua.[64] An der Stirnwand rahmen die Stigmatisation des Franziskus und das Martyrium der ersten Franziskaner in Nordafrika ein monumentales, die gesamte Höhe der Wand ausfüllendes Kreuzigungsbild. An den Seitenwänden stehen Propheten und mit ihnen auf einer Ebene die Ordensheiligen Franziskus, Antonius und Klara. Der Orden reiht sich damit ostentativ in einen heilsgeschichtlichen Gesamtplan ein, der schon in den Aussagen der alttestamentlichen Propheten festgelegt ist. Neben die Kreuzigung als Schlüsselbild dieses Heilsplans stellt man die Erneuerung dieses zentralen Mysteriums in der Endzeit durch Franziskus und seinen Orden.

Im Zeichen von Compassio und Martyrium steht auch die berühmte Ausmalung von Ambrogio und Pietro Lorenzetti im Kloster von S. Francesco in Siena, die um 1340 angesetzt wird.[65] Auf der Stirnwand des Kapitelsaales war dort neben der obligatorischen
90 Kreuzigung der auferstandene Christus zu sehen; er schreitet in suggestiver Inszenierung durch den perspektivisch gemalten Rahmen wie durch ein Tor auf den Betrachter zu. Umgeben von einem goldenen Strahlenkranz sucht sein Blick die versammelten Mönche, um sie zur Compassio, zur Nachfolge aufzufordern. Es ist denkbar, wenn auch zugegebenermaßen reine Spekulation, daß auf der verbleibenden Wandfläche wiederum die Stigmatisation des Franziskus als vorbildliche und perfekte Realisierung jener Aufforderung die

erhaltenen Bilder ergänzte. Die linke Seitenwand wurde von zwei monumentalen Szenen ausgefüllt, die zwei unterschiedliche, aber erfolgreiche Beispiele dieser Nachfolge vorführen: Das Martyrium von sechs Franziskanern in Asien sowie die Abdankung des Thronerben Ludwig von Anjou und sein Übertritt in den Franziskanerorden.[66] An der Ostwand des Kreuzganges und damit entlang des Weges zwischen Kirche und Kapitelsaal wurde in sieben Bildfeldern das Leben und das noch keine zwanzig Jahre zurückliegende Martyrium des Konventmitgliedes Peter von Siena geschildert. Ganz offensichtlich stellt hier der Orden seine Märtyrer und Bekenner zu Schau, deren heiliger Lebenswandel samt ihrer großen Opferbereitschaft die Mitbrüder anspornen und die Zweifler zum Schweigen bringen soll.

In den vierziger Jahren entstand der Sakristeischrank von S. Croce in Florenz, für den Taddeo Gaddi 28 Bildtafeln schuf.[67] Das Bildprogramm ist in vielen Punkten mit der Refektoriumsausmalung von Bologna vergleichbar. Eine ausführliche Christusvita wird Szene für Szene mit einem ebenso ausführlichen Franziskuszyklus parallelisiert, um die Ebenbildlichkeit des Ordensgründers mit dem Gottessohn in nie dagewesener Vollständigkeit in allen Phasen und Aspekten zu demonstrieren. Bei der Szene mit dem Traum Innozenz' III. ist aus der Louvre-Pala die charakteristische Ergänzung mit der Petrusfigur übernommen worden, die der Darstellung eine dezidiert antipäpstliche Note verleiht. Der Vergleich mit der Anbetung des Christuskindes durch die Magier zielt in die gleiche Richtung; denn in beiden Fällen handelt es sich um göttliche Zeichen, die einen neuen Führer und Retter der Kirche dem Sehenden offenbaren und damit ein neues Zeitalter einleiten. Nicht weniger deutlich ist joachitisch-spiritualistisches Gedankengut in das Bildpaar von der Taufe Christi im Jordan und der Feuerprobe des Franziskus vor dem Sultan eingegangen. Das Nebeneinander der beiden Szenen läßt einen sofort an die Ablösung der Wassertaufe durch die Feuertaufe der Geistkirche gemäß den Prophezeiungen des Joachim von Fiore denken.[68] Doch ist wie in Bologna keineswegs das ganze Bildprogramm auf diese eine Lesart festgelegt. Argumentationen der oppositionellen und mittlerweile weitgehend zerschlagenen Spiritualen werden vielmehr gezielt integriert, um die evangelische Vollkommenheit und heilsgeschichtliche Bedeutung franziskanischen Mönchtums besser demonstrieren zu können.

Eine kaum noch steigerungsfähige Überhöhung des Ordensgründers findet sich schließlich im Konvent von Pisa. Über ein Jahrzehnt nach der Abreise Ludwigs von Bayern und des abgesetzten Ordensgenerals Michael von Cesena wird dort ca. 14 Jahre nach der
Aufstellung der Louvre-Pala der Hauptchor neu ausgemalt. Die allein erhaltenen Gewölbe- 91
fresken sind als Ergänzung zu einem heute verlorenen Franziskuszyklus an den Wänden zu verstehen, für den Vasari ein inschriftliches Datum von 1342 überliefert.[69] Der Triumph des Franziskus über die konkurrierenden Orden ist hier zum beherrschenden Bildthema ge-
macht worden. Im östlichen Segment thront Franziskus auf einem Regenbogen in einer 92
von Goldglanz erfüllten Aureole. Die Hände mit den Stigmata hat er erhoben und im Schoß liegt ein geöffnetes Buch, in dem der Satz »TRES ORDINES HIC ORDINATUR« zu lesen ist. Überdeutlich sind in der Darstellung die Versatzstücke der Christusikonographie, die den Heiligen als *alter Christus*, als zweiten Christus ausweisen. Die theologischen Tugenden Fides und Spes schweben huldigend unterhalb der Aureole und präsentieren das Kreuz Christi, zu dem Strahlen von der Seitenwunde des Franziskus ausgehen, sowie eine Krone, die als Märtyrerkrone zu verstehen ist. Franziskus wird zudem durch eine Inschrift als Karitas bezeichnet! Der Heilige verkörpert hier die dritte und höchste der theologischen Tugenden, da der *amor Dei*, die Liebe zu Gott ihn in ein Ebenbild des gekreuzigten Christus verwandelte.

In den übrigen Gewölbekappen schweben weitere Heilige, gleichfalls in huldigender Haltung, so daß der in seiner ganzen Herrlichkeit gezeigte Franziskus von einem regelrechten himmlischen Hofstaat umgeben ist. Außer den beiden Ordensheiligen Ludwig von Anjou und Antonius von Padua sind hier bezeichnenderweise die Gründer der wichtigsten Mönchsorden dargestellt: Benedikt und Basilius als Begründer des westlichen und östlichen Mönchtums sowie Dominikus und Augustinus als Stifter der konkurrierenden Bettelorden. Es handelt sich um eine unmißverständliche Triumphikonographie, die hier realisiert ist. Franziskus im Widerschein des kommenden Zeitalters verbindet alle existierenden Orden zu einer höheren Einheit. Die Niederlage in der Frage der Armutsdoktrin scheint somit wenigstens im Bild mehr als kompensiert.

Die suggestive Überzeugungskraft der Malerei hat offenbar zur Konsolidierung des Franziskaner-Ordens nach der verhängnisvollen Krise des theoretischen Armutsstreites nicht unerheblich beigetragen. Der Gedanke an eine gezielte Bildpolitik dürfte somit die Haltung der Initiatoren dieser Programme treffend charakterisieren. Auch die seit dem zweiten Viertel des 14. Jahrhunderts so zahlreichen Ausmalungen der konkurrierenden Orden der Dominikaner und Augustiner-Eremiten müssen wohl teilweise als Reaktion auf diese ungemein eindrucksvoll argumentierende Bilderflut der Franziskaner verstanden werden.

Anmerkungen

1 N. Machiavelli, Discorsi sopra la prima deca di Tito Livio, 1531, Lib. III, Cap. 1, Hg. M. Bonfantini, Mailand/Neapel 1954, S. 312/313: »Ma quanto alle sètte, si vede ancora queste rinnovazioni essere necessarie per lo esemplo della nostra Religione. La quale se non fossi stata ritirata verso il suo principio da Santo Francesco e da Santo Domenico sarebbe al tutto spenta: perché questi con la povertà e con lo esemplo della vita di Christo, la ridussono nella mente degli uomini, che già vi era spenta; e furono sì potenti gli ordini loro nuovi che ci sono cagione che la disonestà de prelati e di capi della religione non la rovinino, ... Ha adunque questa rinnovazione mantenuto, e mantiene, questa religione.«

2 Dazu: K. Elm, Die Anfänge des Ordens der Augustiner-Eremiten im 13. Jahrhundert, Diss. Münster 1957 sowie ders., Neue Beiträge zur Geschichte des Augustiner-Eremitenordens im 13. und 14. Jahrhundert, in: Archiv für Kulturgeschichte, XXXXII, 1960, S. 357 – 387; zu den Franziskanern: J.R.H. Moorman, A History of the Franciscan Order until 1517, Oxford 1968; zu den Dominikanern: W.A. Hinnebusch, The History of the Dominican Order, Bd. I, New York 1966. Zur Armutsbewegung nach wie vor grundlegend H. Grundmann, Religiöse Bewegungen im Mittelalter, Berlin 1935. Zusammenfassend jüngst M.D. Lambert, Ketzerei im Mittelalter, München 1981 (engl. Ausgabe London 1977), S. 145ff. Vgl. ebenfalls D. Berg, Armut und Wissenschaft, Beiträge zur Geschichte des Studierwesens der Bettelorden im 13. Jahrhundert, Bochumer Historische Studien 15, Düsseldorf 1977.

3 Ich beziehe mich hier auf das Franziskusreliquar im Louvre, Paris (Inv. Nr. OA 4083), dessen drehbar auf einem Sockel montierter Reliquienbehälter auf der einen Seite durch große Bergkristall-Cabochons den Blick auf die materielle Substanz seines Inhaltes freigibt, während die andere Seite mit einer Darstellung der Stigmatisation des Heiligen verschlossen ist. Eine zweite, im wesentlichen identische Emailplatte mit der Stigmatisationsszene wird im Musée de Cluny, Paris, unter der Nummer Louvre OA D. 81 aufbewahrt. Offenbar hat dieser Reliquartyp größere Verbreitung gefunden. Siehe Ornamenta Ecclesiae, Hg. A. Legner, Ausst. Kat. Schnütgen-Museum, Köln 1985, Bd. 3, S. 163, Nr. H.66 (F. Niehoff), H.67 (A. Legner) sowie M.-M. Gauthier, Emaux du moyen âge occidental, Fribourg 1972, Nr. 128, S. 183f.
Zu den frühen Franziskus-Retabeln: D. Blume, Wandmalerei als Ordenspropaganda. Bildprogramme im Chorbereich franziskanischer Konvente Italiens bis zur Mitte des 14. Jahrhunderts, Worms 1983, S. 13 sowie Anm. 72; außerdem jetzt auch – mit neuen Ergebnissen – K. Krüger, Die frühen Altarbilder des Franziskus in Italien, Diss. München 1987 (noch unpubliziert).

4 Hierzu siehe ausführlich Blume (wie Anm. 3), passim.

5 Besonders deutlich scheint mir dies in S. Domenico von Bevagna; dort wurde wohl im zweiten Viertel des 14. Jahrhunderts im Hauptchor nach franziskanischem Vorbild ein Zyklus des Ordensgründers angebracht. Siehe R. Longhi, La pittura umbra della prima metà del Trecento, Florenz 1973, Abb. 87-89.
Zu den Altarbildern siehe J. Cannon, Simone Martini, the Dominicans and the early Sienese Polyptych, in: Journal of the Warburg and Courtauld. Institutes 45, 1982.
Zur dominikanischen Ästhetik siehe die anregenden Bemerkungen von A. Perrig, Massaccios Trinità und der Sinn der Zentralperspektive, in: Marburger Jahrbuch für Kunstwissenschaft 21, 1986, S. 11 ff.

6 Zu dieser Ausmalung D. Wilkins, Early Florentine Frescoes in S. Maria Novella, in: Art Quarterly I, 1978, S. 141 ff.

7 Vgl. die Hinweise bei Blume (wie Anm. 3), S. 76.

8 Hierzu siehe M. Seidel, Ikonographie und Historiographie »Conversatio Angelorum in Silvis«, Eremiten-Bilder von Simone Martini und Pietro Lorenzetti, in: Städel Jahrbuch, N.F. 10, 1985, S. 77-142.

9 Diese wichtige Ausmalung ist bislang nur von L. Serra summarisch behandelt worden; L. Serra, L'Arte nelle Marche, Bd. 1, Pesaro 1927, S. 193, 200-203. Die Szene der Regelstiftung wurde von K. Bauch mit falscher Ortsangabe (Unterkirche von Assisi) und falscher Identifikation (Regelbestätigung der Franziskaner) publiziert; K. Bauch, Zur geschichtlichen Bedeutung von Giottos Frühstil, in: Mitteilungen des Kunsthistorischen Institutes in Florenz, VII, 1956, S. 48, Abb. 10.
Die Fresken sind abgenommen und werden heute in der Pinacoteca Communale aufbewahrt. Von dem Dekorationssystem ist ein breites Ornamentband erhalten, das oberhalb der Bildfelder entlang lief. Die Inschriften, die den Eremiten-Heiligen identifizierten bzw. in dem offenen Buch der Regelstiftung zu lesen waren, sind weitgehend zerstört. Die Maße der abgenommenen Fresken: Kreuzigung 231 × 297 cm, Regelstiftung 236 × 288 cm, Eremit 290 × 218 cm, Fragment des Ornamentbandes 63 × 200 cm.

10 Die Szene ist in einen Johanneszyklus eingefügt und wird von Volpe falsch identifiziert; C. Volpe, La Pittura Riminese del Trecento, Mailand 1965, S. 77, Taf. 142. Vgl. auch Anm. 43.

11 Zu den im folgenden geschilderten Ereignissen siehe Moorman (wie Anm. 2), S. 310ff. sowie M.D. Lambert, Franciscan Poverty: The Doctrine of the absolute Poverty of Christ and the Apostles in the Franciscan Order 1210 – 1323, London 1961, S. 209ff, außerdem mit neuen Ergebnissen M.D. Lambert, The Franciscan Crisis under Johannes XXII., in: Franciscan Studies XXXII, 1972, S. 121-143.

12 Lambert 1972 (wie Anm. 11), S. 135. Die alten Abschriften der Gutachten sind in dem Codex Bibl. Vat. lat. 3740 erhalten.

13 Es handelt sich um die berühmte Bulle »Exiit qui seminat« von Nikolaus III., hierzu siehe Moorman (wie Anm. 2), S. 179. Mit der Bulle »Quia nonnumquam« setzte Johannes XXII. das in »Exiit« ausgesprochene Verbot jeder weiteren Diskussion dieser Fragen außer Kraft.

14 Es handelt sich um die beiden Bullen »Ad conditorem« und »Cum inter nonnullos«. Die entscheidende Bulle »Cum inter nonnullos« vermeidet geschickt die direkte Konfrontation mit der profranziskanischen Bulle »Exiit qui seminat« von 1279. Lambert 1972 (wie Anm. 11), S. 137.

15 Lambert 1972 (wie Anm. 11), S. 126f. Als Johannes XXII. noch vor dem Armutsstreit 1317 den franziskanischen Bischof von Toulouse Ludwig von Anjou heilig sprach, ging er in seiner Begründung bezeichnenderweise nicht auf das Armutsideal ein, das dieser Heilige ganz im Sinne der Ordensregel konsequent verwirklicht hatte und das der Orden selbst anhand der Vita Ludwigs so wirkungsvoll propagierte; ebenda S. 130, zu Ludwig allgemein Blume (wie Anm. 3), S. 31ff.

16 Moorman (wie Anm. 2), S. 326; S. Clasen, Legenda antiqua sancti Francisci: Untersuchungen über die nachbonaventuranischen Franziskusquellen, Leiden 1967, S. 336.

17 Zu nur sehr langsam vorankommenden Reform der Statuten Moorman (wie Anm. 2), S. 326ff.

18 Noch im 15. Jahrhundert diskutierte die Observantenbewegung die Armutsfrage mit den gleichen, alten Argumenten, so als hätte es die juristisch genauen und in sich logischen Bullen Joahnnes' XXII. nie gegeben; Lambert 1972 (wie Anm. 11), S. 138f.

19 Speculum Perfectionis, Hg. P. Sabatier, in: Collection d'Etudes, et de Documents sur l'Histoire religieuse et littéraire du Moyen Age, I, Paris 1898; deutsche Übersetzung W. Rüttenauer, Der Spiegel der Vollkommenheit, München 1953. – Das »Speculum perfectionis« ist wohl um 1330 entstanden. Etwas jünger sind die »Actus Beati Francisci et Sociorum eius«; die bekannten »Fioretti« sind eine freie Übersetzung eines Teiles ins Italienische. Auch die Textsammlung »Fac secundum exemplar« gehört in diese Gruppe. Edition von »Actus Beati Francisci ...«: P. Sabatier, in: Collection d'Etudes et des Documents sur l'Histoire religieuse et litteraire du Moyen Age, IV, 1902. Edition von »Fac secundum exemplar«: A.G. Little, in: Archivum Fransiscanum

Historicum, 8, 1915, S. 675ff. Es ist das Verdienst von S. Clasen, die späte Entstehung dieser Quellen nachgewiesen und ihren historischen Stellenwert bestimmt zu haben; S. Clasen (wie Anm. 16), passim sowie speziell S. 331ff und 388ff.

20 Siehe Lambert 1972 (wie Anm. 11), S. 140.

21 Zuletzt J. Poeschke, Die Kirche San Francesco in Assisi und ihre Wandmalereien, München 1985, S. 105ff. mit älterer Literatur. Poeschke schlägt mit Gosebruch eine Zuschreibung an Giotto vor. Durch die Untersuchung der Putzschichten ist die relative Chronologie der Querhausausmalung geklärt; begonnen hat die giotteske Werkstatt im rechten Querarm mit der Kindheit Christi, danach folgte das Vierungsgewölbe und als letztes freskierte Pietro Lorenzetti die Passion Christi im linken Querarm; H.B.J. Maginnis, Assisi Revisited: Notes on Recent Observations, in: Burlington Magazine, CXVII, 1975, S. 511f. sowie R. Simon, Toward of a Relative Chronology of the Frescoes in the Lower Church of San Francesco in Assisi, in: Burlington Magazine CXVIII, 1976, S. 361ff. Kürzlich hat Maginnis versucht seine Datierung der Lorenzetti-Fresken vor 1320 zu begründen; H.B.J. Maginnis, Pietro Lorenzetti: A Chronology, in: Art Bulletin LXVI, 1984, S. 183ff. speziell S. 205ff. Er stützt sich dabei auf stilistische Vergleiche vor allem mit dem datierten Altarbild der Pieve in Arezzo (nach 1320), doch bleibt der Schluß, daß die Fresken *vor* dem Retabel entstanden seien, reine Hypothese. Ebenso ließe sich eine Datierung im Anschluß an Arezzo, d.h. wohl nach 1323 begründen. Seidel vermutet eine Ausführungsdauer von zwei bis vier Jahren für die Fresken des Lorenzetti, legt sich aber im Hinblick auf eine genaue Datierung nicht fest; M. Seidel, Das Frühwerk Pietro Lorenzettis, in: Städel Jahrbuch, NF. 8, 1981, S. 79ff., speziell S. 144ff. Tantillo Mignosi vermutet, wie wir, einen Zusammenhang mit dem theoretischen Armutsstreit aus ikonographischen Gründen und datiert vor 1330; A. Tantillo Mignosi, Osservazione sul Transetto della Basilica Inferiore di Assisi, in: Bolletino d'Arte CX, 1975, S. 129ff. Poeschke, ebenda S. 105, 110, schließt sich dieser Vermutung an und möchte den Passionszyklus des Pietro Lorenzetti erst um 1330 ansetzen. Der Aufsatz von H.M. Thomas, der ebenfalls das Vierungsgewölbe mit dem Armutsstreit zusammenbringt, ist in jeder Hinsicht unbefriedigend; die von ihm postulierten Bezüge zur vierten Franziskuspredigt des Bonaventura bleiben vage und erklären im Grunde nichts; H.M. Thomas, Giottos Ordensallegorien in der Basilika S. Francesco in Assisi, in: Zeitschrift für Religions- und Geistesgeschichte 35, 1983, S. 72-80. Vgl. auch Boskovits, der ohne neue Argumente jüngst für eine Datierung vor der Ghibellinenrevolte von 1319 plädierte; M. Boskovits, Studi recenti sulla Basilica d'Assisi, in: Arte Cristiana, CXXI, 1983, S. 203ff. speziell S. 209f. D.W. Schönau vermutet in Napoleone Orsini den Stifter und Promotor der gesamten Ausstattung des Querhauses der Unterkirche und sieht in Ubertino da Casale den Inspirator der Gewölbefresken; er datiert 1318-20. Seine Argumentation krankt allerdings an dem fehlenden Zusammenhang mit der Ordensgeschichte; D.W. Schönau, A New Hypothesis on the Vele in the Lower Church of S. Francesco in Assisi, in: Franziskanische Studien 67, 1985, S. 326ff. Zur Bedeutung der Velen im Gesamtprogramm des Querhauses siehe D.W. Schönau, The »Vele« of Assisi, Their Position and Influence, in: Mededelingen van het Nederlands Institut te Rome, XLIII – XLV, N.S. IX-X, 1983, S. 99-109. Vgl. auch die Bemerkungen von H. Belting, Das Bild als Text, in diesem Band S. 48.
Ein Argument für eine Zuschreibung dieser Ordensallegorien an Giotto könnte auch in der Tatsache gesehen werden, daß dieser gleichzeitig oder sogar etwas früher eine Kurzfassung dieses Programmes in Medaillonform im Gewölbe der Bardi-Kapelle von S. Croce in Florenz realisierte; dazu sowie zu den Textquellen dieser Thematik Blume (wie Anm. 3), S. 74.

22 Dies verdeutlicht Bonaventura beispielsweise an der Szene der Thronvision, siehe Blume (wie Anm. 3), S. 38 mit weiteren Belegen. In dem Vierungsgewölbe wird dieser Gedanke durch die apokalyptischen Darstellungen auf den Rippen noch gesondert betont; siehe Tantillo Mignosi (wie Anm. 21), S. 138f. sowie Poeschke (wie Anm. 21), S. 108f.

23 Die Inschrift ist auf dem Gurtbogen angebracht: »... ATOR RENOVAT / IAM NORMAN EVANGELICAM / FRANCISCUS CUNCTIS PREPARAT / VIAM SALUTIS CELICAM / PAUPERTATEM DUM REPARAT / CASTITATEM ANGELICAM / OBEDIENDO COMPARAT / TRINITATEM DEIFICAM / ORNATUS HIS VIRTUTIBUS / ASCENDIT REGNATURUS, / HIIS CUMULATUS FRUCTIBUS / PROCEDIT IAM SECURUS / CUM ANGELORUM CETIBUS / ET CHRISTO PROFECTURUS / FORMAN QUAM TRADIT FRATRIBUS / SIT QUISQUE SECUTURUS.« Poeschke (wie Anm. 21), S. 106ff., gibt eine genaue Bildbeschreibung aller Gewölbefelder und zitiert die Inschriften in voller Länge.

24 So stehen neben Paupertas (Armut) Spes (Hoffnung) und Caritas (Liebe); Oboedentia (Gehorsam) wird von Prudentia (Klugheit) und Humilitas (Demut) flankiert; Fortitudo (Stärke) und Munditia (Reinheit) hingegen beugen sich aus dem Kastell der Castitas (Keuschheit).

25 Der lange blaue Mantel mit Kapuze und das bodenlange, ungegürtete Untergewand weisen bei der rechten

Figur mit Geldbeutel auf einen Kleriker hin, zudem scheint er eine Tonsur zu tragen. Hinter ihm steht ein Mönch in dunkelroter Kutte mit übergezogener Kapuze, der vielleicht ein Buch in der Hand hält. Der Edelmann schiebt den Daumen zwischen Zeige- und Mittelfinger hindurch.

Auch der letzte Satz der zugehörigen Bildinschrift: »... HANC SPONSAM CHRISTUS TRIBUIT / FRANCISCO UT CUSTODIAT / NAM OMNIS EAM RE(SPUIT) ...« liest sich vor dem Hintergrund des theoretischen Armutsstreites weniger metaphorisch denn real.

26 Die Inschrift lautet: »TOLLITE JUGUM OBEDIENTIE SUPER VOS IAM FIXUS SUM CRUCI POENITENTIAE.« Es sind also Worte des Franziskus, die hier von den Engeln mit göttlicher Autorität versehen werden.

27 »... FRATRES SORORES ADVOCAT / ET CONTINENTES CONIUGES / CUNCTOS AD EAM PROVOCAT / FRANCISCUS ...«

28 Darauf hat jüngst H. Belting hingewiesen; H. Belting, The New Role of Narrative in Public Painting of the Trecento: *Histoira* and Allegory, in: Studies in the History of Art, 16, Picturial Narrative in Antiquity and the Middle Ages, Hg. H.C. Kessler/M.S. Simpson, Center for Advanced Studies in the Visual Arts Symposium IV, National Gallery of Art Washington, 1985, S. 151-170, speziell S. 154f.

29 Das heißt natürlich nicht, daß wirklich ein schriftliches Programm im Sinne des Barock vorgelegen hat. Über Art und Umfang dieser postulierten Kooperation können wir nur spekulieren.

30 Auf die merkwürdige Diskrepanz, daß die Forschung häufig versucht hat, gerade die signierten Werke Giottos zu Werkstattarbeiten zu degradieren oder gar aus dem Œuvre auszusondern, wies kürzlich Bellosi hin; L. Bellosi, La Pecora di Giotto, Turin 1985, S. 80. Vgl. auch die Auflistung der abwertenden Urteile bei C. Volpe, Un Momento di Giotto e il Maestro di Vicchio a Rimaggio, in: Paragone 157, Januar 1963, S. 3-14, speziell S. 7. K. Krüger (wie Anm. 3) hat jüngst eine abweichende Interpretation der Louvre-Pala vertreten, die sich auf den Konflikt des Ordens mit dem Weltklerus bezieht.

31 »Questa tavola, la quale oggi si vede in San Francesco di Pisa in un pilastro a canto all altar maggiore ...«, G. Vasari, Le Vite..., Edition G. Milanesi, Florenz 1878, Bd. I, S. 380. Diese Formulierung deutet daraufhin, daß es sich nicht um den ursprünglichen Standort handelt. Schon das Format – 314 × 162 cm – spricht für eine Funktion als Retabel; vermutlich ist die Tafel als Altarbild des Hauptaltares konzipiert worden, zumal sie sich auch ausgezeichnet in die heute größtenteils verlorene Ausmalung des Hauptchores einfügt; dazu Blume (wie Anm. 3), S. 57f., sowie Anm. 396 und S. 160, dort auch die Auseinandersetzung mit J. Gardner, The Louvre Stigmatization and the Problem of the Narrative Altarpiece, in: Zeitschrift für Kunstgeschichte, 39, 1976, S. 12-33.

32 Diese Differenzen zwischen dem Vorbild Assisi und der Louvre-Pala hat schon Smart sehr genau beobachtet, er bewertet sie jedoch unter völlig anderen Vorzeichen; A. Smart, The Assisi Problem and the Art of Giotto, Oxford 1971, S. 110ff.

33 Zu dieser Veränderung siehe auch Blume (wie Anm. 3), S. 51f.

34 Bonaventura, Legenda maior, Editio minor, PP. Collegii S. Bonaventurae, Ad Claras Aquas, Quaracchi, 1941, Prolog und XIII, 9; auch die fünfte Franziskuspredigt in Bonaventura, Ad Claras Aquas, Quaracchi 1882ff., IX, S. 592/93 sowie die vierte Franziskuspredigt ebenda S. 587.

Die Spiritualen bauten diese Gedanken noch aus und bewiesen – so z.B. Ubertino da Casale – mit der Stigmatisation die Identität der Ordensregel mit den Evangelien; A. Vauchez, Les stigmates du Saint Francois et leurs détracteurs dans les dernier siècles du Moyen Age, in: Mélanges d'Archéologie et d'Histoire, École Française de Rome LXXX, 1968, S. 595f. speziell S. 621.

35 Bislang wird die Louvre-Pala zumeist um 1300 angesetzt, im wesentlichen wohl aus der Überlegung, daß die Kopie in zeitlicher Nähe zu dem Vorbild entstanden ist. Zuletzt L. Bellosi (wie Anm. 30), S. 82f., und I. Hueck, Il Cardenale Napoleone Orsini e la Cappella di S. Nicola nella Basilica Francescana ad Assisi, in: Roma Anno 1300, Atti della IV Settimana di Studi di Storia dell'Arte Medievale dell'Universitá di Roma »La Sapienza« 1980, Hg. A. Romanini, Rom 1985, S. 192. Zu den unzulänglichen ikonographischen Argumenten Gardners (wie Anm. 31) siehe Blume (wie Anm. 3), S. 13[illegible], Anm. 404. Es ist merkwürdig, daß die von verschiedenen Autoren beschriebenen Differenzen zwischen dem Fresko und der Tafel so gut wie niemals für die Datierung ausgewertet wurden; Hueck führt diese Unterschiede auf das Wirken zahlreicher Mitarbeiter in Assisi zurück. Bellosi führt u.a. ein Detail wie die schwarzpunktierten Nimbeneinfassungen an, die aber entgegen seiner Behauptung auch auf späteren Tafelbildern Giottos wie dem Stefaneschi-Altar auftauchen. Nur der Vollständigkeit halber sei auch J.H. Stubblebine, Assisi and the Rise of Vernacular Art, New York 1985, S. 118f., erwähnt; er datiert ohne wirkliche Argumente in die dreißiger Jahre.

36 Viele Details im Gesicht des Franziskus auf der Louvre-Pala, die sich nicht in Assisi finden, lassen sich mit den Köpfen der Bardi-Kapelle vergleichen; so verschmilzt das Auge beim Dreiviertelprofil in charakteristischer

Weise mit dem Kontur. Vgl. die Detailabbildungen der Köpfe bei Bellosi (wie Anm. 30), Abb. 76/78; zu beachten, ist allerdings, daß Abb. 78 gekippt ist, um suggestiv die von ihm behauptete Ähnlichkeit plausibel zu machen!

Die beschriebenen Dramatisierungen in der Erzählstruktur wertet schon Smart (wie Anm. 32), S. 110f., im Sinne einer zeitlichen Distanz. Zu vergleichbaren Veränderungen der Franziskusszenen in der Bardi-Kapelle, Blume (wie Anm. 3), S. 59ff.

37 Ich denke vor allen an Taddeo Gaddi und seine 1327/1328 datierten Fresken in der Baroncelli-Kapelle von S. Croce in Florenz sowie an den Passionszyklus des Pietro Lorenzetti im linken Querarm der Unterkirche von Assisi. Auf die konsequente Lichtführung in der Louvre-Pala hat zuerst Gardner (wie Anm. 31), S. 226, hingewiesen.

38 Besonders deutlich bei der Predellenszene der Vogelpredigt. Vgl. wieder Pietro Lorenzetti, Einzug in Jerusalem; Seidel (wie Anm. 8) S. 126, L. Bellosi, P. Lorenzetti ad Assisi, Assisi 1982.

39 Die meisten Bildprogramme der Franziskaner wurden von privaten Stiftern finanziert, zu ihren Motiven und zur Begrenztheit ihres Einflusses Blume (wie Anm. 3), S. 102ff. Zu dem Wappen auf der Louvre-Pala ebenda S. 57, Anm. 394 sowie Gardner (Anm. 31), S. 217. Das Wappen ist nicht identifiziert.

40 Cambridge/Massachusetts, Fogg Art Museum Nr.: 1929.234; die Tafel wurde beschnitten, die Herkunft ist unbekannt. Die in der Literatur angegebenen Maße differieren, Smart (wie Anm. 32), S. 110, nennt 229 × 168 cm; A. Ladis, Taddeo Gaddi, Critical Reapraisal and Catalogue Raisonné, Columbia und London 1982, S. 86, dagegen notiert 212 × 150 cm. Ladis schreibt die Tafel Taddeo Gaddi zu und datiert 1325-1330. Wie immer gibt es in den Einzelheiten Differenzen zum Vorbild; dies betrifft hier vor allem das Verhältnis der Heiligenfigur zum Bildfeld und die Gestaltung des Seraphen.

41 L. Garani, Il bel San Francesco di Bologna, La sua storia, Bologna 1948, S. 253; der erste Kreuzgang ist seit 1245 belegt und taucht ab 1288 häufiger in den Dokumenten auf, ebenda S. 57f. Es handelt sich um einen rechteckigen Raum mit den Maßen 14 × 32 m, der mit einem offenen Dachstuhl gedeckt ist. Zum 1263 fertiggestellten Kirchenbau siehe W. Schenkluhn, Ordines Studentes, Aspekte zur Kirchenarchitektur der Dominikaner und Franziskaner im 13. Jahrhundert, Berlin 1985, S. 114ff.

42 Sie lautete »HOP. FRANCISCI RIMIENSIS«, A. Rubbiani, La Chiesa di S. Francesco di Bologna, Bologna 1886, S. 48; Volpe (wie Anm. 10), S. 82.

43 Diese Fresken werden Giovanni da Rimini zugeschrieben; Volpe (wie Anm. 10), S. 72, 12f. Die Ausmalung im Hauptchor von S. Agostino, die um 1340 entstanden ist, setzt sich stilistisch deutlich von den früheren Werken ab; Volpe (wie Anm. 10), S. 31, 77. Brach, der die Bologneser Fresken publizierte, datierte schon 1330-1340, was auch von den späteren Bearbeitern nicht angezweifelt wird; A. Brach, Giottoschule in der Romagna, Zur Kunstgeschichte des Auslandes, Heft IX, Straßburg 1902, S. 84f. Salmi gruppiert um die Fresken ein Œuvre aus verschiedenen Tafelbildern; M. Salmi, Francesco da Rimini, in: Bolletino d'Arte 26, 1932, S. 249-262. Volpe (wie Anm. 10), S. 40/41, weist mit einer Ausnahme diese Zuschreibungen zurück. Erst Corbara liefert dann 1969 eine korrekte Identifizierung sämtlicher Darstellungen der Bologneser Ausmalung, weitergehende Überlegungen fehlen jedoch auch bei ihm; A. Corbara, Francesco da Rimini: Due Precisioni Iconografiche e un nuovo Affresco, in: Rimini, Storia e Arte 1.1, 1969, S. 9ff.

44 Brach (wie Anm. 43) erhielt die Gesamtaufnahme von Corrado Ricci; er hat selber die Fresken wohl nie im Original gesehen. Die Zerstückelung fand um 1880 statt, als das Refektorium militärischen Zwecken diente; Garani (wie Anm. 41), S. 61 Anm. 3, S. 159f. Drei der herausgelösten Teilstücke waren 1935 in Rimini auf der »Mostra del Pitture Riminese del Trecento«, Hg. C. Brandi, zu sehen. Der Umbau zur Bibliothek erfolgte 1943–1949 nach den Kriegszerstörungen.

45 Bonaventura, Legenda maior (wie Anm. 34) IV,4 sowie auch Prolog 1. Bonaventura zitiert mit der Formulierung »currus et auriga« den Bericht über die Himmelfahrt des Elias in 2 Kön 2,12.

46 2 Kön 2, 10-15. Zur Rivotorto-Darstellung in Assisi siehe Blume (wie Anm. 3), S. 38.

47 Der kniende Elisäus ist aus dem Fresko herausgeschnitten und hängt heute als isoliertes Fragment in der Sakristei.

48 Das Bildfeld mit der Himmelfahrt ist zur Hälfte zerstört. In der Spitze der Giebelwand ist noch die Büste des segnenden Christus zu sehen, die von zwei Engeln emporgetragen wird. Am Ort des Geschehens waren nicht nur die Apostel, sondern auch Maria und die heiligen Frauen versammelt, was in der Bibel – siehe vor allem die Apostelgeschichte I, 9-12 – nicht erwähnt ist, aber in der italienischen Malerei des 14. Jahrhunderts häufig dargestellt wird. In der Mitte des Bildfeldes standen offenbar die beiden Engel und rechts sind noch die Beine eines knienden Apostel erhalten. Zur Ikonographie der Himmelfahrt siehe auch A. Rave, Cristoformitas,

Studien zur Franziskanischen Ikonographie des Florentiner Trecento am Beispiel des ehemaligen Sakristeischrankzyklus von Taddeo Gaddi in Santa Croce, Worms 1984, S. 21f., 256f.

49 Siehe R. Hausherr, Der typologische Zyklus der Chorfenster der Oberkirche in Assisi, in: Kunst als Bedeutungsträger, Gedenkschrift für G. Bandmann, Berlin 1978, S. 95ff., speziell S. 114 sowie K.A. Wirth/L. von Wilkens, Elias, in: Reallexikon zur Deutschen Kunstgeschichte, Bd. IV, Stuttgart 1950, Sp. 1381ff.

50 Zu Bonaventuras Übernahme spiritualistischer Gedanken sowie zu Franziskus als *Homo alter saeculi* E. Benz, Ecclesia spiritualis, Kirchenidee und Geschichtstheologie der franziskanischen Reformation, Stuttgart 1934, S. 69, 92f., 167f. Zu Joachim von Fiore vgl. die Zusammenfassung bei Lambert 1961 (wie Anm. 11), S. 275ff. In den Glasfenstern des Hauptchores von S. Croce in Florenz sind in den Medaillons, die in den Spitzen der Lanzettfenster sitzen, die Himmelfahrt des Elias, die Kreuzigung Christi und die Erscheinung des Franziskus in Arles zusammengestellt. Diese Scheiben, die in die erste Hälfte des 14. Jahrhunderts datiert werden, sind möglicherweise der Rest eines größeren Programmes; R. Marchini, Italienische Glasmalerei, München 1955, S. 30, 175 Anm. 41, Taf. XII – XIV. Es ist das einzige im Charakter der typologischen Zusammenstellung vergleichbare Programm.

51 Bonaventura, Legenda maior (wie Anm. 34), XIII 10: »... evangelicae perfectionis apicem ...« Zur Übersetzung vgl. S. Clasen, Franziskus, Engel des sechsten Siegels, Franziskanische Quellenschriften Bd. 7, Werl/Westf. 1962, S. 374.

52 Siehe Blume (wie Anm. 3), S. 40f. Die Traumvision Gregor' IX. bei Bonaventura, Legenda maior (wie Anm. 34), Miracula I,2. Dort fordert Franziskus den Papst auf ihm ein leeres Glasfläschchen zu geben, das er ihm dann gefüllt zurückgibt. In der Oberkirche von Assisi ist genau dieser Übergabeakt dargestellt und die Aufforderung des Franziskus in der Bildinschrift in wörtlicher Rede zitiert.

53 Die Kreuzigung ist durch das erwähnte Herausschneiden einzelner Teile besonders stark in Mitleidenschaft gezogen worden; vier dieser Fragmente sind erhalten: Die Köpfe der rechten Zuschauergruppe sowie drei der insgesamt zehn trauernden Engel, die einst in streng symmetrischer Anordnung das Kreuz umflogen und von denen sich nurmehr einer in situ befindet.

54 Das eine Fragment umfaßt etwa das obere Drittel der Bildfläche und zeigt eine Architektur, die in Form einer offenen Säulenhalle mit Satteldach und erhöhten Schmuckgiebel den Innenraum der Tafelszene angibt. Auf dem zweiten Teilstück sind die Oberkörper der linken Figurengruppe vor der Hausarchitektur zu sehen. Zur Handlung siehe Bonaventura, Legenda maior (wie Anm. 34), XI, 4.

55 »Reddet tibi Dominus hodie vicem, quoniam tanta devotione suos pauperes suscepisti.« Bonaventura, Legenda maior (wie Anm. 34), XI, 4. Bonaventura faßt seine Interpretation folgendermaßen zusammen: »Sicque factum est, hospitalitatis misericordia promerente, ut iuxta verbum Veritatis Prophetam recipiens, mercedem Prophetae acciperet.«

56 »Amen dico tibi: Hodie mecum eris in paradiso.« Luk. 23,43.

57 »Digne quidem beatus Pater, carne iam mortuus et vivens cum Christo, praesentiae suae ostensione mirabili et manuum sacrarum palpatione suavi vulnerato letaliter viro santitatem concessit, cum illius in se stigmata tulerit, qui, misericorditer moriens et mirabiliter surgens, vulneratum gens humanum et semivivum relictum plagarum suarum virtute sanavit.« Bonaventura, Legenda maior (wie Anm. 34), Miracula I,5; Übersetzung nach Clasen (wie Anm. 51), S. 394.

58 Bonaventura, Legenda maior (wie Anm. 34), Miracula I,5; Das Versagen der menschlichen Ärzte wird explizit erwähnt: »Cum igitur iudicio medicorum ipsius impossibilis esset curatio... nullisque iam humanis iuvari posset remediis...«. Bonaventura überliefert folgendes Gespräch zwischen dem Kranken und dem Heiligen: »Qui (Franciscus) vocans eum ex nomine, dixit: ›Quia fiduciam habuisti in me, ecce, Dominus liberabit te!‹ A quo cum aeger, quis esset, inquireret, Fransicum ille se esse respondit...«
In Assisi wird statt dieses Gespräches der eigentliche Akt des Heilens vorgeführt, der durch Hinzufügung eines im Text nicht erwähnten Salbgefäßes noch weitere Bedeutung erlangt. Von dem Bologneser Fresko haben sich zwei Fragmente erhalten, von denen sich eines heute in der Pinacoteca Nazionale befindet; sie zeigen uns sämtliche im Bild auftretenden Figuren in Büstenform.

59 Bonaventura, Legenda maior (wie Anm. 34), IX, 7–9. Bonaventura faßt zusammen, ebenda IX,9: »... ut et merito non careret optati martyrii et insigniendus servaretur in posterum privilegio singulari. Sic utique factum est, ut ignis ille divinius adhuc perfectius ipsius aestuaret in corde, ut post patentius evaporaret in carne.«

60 Vgl. Lambert 1961 (wie Anm. 11), S. 270ff. sowie insbesondere Rave (wie Anm. 48) S. 265f.

61 Berg (wie Anm. 2), S. 113ff., sowie auch Moorman (wie Anm. 2), S. 92. Eine theologische Fakultät wurde in Bologna erst 1360 eingerichtet – drei Monate nach der Eingliederung der Stadt in den reorganisierten Kirchen-

staat durch Kardinal Egidio Albornoz; H. Denifle, Die Universitäten des Mittelalters bis 1400, Bd. 1, Berlin 1885, S. 206f. Bis dahin fand eine theologische Ausbildung nur in den Schulen der Bettelorden statt! Nach 1360 entstammte ein Großteil der theologischen Professoren den Orden, siehe die Liste franziskanischer Professoren bei B. Pergamo, I Francescani alla Facoltà di Theologia di Bologna (1364–1500), in: Archivum Fransiscanum Historicum 27, 1934, S. 3-61.

62 Clasen (wie Anm. 16). S. 191ff.; S. Clasen, Theologisches Anliegen und historische Wirklichkeit in Franziskanischen Heiligenlegenden, in: Wissenschaft und Weisheit 36, 1973, S. 1 – 44, 128 – 174, speziell S. 131ff.; C. A., Les Lectures des Table des Moins de Marchiennes du XIIIe siècle, in: Revue Benedictine, 11, 1894, S. 27ff. Bei der erwähnten Quelle handelt es sich um Johannes Cassianus (360-435 n. Chr.), De Coenobiorum Institutione, Lib. IV, Cap. 17, PL 49, 174/175: »Illud autem, ut reficientibus fratribus sacrae lectiones in coenibus recitentur ... Quos nulli dubium est non tam spiritualis exercitationis causa, quam compescendae superfluae otiosaeque confabulationis gratia et maxime contentionum, quae plerumque solent in conviviis generari, hoc statuere voluisse, videntes eas aliter apud se non posse cohiberi.«

63 C. Gilbert, Last Suppers and their Refectories, in: The Pursuit of Holiness in Late Medieval and Renaissance Religion, Hg. C. Trinkaus/H. Oberman, Studies in Medieval and Renaissance Thought 10, 1974, S. 371-402. Seit Anfang des 13. Jahrhunderts stellte man durch die Hinzufügung der Titel sowie der spezifischen Ordensheiligen einen besonderen Bezug zu dem einzelnen Konvent her; ein frühes Beispiel ist das unpublizierte Fresko im Refektorium der Abbazia di S. Severo e S. Martino bei Orvieto, wo neben der Kreuzigung die Heiligen Severus, Martinus, Augustinus, Johannes der Täufer, Maria Magdalena und Elisabeth dargestellt sind.

64 Zum Problem dieser Fresken sowie generell zur Ausstattung von Kapitelsälen: M. Seidel, Die Fresken des Ambrogio Lorenzetti in S. Agostino, in: Mitteilungen des Kunsthistorischen Institutes in Florenz 22, 1978, S. 185-240, speziell S. 234ff. Den Bezug zum theoretischen Armutsstreit stellt Seidel nicht her; er datiert in das zweite Jahrzehnt des 14. Jahrhunderts, doch erscheint mir ein etwas späteres Datum angemessener. Vgl. auch F. D. Arcais, Presena di Giotto al Santo, in: Le Pitture del Santo di Padova, Hg. L. Semenzato, Vicenza 1984, S. 7f., die als ausführende Maler Mitarbeiter Giottos aus der Arena-Kapelle vermutet.

65 M. Seidel. Wiederaufgefundene Fragmente eines Hauptwerkes von Ambrogio Lorenzetti, in: Pantheon 36, 1978, S. 119ff. sowie M. Seidel, Gli Affreschi di Ambrogio Lorenzetti nel Chiostro di San Francesco a Siena: Ricostruzione e Datazione, in: Prospettiva 18, 1979, S. 10ff. Die Bilder der Kreuzigung, des Martyriums der Franziskaner und der Abdankung des Ludwigs von Anjou sind heute in den Chorkapellen der Kirche angebracht.

66 Von den Fresken der rechten Seitenwand sind nur wenige Fragmente erhalten, die Köpfe von Franziskanern und Klarissen zeigen und aufgrund des Formates ebenfalls aus monumentalen Szenen stammen müssen. Das größte Teilstück befindet sich heute in der National Gallery von London (Inv.-Nr. 1147); hierauf sind die Köpfe mehrerer unnimbierter Klarissen zu sehen, deren Blicke sich ca. 30 cm links des Putzrandes in Schulterhöhe der stehenden Figuren kreuzen. Es ist möglich, daß das Fragment ursprünglich zu einer Szene gehörte, in der Franziskus den von ihm gegründeten Orden die Regel überreicht – ähnlich wie sie etwa gleichzeitig über der Tür des Kapitelsaales im Franziskanerkloster S. Lorenzo Maggiore in Neapel angebracht wurde. Das Neapolitaner Fresko bei F. Bologna, I Pittori alla Corte Angioina di Napoli 1266-1414, Rom 1969, Taf. VI, 68,70 sowie im Ausst. Kat. Opere d'Arte dalle Chiese di Napoli, Hg. L. Martino/M. Mormone, Complesso Monumentale di S. Lorenzo Maggiore, Neapel 1985, S. 15. Zur Ikonographie der Regelstiftung allgemein Blume (wie Anm. 3), S. 67, 78. Zum Londoner Fragment M. Davies, Catalogue of the National Gallery in London, The Early Italian Schools, London 1961, S. 298ff.; zu weiteren Fragmenten Seidel 1979 (wie Anm. 65), S. 19.

67 Hierzu die gründliche Analyse von Rave (wie Anm. 48), passim, der gleichfalls die Bezüge zum theoretischen Armutsstreit aufzeigt.

68 Rave (wie Anm. 48), S. 260f. Gleiches gilt, auch für die Gegenüberstellung der Präsentation Christi im Tempel mit der Regelbestätigung durch den Papst. Denn wie Christus sich den Riten des Alten Bundes unterzieht und somit der neue Glauben aus dem alten Glauben erwächst, so ordnet sich Franziskus der Papstkirche unter, damit aus ihr die erneuerte Kirche der Endzeit entstehe; ebenda S. 262f.

69 Ausführlicher zu dieser Ausmalung Blume (wie Anm. 3), S. 75f. Neben der Franziskusvita waren auch Szenen aus dem Leben des Apostel Andreas und des Heiligen Nikolaus dargestellt. Die Fresken können dem Sieneser Jacopo di Mino del Pellicciaio zugeschrieben werden; R. Offner, Studies in Florentine Painting, 1927, S. 64, Anm. 4 sowie L. Bellosi, Jacopo di Mino del Pelliccicaio, in: Bollettino d'Arte LVII, 1972, S. 73-77.

Renate Colella

Die Erlösungsallegorie des Ambrogio Lorenzetti

In den Jahren 1338-1340 stattete Ambrogio Lorenzetti den Ratssaal der Nove im Palazzo Pubblico in Siena im Auftrag der Kommune mit den berühmten Fresken des Guten und Schlechten Regimentes aus. Buon und Mal Governo zählen zu den herausragenden Beispielen für eine in der Kunst des Trecento entstehende und für die öffentliche Wandmalerei der italienischen Stadtstaaten dieser Zeit besonders repräsentative Bildgattung: die monumentale Allegorie. Von öffentlichen Institutionen, geistlichen wie weltlichen, in Auftrag gegeben und an prominentem Ort meist an einen größeren Betrachterkreis adressiert, vermitteln diese neuartigen Programmbilder keine erzählenden Stoffe, sondern in sich geschlossene, abstrakte Gedankensysteme – dogmatisch scholastisches Gedankengut ebenso wie gesellschaftlich politische Konzepte – in spezifischen bildsprachlichen Verfahren.[1]

Der Entwurf allegorischer Programmbilder war aber nicht ausschließlich auf den Bereich öffentlicher Wandmalerei beschränkt. Auch in der religiösen Tafelmalerei der Zeit finden sich Beispiele, wie exemplarisch das hier zur Untersuchung stehende Tafelbild Ambrogio Lorenzettis zeigt.

Die bemerkenswert kleine (57,5 × 118,5 cm) Tafel gelangte 1891 in die öffentlichen IX
Sammlungen Sienas. Ihre Provenienz ist ungeklärt,[2] ihr Erhaltungszustand ruinös. Sie ist 112
nicht datiert und nicht signiert. Hinweise auf Auftragslage und ursprüngliche Bestimmung des Bildes sind weder aus der Tafel selbst – sie ist in neuer schlichter Rahmung aus ihrem originalen Zusammenhang gelöst,[3] die Bildinschriften fehlen[4] – noch aus anderen Quellen zu rekonstruieren.[5]

Stilkritische Aspekte – die sehr ausgewogene Gesamtkomposition und sichere Zeichnung, verschiedene Elemente der figürlichen Komposition[6], vor allem aber die ungewöhnlich reife, naturnahe Landschaftsdarstellung, die der Gestaltung des sienesischen Contado in den Fresken des Buon und Mal Governo verpflichtet ist – rechtfertigen eine Zuschreibung an Ambrogio Lorenzetti bzw. seine Werkstatt[7] sowie eine Datierung um oder bald nach 1340. Das heißt im Anschluß an die Fresken des Palazzo Pubblico. Mit diesen hatte Ambrogio Lorenzetti seine in der italienischen Malerei des 14. Jahrhunderts beispiellosen Landschaften entwickelt.[8] Ihre Entstehung ist als *terminus post quem* für die Datierung der Tafel anzusehen.[9]

Bei weitem problematischer als die stilkritische Einordnung ist die Bestimmung von Programm und Funktion der Tafel, die heute im Katalog der Pinakothek von Siena als *»allegoria della redenzione«* geführt wird.[10] Die sogenannte Erlösungsallegorie hat über die Frage der Datierung und Zuschreibung hinaus wenig Beachtung gefunden. Seit A. Pératé, der 1902 die bis heute einzige monographische Behandlung der Tafel vorlegte,[11] werden immer wieder die ikonographisch-thematischen Analogien mit den frühtrecentesken Fres-

ken des Camposanto zu Pisa betont. Die Erlösungsallegorie wurde in diesem Zusammenhang entweder als eine ›Kurzfassung‹ der Pisaner Fresken verstanden[12] oder aber als eine von zahlreichen Varianten in einer zu rekonstruierenden Entwicklungsgeschichte des Trionfo-della-Morte-Themas in der italienischen Kunst.[13] Doch wird man damit dem Sieneser Bildentwurf kaum gerecht. Das Bildprogramm enthält Motive der traditionellen italienischen Trionfo-della-Morte-Ikonographie, doch werden sie in stark modifizierter Weise verwandt. In Verbindung mit Elementen der christlichen Ikonographie sind sie nur Teilaspekte eines neuen, eigenständigen Themas, das in spezifischen kompositionellen Ordnungsstrukturen auf die Vermittlung eines abstrakten theologischen Arguments zielt: Die Tafel Ambrogio Lorenzettis thematisiert die zentralen Inhalte des christlichen Glaubens. Konzentriert auf Sündenfall, Kreuzestod und Jüngstes Gericht gibt sie eine komprimierte Fassung der Heilsgeschichte. Der trilogischen Konzeption des Programms entspricht die
114 dreiteilige Grundstruktur der kompositionellen Anlage: Der linke Teil der Tafel ist mit Sündenfall, Vertreibung aus dem Paradies und erstem Brudermord ganz den alttestament-
116 lichen Anfängen vorbehalten. Im Zentrum des Bildes ist Christus am Kreuz dargestellt; sein Opfertod wird als das zentrale Ereignis der Heilsgeschichte betont, durch das Gott selbst nach den Evangelien der in Adam und Eva schuldhaften Menschheit die Erlösung brachte, damit sie dereinst im Jüngsten Gericht das Heil wieder erlange. Entsprechend schließt die
119 Darstellung im rechten Teil des Bildes mit der Wiederkunft Christi in seiner Herrlichkeit am Tage des Jüngsten Gerichts. Die Heilsgeschichte vollendet sich in der Parusie mit der Errichtung des in den Evangelien verheißenen Reich Gottes.

Dieser heilgeschichtlichen Themenfolge ist zusätzlich eine Geschichte des Todes integriert. Den Etappen der Heilsgeschichte synchron gesetzt und ihren zentralen Ereignissen kausal verbunden, folgt sie ebenfalls der kompositionellen Dreierstruktur: Sie handelt vom Eintritt des Todes in das Dasein des Menschen im Moment seiner Vertreibung aus dem Paradies, seiner grausamen Herrschaft im Zentrum des Bildes, der alle Menschen, auch Gottes Sohn, unterworfen sind und seiner Überwindung in Christus am Tage des Jüngsten Gerichts und dem Gewinn des Ewigen Lebens.

In der Konzentration auf die zentralen Ereignisse der Heilsgeschichte und in ihrer Verbindung mit der Todesthematik folgt die Tafel Ambrogio Lorenzettis nicht einer ikonographischen Tradition. Sie steht vielmehr isoliert. Die heilsgeschichtlichen Ereignisse von Südenfall, Opfertod Christi und Jüngstem Gericht wurden meist als Teil umfassender biblischer Zyklen in der typologischen Gegenüberstellung von Altem und Neuem Testament in der Monumental- nicht aber der Tafelmalerei als fester Bestandteil der Ausstattungsprogramme christlicher Kirchen zur Darstellung gebracht.[14] Die Tafel Ambrogio Lorenzettis setzt andere, neue Akzente. Sie verkürzt die Heilsgeschichte – angepaßt an die Leserichtung von links nach rechts – auf eine dramatisch inszenierte heilsgeschichtliche Trilogie.

Entsprechend gibt die erste Ereignissequenz im linken Teil des Bildes nicht einfach einen Abriß der biblischen Anfänge, sondern darüber hinausgehend eine Deutung seiner Konsequenzen für die Heilsgeschichte. Sie bietet eine ›Erklärung‹ für das Phänomen des Todes in der irdischen Existenz des Menschen. Der Genesisbericht ist damit auch eine Genesis des Todes. In der von oben nach unten aufeinanderfolgenden Darstellung von Sündenfall, Vertreibung aus dem Paradies und erstem Brudermord ist die Auswahl der Szenen nach inhaltlichen Prämissen selektiert; auf den Schöpfungsbericht, der in den großen heilsgeschichtlichen Zyklen und anderen Illustrationen der Genesis dem Sündenfall üblicherweise voransteht, ist verzichtet.[15] Die Darstellung ist ausschließlich auf die Erläuterung des

menschlichen Ungehorsams gegen Gott und seine Konsequenzen beschränkt. Neben der sehr gezielten Auswahl der Szenen spielen ihre Anordnung in der vertikalen Abfolge – gemäß dem Nacheinander ihres ›historischen‹ Ablaufs sowie Organisation und Gestaltung der Landschaft, in die sie integriert sind – eine wesentliche Rolle für die Erläuterung dieser Konsequenzen. Der Garten des Paradieses, in dem der Sündenfall Adams und Evas in der IX, 114
Abfolge von drei simultan aneinandergesetzten Szenen erzählt wird – Gebot Gottes, Sündenfall und Scham über das Vergehen – ist als ein eigener, räumlich nicht näher definierter Bereich[16] abgesetzt von der übrigen Landschaft des Bildes, welche sich von links nach rechts in kontinuierlicher räumlicher Ausdehnung fast über die gesamte Bildfläche erstreckt. Der Garten des Paradieses ist wie ein aus einem anderen Zusammenhang entlehntes ›Versatzstück‹ dem blauen Himmel, dem er farblich angeglichen ist, über dieser Landschaft vorgeblendet. Die Landschaft markiert den Bereich der irdisch sterblichen Existenz des Menschen. Bei ihrer Vertreibung aus dem Paradies stehen Adam und Eva dem Paradiesgarten noch sehr nahe, auf der Kuppe des ersten Hügels links, werden aber von einem Engel wütenden Schrittes und mit gezücktem Schwert rasch vom Bereich des Paradieses weg, in die irdische Welt hinunter getrieben. Die Ausgrenzung des Paradiesgartens als einen eigenen Bereich aus dem Kontinuum der Landschaft und die gleichzeitige enge kompositionelle Anbindung der Vertreibungsszene an den Paradiesgarten veranschaulicht eindringlich den Verlust des Paradieses als die unmittelbare Folge des Sündenfalls. In Gestalt eines schwarzen skeletthaften Dämons mit riesigen Fledermausschwingen zieht Adam und Eva der Tod voran. So bezeichnet die Vertreibung aus dem Paradies nicht nur die unmittelbare Folge des Sündenfalls, sondern als eigentliche Konsequenz den Eintritt des Todes in die Menschheitsgeschichte und die Unterwerfung des Menschen unter die Gewalt des Todes. Betont wird dies durch das äußere Erscheinungsbild der Stammeltern. Hacke und Spindel beziehen sich 114
auf das Bibelwort Gen. 3,16-19 und erinnern an die ›Vergällung‹ des Lebens durch den Fluch Gottes, die Auslieferung des Menschen an Mühsal, Leid und Elend, kulminierend im Tod – »Zahlreich will ich deine Beschwerden machen ... denn Staub bist du und zum Staube sollst du heimkehren!«. Die Fellkleidung Adam und Evas konnte von einem theologisch unterwiesenen Betrachter in diesem Zusammenhang nicht nur als wortgetreue Illustration des Bibelberichtes Gen. 3,21 verstanden werden, sondern entsprechend seiner allegorischen Auslegung durch die patristische Exegese als das äußere Zeichen ihrer Sterblichkeit; Gregor von Nyssa und Gregor von Nazianz deuteten die Bekleidung Adams und Evas als Beginn ihrer sterblichen Existenz.[17] Der durch die Anordnung der Szene innerhalb der Gesamtkomposition ausgedrückte Zusammenhang zwischen Sündenfall und menschlicher Sterblichkeit wird so in der Darstellung der Stammeltern zusätzlich bekräftigt.

Der erste Teil der heilsgeschichtlichen Trilogie endet dramatisch mit der Darstellung des ersten Brudermordes. Sie ist Beispiel für das erste Wirksamwerden der Herrschaft des Todes und leitet zugleich über zum Mittelteil des Bildes, wo sich – Höhepunkt des heilsgeschichtlichen Dramas – Gottes Sohn selbst der Herrschaft des Todes unterwirft. Abel präfiguriert als Typus den Erlöser, seine Ermordung weist den Opfertod Christi voraus.

Der mittlere Bildteil steht im Zeichen der Herrschaft des Todes, ausgedrückt durch die 116
Größe und die über die Gesamtszenerie hinausgehobene Position der ihn personifizierenden Mortefigur. Die Morte triumphiert in Ausübung ihrer Herrschaft mit der zum Schlag ausgeholten Sense über die ihr ausgelieferte Menschheit. Die Gewalt des Todes über die irdische Existenz des Menschen ist umfassend; niemand, ob hoch oder niedrig geboren, kann sich ihr entziehen. Dies bezeugt der unterschiedliche soziale Rang der Toten eines

115 unter dem Kreuz Christi aufgeworfenen Kadaverhaufens; besonders prominent repräsen-
tiert ist der hohe Klerus durch einen Papst und einen Kardinal. Erlitten, jedoch gleichzeitig
überwunden, wird die Herrschaft der Morte durch den Opfertod Christi. Indem Christus
am Kreuz sowohl in der Mitte der vertikalen Achse, zwischen der triumphierenden Morte
oben und dem Kadaverhaufen unten, als auch an zentraler Stelle innerhalb des Bildganzen,
zwischen Sündenfall links und Jüngstem Gericht rechts, erscheint, wird sein Opfertod als
das zentrale Ereignis der Heilsgeschichte betont. In seiner Unterwerfung unter die Herr-
schaft des Todes überwindet Christus zugleich den Tod und wird zum Erlöser der Mensch-
IX, 119 heit: In der Darstellung des Jüngsten Gerichts rechts im Bild nimmt er die von der Morte
beherrschte übergeordnete Position in der vertikalen Abfolge der Komposition ein. Die
Aufnahme des Kreuzes unterstreicht die zentrale Bedeutung des Opfertodes für die Erlö-
sung der Menschheit. Zwei Engel tragen es der Erscheinung Christi voraus und präsentie-
ren es als das Zeichen seines Triumphs über den Tod in einer waagerechten Linie mit dem
im Bildzentrum aufgerichteten Kruzifixus. In dieser formalen Verbindung zwischen mit-
tlerem und rechtem Bildteil wird die programmatisch wichtige Aussage einer inhaltlichen
Beziehung zwischen Opfertod und Parusie zum Ausdruck gebracht.

Die Komposition betont den Opfertod Christi als das zentrale heilsgeschichtliche Ereig-
nis. Er ist jedoch nicht als das von den Evangelien überlieferte historische Ereignis der
113, 116 Kreuzigung auf Golgotha dargestellt. Das Kreuz Christi steht vielmehr, aus jeglichem
biblisch-narrativen Kontext isoliert, in einem Kreis additiv angeordneter Figuren in zeitge-
nössischer Gewandung: ein bärtiger alter Mann mit einer großen Schriftrolle links, vier im
Bildvordergrund dem Kadaverhaufen vorgeblendete männliche Figuren – die beiden
älteren präsentieren ebenfalls je eine Schriftrolle – und sieben zur Rechten des Kreuzes
aufgereihte weibliche und männliche Figuren. Identifikation und Interpretation dieser
Figuren sind problematisch. Der Text ihrer Schriftrollen fehlt.[18] Eine klare inhaltliche
Beziehung ist weder zwischen den einzelnen Figuren zu erkennen noch zum gekreuzigten
Erlöser. Sie sind nicht in eine narrative Handlung eingebunden, sondern treten als formal
isolierte Einzelfiguren auf. Aufklären läßt sich vorläufig nur die Darstellung eines Wild-
115 schweins, das sich, über ein menschliches Skelett hinwegsteigend, dem rechts vor ihm
aufgeworfenen Kadaverhaufen nähert. Die Erlösungsallegorie zeichnet an dieser Stelle ein
besonders drastisches Bild von der Erniedrigung der im Tod Verwesung und Zerfall
ausgesetzten menschlichen Existenz und der Nichtigkeit weltlicher Güter und Würden. Das
Motiv des Wildschweins schließt an Prägungen literarischer Rhetorik an, wie sie sich z.B.
in den Jacopo Alighieri, dem Sohn Dantes, zugeschriebenen[19] »Versi della Morte« finden:

»... E tu, che credi aver la gentilezza
Per esser nato di gran parentado,
E per aver del corpo la bellezza,

Peggio che porco nato nel contado
Il gran macello con disio t'aspetta,
Se non sarei di virtù ornato....«[20]

Weder das Privileg der Geburt noch anderer äußerer Reichtum gelten demnach im Ange-
sicht des Todes; zeichnet den Menschen nicht Tugend aus, wird er weniger sein als ein
wildes Schwein und der Tod ihn mit Eifer hinschlachten. Die Canzone Jacopo Alighieris
kennt nicht nur das Wildschwein und den ihm – in der Erlösungsallegorie sogar wörtlich
genommen – ›unterlegenen‹ toten menschlichen Leib, sie thematisiert insgesamt den im

Zentrum der Tafel virulenten Gedanken von der grausamen Herrschaft des Todes und ruft im einzelnen auch einige der im Bild unter den Toten und rechts vom Kreuz erkennbaren Mitglieder privilegierter Stände auf:[21] Die Canzone stellt eingangs den Tod als große Macht vor, die den menschlichen Hochmut erniedrigt,[22] vor deren Gewalt die Könige und großen Herren klein werden und ihre Herrschaft zerfällt. Auch die Jugend bietet keinen Schutz vor ihr, sie dauert nicht an, und dem Soldaten nützt seine Rüstung nichts, wenn ihre Sense ihn zu Boden schlägt.[23] Alighieri betont mehrfach die Nichtigkeit weltlicher Güter im Angesicht des Todes und die vergebliche Hoffnung auf ihren Schutz; und schließt mit der ausführlichen Mahnung, von schlechten Werken und dem Gift des Weltlichen abzulassen, voller Tugend Gott zu suchen, um in die ewige Seligkeit einzugehen.[24]

Jacopo Alighieris Canzone repräsentiert nur ein Zeugnis für die im Trecento immer wieder artikulierte Vorstellung des triumphierenden Todes,[25] die sich auch in der bildenden Kunst, vor allem der Wandmalerei, als ein eigenständiges Thema etablieren konnte. Mit dem berühmten Fresko des sogenannten Trionfo della Morte an der Südwand des Camposanto zu Pisa fand es in den dreißiger Jahren des 14. Jahrhunderts[26] in Verbindung mit der 96, 109
Parabel von der ›Begegnung der drei Lebenden und der drei Toten‹ seine umfassendste, künstlerisch reichste und dramatisch anspruchsvollste Formulierung in einer vielfigurigen monumentalen Darstellung.[27] Das Pisaner Fresko setzt auf die Überzeugungskraft der antithetischen Gegenüberstellung der Alten, Kranken, die den Tod herbeisehnen, und der vom Leben verwöhnten Jungen, Reichen, die nichts von ihrem drohenden Ende ahnen. Dieser Gegensatz bestimmt, eine ikonographische Tradition ausprägend, auch die anderen uns überlieferten Fassungen des Themas: Orcagnas heute nur mehr fragmentarisch erhaltene Fresken in S. Croce in Florenz, die Fresken in Subiaco, Lucignano und Bozen. Die Erlösungsallegorie kennt diesen in der kompositionellen Grundstruktur ausgedrückten Gegensatz nicht. Die sieben rechts unter dem Kreuz aufgereihten Figuren – ein alter Mann 117
und eine alte Frau in sehr schlichter Gewandung, die sich auf lange (Pilger?-)Stäbe stützen; drei weibliche Figuren, reich gekleidet und mit aufgeputzter Frisur, junge Damen vornehmer Abkunft; und zwei prächtig gekleidete Edelleute, mit Bogen, Falken und Hunden zur Jagd gerüstet – sind in ihrem äußeren Erscheinungsbild den beiden Gruppen des Pisaner Freskos jedoch vergleichbar. Mittels Haltung (der Morte zugewandt bzw. abgewandt), Verfassung (alt und gebrechlich bzw. jung und vital) und Kleidung (bescheiden bzw. prächtig) sind sie hinreichend charakterisiert bzw. differenziert, so daß es möglich ist, sie dem an Trionfo-della-Morte-Darstellungen beteiligten Bildpersonal sowohl der Pisaner als auch späterer Fassungen gegenüberzustellen und sie analog zu deuten. Mit dem Edelmann, der einen Falken mit sich führt, wird eine der schon im Lustgarten des Pisaner Freskos dargestellten Figuren aufgegriffen; spätere Fassungen bestätigen ihn als ein wichtiges ikonographisches Element und in den Fresken von Subiaco und Lucignano repräsentieren zwei zur Falkenjagd gerüstete Edelleute die vom Schicksal verwöhnten ›Jungen, Reichen‹ schlechthin. In der Auswahl einzelner Bildelemente – der triumphierenden Morte, des Kadaverhaufens, der ›Armen, Alten‹ und der ›Jungen, Reichen‹ – ist die Erlösungsallegorie dem Pisaner Fresko vergleichbar. Durch die direkte Verklammerung mit dem Kreuz Christi, den Szenen der Genesis und dem Jüngsten Gericht erhalten sie in der Tafel Ambrogio Lorenzettis jedoch eine andere Bedeutung.

In Pisa ist das Thema des triumphierenden Todes im Rahmen eines größeren christlich-religiösen Programms dargestellt, nicht jedoch in vergleichbarer kompositioneller Verknüpfung mit demselben. Dem sogenannten Trionfo della Morte ist ein eigenes Wandbild vorbehalten. Als selbständiges Fresko mit in sich abgeschlossener Thematik stand der

Pisaner Trionfo bis zur Abnahme der brandgeschädigten Fresken nach dem Zweiten Weltkrieg in einer Reihe ebensolcher Einzeldarstellungen, zwischen Kreuzigung, Auferstehung, Ungläubigem Thomas und Himmelfahrt Christi links und Jüngstem Gericht, Inferno und
109 Thebais rechts (siehe S. 201 ff.). In Pisa ist die Gewalt des Todes unberechenbar, sie trifft den Menschen unerwartet, schutzlos im vollen Genuß des Lebens, während die todessehnsüchtigen Alten und Kranken vergeblich um das Ende ihres Daseins flehen. Dieses einseitige Schreckensbild des Todes zeichnet die Erlösungsallegorie nicht. Die auf die Vorstellung eines Memento mori rekurrierenden Bildelemente figurieren in der Komposition Ambrogio Lorenzettis als ein Mittel, das Ausmaß menschlichen Elends infolge des Sündenfalls besonders eindringlich und drastisch zu veranschaulichen. Gewalt und Schrecken der Herrschaft des Todes sind in der Erlösungsallegorie nicht einseitig betont, sondern in kausalen Zusammenhang mit der Heilsgeschichte gesetzt. Der Tod wird ursächlich aus der Heilsgeschichte erklärt. Und, das ist entscheidend, in der Verknüpfung mit dem Erlösungsopfer Christi wird dem Betrachter eine Perspektive auf seine persönliche Erlösung eröffnet. Der Verzicht auf eine antithetische Gegenüberstellung der beiden kontrastierenden Gruppen ist somit nicht als mangelndes Verständnis für die Ausdrucksmöglichkeiten des Pisaner Schemas oder als frühe, noch nicht ausgereifte Lösung in der Genese eines ikonographischen Typus anzusehen, wie in der Literatur gemeinhin unterstellt.[28] Sie erklärt sich mit den klar definierten Vorstellungen, mit denen diese Gegenüberstellung besetzt war und die den anderen Intentionen der Erlösungsallegorie nicht entsprachen. In der Tafel Ambrogio
117 Lorenzettis sind die beiden Alten in einer Reihe mit den Figuren der Jungen und Reichen am Fuß eines Weinbergs angeordnet. Die Morte kehrt ihnen nicht – taub für ihr Flehen wie in Pisa – den Rücken zu, sondern fliegt auch ihnen entgegen. Wie alle anderen Menschen wird auch sie der Tod ereilen. Im Gegensatz zu den vornehmen jungen Damen und den zur Jagd gerüsteten Edelleuten, die in ihrem Verhalten weder ein Erkennen der drohenden Gefahr zum Ausdruck bringen noch eine Beteiligung an dem Geschehen um sie herum zeigen, sind die beiden Alten in ihrer Haltung nicht allein der Morte zugewandt. Sie erscheinen vielmehr in erster Linie auf das Kreuz konzentriert.

In der Hinwendung bzw. Abwendung von der Morte wird in der Erlösungsallegorie somit nicht nur eine Haltung gegenüber der drohenden Gefahr des Todes ausgedrückt, sondern auch eine Lebens- oder Glaubenshaltung evoziert. Der Glaube an das Kreuz und die von Christus gebrachte Erlösung sind in der Darstellung Ambrogio Lorenzettis das Primäre. Im Vertrauen auf Christus können sich die beiden Alten, die in der Hinwendung zum Kreuz diesen Glauben in vorbildlicher Weise zum Ausdruck bringen, so suggeriert es die Darstellung, dem Tod ohne Angst stellen. Sie werden ihn am Tage des Jüngsten Gerichts überwinden. Für die anderen, die sich in weltlichem Hochmut von der Figur der Morte und damit vor allem von Christus und der Hoffnung auf Erlösung abwenden und nur dem Genuß leben, bedeutet der Tod Schrecken, grausame Erniedrigung und letztlich Verdammnis und Verlust des Ewigen Lebens im Jüngsten Gericht. Mit der Erläuterung des Todes verbindet sich die Mahnung an ein gottgefälliges, tugendhaftes Leben im Glauben an Christus, um dereinst im Jüngsten Gericht der Erlösung teilhaftig zu werden. Explizit formuliert und direkt an den Betrachter adressiert wird diese Mahnung von den beiden
115 Figuren, die in vorderster Bildebene dem Kadaverhaufen vorgeblendet sind und zwei Inschriftbänder präsentieren. Die linke Figur ist durch den dunklen Kapuzenmantel und
113 den langen t-förmigen Stab als Eremit ausgewiesen. Der Eremit ist als Mahner der *vanitas mundi* und idealer Prototyp eines Menschen, der sich von allem Irdischen abgewandt hat, um sich in Kontemplation und Meditation auf das Jenseits vorzubereiten, ein Topos des

mittelalterlichen Denkens mit besonderer Aktualität im 14. Jahrhundert.[29] Dem Eremiten
steht ein alter Mann in weltlicher Tracht und gebückter Haltung gegenüber. Sein verbisse-
ner Gesichtsausdruck und der mit der linken Hand eng an den Körper gepreßte große
Beutel erinnern auffallend an die Personifikation der Mißgunst in der Arenakapelle und an
die den Geiz bezeichnende Figur in der Armutsallegorie in den Velen der Unterkirche in
Assisi.[30] Eine analoge Deutung dieser dergestalt charakterisierten Figur als habsüchtiger 62
›Geizhals‹ oder eines nur nach weltlichem Besitz strebenden Menschen erscheint möglich.
In den beiden Figuren stehen sich antithetisch zwei Lebensprinzipien gegenüber: einem auf
ein tugendhaftes, gottgefälliges Dasein gerichteten ›Leben‹, als dessen idealer Vertreter der
Eremit angesehen wurde,[31] kontrastiert in der Person eines habsüchtigen Geizhalses oder
vielleicht auch Kaufmanns eine negativ verstandene, nur auf weltlichen Besitz und Profit
zielende Existenz. In vorderster Bildebene mit ihren Spruchbändern direkt an den Betrach-
ter adressiert, repräsentieren sie die Möglichkeiten von dessen eigener Existenz. Der
Mensch muß sich aus seiner im Sündenfall gewonnenen Erkenntnisfähigkeit heraus zwi-
schen Gut und Böse entscheiden, um dereinst im Jüngsten Gericht, wo über sein Leben und
seine Taten gerichtet wird, das Heil im Glauben wiederzuerlangen und das Ewige Leben zu
gewinnen. Wenn auch der Text ihrer Botschaft an den Betrachter verlorengegangen ist,
ermöglicht die eindeutige Charakterisierung der beiden Figuren doch den Versuch, ihre
inhaltliche Funktion annähernd zu erfassen und sie als Mahnung an den Betrachter zu
verstehen. Die Anordnung der beiden Figuren in bezug auf den gekreuzigten Erlöser läßt 116
dabei keine Zweifel aufkommen, für welches Lebensprinzip sich der Mensch zu entscheiden
hat, um des Heils teilhaftig zu werden. Die Stellung des Eremiten zur Rechten des Gekreu-
zigten und des ihm gegenüberstehenden habgierigen Kaufmanns zur Linken rekurriert auf
die Situation des Jüngsten Gerichts bzw. das Schema der christlichen Weltgerichtsikonogra-
phie mit der Scheidung der Seligen zur Rechten und der Verdammten zur Linken Christi.
In der Referenz auf das Urteil, das der Mensch am Tage des Jüngsten Gerichts zu erwarten
hat, ist die formale Akzentuierung eindeutig.

Die Darstellung des Jüngsten Gerichts schließt das Programm der Erlösungsallegorie im 119
rechten Teil der Tafel ab. Die Heilsgeschichte erfüllt sich mit der Wiederkunft Christi. Die
vom Tod beherrschte irdische Existenz des Menschen findet ihr Ende, ausgedrückt auch
durch die den irdischen Existenzbereich markierende Landschaft, die unvermittelt steil
abfällt, und den Blick freigibt für die visionäre Schau Christi in seiner Herrlichkeit. Christus
erscheint in der Mandorla thronend, umgeben von zwei Cherubim und vier mit der
Posaune zum Gericht blasenden Engeln. Unter der Mandorla richten zwei weitere Engel
das Kreuz Christi auf; seitlich präsentieren sie Lanze und Geißel. Auf der Höhe des Quer-
balkens leisten Maria und Johannes der Täufer Fürbitte und ergänzen die Darstellung zur
Deesis. Links unten führt ein Engel eine völlig homogene Gruppe weißgewandeter Figuren 118
heran, die sich dicht unter ein Kreuz scharen, das die erste von ihnen schultert. Diese fast
körperlosen ätherischen Wesen sind die Seligen, die den Blick auf Christus gerichtet
himmelwärts, dem Ewigen Leben entgegen schweben. Rechts treibt ein bocksbeiniger
Teufel mit einer Lanze bewaffnet zwei nackte Figuren vom Ort des Gerichtes weg in ein
zerklüftetes Felsmassiv. Die Darstellung folgt der traditionellen Gerichtsikonographie.[32] In
bedeutsamer Reduzierung des bekannten motivischen Repertoires wird der Akzent deut-
lich auf das durch die Passion legitimierte Richteramt des Herrn gesetzt. Die Erlösungsalle-
gorie zeichnet dabei das Weltgericht aber nicht als erschreckende Mahnung an die Vernich-
tung des Sünders durch das göttliche Strafgericht wie z.B. das Weltgerichtsfresko des 110
Pisaner Camposanto, dessen Christus, mit der linken Hand auf die Brustwunde weisend, in

drohender Gebärde des rechten erhobenen Armes den Verdammten sein wütendes Urteil entgegenschleudert. Von Bedeutung ist in diesem Zusammenhang auch das Fehlen einer ausführlichen Höllendarstellung, welche in der abendländischen wie der byzantinischen Weltgerichtsikonographie zu den zentralen Elementen des Themas zählte, auf das in der Regel nicht verzichtet wurde.[33] Die Erlösungsallegorie ist auf die Darstellung eines Teufels beschränkt, der zwei Verdammte vom Gerichtsplatz abführt und nach rechts in den Felsen treibt, der bestenfalls den Eingang zum Inferno markiert, das selbst aber nicht mehr Teil der Komposition ist und vom Betrachter nur im Anschluß an diesen Felsen assoziiert werden kann.

Im Vergleich mit anderen Weltgerichtsdarstellungen des 14. Jahrhunderts, die vom Entwurf großartiger Höllentopographien geprägt sind und die im Zuge einer auch für die bildende Kunst stetig an Bedeutung gewinnenden Danterezeption in Florenz und der Toskana, das Inferno als eigenständiges, großes Thema neben dem Gericht, in Aufwand und Umfang gleichwertig, zeigen wie z.B. die Fresken des Camposanto zu Pisa und der
XI, 111, Strozzi-Kapelle von S. Maria Novella in Florenz,[34] verdient die Fassung der Erlösungsalle-
125 gorie umso mehr Beachtung. Die Wiederkunft Christi am Tage des Jüngsten Gerichts setzt in der Tafel Ambrogio Lorenzettis der vom Tod beherrschten irdischen Existenz des Menschen ein Ende, sie bedeutet den Anbeginn des Reiches Gottes, Erlösung von Sünde und Tod und den Gewinn des Ewigen Lebens. Dem Rahmen des Gesamtprogramms entsprechend betont die Darstellung weniger den sündenstrafenden Rachegott, auch nicht Schrecken und Qualen der Ewigen Verdammnis, sondern sie präsentiert Christus als Retter und Erlöser der Menschheit. Als Überwinder des Todes tritt er an die Stelle der Morte und
IX nimmt, als neuer Herrscher in der Mandorla thronend, ihre herausgehobene Position in der vertikalen Abfolge der Komposition ein. Er stellt, damit auch einen Bogen zum linken Teil der Tafel und den alttestamentarischen Anfängen der Tafel schlagend, den ursprünglichen ›Paradies-Zustand‹ der Gemeinschaft des Menschen mit Gott wieder her. An Stelle des irdischen Paradieses links oben im Bild erscheint jetzt rechts oben der dem Menschen das himmlische Paradies bringende Erlöser – in der streng axialsymmetrischen, ganz auf hieratische Repräsentation abzielenden Darstellung gleichsam Harmonie und Vollendung des Paradieses selbst verkörpernd. Der Auffassung des Jüngsten Gerichts als Anbeginn des
118 Reiches Gottes und Gewinn des Ewigen Lebens entspricht auch die Darstellung der Seligen mit dem Kreuz des guten Schächers. Dieses in der Geschichte des Weltgerichtsbildes ungewöhnliche Motiv ersetzt in bedeutungsvoller Weise die üblichen Reihen der himmlischen Heerscharen, Apostel und Auserwählten. Die byzantinische Weltgerichtsikonographie und östlich beeinflußte Fassungen wie das Mosaik von Torcello oder die römische Weltgerichtstafel des Vatikan kennen nach Lukas, vor allem aber nach dem Nikodemusevangelium,[35] die Figur des guten Schächers Dismas im Paradies neben der Mutter Gottes, doch handelt es sich um die biblische Gestalt des Dismas *in persona,* der – als nur einer in der großen Zahl der Gerechten – sein Kreuz als sein persönliches Attribut mit sich führt. Die Darstellung der Erlösungsallegorie hat eine andere Qualität: die Seligen präsentieren sich als eine völlig homogene Gruppe. Eine wie auch immer geartete Individualisierung, sei es im Typus, in der Gewandung oder durch die Beigabe von Attributen erfolgt nicht. Dismas als Person ist nicht zu identifizieren und auch nicht gemeint. Die Darstellung ist so angelegt, daß alle Figuren unter dem Kreuz zusammengefaßt sind. Sie drängen sich so dicht unter ihm, daß es zu ihrer aller Zeichen wird. Das Kreuz des guten Schächers ist als das gemeinsame Attribut der Seligen anzusehen. Es bezeichnet nicht einfach ein historisches Requisit, sondern symbolisiert weit darüberhinausgehend, das Glaubensprinzip der Erlösung in

Christi, derer Dismas nach Lukas 23,43 als erster teilhaftig wurde. Der von Dismas exemplarisch ›gelebte‹ und bereits im mittleren Bildteil angemahnte Glaube an die Erlösung durch Christus klingt hier in der Darstellung der Seligen noch einmal an.

In der aufgezeigten Form thematisiert die Tafel Ambrogio Lorenzettis zentrale Glaubenssätze der christlichen Heilslehre. Das Programm formuliert eine theologisch konzipierte Erläuterung des Todes im Rahmen heilsgeschichtlicher Erlösungshoffnung. Der Tod als Straffolge des Sündenfalls wurde für das Christentum erstmals explizit von Paulus Röm. 5,12-21 formuliert: »Wie daher durch einen einzigen Menschen die Sünde in die Welt kam und durch die Sünde der Tod und so auf alle Menschen der Tod überging...«.[36] Die paulinische Vorstellung hat – bald erklärtes Bekenntnis der Kirche – eine Fülle exegetischen und theologischen Schrifttums nach sich gezogen, von der Patristik – insbesondere Augustinus in seinen anti-pelagianischen Schriften – über die Scholastik bis in die Neuzeit.[37] In der bildenden Kunst wurde dieser Zusammenhang nie direkt thematisiert.[38] Erst mit der Beliebtheit der »De Civitate Dei« im franco-flämischen Kulturkreis und der weiten Verbreitung illuminierter Cité-de-Dieu-Handschriften im späten 14. und 15. Jahrhundert fanden entsprechende Vorstellungen auch Eingang in die bildende Kunst.[39] Augustinus widmete das 13. Buch der »De Civitate Dei« (und Teile des 14. Buchs) der Frage nach dem Zusammenhang von Sündenfall und Tod.[40] Eine in Nantes (Bibliothèque Municipal, Ms. Franc. 8) aufbewahrte Cité-de-Dieu-Handschrift aus der zweiten Hälfte des 15. Jahrhunderts wird von Miniaturen illustriert, die diesen Zusammenhang auch bildlich zu fassen
suchen. Das 13. Buch begleitet eine Miniatur mit der Darstellung des Sündenfalls. Im 120
Bildvordergrund – vom Paradies durch eine Mauer deutlich getrennt – stehen Paulus, jene
theologische Autorität, der das augustinische Denken an dieser Stelle verpflichtet ist, und
der Tod. Das 14. Buch wird von einer Miniatur illustriert, die im Hintergrund einer 121
vielfigurigen Szene die Vertreibung der in Felle gekleideten Stammeltern (!) aus dem Paradies durch den Tod in Gestalt eines schwarzen Skeletts zeigt. Die Miniaturen sind eng an die Textvorlage gebunden, sie erklären sich im Kontext der Handschrift. Für die Erlösungsallegorie kann eine ähnlich direkte Bindung an einen Text nicht nachgewiesen werden. Der Vergleich beleuchtet jedoch den für die Darstellung maßgeblichen Vorstellungskreis.

In ihrem betont heilsgeschichtlich-theologischen ›Todesbild‹ unterscheidet sich die Tafel Ambrogio Lorenzettis inhaltlich und formal von den im 14. Jahrhundert in Italien gemeinhin formulierten Vorstellungen des den Menschen unerwartet treffenden Todes. Die bildliche Umsetzung abstrakter Glaubenssätze der christlichen Heilslehre in der Tafel Ambrogio Lorenzettis beruht wesentlich auf der Kompilation und gleichzeitigen Modifikation bekannter ikonographischer Topoi.

Aus ihren traditionellen Ordnungsschemata isoliert, erscheinen gezielt ausgewählte szenische und figürliche Elemente aus den disparaten Bereichen der literarisch geprägten Trionfo-della-Morte-Thematik und der heilsgeschichtlichen Genesis- und Weltgerichtsthematik in neuer kompositioneller Organisation verknüpft. Die Vermittlung des übergeordneten Arguments erfolgt über die Komposition – d.h. über die Art und Weise wie durch die Montage der einzelnen Elemente Bezüge erstellt werden und ein argumentativer Zusammenhang entwickelt wird. Eine zentrale Bedeutung kommt der simultanen Darstellung dieser Elemente zu. In der Anordnung der einzelnen Ereignisse ist – angepaßt an die Leserichtung von links nach rechts – das lineare Nacheinander der ›historischen‹ Abfolge von Sündenfall, Opfertod Christi und Jüngstem Gericht gewahrt. Das ereignishafte Nacheinander wird jedoch nicht durch ein trennendes Rahmensystem akzentuiert wie z.B. in

den großen heilsgeschichtlichen Zyklen der Monumentalmalerei in Assisi oder dem Florentiner Baptisterium. Die diachrone Abfolge der Ereignisse erfährt im Rahmen der Gesamt-
IX komposition vielmehr eine Synchronisierung. Eine hügelige Landschaft ist den drei Ereignissequenzen als gemeinsame Kulisse hinterlegt. Nur der Garten des Paradieses links oben und die Darstellung des wiederkehrenden Erlösers im Jüngsten Gericht rechts oben sind nicht in die Landschaft eingebunden. In die ›transzendente‹ Sphäre des Himmels hinausgehoben, bezeichnen sie den paradiesischen Zustand des Menschen in der Gemeinschaft mit Gott. Damit stehen sie auch inhaltlich in offenkundigem Gegensatz zu der Landschaft, die den vom Tod beherrschten irdischen Existenzbereich des Menschen markiert. Dem irdischen Paradies links korrespondiert rechts das in der Person des Erlösers verkörperte himmlische Paradies. Die formale Ausgrenzung der beiden paradiesischen Bereiche wirkt der angestrebten Zusammenschau der Ereignisse somit nicht entgegen. Sie bedeutet keinen Bruch in der argumentativen Bildordnung, sondern leistet eine inhaltlich wichtige Parallelisierung und Differenzierung. Indem die ausgegrenzten Bildteile Anfang und Ende der Trilogie thematisieren, bezeichnen sie Ursache und Ergebnis der Heilsgeschichte und stehen in inhaltlicher Beziehung mit dem Bildzentrum, wo Christus den Opfertod erleidet.

112 Dem entspricht auch die kompositionelle Ausrichtung der Stammeltern links und der Gruppe der Seligen rechts. Adam und Eva werden vom Paradies weg in die Landschaft hinunter getrieben, die Seligen schweben von ihr weg nach oben dem himmlischen Paradies entgegen. In ihrer symmetrisierenden, inhaltlich analogisierenden Konzeption spiegelt die Ordnungsstruktur die christliche Weltordnung bzw. den göttlichen Heilsplan wider. Sie vermittelt nicht nur Information, sondern hat semantische Bedeutung. Das Verständnis der figurierten Ereignisse, nicht als Etappen einer sukzessive abrollenden Erzählung, sondern als Teile eines übergeordneten Arguments wird von der Ordnungsstruktur jedoch nicht ausschließlich gewährleistet. Es erschließt sich dem Betrachter in seiner vollen Bedeutung erst aus der Zusammenschau aller dieser Teile in ihrer syntaktischen Verknüpfung in einem komplexen System ineinandergreifender Sinnbezüge, gegenseitiger Abhängigkeiten und Verweise. Bestimmte Motive treten innerhalb der Gesamtkomposition wiederholt auf, jedoch dem jeweiligen Sinngehalt entsprechend – in Position, Richtung, Anzahl, Größe, Haltung und Gestus – verändert. So ist z. B. die Figur der Morte bei ihrem Eintritt in das Dasein des Menschen, links in der Vertreibungsszene, klein und passiv dargestellt. Im Zentrum der Tafel jedoch, wo sie über die irdische Existenz des Menschen herrscht, ist sie groß, in übergeordneter Position und in voller Aktion gezeigt. Der erste Teil der Trilogie endet mit dem alttestamentlichen Brudermord, der aber nur ein Vorspiel zum zweiten Teil der Trilogie darstellt, wo sich die Opfer der Morte wahllos übereinander häufen und Gottes Sohn selbst den Tod erduldet. Exempel und Typus zugleich, werden über die Figur des gemordeten Abel optisch und inhaltlich die beiden Bildteile verknüpft. Und das Kreuz, an dem Christus im Zentrum des Bildes sich der Herrschaft der Morte unterwirft und den Tod erduldet, wird im rechten Teil der Tafel auf gleicher Höhe als Zeichen seines Sieges über den Tod von den Gerichtsengeln präsentiert.

Als eine Art ›narrativer‹ Rahmen für die Vermittlung der komplexen Zusammenhänge von Sündenfall, Tod und Erlösung figuriert die Landschaft. Mit den Mitteln einer empirischen Perspektive, einer naturnahen Gestaltung der Vegetation und Hügelformationen und einer im Maß angepaßten Figurendarstellung wird die Illusion einer realistischen Landschaftsszenerie erzeugt, in die das Geschehen der heilsgeschichtlichen Trilogie als eine narrative Ereignisfolge integriert ist. Im Modus des Realismus und des Narrativen wird ein

Zusammenhang suggeriert, der weder realistisch noch narrativ ist. Am Beispiel des gekreu-
zigten Erlösers ist dieser komplexe, scheinbar widersprüchliche Sachverhalt besonders IX
augenfällig. Die Darstellung zielt auf eine möglichst organische Integration des Kruzifixus 112
in die Gesamtszenerie und nicht auf eine aus dieser herausgehobene, kultbildhaft hieratische
Präsentation, wie man es von einem Werk der Tafelmalerei dieser Zeit vielleicht erwarten
würde. Das Kreuz ist nicht im präzisen Mittelpunkt der Komposition frontal zum Betrach-
ter aufgestellt, sondern seitlich nach links verschoben und leicht aus der Fläche in die Tiefe
gedreht. Die illusionistische Einbindung in den suggerierten dreidimensionalen Land-
schaftsraum dient jedoch nicht einer besonders anschaulichen Schilderung der historischen
Kreuzigung auf Golgotha, sondern einer Verknüpfung mit den zeitgenössischen Figuren,
deren Wirklichkeitsbereich die Landschaft bezeichnet, die aber in dieser Landschaft nicht in
einen narrativen Handlungszusammenhang gebracht sind, sondern wie das Kreuz – Sym-
bol der christlichen Erlösungshoffnung – Zeichen, Bedeutungsträger sind und bestimmte
Glaubens- und Lebenshaltungen personifizieren.

Über die Landschaft und die zeitgenössischen Figuren wird Nähe zum Betrachter
hergestellt. In der Verwandtschaft mit dem Buon Governo, dessen Landschaft an der
topographischen Realität des sienesischen Contado orientiert war,[41] entspricht sie seiner IV, 21
empirischen Realität und lädt ein zur Identifikation mit dem Dargestellten. Und es sind die
zeitgenössischen Figuren, die mittels der von ihnen präsentierten Spruchbänder direkt in
Kommunikation mit dem Betrachter treten, um ihm das Geschehen zu kommentieren und
an ein bestimmtes Verhalten zu appellieren. Darüber hinaus sind mit den beiden im
Bildvordergrund einander antithetisch gegenübergestellten Figuren eines habgierigen
Kaufmanns und eines Eremiten zwei Prototypen gewählt, die die gesellschaftliche Realität
des in Kapitalhandel und Wucher verstrickten Bürgers in den toskanischen Stadtstaaten wie
das gesellschaftliche Ideal asketischer Kontemplation[42] der Zeit paradigmatisch repräsentie-
ren. In dieser Pointierung gewinnt die Darstellung unmittelbare Relevanz für den zeitge-
nössischen Betrachter in Siena, dessen eigene Erfahrungssituation von diesem Konflikt und
der immer wieder bezeugten Angst vor einem plötzlichen, unerwarteten Tod geprägt war,
ohne die Möglichkeit durch fromme Stiftungen die Schuld zu tilgen, die man mit der als
Todsünde angesehenen Wucherpraxis auf sich geladen hatte.[43] Der Modus des Realistischen
und des Narrativen dient dazu, dem Betrachter das Argument nahezubringen. Aber weder
sind die einzelnen Ereignisse der Trilogie in ihrer Bedeutung *per se* narrativ zu verstehen,
noch kennzeichnet sie alle eine narrative realistische Darstellung. Anschaulich erzählt wird
im linken Bildteil. Im mittleren Bildteil ist das narrative Moment sehr reduziert und auf
einzelne Aspekte wie das ›Tuscheln‹ der eitlen jungen Damen oder die Jagdhunde der
Edelleute beschränkt. Auch das Jüngste Gericht ist nicht als detailreiche Erzählung des
göttlichen Strafgerichts angelegt. Mit Ausnahme der Seligen, die dem Himmel entgegen
schweben, und den beiden Verdammten, die mit Widerstreben – ausgedrückt in Haltung 119
und Schrittmotiv – auf ihre Vertreibung in die Hölle reagieren, ist im rechten Bildteil jede
Bewegung arretiert. Die Erscheinung des wiederkehrenden Erlösers ist in der streng axial-
symmetrischen Darstellung als fast zu einem planimetrischen Schema erstarrte Endvision
festgeschrieben. Im Vergleich mit der narrativ anschaulichen Darstellung des irdischen
Paradieses in Gestalt eines Gartenstücks erhebt sich die Frage nach der semantischen Bedeu-
tung dieser zeichenhaft abstrahierten Gerichtsvision. Eine Erklärung mag in dem Versuch
zu sehen sein, Harmonie und Vollendung des sich einer konkreten Vorstellung entziehen-
den himmlischen Paradieses in die Anschauung zu heben bzw. für den Betrachter assoziier-
bar zu machen.

Die aus der Kompilation und Montage disparater Bildelemente resultierende komposite Struktur der Tafel und die damit verbundenen Brüche und Verzerrungen, die dem Eindruck einer schlüssigen Bildeinheit verschiedentlich entgegenwirken, sind Ausdruck einer Spannung, die der Aufgabe, abstrakte Inhalte bildlich umzusetzen, inhärent ist.

In ihrer komplexen Struktur und dem ambitionierten Programm ist die sogenannte Erlösungsallegorie der Pinakothek von Siena den monumentalen Allegorien des 14. Jahrhunderts zur Seite zu stellen. Es handelt sich jedoch um ein Werk der Tafelmalerei, dessen ursprüngliche Funktion von der Forschung aufgrund seines kleinen querrechteckigen Formats als Cassone oder Predella gedeutet wurde.[44] Diese Annahme erscheint wenig zwingend. Cassoni, Hochzeitstruhen mit einer Dekoration aus bevorzugt profanmythologischen Themenkreisen[45], sind sicher nicht der adäquate Rahmen für eine theologisch-exegetisch geprägte Erläuterung des Todes, ebensowenig Predellen, die selbst in ihren anspruchsvollsten Lösungen wie z.B. Pietro Lorenzettis sogenannter Karmeliterpredella auf eine die Geschichte der Institution oder das Leben des Heiligen, dem der übergeordnete Altar gewidmet ist, illustrierende und somit ergänzende Funktion beschränkt sind, nicht aber – soweit heute bekannt[46] – eine Summe christlicher Heilsvorstellungen ziehen, wie es die Erlösungsallegorie in ihrer komplexen Struktur anstrebt. In welchem Kontext gewinnt die Tafel Ambrogio Lorenzettis ihre spezifische Bedeutungsfunktion? Ihr Format und die damit verbundene sehr kleinteilige Darstellung schließen die Annäherung eines größeren Betrachterkreises aus. Vorstellbar ist sie daher vor allem als ein Gegenstand privater Betrachtung, als Nebenbild in einer Privatkapelle oder aber auch im persönlichen Wohnbereich, obwohl darüber nur spekuliert werden kann, wie es A. Schmitt auch für die beiden ungewöhnlichen, ebenfalls aus dem Rahmen etablierter Bildkonventionen fallenden, kleinen Apokalypsetafeln in der Staatsgalerie Stuttgart feststellt.[47]

Parallelen in der argumentativen Vermittlung mit einem den monumentalen Allegorien eigenen bildsprachlichen Verfahren werfen zudem Fragen nach dem Verhältnis zur Wandmalerei auf. Ist die Erlösungsallegorie nur das Ergebnis einer Übertragung bestimmter Verfahren von einem Medium in ein anderes oder bedient sie sich in der Gestaltung des Themas eigener Möglichkeiten? Die immer wieder postulierte Nähe zu, ja Verwandtschaft mit den Fresken des Camposanto zu Pisa[48] beleuchtet doch auch die Unterschiede zwischen den beiden Medien und die Eigenart des Sieneser Bildes. Die Tafel bietet eine den Lehrsätzen der christlichen Exegese entsprechende Erklärung der komplexen Zusammenhänge von Sündenfall, Tod und Erlösung. Der kausalen Verknüpfung von Heilsgeschichte und Todesthematik (innerhalb einer Bildtafel) steht in Pisa das isolierte Schreckensbild des sogenannten Trionfo della Morte in einer Reihe einzelner gerahmter Ereignisbilder aus der Heilsgeschichte gegenüber. Der übergeordnete programmatische Zusammenhang dieser Stationsfolge erschließt sich dem Betrachter in Pisa nur allmählich durch ein Abschreiten
93 der langen Bilderfront und wohl nicht zuletzt durch die vermittelnde Instanz einer kommentierenden Predigt, die alle Bilder in ihre Argumentation miteinbezieht und den Zusammenhang verbal erstellt. Die Erlösungsallegorie bietet in ihrem begrenzten Format eine
IX gute Überschaubarkeit des Dargestellten. Die kleinteilige, miniaturhafte Darbietung in Verbindung mit der gewählten Vogelperspektive ermöglicht dem Betrachter eine simultane Wahrnehmung des sehr dichten, komplexen Programms. Die mittels Analogien, Parallelisierungen oder auch Differenzierungen erstellten Bezüge involvieren den Betrachter in einen Vorgang interpretierenden Sehens, in dessen Verlauf sich ihm unter Abruf des allgemeingültigen theologischen Wissens, mit dem das Programm arbeitet, und unter Nachvollzug der syntaktischen Verknüpfung das Argument der Tafel erschließt.

So ist die Erlösungsallegorie nicht einfach das Ergebnis einer Übertragung eines Themas und bestimmter bildsprachlicher Verfahren aus einem Medium in ein anderes, sondern eine den Möglichkeiten der Tafelmalerei und der Situation eines privaten Betrachters adäquate Bildschöpfung.

Anmerkungen

Die vorliegende Untersuchung ist die überarbeitete Kurzfassung einer 1986 an der Ludwig-Maximilians-Universität München bei Prof. H. Belting approbierten Magisterarbeit.

1 Vgl. H. Belting, Wandmalerei und Literatur im Zeitalter Dantes – Zwei öffentliche Medien an einer Epochenschwelle, in: Epochenschwelle,und Epochenbewußtsein, Poetik und Hermeneutik XII, München 1987, S. 53ff.

2 Nach Angaben von G. Palmieri-Nuti, Catalogo del R. Istituto Provinciale di Belle Arti di Siena, Siena 1895, S. 36f., wurde die Tafel 1891 von der Direktion der ›*scuole per le zittelle povere di San Niccolò*‹ im ehemaligen Konvent Monnagnese dem ›R. Istituto Provinciale di Belle Arti‹ angehörenden Galerie, aus der die heutige Pinakothek hervorging, übergeben. Wann und unter welchen Umständen die Tafel in den Besitz von San Niccolò in Sasso gelangte ist nicht bekannt. Im schriftlichen Nachlaß des ›Istituto‹, finden sich keine Hinweise auf die Tafel. Nach Aussage der Direktion verfügen auch die Pinacoteca und die Soprintendenza nicht über Unterlagen, die die Angaben des Katalogs von 1895 bezüglich Erwerb und Herkunft des Bildes ergänzen könnten.

3 Links wird die Figur Gott Vaters bei der Verurteilung Kains fast völlig vom Rahmen des Bildes verdeckt, rechts ist Johannes d. Täufer überschnitten, was nur mit einer späteren Neurahmung erklärt werden kann; denn nach M. Cämmerer-George, die Rahmung der toskanischen Altarbilder im Trecento, Straßburg 1966, S. 18, wurden Tafelbilder doch in der Regel vor der Bemalung gerahmt. Spuren roter und blauer Farbe an der Naht zwischen Rahmen und Bildtafel zeugen zudem von einer nachträglichen, nicht sehr sorgfältig ausgeführten Übermalung, die den an dieser Stelle entstandenen Bruch vermutlich verdecken sollte.

4 Die Hoffnung durch eine Infrarotanalyse die Inschriften wenigstens teilweise wieder rekonstruieren zu können hat sich nicht erfüllt. Die Aufnahmen geben nicht einmal Spuren eines Textes wieder. Im Vergleich mit der intakten und gut lesbaren ›Inri-Tafel‹ erhebt sich die Frage, ob die Cartelli überhaupt je beschriftet waren. M. Seracini und der E. Di. Tech Florenz sei ganz herzlich für ihre freundliche Unterstützung gedankt.

5 Weder aus der Viten- und Guidenliteratur noch aus dem umfangreichen archivalischen Schrifttum des 17. und 18. Jahrhunderts lassen sich Hinweise auf die Tafel in San Niccolò in Sasso bzw. in Monnagnese oder an einem anderen Ort rekonstruieren.

6 Ausführlich diskutiert in meiner Magisterarbeit (maschinenschriftl. Exemplar Universität München), Ambrogio Lorenzettis Erlösungsallegorie in der Pinacoteca Nazionale in Siena, München 1986, S. 13ff.

7 Für die ältere Forschung, vertreten durch A. Pératé, Un Triomphe de la Mort de Pietro Lorenzetti, in: Mélanges Paul Fabre, Etudes d'Histoire du Moyen Age, Paris 1902, S. 436ff.; und C. Brandi, La Regia Pinacoteca di Siena, Rom 1933, S. 150ff. (mit ausführlicher Bibliographie der älteren Literatur); stand eine Zuschreibung an Pietro Lorenzetti außer Frage. Die sich im »geistigen Gehalt«, der »reifen perspektivischen Behandlung« und der »großartigen Konzeption« äußernde Qualität des Bildes sei nach Meinung der meisten Autoren im 14. Jahrhundert lediglich im Werk der Lorenzetti, von der Hand Pietros denkbar. Nur J. Guthmann, Die Landschaftsmalerei der Toskanischen und der Umbrischen Kunst von Giotto bis Raffael, Leipzig 1902, S. 83f., trat ausgehend von einer Betrachtung der Landschaften des Buon und Mal Governo für eine Zuschreibung an Ambrogio Lorenzetti ein. U. Feldges-Henning, Landschaft als topographisches Portrait, Der Wiederbeginn der europäischen Landschaftsmalerei in Siena, Bern 1980, S. 82ff., greift Guthmanns Argumente auf und möchte in einem Mitarbeiter Ambrogio Lorenzettis an der Wand des Mal Governo, an deren Figurenstil einige der kleinen Gestalten unter dem Kreuz erinnerten, die ausführende Hand erkennen, möglicherweise nach einem von Ambrogio selbst gefertigten Entwurf.

8 Vgl. Feldges-Henning (wie Anm. 7), S. 63ff.

9 P. Torriti, La Pinacoteca Nazionale di Siena, Bd. 1: I Dipinti dal XII al XV Secolo, Genua 1977, S. 116ff. (mit neuerer Bibliographie) nennt den Zeitraum zwischen 1330 und 1335, also noch vor der Entstehung der Fresken im Palazzo Pubblico. Eine Datierung um oder bald nach 1340 kann jedoch auch durch kostümhistorische Aspekte weiter gestützt werden. Um 1340 vollzog sich in der italienischen Mode ein von zahlreichen Chroni-

sten mit Aufmerksamkeit registrierter und ausführlich kommentierter Wandel, vor allem der männlichen Mode. Unabhängig voneinander berichten G. Fiamma aus Mailand, G. Villani aus Florenz und der anonyme Verfasser der Vita Cola di Rienzos aus Rom für die Zeit zwischen 1340 und 1342/1343 von jungen Leuten, die sich neuerdings Bärte wachsen ließen und sich in enganliegende Beinkleider und figurbetonende Röcke kleideten. (Vgl. L. Bellosi, Buffalmacco e il Trionfo della Morte, Turin 1974, S. 41 ff.) Die in der Erlösungsallegorie dargestellten Figuren tragen Gewänder, die noch nichts von diesem Wandel der Mode ahnen lassen. Es darf angenommen werden, daß sich das modische Erscheinungsbild der zeitgenössischen Figuren – die vornehmen Damen und die jungen Edelleute rechts unter dem Kreuz vor allem – mit der modischen Realität zur Zeit der Entstehung des Bildes deckt. Der von den Chronisten bezeugten Wandel der Mode ist somit als ein möglicher *terminus ante quem* für die Datierung der Tafel anzusehen.

10 Torriti (wie Anm. 9).

11 (Wie Anm. 7). A. Pératés Interesse konzentriert sich jedoch ausschließlich auf die Frage der geistigen Urheberschaft der Fresken des Pisaner Camposanto. Zum Beweis seiner These, diese sei ein Verdienst Pietro Lorenzettis, zieht er die Tafel in Siena heran und apostrophiert sie – ausgehend von der heute überholten Datierung der Fresken nach der großen Pest von 1348 – als ein ›résumé par avance‹ der Pisaner Fresken. Eine Analyse der Tafel in ihrem spezifischen Eigencharakter erfolgt nicht.

12 Ebenda.

13 Vgl. L. Guerry, Le Théme du »Triomphe de la Mort« dans la Peinture Italienne, Paris 1950; und L. E. Jordan, The Iconography of Death in Western Medieval Art to 1350, Ph. D. University of Notre Dame 1980, University Microfilms International Ann Arbor, Michigan 1980.

14 Vgl. J. Garber, Wirkungen der frühchristlichen Gemäldezyklen der alten Peters- und Pauls-Basiliken in Rom, Berlin 1918. Auch Darstellungen der Genesis alleine finden sich in der Tafelmalerei kaum. (Vgl. J. Zahlten, Creatio mundi, Darstellungen der sechs Schöpfungstage und naturwissenschaftliches Weltbild im Mittelalter, Stuttgart 1979, S. 42 ff.) Eine der wenigen Ausnahmen stellt Guido da Pacinos Lignum-Vitae-Tafel dar, die aber wie die Erlösungsallegorie ganz eigene Akzente setzt.

15 Vgl. Zahlten, (wie Anm. 14).

16 Die Schwarzweißabbildung, die eine Lage des Paradiesgartens auf dem Plateau eines kegelförmigen Berges suggeriert, ist hier etwas irreführend auf Grund des gerade in diesem Bildteil außerordentlich schlechten Erhaltungszustandes der Firnisschicht.

17 Vgl. M. Bernabò, La Cacciata dal Paradiso e il Lavoro dei Progenitori in alcune Miniature Medievali, in: La Miniatura Italiana in Età Romanica e Gotica, Bd. 5, Atti del I Congresso di Storia della Miniatura Italiana, Florenz 1979, S. 269 ff.

18 Vgl. Anm. 4.

19 Vgl. G. Crocioni, Una Canzone e un Sonetto di Jacopo Alighieri, Pistoia 1898, 16 ff.

20 Zit. nach T. Bini (Hg.), Jacopo Alighieri: Versi della Morte, Luca 1852.

21 Guerry (wie Anm. 13), S. 26 ff. führt die Canzone J. Alighieris unter dem von ihr genannten literarischen und religiösen Schriftgut auf, das die Todesvorstellungen des 14. Jahrhunderts widerspiegelt, die Parallelen zwischen dem Text der Canzone und der Darstellung des Wildschweins in der Erlösungsallegorie sind ihrer Aufmerksamkeit jedoch entgangen.

22 »Io son la morte, principessa grande che la superbia umana in basso pono: ...« vgl. Bini (wie Anm. 20).

23 »... Gli re e gran maestri in piccol'ora per lo mio squardo caggion del suo trono. ... La forza giovenil non vi dimora, che subito non vado in sepoltura fra tanti vermi, che cosi 'l divora. Soldato, che ti vale tua armadura, Che la mia falce non ti sbatta in terra, ...« ebenda.

24 »... Ma quello ch'in virtude sempre sale, disprezza 'l mondo e fugge suo veleno, cercando Dio lascia l'opera male, starà nel ciel perpetuo sereno.« ebenda.

25 Vgl. Guerry und Jordan (wie Anm. 13).

26 Vgl. Bellosi (wie Anm. 9), S. 41 ff.

27 Vgl. u. a. R. Oertel, Der Triumph des Todes in Pisa von Francesco Traini, Berlin 1948.
Zu älteren Fassungen des Themas und seiner Entwicklung vgl. Jordan (wie Anm. 13), S. 19 ff.

28 Guerry (wie Anm. 13), S. 29, sieht die Erlösungsallegorie als eine Vorform an, seine eigentliche Ausprägung habe das Thema noch nicht gefunden.

29 Vgl. W. Rotzler, Die Begegnung der drei Lebenden und der drei Toten. Ein Beitrag zur Forschung über die mittelalterlichen Vergänglichkeitsdarstellungen, Winterthur 1961, S. 251. Vgl. auch die Beiträge von K. Krüger und E. Frojmovič in diesem Band S. 187 ff., 201 ff.

30 Vgl. G. Ruf, Das Grab des hl. Franziskus. Die Fresken der Unterkirche in Assisi, Freiburg 1980, S. 144.

31 Ebenda.

32 Zur Weltgerichtsikonographie vgl. R. Schreiner Das Weltgerichtsfresko in Santa Maria Donnaregina zu Neapel, Materialien zur Weltgerichtsikonographie, (Diss. München, 1978) München 1983; und B. Brenk, Tradition und Neuerung in der christlichen Kunst des ersten Jahrtausends, Studien zur Geschichte des Weltgerichtsbildes, Wien 1966.

33 Vgl. Schreiner (wie Anm. 32), S. 138f.

34 Ebenda, S. 154.

35 Ebenda, S. 20.

36 Vgl. auch 1 Kor. 15.

37 Vgl. W. Rehm, Zur Gestaltung des Todesgedankens bei Petrarca und Johann von Saaz, in: Deutsche Vierteljahresschrift für Literaturwissenschaft und Geistesgeschichte 5, 1927, S. 431ff., insbesondere S. 436; und H. Volk, Tod, II. Theologisch, in: Handbuch theologischer Grundbegriffe, Hg. H. Fries, München 1963, S. 670ff.

38 Der Zusammenhang von Sündenfall und Erlösungsbedürftigkeit des Menschen wurde dagegen immer wieder thematisiert, so z.B. in den bei Zahlten (wie Anm. 14), S. 57ff. und Abb. 89 und 90, aufgeführten Bibeln des 13. Jahrhunderts, wo den in das I-Initial des Buches Genesis einbeschriebenen Schöpfungsmedaillons eine Kreuzigungsdarstellung hinzugefügt ist.

39 Vgl. S. Esche, Adam und Eva, Sündenfall und Erlösung, Düsseldorf 1957, S. 33; M. Lindgren, Döden i Paradiset, in: Genesis Profeta, Stockholm 1980, S. 165f.

40 Im 3. Kapitel heißt es sogar wörtlich: »... Hanc enim primi homines, nisi peccauissent, perpessi utique non fuissent....« Zit. nach A. Augustinus, De civitate Dei, Libri IX-XXII, Turnholti 1955, S. 386.

41 Vgl. Feldges-Henning (wie Anm. 7), S. 60f.

42 Vgl. hierzu auch K. Krüger, Bildandacht. und Bergeinsamkeit, S. 187ff. in diesem Band.

43 Vgl. R.C. Trexler, Death and Testament in the Episcopal Constitutions of Florence (1327), in: Renaissance Studies in Honor of Hans Baron, Dekalb, Illinois 1971. Zu den prominentesten Beispielen für eine aus diesem Anlaß gemachte Stiftung zählt die von Enrico Scrovegni in Padua in Auftrag gegebene Arenakapelle (vgl. U. Schlegel, Zum Bildprogramm der Arenakapella, in: Zeitschrift für Kunstgeschichte 20, 1957, S. 125ff.).

44 Vgl. u.a. C. Brandi und P. Torriti (wie Anm. 7).

45 Vgl. P. Schubring, Cassoni, Truhen und Truhenbilder der italienischen Frührenaissance, Leipzig 1923, insbesondere S. 14ff.

46 Vgl. A. Preiser, Das Entstehen und die Entwicklung der Predella in der italienischen Malerei, (Diss. Würzburg 1972) Hildesheim 1973, insbesondere S. 261ff.

47 A. Schmitt, Die Apokalypse des Robert von Anjou, in: Pantheon 28, 1970, S. 475ff., insbesondere S. 496.

48 Vgl. Pératé (wie Anm. 7), Brandi (wie Anm. 7), Guerry (wie Anm. 13).

Klaus Krüger

Bildandacht und Bergeinsamkeit

Der Eremit als Rollenspiel in der städtischen Gesellschaft

Die folgenden Ausführungen gliedern sich in zwei Teile. Der erste, längere, handelt zunächst nicht von Bildern selbst, sondern sucht auf dem Wege einer kursorischen Erörterung hagiographischer Text- und Bildzeugnisse Einblick zu gewinnen in kollektive Vorstellungen, die seit dem späteren Duecento mit der Praxis religiöser Bildkontemplation verknüpft wurden. Der zweite, kürzere, führt dann die Betrachtung auf zwei Fallbeispiele, die veranschaulichen, wie diese Vorstellungen in religiösen Bildern selbst, im Sinne eines neuen, autoreflektiven Gehaltes, thematisch werden.

Die Entwicklung religiöser Frömmigkeitsformen seit der zweiten Hälfte des 13. Jahrhunderts steht im Zeichen eines tiefgreifenden Paradigmenwechsels hagiographischer Konzeptionen: Dies ist der Ausgangspunkt der folgenden Erörterung. Die Vorstellungsinhalte, die die Gläubigen der Zeit mit dem Ideal gelebter Heiligkeit verknüpften, gerieten in einen Umbruch, und mit ihnen zugleich auch die Kategorien, von denen sie im eigenen religiösen Verhalten geleitet waren. Auf eine Kurzformel gebracht, trat etwa seit der Jahrhundertmitte die Verdienstwürdigkeit der evangelischen Barmherzigkeitswerke und der apostolisch wirkenden Bekehrungsarbeit zunehmend zurück hinter der inwendig miterleidenden Kontemplation der Passionsmysterien als eigentlicher Sinnbestimmung eines heiligmäßigen Lebens[1]. A. Vauchez hat gezeigt, welch konstitutive und bis tief ins 14. Jahrhundert hinein ansteigende Bedeutung nunmehr dem Gebetsleben einer *via unitiva*, dem Phänomen erlebnishafter Gotteserfahrung als neuer, prägender Kategorie des Heiligen im hagiographischen Schrifttum zuwuchs[2]. Es sei »vollendeter, Christus in seiner Passion als in seinem Wirken nachzufolgen«, so bringt Johannes von Marienwerder, der geistliche Ziehvater der seligen Dorothea von Montau († 1394), das neue Ideal längst in der Hochphase seiner Geltung auf den Begriff[3].

Die retrospektiven Tendenzen, die diesem Umbruch eingelagert waren, sind schwerlich zu verkennen. In der neuen Heiligkeitsauffassung verallgemeinerte sich das Wiederaufleben einer spiritualistischen, maßgeblich im Zisterziensertum des 12. Jahrhunderts fundierten Religiosität bernhardinischer Prägung, die nunmehr, seit der zweiten Hälfte des 13. Jahrhunderts, im Mönchtum der Bettelorden, insbesondere der Franziskaner, eine weit ausgreifende Erneuerung erfuhr[4]. Das noch im frühen Mendikantentum freigesetzte Engagement sozialen religiösen Wirkens, genuin verdichtet im hagiographischen Bild der Elisabeth von Marburg († 1231) mit der Topik ihrer Barmherzigkeitswerke oder in dem des Franziskus von Assisi († 1226) in der Darstellung seiner frühesten Legende, wich einem fortschreitenden Rekurs auf retrospektive, mystisch-eremitische Leitbilder, wie sie bereits auch die zisterziensische Hagiographie vorgezeichnet hatte[5].

Maßgabe, ja Ferment der ganzen Entwicklung war fraglos die oftmals diskutierte Transformation und ›Korrektur‹ des Franziskusbildes in der sich um die Jahrhundertmitte wandelnden Auslegung durch geistliches Schrifttum und Legenden. Vereinfacht gesprochen, wurde dabei die ursprüngliche Charakteristik seiner durch apostolisches und karitatives Handeln nach außen hin wirkenden Christusnachfolge zusehends überlagert durch die Hervorhebung einer schrittweisen inneren Selbstvervollkommnung, die sich gleichsam teleologisch auf die Christusverähnlichung in der Stigmatisation hin entfaltete[6]. Man weiß, daß der Gedanke letztlich durchgreifend von Bonaventura zu einem hagiographischen Konzept verdichtet wurde, indem er, fußend auf der Begründungslogik augustinisch-zisterziensischer Mystik, seiner Lebensdarstellung des Heiligen (Legenda major, 1260-63) eine triadische Struktur und die Motivik einer siebenmalig sich steigernden »Vision des Kreuzes«[7] hinterlegte, bei deren letzter Franziskus »in mystischer Schau«[8] ... »ganz zum Bild des gekreuzigten Christus«[9] geworden war: kulminierendes Erlebnis eines stufenweisen Aufstiegs der Seele zu Gott.

In der hier vollzogenen Umschichtung des übernatürlichen Wunders zu einem innerseelischen Prozeß, zum Resultat einer aus compassio-Verlangen heftig stimulierten Einbildungskraft *(vehemens imaginatio)*[10] tritt das Kennzeichnende des hagiographischen Umbruchs insgesamt exemplarisch hervor: Es ist der Grundgedanke der imaginativen, visionär das Jenseitige schauenden Begabung und ihrer transformativen Kraft im Menschen, der Gedanke der Selbstheiligung vermittels der »perfecta Dei dilectio ex clara visione procedens«[11], der, weit hinausführend über den Kult des Franziskus selbst, konstitutiv wurde für die Ausprägung eines neuen passionsmystischen Heiligentypus.

Es gehört nun merkmalhaft zum Befund dieser Entwicklung, daß fortschreitend in der hagiographischen Überlieferung ein Motivkomplex besondere Bedeutung gewann, in dem sich die neue Heiligkeitsauffassung sinnfällig veranschaulichte, und dem vornehmlich aus kunsthistorischer Sicht ein außergewöhnliches Interesse zuwächst: der Motivkomplex der heiligenden Bildandacht. Die Gnadenkraft der imaginativen Versenkung ins Übersinnliche wurde hier zur schauenden Versenkung ins Bildwerk in Entsprechung oder sogar – im Falle der visionären Verlebendigung des Bildsujets – in Gleichung gesetzt.

Wiederum ist der Fall des Franziskus hierfür exemplarisch. Bereits Thomas von Celano fügte in die zweite, durchgehend umgearbeitete Redaktion seiner Franziskuslegende (1246/1247) die seither berühmt gewordene Wunderepisode der Andacht vor dem Tafel-
129 kreuz von San Damiano ein, das sich dem jungen Franziskus, während er es kontemplierte, zugeneigt und ihn angesprochen haben soll[12]. Dem Episodenbericht hinterliegt die Sinnbedeutung einer biographischen Präfiguration der Stigmatisation: In jener Bildandacht, so formuliert Celano, widerfuhr dem Heiligen zum erstenmal »durch und durch die unaussprechliche Wandlung seines Wesens« und wurden »seinem Herzen, wenn auch noch nicht seinem Fleische, die Male des verehrungswürdigen Leidens tiefer eingedrückt«[13]. In dieser inhaltlichen Konzipierung figuriert das Schauen des Kruzifixus im Bild als Vorstufe und Vorform zur Schau des Seraph-Kruzifixus in der Vision. Bilderleben und Visionserlebnis treten ins Verhältnis analoger, allein graduell unterschiedener Erfahrungsformen des
130 Jenseitigen. Eine Miniatur des ausgehenden 13. Jahrhunderts in Carpentras[14] setzt diesen Sinnbezug überraschend konsequent ins Bild: Sie läßt das Stigmatisationsgeschehen selbst als reale Bildandacht im Kirchenraum und vor dem Seraph als Altarbildwerk mit zugehörigen Öllampen spielen. Was der Heilige als einmalige Vision erfuhr, die ekstatische Versenkung ins Übersinnliche, erscheint hier transformiert zur Versenkung ins gegenständliche Bildwerk, die mystische *unio* gewandelt zur Bildandacht.

Wie weitreichend diese Sinnauslegung verstanden wurde, vermag ein Holzkreuz mit
dem plastischen Seraph-Kruzifixus in Skepe (Polen) zu belegen, das dem frühen 14. Jahr- 131
hundert entstammt[15]. Es läßt den Betrachter die Wirklichkeit der Stigmatisation faktisch als
einen Versenkungsakt ins Bildwerk erfassen und dient ihm zugleich als Instrument, in
persönlicher Mimese dem Heiligen nachzueifern. Stellt man der Holzskulptur eine spätere
Handschriftenillustration mit einer Vision des Heinrich Seuse († 1366) zur Seite[16], so 132
werden die Praktiken der an ihm vollzogenen Andacht und Einstimmung zur Franziskus-
imitation leicht einsehbar. Der Franziskusminiatur verwandt, erscheint auch hier der revela-
torisch geschaute Seraph bildwerkartig fest montiert; die zahlreich beigegebenen Inschrif-
ten vergegenwärtigen die eindringende Intimität eines Dialogs, der sich zuletzt ins Nacher-
lebnis der Stigmatisation steigert (»Oh, Herr, lehr mich, daß ich leiden kann, so wie Du es
willst...«).

Die Stigmatisationsvision des Heinrich Seuse als Resonanz auf die Franziskuslegende
begegnet, wie man weiß, in der neuen Hagiographie keineswegs als Einzelfall. So berichtet
über die selige Margarete von Ungarn († 1270), in klarer Umformung ihrer historischen
Gestalt, ein italienischer Legendenzusatz des frühen Trecento von ihrer ekstatischen Entrük- 133
kung vor dem Bild des Gekreuzigten und ihrer schließlichen Stigmatisierung[17]. Gleichfalls
widerfuhr der Dominikanerheiligen Katharina von Siena († 1380), laut Bericht ihrer
Kanonisationsakte, nach wiederholten Revelationserlebnissen vor Bildern zuletzt die ei-
gene Stigmatisation unmittelbar bei der Gebetsandacht vor einem Bild des Kruzifixus im
Kirchenraum[18]. In anderen Fällen, denen der hl. Chiara da Montefalco († 1308), der seligen
Angela da Foligno († 1309) und zahlreicher anderer mehr, wird überliefert, daß sie wäh-
rend ihrer Bildandachten wiederholt mit Christus erlebnishaft ans Kreuz geheftet worden
seien, in inwendiger Reproduktion der Kreuzespassion[19]. Eine Sieneser Bildtafel des späten 134
14. Jahrhunderts, die die hl. Katharina von Siena mit vier weiteren Dominikanerseligen in
einer Arkadenstellung vereint[20], führt ihre revelatorischen Gebetsandachten je als Gipfel-
punkt der Vita in der Predellazone auf und legt darin zugleich eine Gradation der andachts-
mäßigen Verähnlichungskraft an: sich steigernd zur Bildmitte hin von der geistigen Schau
über die miterlebende Betrachtung des Altar-Kruzifixus bis zu dessen Verlebendigung und
hierbei sich erfüllenden Einprägung seiner Wundmale.

Das inhaltlich Gemeinsame all dieser Beispiele wird deutlich: Die Bildandacht figuriert
im Kontext der neuen Hagiographie als Akt der religiösen Selbstheiligung, dem Bildwerk
wächst die Bedeutungsdimension eines Instruments der Jenseitsschau, der *sancta imaginatio*,
zu.

Besonderes Interesse, weil der Frühzeit der Entwicklung entstammend, verdient in dem
Zusammenhang ein um 1260 von Guido da Siena ausgeführtes Flügeltabernakel der Siene- 135
ser Pinakothek, das Szenen aus der Legende des Beato Andrea Gallerani mit je einer Episode
des Dominikus und des Franziskus vereint[21]. Die Gebetshinwendung des Seligen an ein
Bild des Kruzifixus ist in anschauliche Analogie gesetzt zum Darstellungsformular der
Franziskusstigmatisation und belegt deren hagiographische Prototypfunktion in der Pas-
sionsmystik. Daß auch Dominikus, die im Ranganspruch der beiden Bettelorden gleichsam
konkurrierende Heiligengestalt, gleicherweise in der Ausübung eines Gebets – das ein
Wunder der Jungfrau Maria erwirkt – figuriert und somit inhaltlich wie auch in der
formalen Disposition der Franziskusdarstellung korrespondiert, vertieft diesen Sinnbezug.
Wenn im ganzen Bilderarrangement somit drei Szenen kontemplativer Andacht zwei
anderen gegenüberstehen, die den Seligen in Ausübung der evangelischen Barmherzig-
keitswerke (Almosenspende, Pilger- und Leprosenfürsorge) zeigen, so gelangt in diesem

Verhältnis der hagiographische Umbruch an einem Bildzeugnis, das genau in seiner Umschlagsphase entstand, sinnfällig zur Anschauung.

Entgegen dem Eindruck der bisherigen Beispiele konstituierte sich jedoch das neue Bedeutungsverständnis religiöser Bildkontemplation keineswegs allein in Resonanz auf das Thema des Kruzifixus. Auch fand die Bildandachts-Motivik topische Verbreitung nicht nur in den Viten der ›neuen‹ Heiligen. Als hagiographische Projektion ex post konnte sie auch in die Legendendarstellungen frühchristlicher und altmonastischer Heiligengestalten, etwa der Maria Magdalena, des Benedikt oder des Abtes Antonius eindringen[22].

Den bemerkenswertesten und zugleich folgewirksamsten Fall einer hagiographischen Umarbeitung ex post bietet die Legende der Katharina von Alexandrien mit der Ausbildung ihrer Sposalizio-Episode im frühen 14. Jahrhundert. Fehlt das Motiv noch in der Legenda Aurea oder bei Vinzenz von Beauvais, so klingt es zuerst vereinzelt in hagiographischer Dichtung des späten 13. Jahrhunderts an, doch hier noch strikt im Sinne einer auf biblisch-exegetischer Sponsa-Motivik fußenden Versinnbildlichung der Hingabe an Christus[23]. Erst im Trecento, faßbar seit den zwanziger Jahren in italienischen Bild- und Textzeugnissen, taucht das eigentliche Vermählungsmotiv auf, nunmehr konkretisiert zum historischen Realgeschehen und ausgelegt als mystische Erfahrung einer sinnlichen Herab-
136 kunft und Gegenwart Christi zum Verlöbnis[24]. Die Transformation der frühchristlichen Blutzeugin zur Mystikerin voll gegenwärtiger Empfindung bietet ein Beispiel par excellence für den hagiographischen Umbruch. Dies umso mehr, als wiederum auch hier die Vermittlungskraft eines religiösen Bildes an zentraler Stelle steht: Als sie sich in ihrer Jugend im Verlangen, Christus und die Jungfrau zu sehen, an einen Eremiten wendet, überreicht ihr dieser ein Tafelbild mit der Darstellung der Muttergottes und weist sie an, es beim Gebet eindringlich zu kontemplieren; als ihr nachts darauf tatsächlich eine Erscheinung der Jungfrau Maria widerfährt, bleibt ihr jedoch der Anblick Christi, der ihr den Rücken zukehrt, verwehrt; erst nach weiterer Unterweisung in den Passionsmysterien durch den Eremiten wird ihr in einer zweiten durch ihre Bildandacht erwirkten Vision nunmehr auch die ganze, innige Zuwendung Christi, die sich zuletzt im mystischen Verlöbnis erfüllt, zuteil[25].

Die neugeprägte Episode fand als hagiographisches Exemplum der Selbstheiligung ungewöhnliche Verbreitung in Schrifttum und Bilddarstellungen und wirkte auch auf die Legenden anderer Heiliger: Die selige Margarete von Ungarn erwählte sich, laut Legendenzusatz des Trecento, Katharina ausdrücklich zum Vorbild für ihr Leben in meditativem Aufstieg zu Gott[26]; Bilddarstellungen des Sposalizio inspirierten Katharina von Siena zu ihrem eigenen mystischen Verlöbnis mit Christus ...[27].

So fand die Stigmatisation des Franziskus als Paradigma der Selbsterhöhung hier ein hagiographisches Pendant von durchaus verwandter Geltung. Daß beide Ereignisse nicht unähnlich als durch Bildandachten initiiert und erwirkt vorgestellt wurden, verdichtet den hier skizzierten Entwicklungszusammenhang.

Gewiß sind hagiographische Berichte, die über wunderhafte Bildandachten der Heiligen sprechen, im späten 13. Jahrhundert nichts grundsätzlich Neues mehr. Bereits die San Damiano-Episode des Franziskus ist nicht, wie Thomas von Celano glauben machen will, eine »neue« und »für unsere Zeiten unerhörte Begebenheit«, sondern fußt vielmehr auf Vorgaben der Legendentradition[28]. Schon von Bernhard von Clairvaux († 1153) weiß die Legende zu berichten, daß er ein Bild des Kruzifixus küßte, als sich ein Arm von dessen Corpus löste und ihn in inniger Bewegung berührte[29]. Ähnlich lautende Berichte über andere Heilige ließen sich anführen[30]. Dabei ist bezeichnend, daß sich vornehmlich aus dem verinnerlichten, geistlich-religiösen Milieu des reformierten Mönchtums im 12. Jahrhundert, dessen eigentliche Nachfolge, wie zuvor skizziert, die nunmehr neu auflebende Erlebnismystik antritt, legendarisch-hagiographische Vorläufer für die späteren Bildvisionen überliefert finden[31].

Gleichwohl unterscheidet sich von dieser Tradition die Motivtopik der neuen Hagiographie bedeutsam und in mehrfacher Hinsicht. Neu ist nicht nur der ungleich ausgreifendere Grad ihrer Verbreitung[32]. Neu ist vor allem auch die inhaltliche Ausformung und legendeninterne Gewichtung des Wundermotivs. Erst jetzt rückt die psychologische Komponente des Vorgangs als einer eindringenden Versenkung in die Bildwirklichkeit und eines rückhaltlosen Bilderlebens bis hin zur sinnlichen Teilhabe am Sujet in den Mittelpunkt. Erst jetzt auch wird sie zugleich zu einem Hauptindikator für die Persönlichkeitsstruktur des Heiligen und sein Imitatio-Vermögen. Inhaltliche Sinngaben, die vormals dem Wunderhergang nicht selten zugrundelagen, etwa thaumaturgischer oder ein heiliges Handeln affirmierender bzw. einen falschen Glauben zurückweisender Natur, verlieren nunmehr ihre Geltung[33]. Die imaginative Leistung selbst, das Bilderleben, wird nun als Zeugnis göttlicher Begnadung demonstriert. »Wann immer ich eine Abbildung des Leidens Christi sah, konnte ich mich kaum aufrechterhalten, es ergriff mich ein Fieber und ich wurde krank«, so wird die wieder und wieder aufrührende Hingabe der Angela da Foligno an Bilder des Kruzifixus überliefert[34]. Dies: Die Steigerung der Bildandacht zur systematisch betriebenen Ekstase, das Herausstreichen ihrer substantiellen Mittlerbedeutung und ihrer Funktion als subjektivierende und dogmenüberschreitende Aneignung von Heilswahrheiten, markiert eine der wesentlichsten Fortentwicklungen gegenüber der Vorläufertradition des Motivs.

Doch reichen die Unterschiede noch weiter. Denn die Wandlungen im Inhaltlichen standen eng in Rückbindung zu einem Wandel des gesellschaftlichen Bezugssystems selbst, in dem und für das sich die neue Hagiographie konstituierte. Ihr Kontext war bestimmt durch einen die Sozial- und Kulturordnung wie die religiöse Wirklichkeit der Gläubigen tief erfassenden Strukturwandel: Im zweiten Jahrhundertviertel durch den allgemeinen Zuzug der Bettelorden in die Stadtzentren eingeleitet als ein Transfer mönchischer Lebens- und Frömmigkeitsformen aus dem großagrarisch-klösterlichen in den städtisch-kommunalen Lebensraum, wirkte er nun, im Fortgang des 13. Jahrhunderts, im raschen Aufblühen neuer Bußbruderschaften und Tertiariervereinigungen, gleichsam als »Monachisierung der Laien« (Harnack), tief in die städtische Gesellschaft selbst hinein[35]. Franziskus und die mit und nach ihm auftretenden mystisch-kontemplativen Heiligen wurden zu Protagonisten einer nunmehr im urbanen Lebensraum angesiedelten, ihrem Ursprung nach jedoch monastisch-asketisch konstituierten Religiosität und Frömmigkeitsausübung. Es ist symptomatisch für den Vorgang, daß beispielsweise für das Milieu klösterlich-eremitischer Abgeschiedenheit bestimmtes Erbauungsschrifttum aus bernhardinischer Zeit, betitelt etwa »De contemptu mundi«, »Speculum monachorum«, »Epistula ad fratres de Monte Dei« etc., jetzt eine neue breite Rezeption in der städtischen Gesellschaft fand[36]. Ebenso war die Laizisierung der Visionserfahrung eine Folge dieses Wandels: Nicht mehr der Ordens- oder Weltgeistlichkeit entstammte nunmehr die überwiegende Mehrzahl der neuen Heiligen und Mystiker, sondern dem Laientum der Stadt[37].

Aus sozialpsychologischer Sicht eigneten diesem Umschichtungsprozeß durchaus kompensatorische Funktionen: Für den Städter, der verstrickt war in weltlich kommunales Wirken, in Parteienzwist und Kapitalhandel, vermochte sich in den Paradigmen asketischer Kontemplation und Anachorese gleichsam ein Gegenideal zur eigenen Lebenswirklichkeit zu verdichten[38]. Das Erlebnis einer Sinnantithese zwischen der Gottesnähe *in eremo* und der Gottesferne *in civitate,* in dem sich die Spannung zwischen einer kollektiven religiösen Ethik und dem Autonomieanspruch des bürgerlichen Individuums objektivierte, schuf sich in den Formen praktizierenden Bußeifers im Sinne der Laienpenitenten oder in der Praxis streng bußvoller Gebetsversenkung Wege der Kompensation. Ein exzessives Beispiel gibt der frühe Fall der Patrizierstochter Umiliana de' Cerchi in Florenz: In strengster Selbstzucht und Askese und gänzlicher Abgeschiedenheit von ihrer Mitwelt, lebt sie über Jahre hin als Reklusin mitten im dichtbesiedelten Zentrum der Stadt, eingeschlossen in ihren Familienturm, und verwirklicht darin die Fiktion eines anachoretischen Daseins »in arduis montibus et in desertibus et solitudinibus«[39].

Dabei ist zu vermerken, daß nicht allein die Laienwelt, vielmehr auch das neue städtische Mönchtum der Bettelorden selbst in seinem Schrifttum allenthalben den drückenden Konflikt zwischen dem Faktum der eigenen Urbanisierung und Klerikalisierung und dem altmonastischen Ideal eines von eremitischer Strenge und Stadtferne geprägten *contemptus mundi* widerspiegelt[40]. »Descendere de monte contemplationis in civitate actionis«: Dies bezeichnet der Pisaner Erzbischof Visconti als die fundamentale Schuldverstrickung der Bettelmönche, die erst im Fegefeuer wieder abgegolten werde[41]. Dabei ist bezeichnend, daß die an der Unversöhnlichkeit beider Lebenswelten sich entzündende Krise im monastischen Selbstverständnis der Mendikanten ihre Kulmination bereits früh, in einer Reihe von Rechtfertigungstraktaten der fünfziger und sechziger Jahre des 13. Jahrhunderts, und folglich synchron zur Umschlagsphase des hagiographischen Wandels erlebt[42].

Dieser Hintergrund erhellt die sozialhistorischen Prämissen, unter denen dem Motiv der mystischen Bildandacht die neue Dimension seiner hagiographischen Bedeutung zuwuchs. Auf den Punkt gebracht, finden sich in ihm religiöse Ansprüche und Zielvorstellungen, die an die Wirklichkeit der bürgerlichen Andachtspraxis selbst geknüpft waren, zu verbürgter Modellprägung und kollektiver Repräsentation erhoben. Bereits die zuvor angeführte Franziskusminiatur in Carpentras, die die entrückende Gottesschau *in monte*
130 *contemplationis* durch eine entrückende Bildkontemplation im Kircheninneren substituiert, weist auf auf diesen Zusammenhang: Sie wertet die Gebetsversenkung in der Bildandacht als gleichwertig zur Ekstase in der Anachorese. Ähnlich eine spätere Sieneser Miniatur des
137 Lippo Vanni (ca. 1345)[43]. Sie hat zum Thema die Erteilung der letzten Kommunion durch Bischof Maximin an die heilige Magdalena, deren Seele darauf folgend auffährt. In durchgreifender Abweichung von der von der Bildtradition fest geprägten Ikonographie, derzufolge die Szene *in eremo*, in der karstigen Einsiedlerhöhle der Büßerin spielen müßte[44], ist auch hier das Geschehen in ein Gebäudeinterieur verlegt und zu einer Bildandacht der Heiligen gewandelt: Die Selbstversenkung ins Bild tritt an die Stelle eremitischer Gottesmeditation, die mystische Entrückung an diejenige der Seelenauffahrt. Das Beispiel ist umso bemerkenswerter, als Magdalena, die sich in radikaler Abkehr von ihrem einst mondän geführten Leben der Buße in strenger Weltflucht hingab, zur schlechtin prototypischen Heiligengestalt für das städtische Laientum, zumal für Penitentenkreise wurde[45].

Stellen wir den beiden Miniaturen ein drittes Bildbeispiel zur Seite: Eine Florentiner
138 Seidenstickerei aus der Mitte des Trecento zeigt, der Magdalenenminiatur verwandt, den Tod und die Seelenauffahrt der hl. Verdiana († 1243)[46]. Die Legende berichtet, daß die Heilige, die als Reklusin über dreißig Jahre asketisch und von der Außenwelt gänzlich abgeschieden in ihrem Eremitorium bei Castelfiorentino lebte, in der Stunde ihres Todes, das nahe Ende ahnend, in Gebetsversenkung niederkniete und darauf verschied; erst Tage

später von den durch wunderhaftes Glockenläuten aufmerksam gemachten Bürgern des nahen Ortes aufgesucht, wurde sie als Leichnam, doch noch in unverändert gleicher Haltung kniend, vorgefunden[47]. Diesen Moment illustriert die Darstellung, doch neuerlich, darin der Magdalenenminiatur direkt analog, in Umdeutung zu einer Bildandacht, gerichtet auf ein Tafelbild des Erlösers in Halbfigur. Dabei verdient besonderes Interesse, daß nicht nur wiederum die Anachorese als Bildandacht aufgefaßt ist, sondern als solche auch ins Interieur eines städtischen Ambientes verlegt und dabei mit allen Requisiten der ›bürgerlichen‹ Andachtspraxis (Gebetsecke, Betpult, aufgeschlagenes Stundenbuch, das ›Kleine Bild‹: *petit tableau*) ausgestattet ist[48].

Auf Guido da Sienas Tabernakel findet sich gleichfalls die Franziskusvision *in eremo* zur 135
Gallerani-Bildandacht in kenntlich städtischer Szenerie ins Verhältnis analoger (wenn auch hier noch graduell verschiedener) Frömmigkeitsformen gesetzt. Dieselbe Bedeutungsperspektive weist nicht zuletzt auch die zuvor resümierte Katharinenlegende auf: Es ist ein Eremit, der der jungen Katharina von Alexandrien, die im Wohlstand weltlicher Güter lebt, das Bild der Muttergottes überreicht und seine eindringende Kontemplation als sichersten Heilsweg anempfiehlt.

In den hier aufgeführten Beispielen gelangt deutlich die gesellschaftliche Zielvorstellung einer integrativen, Laienwelt und strenges Mönchtum, Stadtexistenz und Bergeseinsamkeit, *saeculum* und *eremum* ineinsführenden Verwirklichung religiöser Ansprüche zum Ausdruck. Die kirchliche oder häusliche Bildandacht figuriert darin als Variante, ja Substitut zur faktischen Weltentsagung *in eremo*. Das Anspruchsziel real gelebter Anachorese, das der Laie in der Welt nicht zu verwirklichen vermag, überträgt sich als religiöse Sinndimension auf seine Andacht vor dem Bild, um sich darin jedoch als Erlebnis aus der Kraft visueller Kommunikation zugleich auch neu zu konstitutieren.

Daß sich die kontemplative Jenseitsschau der Eremiten auf diese Weise zu einer Schau des materiellen Bildes objektivierte und darin zugleich gesellschaftlich verallgemeinerte, fand Niederschlag unter anderem in der Herausbildung eines neuen Erfahrungssinnes für die Bedeutung des Bildes als Medium, für die Bedeutung bildhaften Kommunizierens. Die Vorstellung von der Transzendenz vermochte eine bildhafte Form anzunehmen und als solche auch kognitiv erfaßt zu werden. Bereits der Franziskaner Salimbene (ca. 1287/1288) beschreibt sein Erlebnis einer Traumvision als Imaginieren der thronenden Madonna in eben jener Gestalterscheinung, in der sie ihm aus den Bildwerken vertraut war[49]. Als in späterer Zeit der hl. Francesca Romana, die in S. Maria in Aracoeli in Rom vor der in ihrem Tabernakel unsichtbar verschlossenen Marienikone der Avvocata betet, eine himmlische Revelation der Jungfrau Maria widerfährt, erscheint ihr diese nicht *in persona*, sondern als *imago*, in bildmäßiger Gestalt[50]. Inwendig religiöses Schauen erfährt eine Umprägung zu bildhafter Form. Exemplarisch ist besonders der Fall der hl. Katharina von Siena, die mehrfach Visionen der himmlischen Personen, Christi, Mariens und der Heiligen, erlebt, »genau in der Gestalt, in der sie sie auf den Bildern in der Kirche gesehen hatte« (›in quella forma che veduto l'aveva dipinto nella chiesa‹)[51]. Das Bild der heiligen Gestalten bleibt hier als geistige Einprägung in der Erinnerung haften und ist als Leistung der Imagination reproduzierbar.

Die Beispiele signalisieren eine Wahrnehmungsgabe, die im Erlebnis des Sehens zugleich die Wirklichkeit des Mediums bewußt hält, die kognitiv zu scheiden vermag zwischen der Darstellung selbst und dem Faktum ihrer Darbietung als Bild. Die Komplexität, die dieser Wahrnehmungssituation eignet, mag ein Fallbeispiel, ein Tafelbild der Florentiner Domopera, das die Erfahrungsqualität des Bildes als Inhalt in die Darstellung selbst aufgenommen hat, im folgenden umreißen.

139 Nach Auskunft der Inschrift auf der unteren Rahmenleiste wurde das Bild im Jahr 1335 angefertigt, dem stilkritischen Befund zufolge fraglos in der Werkstatt Bernardo Daddis[52]. Historische Daten über die Stifter, die im Bildvordergrund in Proskynese selbst vertreten sind, sowie über den einstigen Bestimmungsort des Bildes liegen nicht vor. Mit einer Basisbreite von 1,16 m überschreitet es die Maße eines Andachtsbildes im privaten Hausgebrauch. Es kann in der Kirche, für die es bestimmt war, auf dem Altar eines privat gestifteten Oratoriums oder Kapellenraumes gestanden haben. Auf diese Funktion ist seine komplexe Bildstruktur abgestimmt.

Es erstellt ein internes Bildverhältnis zwischen einem Rahmenbild, das die beiden Heiligen Katharina von Alexandrien und Zenobius sowie im Giebelsegment Christus Salvator aufführt, und der Halbfigur Mariens als Bild im Bild. Steht das Rahmenprogramm in Resonanz auf die komposite Struktur großgestaltiger Triptychen oder Polyptychen, worauf insbesondere die dort geläufige Form des Giebelabschlusses mit der Halbfigur des Erlösers weist, so fingiert der Mittelteil die Objektform einer nahsichtigen, halbfigurigen Marientafel. Repräsentatives, auch in der Thematik komposites Altarbild und nahsichtige, mit sich identische Marienikone gehen eine Verbindung ein, doch in einer Weise, die die Differenz ihrer Bildbegriffe vielschichtig thematisiert.

Die Darstellung vereint einen disparaten Personenbestand. Doch organisiert sie ihn in einer Bildanlage, die auf die Wahrnehmung eines kohärenten innerbildlichen Realitätsbezuges zielt. Dies geschieht sowohl durch das perspektivisch einheitlich erfaßte Raumgefüge mit durchgezogener Marmorbühne, davor ansetzendem gemustertem Boden und in der Mitte aufruhendem Holzrahmen, als auch durch den situativen Bezug, der in Blick, Gestik und Körperhaltung zwischen den Assistenzheiligen und Maria und zwischen ihr und den Stifterfiguren eingerichtet ist. Gleichwohl wird die Wahrnehmung der Disparität dadurch nicht überspielt: Die mehrfache Divergenz des Figurenmaßstabes – von Maria zu den Heiligen, von den Heiligen zu Christus, von ihm zu den Stiftern –, wie auch die in seltsamem Mißverhältnis zur Abbildwirkung des internen Rahmenaufbaus gesetzte Erscheinung Christi als gewissermaßen ›abgeschnittene‹ Halbfigur, widersetzen sich der schlüssigen Erfassung von Kohärenz.

Diese Einbindung in und zugleich Herauslösung aus einem raum- und geschehenslogischen Wirklichkeitsbezug, die Diskontinuität der Realitätsgrade, gehört in die inhaltliche Rechnung des Bildes. Ihr eigentlicher Sinn bündelt sich gleichsam als Ambivalenz im Seinsmodus der Person Mariens. Diese tritt in der Existenzform eines Tafelbildes in Erscheinung und ist als solches in ihrem Realitätsmodus in Differenz gesetzt und gesondert von allen übrigen Bildpersonen. Gleichwohl aber erscheint sie wie diese agierend und erfüllt von lebendiger, aus ihrem Bild heraus kommunizierender Präsenz. Sie ist ein Bild, und doch darin von personaler Gegenwart. Das Tafelbild wird hier im eigentlichen Sinn als Medium thematisiert, durch das die himmlische Person aus ihrer Transzendenz der irdischen begegnet. Die personale Wirklichkeit Mariens wird in bildmäßiger Form erfaßt.

Daß in dieser Weise das Bild als Mittler zur Transzendenz thematisch wird, steht aber in Rückbezug auch zur inhaltlich-ikonographischen Ebene der Darstellung. Maria erscheint in der sonst selten begegnenden Ikonographie der »Madonna del Parto«, der »Jungfrau in der Hoffnung«, die im Thema der Schwangerschaft auf die privilegierte Position Mariens als *mater omnium* und in dieser Eigenschaft auf ihre besondere Rolle als Hauptinterzessorin vor dem Thron Gottes verweist[53]. Dieser inhaltliche Akzent steht in direktem Bezug zum Inhalt der Inschrift, die Maria in Form eines Buches als Bittgesuch der Stifterin bereits entgegengenommen hat. Sie spricht die Adressatin affektbetont als »dolcissima vergine Maria« an und führt weiter aus: »Ich bitte Euch, daß Ihr Ihn (›Christus‹) in seiner Macht bittet, daß Er mir Gnade erweise für all das, was mir angelegen ist.«[54]. Auf den theologisch-dogmatischen Sinn dieser Bittandacht, die deutlich stuft zwischen dem bloßen Vermögen zur Interzession in Maria und der Kraft des göttlichen Gnadenerweises selbst in Christus, ist planvoll das Rahmenprogramm abgestellt, indem es Christus als Richter von hieratisch-unnahbarem Ausdruck ins Giebelsegment erhöht (und gleichsam entrückt), der Jungfrau Maria aber zwei Assistenzinterzessoren unterschiedlicher Stände (martyres, confessores) beiordnet, und somit die intime Anheimstellung der Stifterin auf eine eschatologische Hierarchie der Kirche verweist. Dieser Bezugsrahmen erhellt die Dimension, die in der Vorstellung vom Bild als Mittler zur Transzendenz enthalten war. Er bekundet den gedanklichen Gehalt, den sich die Andacht durch kontemplative Versenkung erschloß.

In ähnlichem Zusammenhang wie das Florentiner Bild erscheint auch ein Tafelbild von Vitale da Bologna in Rom, Pinacoteca Vaticana, das im selben Zeitraum entstand (ca. 140
1340)[55]. Es erweitert sein eigentliches Thema, die Muttergottes mit Kind, zur Darstellung einer innerbildlichen Kommunikation. Eine kleine Gruppe proskynierend in Gebetsandacht verharrender Geißlerbrüder ist mit den beiden himmlischen Bildpersonen zu einer Interaktion zusammengeführt, als deren Höhepunkt Christus sich in Körperwendung und unmittelbarem Blickkontakt ihnen zuneigt und seinen Segen spendet. Doch wickelt sich dieser Vorgang im Bildinnern nicht im Sinne einer kohärenten Wirklichkeitsillusion ab. Die Christus-Maria-Gruppe bietet sich vielmehr im Eigenwert ihres Größenmaßstabs und unüberschnittenen Konturs und im Formular der halbfigurigen Komposition als Gestalterscheinung von eigener Identität, als autonomes Bild dar. Indem die Geißlerbrüder vor ihr beten, wird sie zum Bild im Bild: Bedachtsam aus der Bildmitte nach rechts gerückt und in Diskrepanz und Überschneidung zur außen umlaufenden Rahmenpunzierung gesetzt, nicht zuletzt auch durch die Künstlersignatur in seiner internen Bildbegrenzung und als Bildidentität definiert.

Als bildintern vollzogene Andacht wird die Darstellung zu einer Verhaltensperspektive für den externen Betrachter selbst. Dessen Wirklichkeit ist gut rekonstruierbar. Noch im frühen 18. Jahrhundert befand sich die Bildtafel an ihrem ursprünglichen Aufstellungsort, auf dem Altar des Spedale dei Battuti bianchi, einer lokalen Bruderschaft der Geißler, in Ferrara[56]. Die Miniatur eines Antiphonars, das 1365 für eine gleichartige Bruderschaft, die *battuti bianchi* der S. Maria della Carità in Venedig, angefertigt wurde, also in zeitlicher und 141
regionaler Nähe zu Vitales Bild, illustriert ein Kultlokal derselben Art, mit einem gleicherweise halbfigurigen Marienbild auf dem Altar, dem die Geißlerbrüder ihre Verehrung antragen[57]. Was auf Vitales Tafel die Betergruppe fiktiv vorgab, wurde somit vom außerbildlichen Betrachterkreis der *battuti bianchi* faktisch reproduziert. Allein von ihrem Auftreten, nicht dem der bildinternen Beter, sind auch die Blickrichtung und Gefühlslage Mariens motiviert, auf das Hier und Jetzt ihrer Bildandacht konzentriert sich ihre Anteilnahme, um sich darin im Ausdruck personaler Gegenwart zu vermitteln.

So zieht die Darstellung aus einer überlegten Ambivalenz von Bildwirklichkeiten ihre tiefere Wirksamkeit. Sie ist eine mit sich identische Ikone und hält doch die eigene Fiktivität, die Bedeutung des Bildes als Bild, im Betrachter bewußt. Sie bietet sich ihm als sinnliches Objekt seiner Andacht dar und trennt ihn doch vom ungebrochenen Erlebnis der Wahrnehmung durch die Struktur ihrer Bildhaftigkeit.

In dieser Ambivalenz ist tiefergreifend auch eine religiöse Sinnaussage angelegt. Daß sich dem bußergebenen Betrachter in den eigenen, außerbildlichen Sehraum hinein die Kommunikation allein mit Maria eröffnet, sich sein eigentliches, höchstes Zielverlangen jedoch, die Kommunikation mit Christus selbst, nur im Fiktivraum des Bildes erfüllt, darin nur mehr reflektiert, doch nicht mehr miterlebt zu werden vermag: Diese Differenzerfahrung zwischen unmittelbarer (Maria) und nur mittelbarer (Christus) Gegenwartserfahrung der himmlischen Personen im Bild trägt nuanciert den Gedanken der Hierarchie himmlischer Instanzen, die gestuft ist zwischen Maria als Mittlerin und Christus als höchstem Gnadenspender, in sich[58].

Damit aber wird durch die Fiktiv-Struktur eine Gradation visualisiert, die zeitgleich nicht nur im Bild der Florentiner Domopera begegnet, sondern auch im religiösen Schrifttum, besonders des Marienkultes, immer stärker an Bedeutung gewinnt. Ein Text im »Specchio della vera Penitenza« des Jacopo Passavanti gibt ein Beispiel: Ein Ritter, der, vom Teufel angeleitet, einst Christus verleugnete, begibt sich in die Kirche vor ein Bildwerk der Madonna mit Kind und fleht voll Buße Christus um Vergebung an; doch »auf seine Worte antwortete das Kindlein nicht, und so wandte er ihr (Maria) das Gesicht zu«. Erst als Maria fürbittend niederkniet, läßt sich Christus zur Vergebung herbei und bezeugt darin die Wirkkraft ihrer Interzession[59]. Ähnlich bereits die Legende von der Bildandacht der Katharina von Alexandrien: Erst nach flehentlichem Zwiegespräch mit Maria, die ihrerseits mit der Bitte inständig in ihren Sohn dringt, und erst beim zweiten Versuch ihrer Bildandacht, bietet sich Christus, der der Heiligen beim erstenmal den Rücken zukehrte, mit ganzer Zuwendung seines Blickes – als Erfüllung seiner Gegenwart – dar.

So kommt auf Vitales Tafel dem Tatbestand, daß Christus nicht aus dem Bild heraus auf den Betrachter blickt, sondern in der bildimmanenten Kommunikation verbleibt, eine sinnkonstituierende Bedeutung zu. Die *battuti bianchi* vor dem Bild empfangen seine Zuwendung nur in ihrer fiktiven Identität als Bildfiguren. Doch als solche in welcher Identität? Niedergekauert auf einem karstigen, rauhen Felsvorsprung, der steil nach unten abfällt: augenfällige Bekundung ihrer eremitengemäßen Verfaßtheit *in monte contemplationis*. Die Kontrastierung zur tatsächlichen Betrachterwirklichkeit, wie sie etwa die venezianische Miniatur illustriert, geschieht in tiefem Bedacht. In der Projektion auf die fiktionale, nur im Bild reale Wirklichkeit, wird die faktische Andacht der Betrachter zu ihrer Idealität erhoben. Das Fiktive tritt hier in die Funktion einer überhöhten Wirklichkeit, auf die hin man das eigene, irdisch verstrickte und zur Buße veranlaßte Dasein bezieht, um es von ihm her zu überspielen bzw. umzuprägen.

Damit kommt die eigentlich bedenkenswerte Sinndimension, die der Aufwertung des Bildes in der neuen Hagiographie eingelagert war, zur Anschauung. Nicht im dinglichen Bild, etwa im Sinne wunderhafter Wirkkraft, sondern im Subjekt des Betrachters selbst ereignet sich die Epiphanie der himmlischen Personen. Das bloß Fiktive von deren Wirklichkeit im Bild, der Mangel ihrer Objektivität, schlägt als Produktivität des eigenen Sehens, als Aufwertung der Subjektivität zu Buche. Die Freisetzung von und vor der Objektwelt durch das Imaginäre wird zum Signum eines Betrachtertyps, dessen historisches Aufkommen Anteil hat am Prozeß der Autonomwerdung des Individuums.

Anmerkungen

Die vorliegende Skizze ist Teil einer umfassend angelegten Studie, welche die Beziehungen zwischen Visionen und religiöser Bildkunst im Spätmittelalter zum Thema hat.

1 Dazu grundlegend: A. Vauchez, La sainteté en occident aux derniers siècles du moyen age, d'après les procès de canonisation et les documents hagiographiques, Rom 1981, passim, besonders S. 83f., 247-249, 435ff., 452f. 472ff. sowie D. Weinstein/R. M. Bell Saints and Society. Italian Saints of the Late Middle Ages, in: Memorie Domenicane 90, 1973, S. 180-194; vgl. ferner: M. Goodich, Vita perfecta: The Ideal of Sainthood in the Thirteenth Century, Stuttgart 1982, S. 42 und 127.

2 A. Vauchez (wie Anm. 1); ders., L'idéal de sainteté dans le mouvement féminin franciscain aux XIIIe et XIVe siècles, in: Movimento religioso femminile e francescanesimo nel secolo XIII (Atti del VII convegno internazionale), Assisi 1980, S. 315-337 und ders., La sainteté mystique en occident au temps des papes d'Avignon et du grand schisme, in: Genèse et débuts du Grand Schisme d'Occident. Colloque d'Avignon 1978, Paris 1980, S. 361-368.

3 »... perfectius esset Christum imitari in passionibus quam in actibus«, zit. nach: A. Vauchez (wie Anm. 1), S. 476.

4 Vgl. den Überblick bei K. Ruh, Zur Grundlegung einer Geschichte der franziskanischen Mystik, in: Vita Seraphica 61, 1980, S. 1-24, sowie die Ausführungen unten im Text mit Anm. 35 und 36.

5 Für die zisterziensische Hagiographie: G. Penco, L'imitazione di Christo nell'agiografia monastica, in: Collectanea Cisterciensa 28, 1966, S. 17-34, ferner: R. Grégoire, L'adage ascétique »Nudus nudum Christum sequi«, in: Studi storici in onore di Ottorino Bertolini, Pisa o.J. [1978], Bd. I, S. 395-409. Zur Elisabeth von Marburg: R. Kroos, Zu frühen Schrift- und Bildzeugnissen über die heilige Elisabeth als Quellen zur Kunst- und Kulturgeschichte, in: Sankt Elisabeth. Fürstin, Dienerin, Heilige: Aufsätze, Dokumentation, Ausst. Kat., Marburg 1981/1982, S. 180-239. Zu Franziskus von Assisi s.u.

6 Ein Überblick über das Quellenschrifttum und seine Entwicklung bei Stanislao da Campagnola, Francesco d'Assisi nei suoi scritti e nelle sue biografie dei secoli XIII-XIV, Assisi 1981. Als Gesamtdarstellung nach wie vor wertvoll bleibt E. Benz, Ecclesia spiritualis. Kirchenidee und Geschichtstheologie der Franziskanischen Reformation, Stuttgart 1934. Zum Wandel des Franziskusbildes in den bildlichen Darstellungen seiner Legende siehe K. Krüger, Die frühen Altarbilder des Franziskus in Italien, Diss. München 1987.

7 Bonaventura, Legenda major S. Francisci, in: Analecta franciscana 10, 1926-1941, 555-652, XIII, 10 (dt. Übers.: S. Clasen, Franziskus, Engel des Sechsten Siegels. Sein Leben nach den Schriften des heiligen Bonaventura, Franziskanische Quellenschriften, Bd. 7, Werl/Westf. 1962).

8 Bonaventura, Itinerarium mentis in Deum. De reductione artium ad theologiam (Latein und Deutsch), eingeleitet, übersetzt und erläutert von J. Kaup O.F.M., München 1961, S. 148.

9 Bonaventura, Legenda major (wie Anm. 7), XII, 3. Vgl. zum Ganzen: E. Benz (wie Anm. 6).

10 Zur Bedeutung dieser Konzeption für die Franziskusikonographie siehe K. Krüger (wie Anm. 6), Kap. V u. VI.

11 So ein Zeuge beim Kanonisationsprozeß der Katharina von Siena über das Wesen ihrer Heiligkeit, zit. nach A. Vauchez (wie Anm. 1), S. 476.

12 Fr. Thomas de Celano, Vita prima et vita secunda S. Francisci, in: Analecta franciscana 10, 1926-1941, S. 1-268, II, 10 (dt. Übers.: E. Grau, Thomas von Celano, Leben und Wunder des heiligen Franziskus von Assisi, Franziskanische Quellenschriften, Bd. 5, Werl/Westf. 1964).

13 Ebenda; zum hagiographischen Konzeptionswandel von der ersten zur zweiten Celano-Vita am Beispiel dieser Episodeneinfügung: F. De Beer, La conversion de S. François selon Thomas de Celano, Étude comparative des textes relatifs à la conversion en Vita I et Vita II, Paris 1963, besonders S. 63ff. und G. Miccoli, La conversione di S. Francesco secondo Tommaso da Celano, in: Studi Medievali, ser. terza, 5, 1964, S. 775-792; vgl. auch Anm. 6.

14 Carpentras, Bibliothèque Inguimbertine, Ms. 77, fol. 180v; vgl. J. Gobry, Franz von Assisi, Hamburg 1958, S. 137.

15 Vgl. H. Egger, in: 800 Jahre Franz von Assisi, Franziskanische Kunst und Kultur des Mittelalters, Ausst. Kat. Krems 1982 S. 478f.

16 Vgl. R. Berliner, God is love, in: Gazette des Beaux-Arts 42, 1953, S. 9-26, hier: S. 14; die Illustration stammt von ca. 1440; vgl. zu weiteren Darstellungen dieser Vision: U. Weymann, Die Seusesche Mystik und ihre Wirkung auf die bildende Kunst, Diss. Berlin 1938, S. 73f. Zum Einfluß franziskanischer Mystik auf Seuse: J. A. Bizet, Le mystique allemand Henri Suso et le déclin de la scolastique, Paris 1946, S. 352ff.

17 Vgl. dazu: F. Banfi, Le stimmate della B. Margherita d'Ungheria terziaria di S. Domenico, in: Memorie Domenicane 51, 1934, S. 297-312, der die Quellen zur Stigmatisation der Seligen diskutiert, und ders., Specchio delle anime semplici dalla B. Margarita d'Ungaria scripto, in: Memorie Domenicane 57, 1940, S. 3-10, 133-140.

18 Dazu: M. Meiss, Painting in Florence and Siena after the Black Death, Princeton 1951, S. 105ff., S. 117ff.

19 Vgl. hierzu den Überblick bei M. Petrocchi, Correnti e linee della spiritualità umbra ed italiana del Duecento, in: Filosofia e cultura in Umbria tra medioevo e rinascimento, Atti del IV convegno di studi umbri, Perugia 1967, S. 133-173; ferner: E. Menestò, Beate e sante dell'Umbria tra Duecento e Trecento: una ricognizione degli scritti e delle fonte agiografiche, in: Sante e beate umbre tra XIII e XIV secolo, Foligno 1985, S. 61-87, mit neuester Literatur; zu den Nachfolgestigmatisationen: A. Vauchez (wie Anm. 1), S. 514ff.

20 Venedig, Accademia. Zu dieser Tafel, die – vermutlich zwischen 1394 und 1398 – von Andrea di Bartolo für den Dominikanerinnenkonvent Corpus Christi in Venedig ausgeführt wurde, siehe jetzt G. Freuler, Andrea di Bartolo, Fra Tommaso d'Antonio Caffarini and Sienese Dominicans in Venice, in: Art Bulletin 69, 1987, S. 570-586.

21 J.M. Stubblebine, Guido da Siena, Princeton 1964, S. 69ff.

22 Zur Magdalena s.u. im Text mit Anm. 43; zum heiligen Benedikt siehe das Altarbild mit Szenen seiner Vita in Neapel, S. Gennaro (siehe L. Salazar, Quattro dipinti su tavola..., in: Napoli nobilissima 12, 1903, S. 65-70); zum heiligen Abt Antonius siehe den Tafelbildzyklus von O. Nelli in Florenz, Collezione Corsi.

23 Dazu: J. Sauer, Das Sposalizio der hl. Katharina von Alexandrien, in: Studien aus Kunst und Geschichte. Friedrich Schneider zum 70sten Geburtstag gewidmet von seinen Freunden und Verehrern, Freiburg i. Br. 1906, S. 339-351.

24 Vgl. dazu M. Meiss (wie Anm. 18), S. 107ff.

25 Nach einer lateinischen Legendenfassung von 1337, publiziert bei H. Varnhagen, Zur Geschichte der Legende der Katharina von Alexandrien, Erlangen 1891, S. 20ff.

26 Vgl. Banfi 1934 (wie Anm. 17), besonders S. 6 und 9.

27 Vgl. M. Meiss (wie Anm. 18), S. 105-113.

28 Vgl. N. Tamassia, S. Francesco d'Assisi e la sua leggenda, Padua – Verona 1906, S. 117 und Oktavian von Rieden, »Das Leiden Christi im Leben des hl. Franziskus von Assisi. Eine quellenvergleichende Untersuchung im Lichte der zeitgenössischen Passionsfrömmigkeit«, in: Collectanea Franciscana 30, 1960, S. 241-263 (Teil III), hier: S. 246.

29 J.P. Migne, Patrologiae cursus completus, Series latina, o.J. (im folgenden: PL), Bd. 185, S. 419f.

30 Der hl. Godrich († 1170) spricht mit dem Kruzifixus, der sich ihm zuneigt und ihn mit leuchtenden Augen anblickt: Libellus de vita et miraculis S. Godrici auct. Reginaldo monacho Dunelmensis, Hg. J. Stevenson, London 1847, S. 154f., 282. Der Selige Giovanni Gualberto († 1073) begibt sich zur Gebetsandacht in die Kirche, als er »crucem ejusdem ecclesiae caput sibi flectere contuetur«: PL. Bd. 146, 767 C und Acta Sanctorum, Hg. Socii J. Bollandi, Antwerpen 1643ff. (im folgenden: AASS), Juli III, 328 a. Rupert von Deutz erblickt im Angesicht eines Altarkreuzes »vigilans in cruce viventem Filium hominis«: PL. Bd. 168, S. 1590f., vgl. E. Beitz, Rupertus von Deutz. Seine Werke und die bildende Kunst, Köln 1930, S. 80ff. Zum Topos vgl. auch U. Berlière, L'ascèse bénédictine des origines à la fin du XIIe siècle, Paris 1927, S. 231f., sowie auch die Wunderberichte des Zisterziensermönches Caesarius von Heisterbach († 1240): E. Beitz, Caesarius von Heisterbach und die bildende Kunst, Köln 1926, S. 20ff.

31 Vgl. neben U. Berlière und E. Beitz (wie Anm. 30) generell zum Aufschwung großer Sammlungen derartiger Mirakelberichte im 12. Jahrhundert: A. Mussafia, Studien zu den mittelalterlichen Marienlegenden, I-V, in: Sitzungsberichte der Phil.-hist. Classe der Kaiserlichen Akademie der Wissenschaften, Wien, 113, 1886, S. 917ff., 115, 1888, S. 5ff., 119, 1892, Abh. IX; 123, 1895, Abh. VIII; 1898, Abh. XIII.

32 Vgl. den summarisch-prozentualen Vergleich bei D. Weinstein/R.M. Bell (wie Anm. 1), besonders S. 191f. mit Anm. 21, der insbesondere für Italien einen zahlenmäßig eindrücklichen Anstieg von ekstatischen Revelationen der Heiligen gegenüber dem 12. Jahrhundert belegt.

33 Vgl. besonders das Beispiel des seligen Giovanni Gualberto (siehe Anm. 30), dem die leibhafte Zuwendung und Anrede durch den Kruzifixus nicht als Folge einer kontemplativen Gebetsleistung zuteil wird, sondern als Anerkennung für seine Schonung eines Mörders seines Verwandten.

34 Der hl. Angela von Foligno Geschichte und Unterweisung, Hg. J.M. Lammertz, 1851, S. 41.

35 A. Harnack, Lehrbuch der Dogmengeschichte, Bd. 3, Tübingen 1910, S. 446. Vgl. die Diskussion des Problems bei D.E. Flood, The Grundmann Approach to Early Franciscan History, in: Franziskanische Studien 59, 1977, S. 311-319, sowie: Stellung und Wirksamkeit der Bettelorden in der städtischen Gesellschaft, Hg. K. Elm, Berlin 1981. Zu den städtischen Bruderschaften G.G. Meersseman, Ordo fraternitatis. Confraternite e pietà dei laici nel medioevo, 3 Bde., Rom 1977.

36 Dazu grundlegend G. Constable, The Popularity of Twelfth-Century Spiritual Writers in the Late Middle Ages, in: Renaissance Studies in Honor of Hans Baron, Florenz 1971, S. 3-28, und ders., Twelfth-Century Spirituality and the Late Middle Ages, in: Medieval and Renaissance Studies 5, 1971, S. 27-60. Vgl. auch P.O. Kristeller, der die Säkularisierung des monastischen Ideals bei Petrarca (De vita solitaria) und dem frühem Humanismus als »transfer of the ideal of the solitary life from the monk and hermit to the lay scholar« erklärt: P.O. Kristeller, The active and the contemplative life in Renaissance Humanism, in: Arbeit, Muße, Meditation. Betrachtungen zur Vita activa und Vita contemplativa, Hg. B. Vickers, Zürich 1985, S. 133-152, hier: S. 139f., mit Lit.

37 Vgl. A. Vauchez (wie Anm. 1), S. 326 und 439.

38 Vgl. D. Weinstein/R.M. Bell (wie Anm. 1), besonders S. 188ff., ferner M.B. Becker, Individualism in the Early Italian Renaissance: Burden and Blessing, in: Studies in the Renaissance 19, 1972, S. 273-297. Für einen Modellfall, die besondere Verehrung des in den Bergen bei Florenz einsiedelnden Eremiten Giovanni delle Celle durch den Kaufmann von Prato, Francesco di Marco Datini, vgl. P. Cividali, Il Beato Giovanni delle Celle, in: Atti della R. Accademia dei Lincei. Memorie della Classa di Scienze Morali, Storiche e Filologiche 12, 1907, S. 353-477, hier: S. 372 und Ser Lapo Mazzei, Lettere di un notaro a un mercante del secolo XIV, Hg. C. Guasti, Florenz 1880, Bd. 2, S. 313-316. Zur sozialreligiösen Funktion der Bruderschaften als städtische Alternative zum exklusiv-asketischen Mönchsleben siehe Meersseman (wie Anm. 35), Bd. 1, S. 355ff., 410ff., 428ff. sowie auch H. Roggen, Geschichte der franziskanischen Laienbewegung, Werl/Westfl. 1971, S. 68ff.

39 Vgl. A. Vauchez (wie Anm. 2), S. 329ff., und A. Benvenuti Papi, Umiliana dei Cerchi. Nascita di un culto nella Firenze del Dugento, in: Studi francescani 77, 1980, S. 87-117. Zur historischen Person vgl. R. Davidsohn, Geschichte von Florenz, Bd. III, 1, Berlin 1908, S. 129-135.

40 Grundlegend die Studie von J. Le Goff, Ordres mendiants et urbanisation dans la France médiévale, in: Annales, E.S.C. 25, 1970, S. 924-946. Vgl. auch: B.H. Rosenwein/L.K. Little, Social Meaning in the Monastic and Mendicant Spiritualities, in: Past and Present 63, 1974, S. 5-32, sowie K. Elm, »Italienische Eremitengemeinschaften des 12. und 13, Jahrhunderts«, in: L'eremitismo in occidente nei secoli XI e XII (Atti della seconda settimana internazionale di studio, Mendola, 1962), Mailand 1965, S. 491-559.

41 Vgl. A. Murray, Archbishop and Mendicants in Thirteenth-Century Pisa, in: Stellung und Wirksamkeit der Bettelorden in der städtischen Gesellschaft. Hg. K. Elm, Berlin 1981, S. 19-75, hier: S. 63.

42 J. Le Goff (wie Anm. 40).

43 Il Gotico a Siena, Ausst. Kat. Siena, Florenz 1982, S. 268f., Nr. 100.

44 Vgl. bereits die betreffende Szene auf der Magdalenentafel in Florenz, Accademia, ca. 1280-1285 (L. Marcucci, Galleria Nazionale di Firenze, I dipinti toscani del secolo XIII, Rom 1958, S. 50ff., Nr. 6), später etwa die Miniatur des Jacopo del Casentino in einer Florentiner Laudensammlung, ca. 1330 (L. Bertani, in: La Maddalena tra sacro e profano Hg. M. Mosco, Mailand 1986, S. 45f.) und ein Fresko des Cenni di Francesco di ser Cenni in Florenz, S. Trinità (ebenda S. 32 mit Abb. 2).

45 Vgl. E. Delaruelle, Les Ermites et la spiritualité populaire, in: L'Eremitismo in Occidente nei secoli XI e XII, Mailand 1965, S. 212-247, hier: S. 235ff.

46 London, South Kensington Museum Nr. 4216.

47 AASS, Febr. I, 257-65 hier: 262, Nr. 20-22. Zu den Quellen siehe O. Pogni, Intorno alla data di morte di S. Verdiana, in: Miscellanea storica della Valdelsa 31, 1923, S. 3-17.

48 Zu diesen Requisiten siehe S. Ringbom, Icon to Narrative. The rise of the dramatic close up in 15th century devotional painting, Åbo 1965, S. 30ff. Zur Einvernahme der Heiligen durch das städtische Bürgertum: A. Benvenuti Papi, Santità femminile nel territorio fiorentino e lucchese: considerazioni intorno al caso di Verdiana da Castelfiorentino, in: Religiosità e società in Valdelsa nel basso Medioevo, Castelfiorentino 1980, S. 113-144.

49 Salimbene de Adam, Cronica, Hg. G. Scalia, Bari 1966, Bd. I, S. 56f.

50 Vgl. B. Pesci, Il problema cronologico della Madonna di Aracoeli alla luce delle fonti, in: Rivista di Archeologia Cristiana 18, 1941, S. 51-64, hier: S. 63.

51 Vgl. M. Meiss (wie Anm. 18), besonders S. 117-121.

52 Vgl. G. Brunetti/G. Sinibaldi, Pittura italiana del Duecento e Trecento. Ausst. Kat. Mostra Giottesca di Firenze del 1937, Florenz 1943, S. 529, Nr. 169. Zur neueren Literatur siehe Il Museo dell'opera del Duomo a Firenze, Hg. L. Becherucci G. Brunetti, Florenz 1970, Bd. II, S. 281f.

53 C. Feudale, The Iconography of the Madonna del Parto, in: Marsyas 7, 1954–1957, S. 8–24.

54 »priegovi che preghiate lui per la sua potezia mi faccia gr. di ciò che mi fa mmestiere«

55 Inschriftlich bezeichnet: »VITALIS DE BONONIA F«, vgl. P. D'Achiardi, I quadri primitivi della Pinacoteca Vaticana, Rom 1929 und C. Gnudi, Vitale da Bologna, Mailand 1962, S. 56 und 69.

56 Vgl. G. Baruffaldi, Vite dei pittori ferraresi, Ferrara 1844–1846, Bd. I, S. 306 und R. Longhi, Officina ferrarese, Rom 1934, S. 5f.

57 Graduale, Venedig, Bibl. Naz. Marciana, Ms. Lat. II, 119 (= 2426) c.IV. Vgl. Biblia – Patres – Liturgia, Hg. T. Gasparrini Leporace, Ausst. Kat. Biblioteca Nazionale Marciana, Venedig 1961, S. 47f., Nr. 82.

58 Hierzu fügt sich die seltene Ikonographie des sternenübersäten Mantels von Maria: Er verweist darauf, daß Maria Christus ohne Schmerz gebar, so wie das Gestirn seinen Glanz hervorbringt, und bezeugt darin die Erwähltheit Mariens und ihre Kraft als höchste Interzessorin: vgl. A. Salzer, Die Sinnbilder und Beiworte Mariens in der Literatur und lateinischen Hymnenpoesie des Mittelalters, Darmstadt 1967, S. 78f.

59 J. Passavanti, Specchio della vera penitenza, Hg. A. Linder, Upsala 1898, S. 34 und 71f.

Eva Frojmovič

Eine gemalte Eremitage in der Stadt

Die Wüstenväter im Camposanto zu Pisa

Der Camposanto, der unter den erhaltenen Friedhöfen sowohl durch den architektonischen 93, 94
Aufwand wie durch den Reichtum an Fresken herausragt, war bis tief in die Neuzeit der
Stadtfriedhof von Pisa. Im Dombezirk gelegen, diente er dennoch der Bestattung des
Laienvolkes von Pisa, nicht des Domkapitels. Er ist das Denkmal einer krisenreichen Zeit:
Pisa befand sich im Abstieg von seiner Land- und Seemacht; die Bettelorden, allen voran
die Dominikaner, rivalisierten mit dem Domkapitel um die geistliche Vorrangstellung in
der Stadt.[1] Diese Rivalität sowie die späte Prachtentfaltung der Republik vor ihrem
Niedergang sind der historische Hintergrund, vor dem man die Errichtung des letzten
Monumentes im Dombereich durch den Erzbischof und die Stadt seit 1277 betrachten
muß. Der Name Camposanto leitet sich von jenen fünfzig Galeeren Heiliger Erde ab,
welche nach der Chronik des Ranieri Sardo (14. Jahrhundert) im Jahre 1200 aus Jerusalem,
dem *camposanto d'oltremare*[2], nach Pisa gebracht wurden. Die Wiederbelebung dieser Überlieferung im 14. Jahrhundert, nach dem Ende der Kreuzzüge, trug angesichts der verblaßten Kreuzfahrergröße von Pisa und mit Blick auf die innerkirchlichen Konflikte der
Gegenwart unverkennbar nostalgische Züge.[3]

Zwischen 1330 und 1470 wurden die riesigen inneren Umgangswände des Friedhofes
mit aufwendigen Freskenzyklen ausgeschmückt. Im Zentrum dieser Untersuchung steht
die Darstellung der Thebais im Rahmen des Weltgerichtszyklus. Der Name leitet sich von 98
der Thebaischen Wüste in Ägypten ab, in der nach den Texten der »Vitae Patrum« die
ersten Eremiten und Mönche der Christenheit ein Leben der Anachorese und Askese
führten. Ihre Biographien sind der Inhalt des Freskos.[4] Als Maler dieser monumentalen
Bilderfolge, die zwischen 1330 und 1345 entstanden sein muß,[5] gilt heute im allgemeinen
Bonamico Buffalmacco.[6]

Die Ausmalung betraf zunächst den Bereich zwischen dem Haupteingang und der Chorka- A
pelle, d.h. das Ostende der Südwand und die anschließende Ostwand. Der Weg vom
Haupteingang zur Chorkapelle war in der Totenliturgie wohl die meistbegangene Strecke
im Camposanto. Für den Eintretenden, der sich dorthin wandte, war der erste Eindruck die 95
monumentale Kreuzigung, welche an der Ostwand des Friedhofs genau die Breite des
Südflügels einnahm. Zur Kapelle weitergehend, erblickte man an der Ostwand dann die
kleineren Bilder aus Passion und Auferstehung, die entsprechend der Gehrichtung von
rechts nach links statt in der üblichen Erzählabfolge angeordnet waren. Wer aus der
Chorkapelle schließlich zum Ausgang zurückkehrte, sah sich zunächst dem Triumph des 94, 96
Todes gegenüber. Dieses Fresko war für den Blick aus dem Ostflügel des Camposanto
berechnet, nur von dort konnte man es auf einmal übersehen. Einige Schritte weiter wurde

93,97 man dann mit dem Jüngsten Gericht und der groß ausgebauten Hölle konfrontiert – also mit Themen, die der Kirchgänger an der Eingangswand der Kirche zu finden gewohnt
98 war. Das letzte Bild vor der Tür war die Thebais, deren Vielzahl von Szenen und Einzelfiguren dazu einlud, den Schritt zu verlangsamen, bevor man den Friedhof verließ.[7]

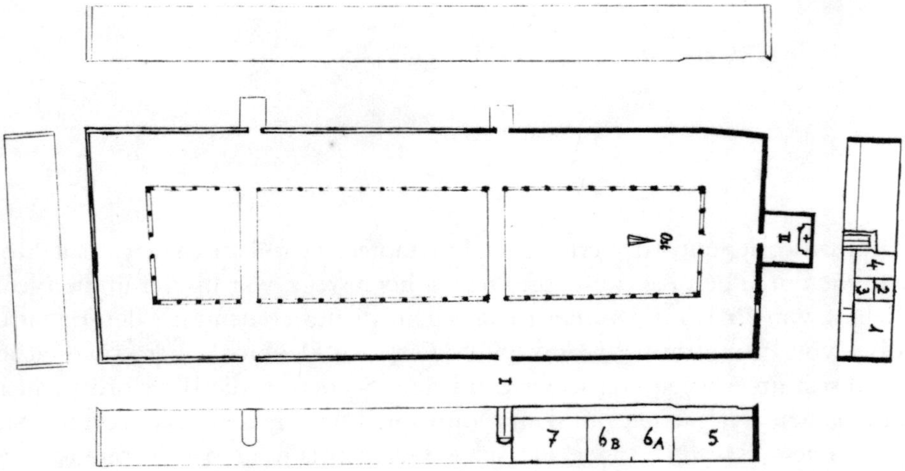

A Pisa, Grundriß des Camposanto mit dem ersten Freskenzyklus (Zeichnung der Verf.)

I Haupteingang in den Camposanto	*Fresken*	3 Prüfung der Wundmale	6A Jüngstes Gericht
	1 Kreuzigung	4 Himmelfahrt	6B Hölle
II Chorkapelle	2 Auferstehung	5 Triumph des Todes	7 Thebais

Die damals neuen Themen, der Triumph des Todes und die Thebais, flankieren somit das Jüngste Gericht; formal sind sie ihm wie Flügel eines riesigen Triptychons zugeordnet, inhaltlich verdanken sie ihm ihre eschatologische Ausrichtung.[8] Diese beiden erzählenden Flügelbilder stellen gegensätzliche Lebensweisen dar, über die im Weltgericht dann das Urteil gefällt und in der Hölle vollstreckt wird. Folglich bilden sie Antithesen im Sinne einer Symmetrie der Argumente. Die Alternativen für den Menschen sind offensichtlich: in der Thebais erscheint die Weltflucht, *fuga mundi*, als einzige Rettung vor dem Tod und der Verdammnis, welche der sündigen Welt drohen.

98, 99 Das Thebais-Fresko verweigert sich einer herkömmlichen Beschreibungsweise. Die vielen einzelnen Episoden fügen sich nicht zu einem fortlaufenden Erzählfluß, der den Bildraum strukturieren würde. Die Komposition ist offen, eine Kette ohne Anfang und Ende. Kein System weist den Dingen ihren Platz in der Bildordnung zu; keine Steigerung rückt Höhepunkte in den Blick. Gleichmäßig wie die Worte auf einer Buchseite ziehen sich Szenen und Figuren über drei horizontale Bildzonen hin.

Obwohl es ein Oben und ein Unten gibt, läßt sich das Verhältnis der Bildelemente zueinander jedoch keinesfalls als hierarchisch bezeichnen, wie dies etwa im Jüngsten Gericht der Fall ist. Es gibt allenfalls unterbrochene Ansätze zu einer chronikhaften Erzählung, aber keine das Ganze übergreifende Abfolge, sei sie zeitlich oder inhaltlich. Trotz einer oberflächlichen Ähnlichkeit mit der ›raumepischen‹ Erzählweise sind die meisten Szenen in sich abgeschlossene Einzelbilder ohne direkte Beziehung mit den Nachbarszenen. Die Funktion der Syntax und Untergliederung übernimmt die Landschaft, deren Berge und Bäume das

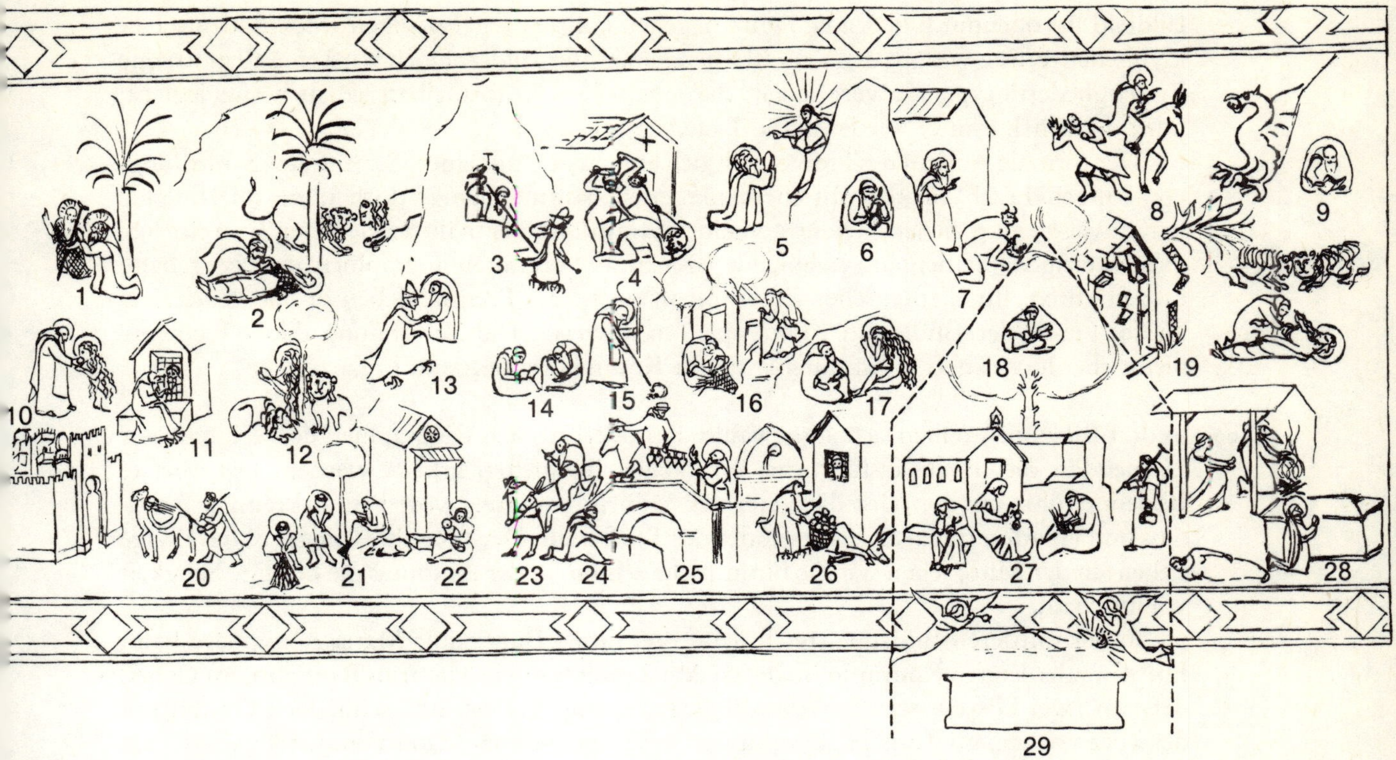

B Pisa, Camposanto, Fresko der Thebais, Umrißzeichnung (Zeichnung der Verf.)

1 Antonius begegnet Paulus Eremita (Erscheinung des Raben)
2 Bestattung Pauli Eremitae durch Antonius und zwei Löwen
3 Eremit vertreibt weiblichen Teufel
4 Antonius wird von Teufeln verprügelt
5 Christus erscheint Antonius
6 Eremit, einen Löffel schnitzend
7 Antonius vertreibt die Teufel durch das Zeichen des Kreuzes
8 Hilarion besiegt den Drachen (während sein Begleiter erschrickt und flieht)
9 Lesender Eremit
10 Maria Aegyptiaca empfängt die Hostie von Abt Zosimas
11 Teufel versucht Reklusen aus der Zelle zu locken
12 Macarius Romanus im Haarkleid betet zwischen seinen beiden Löwen
13 Exemplum des Johannes Eremita: Junger Eremit wird von Teufel in Gestalt einer verirrten Frau verführt
14 Lesender und schlafender Mönch
15 Macarius von Alexandria befragt den Schädel eines Heiden nach den Höllenstrafen
16 Eremit, einen Korb flechtend; Eremit, einen Krug tragend
17 Onuphrius erzählt Paphnutius sein Leben
18 Eremit, im Baum lesend (A. Veneziano)
19 Onuphrii Bestattung durch Paphnutius und zwei Löwen; Onuphrii Hütte und Palme stürzen ein
20 Kameltreiber auf dem Weg in die Stadt
21 Fischer, Holzfäller und lesender Eremit
22 S. Marina mit dem Kind auf der Schwelle ihres Klosters
23 Alter Eremit auf Maultier, von jungem Begleiter geführt
24 Angler
25 Macarius von Alexandria spricht mit dem Teufel, der den Brüdern Flaschen voller Laster bringt
26 Der Teufel versucht den Reklusen Nathanael durch die Bitte, ihm beim Aufrichten des gestürzten Esels zu helfen
27 Vier Mönche vor dem Kloster: vom Holzfällen ausruhend, einen Löffel schnitzend, einen Korb flechtend und vom Almosensammeln zurückkehrend (A. Veneziano)
28 Frau versucht Eremiten; Eremit verbrennt sich die Finger, um der Versuchung zu widerstehen; Verführerin erliegt einem Schock; die wiedererweckte Verführerin wird bekehrt
29 Grab des Beato Giovanni Cini (Neugestaltung des A. Veneziano von 1386)

---- Umriss des Holzbaldachins über dem ursprünglichen Grab

Bildfeld bis obenhin füllen. Die Figuren stehen auf den regelmäßigen Bodenlinien dieser idyllischen Wüste wie auf den Standflächen gerahmter Bilder. Doch wird eine allzu strenge Zonengliederung gerade vermieden: die Landschaft, so formelhaft sie auch angelegt ist, führt den Blick immer wieder in die Tiefe.

Der formale Aufbau des Freskos läßt sich am ehesten mit einer ›Serie‹ oder ›Sammlung‹ von kurzen Erzählstücken mit thematischem Zusammenhang, doch ohne fortlaufende Erzählweise, vergleichen. Diese gemalte ›Sammlung‹ enthält zwei Arten von formal gleichwertigen Elementen: erzählende Szenen aus Eremitenbiographien und genrehafte Einzelfiguren. Ihr thematischer Zusammenhang ist das Eremitenleben in der Wüste, ein ideales Leben der Buße und Kontemplation *in eremo*. Die Verbindung dieser Elemente bleibt aber locker und somit durchlässig für Kommentierung und Ergänzungen.

B 98, 99 In drei Bildzonen reihen sich ausgewählte Episoden aus den Biographien der Wüstenväter aneinander, die durch ausführliche, erzählende Inschriften erklärt werden. Die oberste Bildzone führt uns zunächst die Väter der Mönchsbewegung vor: Paulus Eremita, Antonius und Hilarion treten als Überwinder des Teufels auf. Der Preis ihres Sieges ist das Ewige Leben: in der Mitte sehen wir die himmlische Vision, in der Antonius die künfige Seligkeit vorausschaut.

In der mittleren Bildzone treten dann drei große Büßer auf: Maria Aegyptiaca beim Empfang der letzten Kommunion durch Abt Zosimas sowie Macarius Romanus im Gebet, der von zwei Löwen, seinen treuen Begleitern, umgeben ist, und schließlich Onuphrius, der kurz vor seinem Tode Paphnutius sein Leben erzählt und dann von diesem wiederum mit Hilfe zweier Löwen – ähnlich wie Paulus Eremita – begraben wird. Die Nacktheit der Büßer gemahnt an die Abtötung des Fleisches, die sie aus Reue über Luxuria, die Todsünde der Fleischeslust, auf sich nahmen. Die Zeit ihrer Buße ist jedoch schon abgelaufen, nur die Inschriften sprechen noch davon; dem Betrachter werden die Büßer im Stand der Gnade und Heiligkeit gezeigt, um so Zuversicht für den Erfolg der eigenen Bußübung zu wecken. Eine Ausnahme im Sinne einer Warnung vor dem Laster der Luxuria bildet allerdings die Szene, in der ein tugendhafter, aber noch nicht vom Stolz befreiter Mönch durch den Teufel in Gestalt einer schönen, im Wald verirrten Frau versucht wird und dieser Verführung erliegt. Sein Ende nach den Vitae Patrum dient der Abschreckung: er verzweifelt,
100 begeht Selbstmord und kommt deswegen in die Hölle.[9] Im Zentrum des ganzen Bildes erhält Macarius von Alexandria vom Schädel eines verstorbenen Heiden authentische Auskunft über die verschiedenen Abstufungen der Höllenstrafen.

Die unterste Bildzone bezieht sich offenbar auf die vielfältigen Gefahren des weltlichen Lebens. In der Mitte reitet der Teufel über die Brücke, beladen mit Flaschen, in denen Laster enthalten sind; mit diesen will er die Mönche im Gefolge des Macarius verführen, die im Fresko jedoch gar nicht dargestellt sind, mit denen symbolisch aber die ganze Menschheit gemeint ist und somit wohl auch die Betrachter des Freskos angesprochen sind. Macarius, der den Teufel nach seinem Ziel befragt, rettet aber durch sein Gebet die in Versuchung geratenen Mönche. Das demütige Opfer einer Verleumdung ist die hl. Marina, die als Mönch verkleidet lebte bis sie der Vaterschaft an einem unehelichen Kind beschuldigt wurde; auf der Türschwelle des Klosters, aus dem man sie verstieß, zog sie daraufhin das Kind mit Hilfe von Almosen auf. Erst auf dem Totenbett sollte sich ihre Unschuld und Demut offenbaren.

Geheuchelt ist der Hilferuf des als Mönch verkleideten Teufels, der Nathanael dazu bewegen will, ihm zu helfen, den gestürzten Esel wieder aufzurichten – und seine Reklusenzelle zu verlassen. Der Eremit jedoch durchschaut nach einem Gebet die teuflische Finte und bleibt standhaft.

Der namenlose Eremit der letzten Szene entgeht weiblicher Verführung nur dadurch, daß er seine Hand ins Feuer legt. Der von den Flammen verursachte Schmerz mahnt ihn an das Höllenfeuer und so wird er unempfindlich gegen die Fleischeslust. Die leichtfertige Verführerin, zutiefst getroffen von solcher Standhaftigkeit, wird daraufhin bekehrt.

Zwischen diese hagiographischen Szenen ist eine Anzahl von Motiven eingestreut, die keine Legenden erzählen. Es sind beschreibende Zustandsbilder, Genrebilder avant la lettre. Hier wird das Eremitentum ›laiengerecht‹ idealisiert. Arbeit und fromme Kontemplation bestimmen das Leben in der Wüste, nicht aber jene exzessive Askese, für welche die Eremiten aller Zeiten berühmt waren. Ländliche Handarbeit erscheint als Gegenbild zu städtischer Arbeit in den idyllischen Gestalten von korbflechtenden und Löffel schnitzenden 104, 106
Einsiedlern; Fischer, Kameltreiber und Holzfäller verkörpern in gleicher Weise das den Städtern entfremdete Landleben.[10] Die Anwesenheit dieser Figuren wird nicht von den hagiographischen Texten erklärt, in denen die Biographien der heiligen Eremiten erzählt sind. Ihre Herkunft wird uns noch beschäftigen.

Die Ikonographie der Thebais ist in der italienischen Wandmalerei völlig neu. Die Bilder aus dem Leben der ersten Einsiedler des Ostens waren hier zuvor unbekannt. Die Texte aber, die ihnen zugrundeliegen, standen seit ihrer lateinischen Übersetzung im 5. Jahrhundert in einer lebendigen Tradition. Diese hagiographischen Textsammlungen unterschiedlicher Herkunft wurden unter dem Titel »Vitae Patrum« (auch »Vitae Fratrum«) in immer neuen Kombinationen zusammengefaßt und vertreten so einen Literaturtyp, der vor allem durch seine dynamische Form charakterisiert ist.[11]

Im Laufe des 13. Jahrhunderts wurde diese Tradition, die bis dahin im Wesentlichen monastisch geprägt war, auch den Laien zugänglich. Die neuen Orden, insbesondere die *fratres praedicatores* oder Dominikaner, entwickelten in ihren volkssprachlichen Predigten neue Wege und Mittel, um die Laien theologisch zu unterweisen. Die Argumentation der Laienpredigt wurde dabei durch das beliebte Exemplum, die kurze, anschauliche Beispielerzählung, wirkungsvoll unterstützt. Sie konkretisierte die abstrakten Begriffe der Moral und die Vorschriften (›praecepta‹) der Lehre. Jeder erzählende Stoff aus der Literatur konnte im Prinzip als eine Quelle der Exempla dienen. Hierfür waren aber die »Vitae Patrum«, die ja selbst schon eine Sammlung von Sammlungen sind, besonders geeignet. Sie ließen sich leicht in ihre stereotypen Bestandteile zerlegen und dann dem neuen Kontext der Predigt wieder eingliedern.[12]

Im Laufe des 13. Jahrhunderts entstanden systematische Exemplasammlungen, in denen der Erzählstoff zum Gebrauch des Predigers schon aufbereitet war. Diese Exemplasammlungen wurden gerade von Dominikanern in großem Umfang verbreitet. Im frühen 14. Jahrhundert lagen sie dann in einer Art Corpus vor, das später kaum mehr bereichert wurde. So verbreiteten sich die immer wieder gleichen Exempla in der ganzen christlichen Welt. Diese Sammlungen sind keine literarischen Werke mit geschlossener Form, sondern in Umfang, inhaltlicher Zusammensetzung und dem Grad der Ausarbeitung variabel angelegt. Die Exempla können in diesen Handbüchern entweder nach theologischen Begriffen oder auch alphabetisch geordnet sein. Zuweilen sind sie farbig ausgesponnen, ein anderes Mal nur kurz zusammengefaßt. So kann die gleiche Geschichte unter der Rubrik »De desperatione« in Selbstmord und Hölle enden oder unter dem Stichwort »De poenitentia« mit der Buße und der göttlichen Verzeihung abschließen. So findet die auch in Pisa dargestellte Geschichte von der Verführung des stolzen Mönches durch den als Frau verkleideten Teufel bei Passavanti das böse Ende gemäß den »Vitae Patrum«, während der optimistischere Domenico Cavalca eine Variante mit gutem Ausgang schuf.[13]

Die Einführung des Urtextes der »Vitae Patrum« in die Welt der Laien ist den Dominikanern zu verdanken, welche in der Entwicklung der Predigtexempla eine solche Rolle spielten. Die Wüstenväter waren für ihren Orden die großen Leitbilder.[14] So inspirieren die »Vitae Patrum«, selbst im Titel »Vitae Fratrum«, den Text der offiziellen Ordensgeschichte, die Gerard de Fracheto 1260 verfaßte. Bald darauf nahm der Dominikaner Jacobus de Voragine einige der berühmtesten Wüstenväter in die Legenda Aurea auf, um für sie einen besseren Platz im Kirchenjahr und die Anerkennung als *sancti* (zuvor *confessores*) zu gewinnen. In den zwanziger Jahren des 14. Jahrhunderts übersetzte der Dominikaner Domenico Cavalca († 1342) die meisten Texte der »Vitae Patrum« in Pisa in die Volkssprache.[15] In seinem Vorwort zu den »Vite dei santi Padri« erläutert er, daß der Sinn seines Werkes darin bestehe, eine erbauliche Lektüre für Laien anzubieten, die sprachlich einfach sei und der darum eine starke didaktische Wirkung zukomme. Die übersetzten Legenden seien Exempla, die das Herz der Leser zur Tugend bewegen sollen, wo Vorschriften allein nichts ausrichten.[16] Cavalca steht hier ganz in der Tradition der großen dominikanischen Predigt: die »Vite dei santi Padri« sollten der gleichen Aufgabe dienen wie die Exempla der Predigten, aber nun den Laien direkt, ohne weitere Vermittlung zugänglich sein.

Die »Vitae Patrum« waren damit in Pisa in einer italienischen Übersetzung bekannt, als die Fresken des Camposanto entstanden. Der amtierende Erzbischof Saltarelli, dem der Stadtfriedhof unterstand, gehörte ebenfalls dem Dominikanerorden an.[17] Die persönliche Beziehung von Saltarelli und Cavalca mag vielleicht verständlich machen, wieso die Frucht dominikanischen Übersetzerfleißes zum Ausgangspunkt des Thebais-Freskos werden konnte. Es wäre jedoch verfehlt, die Thebais als eine direkte Illustration von Cavalcas »Vite dei santi Padri« zu verstehen. Aus dem umfangreichen Corpus der Texte wurden im Fresko nur zwölf Legenden ausgewählt, unter denen einige auch schon im 13. Jahrhundert populär gewesen waren und bereits in volkssprachigen Nachdichtungen oder Übersetzungen vorlagen. Dies gilt insbesondere für jene, die in die Legenda Aurea eingingen: dazu gehören die Viten von Paulus Eremita, Antonius, Macarius, Maria Aegyptiaca und Marina.[18] Daneben orientierte sich die Auswahl der Szenen für das Fresko an der Tradition der Exemplasammlungen und Predigten, in denen auch jene Legenden enthalten waren, welche heute völlig unbekannt sind. Predigten und Exemplasammlungen waren gewissermaßen das Fenster, durch welches die Erfinder der Ikonographie der Thebais auf die Quelle der »Vitae Patrum« blickten.

Alle in das Bild aufgenommenen Episoden sind in den Exemplasammlungen vertreten, in denen keinesfalls die ›Väter der Bewegung‹ den Vorrang haben. Mit Abstand am häufigsten überliefert ist vielmehr die Geschichte von dem namenlosen Eremiten, der sich angesichts weiblicher Verführung aus Angst vor dem Höllenfeuer die Hände verbrannte. Die Analogie des irdischen und des höllischen Feuers war in der Predigt ungemein wirkungsvoll.[19] Das zweithäufigste Exemplum ist die Begegnung des hl. Macarius mit dem Heidenschädel.[20] Der Eremit dient dem Leser oder Betrachter als ›Interpres‹: indem er das authentische, da bereits erlittene Wissen der Toten um das Jenseits an die Lebenden vermit-
108 telt, läßt er die »parole de l'au-delà«[21] erklingen. Darin ist er ein genaues Pendant zu jenem Eremiten im Fresko des Trionfo della Morte, der den ›Drei Lebenden‹ die Unausweichlichkeit des Todes vor Augen stellt. Die Stimme der Toten konnte die Laien besser als die

Stimme der Geistlichen überzeugen; aber über die Stimme der Toten geboten wiederum die Geistlichen. Die nächst größte Verbreitung besitzen dann die Exempla von

- Macarius und dem Teufel, der dessen Brüdern Lastertränke bringt,
- der Verführung des stolzen Eremiten durch den Teufel in Gestalt einer verirrten Frau,
- Marina als einer frommen Version populärer Verkleidungsgeschichten.

Alle diese Exempla wurden lange Zeit durch das gesprochene Wort der Predigt unter den Laien verbreitet. Im frühen 14. Jahrhundert gehörten sie so zum theologischen Wissen eines durchschnittlichen Laien. Mit der konkreten Beispielerzählung wurde in der Predigt auch die abstrakte Moral vermittelt, der das Exemplum als Argument diente; so war ein zeitgenössischer Betrachter nicht nur dafür vorbereitet, gemalte Exempla als solche wiederzuerkennen, sondern konnte sie auch symbolisch lesen und auf einen übergeordneten Begriff, in unserem Falle das drohende Weltgericht, beziehen.

Die Auswahl der Szenen für das Fresko richtete sich offensichtlich nach der Beliebtheit der Legenden, die sich als Exempla bereits bewährt hatten. Das Wiedererkennen war beim Betrachter der erste Schritt in dem angestrebten Lernprozeß.

Die Malerei ist schon um 1280 in einem Tafelbild zur Trägerin des Exemplum geworden. Auf dem Magdalenenaltar in Florenz (Accademia) weist die Büßerin im Haarkleid einen Rotulus mit folgendem Text vor: »NE DESPERETIS / VOS QUI PECCARE SOLETIS / EXEMPLOQUE MEO / VOS REPARATE DEO.« (Verzweifelt nicht, die ihr gesündigt habt, und kehrt nach meinem Beispiel zu Gott zurück.)[22] Die psychologische Wirkung besteht darin, daß der Betrachter von der Heiligen zu Beichte und Buße überredet wird: die größte Sünderin hält ihn durch ihr Vorbild von der Verzweiflung, dem Tod der Seele, zurück. Sie stellt sich dem sündigen Menschen gleich und verspricht auch ihm himmlische Verzeihung, wenn er nur ihrem Beispiel – *exemploque meo* – folgt und seine Sünden bereut.

Genau dies ist auch die didaktische Aufgabe der Thebais, doch wartet sie nicht nur mit einem einzigen Beispiel auf, sondern enthält eine ganze »Tabula Exemplorum« – so der Name einer vielgebrauchten Exemplasammlung. Ein gigantisches Schaubild tritt mit einer Fülle von Beispielen für das vorbildliche, bußfertige Leben dem Jüngsten Gericht an die Seite.

Bei der Aufgabe, eine Vielzahl von Exempla sinnvoll in einem Bild zu vereinigen, stand den Malern kein Vorbild mit einem fertigen Schema zur Verfügung. Sie entschieden sich dafür, in drei Bildzonen abwechselnd Exempla und Genremotive aneinander zu reihen. Sie verfügten aber auch über Bildmotive aus dem gleichen Themenkreis, die ihnen beim Entwurf des Wandbildes halfen und einige Besonderheiten erklären können, die sich aus den Texten nicht ableiten lassen.

Die einzelnen Szenen des Bildes sind mit wenigen Ausnahmen bloße Stenogramme aus Heiligenviten. Selbst wo sie Höhepunkte im Leben eines Heiligen schildern, bleiben die Szenen bei einer Kurzform, welche beim Betrachter die Kenntnis des ganzen Textes voraussetzt. Dieser konnte zwar mit den Inschriften und Attributen die Personen identifizieren, war jedoch ohne Kenntnis der ganzen Vita nicht imstande, das Stenogramm zur vollständigen Erzählung zu ergänzen.[23] Diese Fragmente von Heiligenviten wirken wie Ausschnitte aus größeren Zyklen, welche sich in der Tat in der Buchmalerei erhalten haben.

Von besonderem Interesse ist hierfür eine sizilische Handschrift im Vatikan (Vat. lat. 375), deren Text zwei wichtige Bücher der »Vitae Patrum«, die »Historia Monachorum« 101–103
und die »Apophtegmata Patrum« enthält.[24] Beide sind von Cavalca übersetzt worden. Nach der aragonesischen Restauration von 1282 griffen sizilische Künstler, in unserem Fall

Buchmaler im zweiten Jahrzehnt des 14. Jahrhunderts, das normannisch-byzantinische
Erbe wieder auf, das unter den Anjou verdrängt worden war. Als Vorbilder ihrer archaisie-
renden Arbeiten dienten komnenische Handschriften aus dem 11. Jahrhundert, deren
Motive mit zeitgenössischen Stilmitteln aufgefrischt wurden. Die Vermittlung byzantischer
Bildmotive macht die erwähnte Handschrift für unseren Fall besonders interessant.

Sie enthält drei Typen von Textillustrationen:

1. Bilder neben dem Text. Sie stehen nach dem Schema byzantinischer Psalterien zu
dritt oder zu viert am Seitenrand übereinander und illustrieren zyklisch die Viten ägypti-
scher Mönchsheiliger. Ihr Vorbild läßt sich nicht mehr mit Sicherheit erschließen, denn
illustrierte Handschriften der »Vitae Patrum« sind in Byzanz nicht erhalten. In der Tracht
weisen die östlichen Mönche auf ein byzantinisches Vorbild; jedenfalls wird hier auf ein
authentisch byzantinisches Aussehen Wert gelegt. Unter den Szenen, die sich mit der
101, 102 pisanischen Thebais vergleichen lassen, seien »Macarius und der Schädel« sowie »Marina mit
dem Kind auf der Schwelle des Klosters« erwähnt. In einem solchen Zyklus konnten die
pisanischen Maler eine Auswahl an Bildformeln finden, die sich im Fresko wiederverwen-
den ließen. Ein solches Verfahren würde auch den eklektischen Charakter der Bildelemente
erklären.

2. Initialen. In die Buchstaben sind Höhlen mit büßenden Eremiten eingefügt, die nicht
den Text illustrieren, sondern einfach zum Thema passende Bilder vorführen. Ihre Motive
stammen aus byzantinischen Handschriften des späten 11. Jahrhunderts mit dem Text der
»Himmlischen Leiter« (Klimax) des Johannes Klimakos; es ist dies die einzige monastische
Schrift in Byzanz, von der sich Illustrationen erhalten haben.[25] Aber schon dort sind es
disjecta membra,[26] die auf einen noch älteren Zyklus zurückweisen. Die Höhlenbewohner der
byzantinischen Handschriften bieten zu den Genremotiven des Thebaisfreskos oft genauere
Analogien als die sizilischen Miniaturen. Besonders auffallend ist der stereotype Löffel-
105 schnitzer, der in zwei Klimaxhandschriften vorkommt. Die Ähnlichkeiten reichen bis in die
Formen des Löffels und des Werkzeugs, die in Pisa eben nicht neu beobachtet, sondern von
106 einem Vorbild getreulich übernommen wurden. In den Klimaxhandschriften haben sich
diese Motive zu typischen Bildern des Eremitenlebens verselbständigt. In Vat.lat. 375 sind
sie zu Initialvignetten geworden. In Pisa werden sie wieder dem ›Text‹ zugeordnet, aber sie
illustrieren ihn nicht, sondern täuschen Anekdoten aus dem Alltagsleben der heiligen
Einsiedler vor.

3. Drei Fußleisten in voller Breite der Seite erweitern das Format der übrigen Illustratio-
nen zu ganzen Landschaftspanoramen. Das »Kloster des Abtes Isidor« spielt auf dessen
symbolisch gemeinte Worte an: »Putei plures, horti irrigui, omnium quoque pomorum
arborumque paradisi.«[27] Diese Worte werden zum Anlaß, im Bild ausführlich die Bestel-
103 lung des Klostergartens zu schildern. Vor der Gartenmauer sitzen zwei alte Mönche im
Gespräch, drinnen arbeiten zwei junge Mönche inmitten einer Vielfalt von Bäumen. Der
linke entleert einen Eimer, den er aus dem Ziehbrunnen geholt hat, der rechte zieht mit der
Spitzhacke den Wassergraben. Dieses schöne Bild der Landarbeit nimmt die Gruppe vom
104 Fischer, Holzfäller und lesendem Alten in Pisa vorweg. So natürlich diese Gruppe auch
aussieht, so ist sie doch in Wahrheit eine Synthese aus Tätigkeiten, die in der Realität nicht
zusammengehören. Es ist zumindest denkbar, daß solche ›Naturformeln‹ aus illustrierten
Handschriften und Musterbüchern kompiliert wurden, um im Fresko als nostalgische
Visionen aus der Frühzeit des Mönchtums wiederzukehren.[28]

Offen bleiben muß die Frage, ob die Erfinder des pisanischen Programms mit Absicht
archaisierende Vorbilder aussuchten. Die Dominikaner – wie auch die anderen neuen

Orden – suchten ihre historische Identität bei den frühchristlichen Eremiten und Mönchen.[29] Aus diesem Grunde bemühten sie sich besonders um die Vitae Patrum, in denen die Lebensbeschreibungen ihrer Leitbilder aufgezeichnet waren; es ist daher denkbar, daß sie illustrierte Exemplare dieser Texte sammelten und damit in den Besitz von Illustrationen byzantinischer Herkunft kamen. In diesem Zusammenhang läßt sich die Aufnahme byzantinisierender Bildformeln im Camposanto auch aus der Suche nach einer autorisierten Illustration für die bildliche Darstellung verstehen. Die Suche nach dem Authentischen lenkte die Pflege der frühchristlichen Texte in gleicher Weise wie die Suche nach Vorbildern für die Maler.

Die eigentümlich offene Komposition des Freskos läßt m. E. durchaus noch erkennen, daß den Malern statt einer einzelnen Komposition ein Buch voller Bildformeln zur Verfügung stand. Diese wurden in Pisa neu kombiniert; in einem lockeren Geflecht fand auch eine Anzahl eher stimmungshafter oder symbolischer Genreszenen Platz. Erst die Landschaft gibt den neu zusammengefügten Bildepisoden dann den Anschein eines einheitlichen Panoramas.

Daß die Wüstenväter als Exempla für Laien dienen sollten, läßt auf die damalige Aktualität des Eremitenthemas schließen. Das aufwendige Grab des pisanischen Eremiten Beato Giovanni Cini, das direkt unter dem Thebais-Fresko angelegt wurde, bestätigt diese Vermutung.

Eine der auffälligsten Formen der Weltflucht im damaligen Italien war das städtische Eremitentum.[30] Männer wie Frauen verließen ›die Welt‹, ohne ihre Heimatstadt zu verlassen – und ohne den Laienstand aufzugeben. Sie wählten mit Vorliebe die *carcerazione* oder *reclusione* als Lebensform und lebten fortan in Zellen an der Peripherie der wachsenden Städte oder an Kirchen- und Friedhofsmauern; auch Einsiedeleien in der weiteren Umgebung der Städte boten zahlreichen Eremiten die Möglichkeit zu Anachorese und Buße. Die städtischen Eremiten lebten von Almosen und testamentarischen Verfügungen, doch war ihr Los nicht so entwürdigend wie das der Bettler: sie boten eine Gegenleistung in Gestalt der Interzession für das Seelenheil ihrer Wohltäter an, die immer mehr gefragt war. So waren sie aus dem sozialen wie religiösen Leben der Städte bald nicht mehr wegzudenken. Das städtische Eremitentum dürfte, als die Thebais gemalt wurde, das Bild der Öffentlichkeit vom Einsiedlerwesen weitgehend dominiert haben.

Die städtische Eremitenbewegung entstand im Rahmen der neuen Möglichkeiten religiösen Lebens für Laien, die im 14. Jahrhundert allmählich wieder von der offiziellen Kirche abhängig wurden. Der endzeitliche Appell der Geißler wurde in städtischen Geißelbruderschaften (›Compagnie dei Disciplinati‹) institutionalisiert. Im frühen 14. Jahrhundert reichte ein breites Spektrum von den *penitenti*, die weiter in ihrer Familie blieben, bis zu den Eremiten, die weitab von der Zivilisation lebten und den Menschen auswichen. Viele dieser Bewegungen wurden schließlich von den Dritten Orden aufgesogen oder verdrängt.[31]

Diese Laienorden hatten anfangs ihre Aufgabe darin gefunden, die eschatologische Angst abzuwehren. Im 14. Jahrhundert wurden sie vom kirchlichen Organisationswillen eingeholt. Dieser Vorgang verlief parallel zum Kampf der Kirche gegen ihre selbsternannten Reformer, die entweder mühsam integriert oder aber als Ketzer verdammt wurden. Denn sie drohten der Kirche ihre »mythes dynamiques«[32] zu entreißen: *forma primitivae ecclesiae* und *vita apostolica* wurden zu Waffen gegen die Kirche. Der Aufruf zur Buße war ein Machtmittel der Kirche; kam er von unten, richtete er sich auch gegen die Kirche. Die Autorität der Kirche in der Verwaltung des Seelenheils mußte mit allen Waffen verteidigt werden, auch mit der Waffe der Bilder.

Wie die Kirche ihre Führungsrolle über die Weltflucht der Laien behauptete, läßt sich in Pisa exemplarisch an der Person des Beato Giovanni Cini beobachten.[33] Der lokal verehrte
B Heilige ist in einem antiken Sarkophag dicht unter der rechten Hälfte des Thebais-Freskos bestattet. In seinem ursprünglichen Zustand schnitt das Grab tief in das Fresko ein. Die einzigartig enge Verbindung von Grab und Fresko läßt auf einen mehr als zufälligen Zusammenhang schließen.

Das Leben des Giovanni Cini hatte einen Verlauf genommen, der sich den Zeitgenossen als Modell der Buße empfahl. Als städtischer Söldner war Cini 1295 an einem Attentat auf den erzbischöflichen Vikar beteiligt gewesen. Er wurde dann zur Strafe aus der Stadt verbannt, später aber amnestiert. Bei seiner Rückkehr nach Pisa gab Cini seinen Beruf auf, wurde zum *penitente* und war fortan in karitativen Einrichtungen tätig. Er erwarb bald das Vertrauen des Erzbischofs und war von etwa 1306 an dessen Beauftragter in der Spitalverwaltung. Aber das Bedürfnis nach härterer Buße ließ Cini diese zweite Karriere aufgeben und zum Eremiten werden. Spätestens 1318 zog er sich in eine Einsiedelei zwischen Pisa und Livorno zurück und kehrte damit für immer dem Stadtleben den Rücken. Die letzten vierzehn Jahren seines Lebens verbrachte Cini unter dem Namen Frater Johannes Soldatus bald in dieser, bald in jener Einsiedelei der Gegend. Aber die Welt, die er glaubte, hinter sich gelassen zu haben, vergaß ihn nicht. Seine materielle Existenz wurde gesichert durch Testamente von Pisaner Bürgern, die auf seine Fürbitte hofften. Mehrfach wurde ihm seine Einsamkeit durch bischöfliche Bauverbote in der Umgebung seiner Einsiedelei garantiert; vom Erzbischof wurde ihm auch die geistliche Führung über eine wechselnde Schar von Mitbrüdern bestätigt. So war Cini ein voll integrierter Außenseiter. Als er nach Jahren eremitischer Askese 1332 starb, wurde er im neuen, prächtigen Camposanto in einem antiken Sarkophag begraben.[34] Die Compagnia dei Disciplinati di S. Giovanni Evangelista erwählte ihn zu ihrem Patron; ihre Mitglieder ließen sich zu seinen Füßen im Camposanto begraben und sorgten für die Gestaltung seines Grabes.[35]

Dieses erste Grab zeigte in einem Arkosol die gemalte Effigies Cinis, über die sich zwei Geißler der Compagnia neigten.[36] Darüber erhob sich ein hoher Baldachin aus Holz. Der archäologische Befund läßt erkennen, daß dieses Grab bereits vorhanden war, als die Thebais in Angriff genommen wurde.[37] Es läßt sich darüber hinaus feststellen, daß die umgebenden Szenen auf die Umrisse des Baldachins Bezug nahmen.

98, 99, B Dieses Grab bestand, bis Antonio Veneziano 1386 anstelle des inzwischen abgerissenen Baldachins das Fresko vervollständigte und das Grab neu gestaltete.[38] Offenbar wurde dieses jetzt als Fremdkörper im Wandbild angesehen. So wurde an der Stelle des Arkosols der ornamentale Rahmen des Freskos durchgezogen, in dem zwei neue Engelsbüsten den vorhandenen Engelreigen ergänzen. In illusionistischer Manier schweben davor zwei Engel mit Weihrauchfässern, die den im Gewand der Geißler der Compagnia dei Disciplinati di S. Giovanni Evangelista erscheinenden Toten verehren. Die vom Baldachin hinterlassene Lücke wurde im Fresko mit einem Pasticcio bereits vorhandener Thebais-Motive geschlossen. Die Bemühungen Venezianos waren deutlich darauf gerichtet, dem Fresko eine formale Geschlossenheit ›zurückzugeben‹, die in Wirklichkeit nie existiert hatte. Der Maler versuchte die fiktive ›Rekonstruktion eines Gemäldes‹, welches jedoch tatsächlich von Anfang an eine unauflösliche Einheit mit dem Grab des Cini gebildet hatte.

Bei der Neugestaltung wurde der formale Zusammenhang zwischen Grab und Fresko umformuliert, der inhaltliche Zusammenhang aber blieb gewahrt: erst durch den Heiligenschein und die Engel war der Bestattete jetzt als Heiliger gekennzeichnet. Auch die beiden Psalmverse in den Rotuli der Engelsmedaillons umschreiben die gemeinsame Thematik von Jüngstem Gericht, Thebais und Eremitengrab. Ps. 36,11-12 verspricht den Gerechten Frieden und Ewiges Leben, Ps. 2,12-13 warnt vor Gottes Zorn beim baldigen Jüngsten Gericht und ermahnt zu Gottesfurcht.[39] Im Angesicht von drohendem Tod und Weltgericht wird der Betrachter ermahnt, die Tugenden der ersten Eremiten und Mönche, insbesondere ihre sprichwörtliche Bußfertigkeit nachzuahmen, auch wenn er nicht selbst zum Mönch wird. Der zweite Psalmvers (»Apprendite disciplinam...«) enthält darüber hinaus eine Anspielung auf die Geißelbruderschaft als Möglichkeit zu kollektiver Buße (*disciplina* als Synonym für Geißel).

Der zeitgenössische Büßer Cini eignet sich in besonderer Weise als Vorbild. Denn Cinis Buße hatte nach einem wahrhaft sündigen Leben stattgefunden, was die erfolgreiche Umkehr besonders plastisch hervortreten ließ, und sein Leben war zudem räumlich und zeitlich noch so nahe, daß Cini unter allen das anschaulichste Exemplum bildete. Im Kreis der ihn umgebenden Wüstenväter erschien der zeitgenössische Eremit Cini als einer von ihnen; er hatte die Exempla der Vergangenheit gelebt und damit in der Gegenwart fortgesetzt. Cinis Existenz zeigte nicht nur, daß die Abkehr vom sündigen Leben notwendig war – dies war schon die Lehre aus den »Vitae Patrum« –, sondern daß sie auch möglich war: sie war hier und jetzt in Pisa tatsächlich geschehen.

Die Thebais gehört mitsamt dem Trionfo della morte in Pisa zu einer bemerkenswerten
Erweiterung des Jüngsten Gerichts. Die Besonderheit der beiden Flügelbilder liegt nicht
nur in ihrer Thematik, sondern auch in der neuen Beziehung zwischen Fresko und Betrach-
ter. Die Bilder sollen ihm nicht nur warnend das Gericht zeigen, sondern ihn auch in einen
Dialog verwickeln, um ihn mit bildrhetorischen Mitteln zu überzeugen. Zunächst ist dem
Gericht die Hölle als eine eigene Welt des Grauens beigegeben, in die man zwar hinein, aus 110, 111
der man aber nicht herauskommt. Im sogenannten Triumph des Todes wird die sündige
Welt ganz plastisch vorgeführt, auch wenn das Argument allegorisch zu lesen ist: Jagd und 109
Liebesgarten erscheinen dem profanen Menschenverstand sehr verlockend und müssen
daher durch das geschriebene Wort umgedeutet werden. Das besorgt der Eremit, der
gewissermaßen aus der Thebais herabgestiegen ist. Seine Rolle ist die eines Predigers in der 108
Welt: er sagt, daß die scheinbar schöne Welt voller Sünde sei und den Tod der Seele zur
Folge habe; darum müsse man sich innerlich von der Welt abkehren. Schon im Trionfo
della morte ist über dieser Begegnung der ›Drei Lebenden mit den drei Toten‹, die in
Wirklichkeit eine Predigt des Eremiten an die Laien über den Tod ist, die Thebais als Ziel
der Weltflucht dargestellt. Hier ist sie reine Idylle: vor der Kapelle sitzt ein Eremit in
Lektüre vertieft, während ein zweiter sich erhoben hat und den Berg herunterblickt; weiter
links melkt ein weiterer Einsiedler eine Hirschkuh, die auf ihren Vorderläufen niederge- 107
kniet ist – ein Motiv, welches aus der Sinopie des Thebais-Freskos seitenverkehrt hierher
versetzt wurde. Die Darstellung der Thebais bietet eine allegorisch gemeinte Alternative
zur sündigen Welt an: die Anachorese der ersten Mönche dient als Exemplum für die Laien,
die nach dem Sakrament der Buße, *penitentie sacramentum*, streben sollen. Diese Argumen-
tation begegnet auch der Herausforderung, welche die Häresien und das Schisma damals
darstellten.[40]

Die Aktualität dieser Thematik ist in Pisa zusätzlich durch die besondere Situation nach dem Aufenthalt Ludwigs des Bayern und seiner häretischen Anhänger gegeben (s. S. 151 f.). Der vom exkommunizierten Kaiser geschaffene franziskanische Gegenpapst schwor 1329 vor Saltarelli, dem dominikanischen Erzbischof von Pisa und Anhänger des Papstes Johannes' XXII, in dessen Amtszeit der Camposanto freskiert wurde, seinen Verfehlungen ab.[41] Die Wellen dieses häretischen Intermezzos schlugen in Pisa hoch, wie man an der antihäretischen Ikonographie der Hölle noch ablesen kann.[42] Die Kirche sah sich nun gezwungen, ihre Gegner nicht nur mit Feuer und Schwert, sondern auch mit dem besseren Argument zu besiegen. Die öffentliche Wandmalerei wurde in diesem Zusammenhang neben Predigt und erbaulicher Lektüre in den Dienst der Sache gestellt.

Anmerkungen

Diese Arbeit ist aus meiner im April 1988 bei Prof. H. Belting in München abgeschlossenen Magisterarbeit über das Thebaisfresko in Pisa hervorgegangen. Gedankt sei auch A. Boureau, A. Caleca, E. Castelnuovo, C. Delcorno, Ch. Frugoni, M. Luzzati, J. Polzer, M. Ronzari und der Soprintendenza, Pisa.

1 Zu diesem Konflikt mit seinen oft handfesten Interessen vgl. M. Ronzani, Gli ordini mendicanti e le istituzioni ecclesiastiche preesistenti a Pisa nel Duecento, in: Mélanges de l'Ecole Française de Rome (Moyen Age – Temps Modernes) 89, II, 1977, S. 667-677. Zum Camposanto: P. Sanpaolesi / M. Bucci / L. Bertolini, Camposanto Monumentale di Pisa, Pisa 1960; A. Caleca / G. Nencini / G. Piancastelli, Pisa – Museo delle Sinopie del Camposanto Monumentale, Pisa 1979; I. B. Supino, Il Camposanto di Pisa, Florenz 1896.

2 Zit. nach Cronaca di Pisa di Ranieri Sardo, Hg. O. Banti, Rom 1963, 37; vgl. ebenda S. VIIff.

3 M. Seidel, Dombau, Kreuzzugsidee und Expansionspolitik. Zur Ikonographie der Pisaner Kathedralbauten, in: Frühmittelalterliche Studien 11, 1977, S. 340-369.

4 E. Callmann, Thebaid Studies, in: Antichità viva 14,3, 1975, S. 3-22; Sanpaolesi, (wie Anm. 1); A. Caleca, (wie Anm. 1), S. 55ff.; S. Morpurgo, Le epigrafi volgari in rima... nel Camposanto di Pisa, in: L'Arte 2, 1899, S. 51-87. Siehe auch Ch. Frugoni, Il visibile e l'intelligibile nella Tebaide, in: Giornata di studio sul Camposanto di Pisa, Annali della Scuola Normale Supreriore, Bd. 18, 1989, auf deren Ausführungen ich mich im wesentlichen stütze.

5 M. Meiss, Notable Disturbances in the Classification of Tuscan Trecento Painting, in: Burlington Magazine 113, 1971, S. 178-187. J. Polzer, Aristotle, Mohammed and Nicholas V. in Hell, in: The Art Bulletin 46, 1964, S. 457-469; H. Swarzenski, Before and after Pisano, in: Boston Museum Bulletin 68, 1970, S. 178ff.

6 Zunächst wurde der Maler nur als Maestro del Trionfo della morte bezeichnet: H. Thode, Der Meister vom Triumphe des Todes in Pisa, in: Repertorium für Kunstwissenschaft, 1888, S. 13-20. M. Meiss schlug Francesco Traini vor: M. Meiss, the Problem of Francesco Traini, in: Art Bulletin 15, 1933, S. 97-173; ders. 1971 (wie Anm. 5). L. Bellosi brachte dann Bonamico Buffalmacco ins Spiel: L. Bellosi, Buffalmacco e il Trionfo della Morte, Turin 1974; H. B. J. Maginnis, Luciano Bellosi, Buffalmacco e il Trionfo della Morte, in: Art Bulletin 58, 1976, S. 126ff. (Rezension).

7 Zur Topographie: Ch. Frugoni (wie Anm. 4); J. Polzer, Vortrag (unveröffentlicht), Bonn, 5. 5. 1975; referiert und zitiert in: Callmann (wie Anm. 4), Anm. 9.

8 Zur triptychonartigen Anordnung von Fresken siehe: H. Belting, The New Role of Narrative, in: Studies in the History of Art 16, 1985, S. 151-168, besonders S. 161ff.

9 Ich zitiere nach der italienischen Übersetzung, D. Cavalca, Vite dei Santi Padri, Hg. B. Sorio / A. Racheli, Triest/Mailand 1858. Zu Cavalca s. u.

10 In der Sinopie findet sich dazu noch der eine Hirschkuh melkende Eremit, der seitenverkehrt im Fresko des Trionfo Verwendung fand (Abb. 107).

11 Der lateinische Text der Vitae Patrum ist in Bd. 73 und 74 der Patrologia Latina gedruckt. Zu den Vitae Patrum siehe C. Batlle, Die »Adhortationes Sanctorum Patrum« (»Verba Seniorum«) im lateinischen Mittelalter, Münster 1971, besonders Einführung S. 1-15 L.L. Rosenthal, The Vitae Patrum in Old and Middle English Literature, Philadelphia 1936, besonders Vorwort und S. 10-21.

12 Eine aktuelle Einführung in die Literatur zum Exemplum findet man in C. Delcorno, Rassegna di studi sulla predicazione medievale e umanistica (1970-1980), in: Lettere Italiane 33, 1981, S. 235-257, besonders S. 250ff. sowie C. Delcorno, Nuovi studi sull' exemplum, in: Lettere Italiane 36, 1984, S. 49ff. und C. Delcorno, Modelli agiografici e modelli narrativi tra Cavalca e Boccaccio, in: Lettere Italiane 40, 1988, S. 486 – 509. Das klassische Werk bleibt J. Th. Welter, L'Exemplum, Paris 1927; neuerdings auch C. Bremond / J. Le Goff / J.-C. Schmitt, L'Exemplum, Brepols/Turnhout 1982; zur Predigt siehe D.L. d'Avray, The preaching of the friars, Oxford 1985; dort ältere Literatur. J. Le Goff / J.-C. Schmitt, Au XIIIe siècle. Une parole nouvelle, in: Hg. J. Delumeau, Histoire vécue du peuple chrétien I, Paris 1979, S. 257-280.

13 A. Monteverdi, Gli »esempi« di Jacopo Passavanti, in: ders. Studi e saggi sulla letteratura italiana dei primi secoli, Mailand 1954, S. 167-296.

14 A. Boureau, Vitae Fratrum, Vitae Patrum. L'Ordre Dominicain e le modèle des Pères du Desert au XIIIe siècle, in: Mélanges de l'Ecole Française de Rome (Moyen Age – Temps Modernes) 99, 1987, I, S. 79–100.

15 Domenico Cavalca, Vite dei Santi Padri Hg. B. Sorio / A. Racheli, Triest/Mailand 1858. Zu Cavalca vgl. C. Delcorno, »Cavalca«, in: Dizionario biografico degli Italiani, Bd. 22, 1979, Sp. 577-586; ders. Predicazione volgare e volgarizzamenti, in: Mélanges de l'Ecole Française de Rome (Moyen Age – Temps Modernes) 89, II, 1977 S. 679-689.

16 Cavalca, (wie Anm. 15), Prolog: »... come scrive messere S. Gregorio nobile dottore di Santa Chiesa, alquanti si muovono più a ben fare *per esempi* che per parole ...; ... la vita de' santi uomini sia una viva lezione ...; ... li secolari e senza grammatica lo possono intendere, e trarne utilitade e conforto e edificazione ...; ... per uomini semplici e non litterati ho preso uno stile semplice ...«

17 Zu Saltarelli vgl. M. Luzzati, Simone Saltarali, arcivescovo di Pisa (1323–1342) e gli affreschi del Maestro del Trionfo della Morte, in: Annali della Scuola Normale Superiore, 1988.

18 Vgl. Boureau, (wie Anm. 14), Rosenthal, (wie Anm. 13), S. 22ff.

19 So etwa in einer Predigt des Giordano da Pisa (gehalten am 23. Februar 1305 vor S. Maria Novella), vgl. E. Narducci, Tre Prediche inedite del Beato Giordano da Rivalto, Rom 1857, S. 55ff.

20 Die Zugehörigkeit dieser Legende zu Cavalcas Text ist erwiesen durch Delcornos Untersuchungen der Handschriftentradition. Vgl. C. Delcorno. Per l'edizione critica delle »Vite dei Santi Padri« del Cavalca. La tradizione manoscritta I, in: Lettere Italiane 29, 1977, S. 265-289, besonders S. 268. Die bisherige Forschung mußte annehmen, diese Legende sei aus der Legenda Aurea ins Fresko aufgenommen worden. Wie Delcorno jedoch gezeigt hat, strich Manni, der erste moderne Herausgeber Cavalcas, das Kapitel aus doktrinären Erwägungen; alle späteren Editionen schrieben von ihm ab, ohne Handschriften heranzuziehen.

21 Le Goff / Schmitt (wie Anm. 12), S. 272.

22 La Maddalena tra sacro e profano (Ausst Kat. Florenz 1986, S. 43f., Kat. 2); dort ältere Literatur.

23 Die Inschriften sind freie Kurzfassungen der Legenden in italienischer Prosa; sie sind keine Zitate aus Cavalca. Vgl. Morpurgo, (wie Anm. 4).

24 H. Buchthal, Early XIV-century illuminations from Palermo, in: Dumbarton Oaks Papers 20, 1966, S. 103-118; S. Taccini, Rapporto fra testo e immagine nel codice miniato. Analisi di due raccolte agiografiche del XIV secolo. Diss. Pisa 1977/1978 (ungedruckt).

25 J.R. Martin, The Death of Ephraim in Byzantine and Early Italian Painting, in: The Art Bulletin 33, 1951, S. 217-225; J.R. Martin, The Illustration of the Heavenly Ladder of John Climacus, Princeton 1954.

26 Martin 1951 (wie Anm. 25), S. 222.

27 Zit. nach Buchthal (wie Anm. 24), S. 115.

28 Die Übermittlung byzantinischer Genremotive ist noch auf einem anderen Weg denkbar: durch den Bildtypus mit dem Tod des heiligen Ephraim Syrus. Allerdings stammen die erhaltenen Fresken und Tafelbilder erst aus dem 16. Jahrhundert. Eine Ekphrasis des 15. Jahrhundert geht ihnen voran. Als *missing link* wird stets das sienesische Triptychon Crawford genannt (Edinburgh, National Gallery of Scotland). Vgl. G. Achenbach, An Early Italian Tabernacle, in: Gazette des Beaux-Arts 25, 1944, S. 129–152. Die Authentizität des Werkes wird neuerdings von H. Belting angezweifelt. Doch setzen die recht genauen Zitate nach dem Tod des heiligen Ephraim Syrus in den florentinischen Thebaistafeln um 1400 den Bildtyp in Italien voraus; vgl. Martin (wie Anm. 25). Das Triptychon Crawford selbst ist aber keinesfalls das *missing link* für Pisa. Es stellt schon eine freie Bearbeitung des Bildtyps dar; obwohl die Zahl der Hintergrundszenen gegenüber den griechischen Beispielen verdreifacht ist, fehlt z.B. der Löffelschnitzer. Der gesuchte Prototyp für Italien muß also als verloren gelten. Er kann für Pisa durchaus eine Rolle gespielt haben; so gehört das Motiv des alten Eremiten, dessen Maultier von einem Gefährten geführt wird (Pisa, Thebais, unten Mitte) zur Totenfeier für Ephraim und kommt in drei griechischen Beispielen vor (Athos, Dochiariu, Fresko; Athos, Laura, Fresko; London, Collection R. Henniker-Heaton, Tafelbild; siehe Martin 1951 (wie Anm. 25, Abb. 2, 3, 4). Die Übereinstimmungen schließen sogar den Stab des Alten auf dem Maultier und die Haltung des Gefährten ein, der sich im Gehen umwendet.

29 Boureau, (wie Anm. 14), M. Seidel, Ikonographie und Historiographie – Conversatio angelorum in silvis. Eremiten-Bilder von Simone Martini und Pietro Lorenzetti, in: Städel Jahrbuch 10, 1985, S. 77–142.

30 L. Pellegrini, A proposito di eremiti laici d'ispirazione francescana, in: I Frati Minori e il Terzo Ordine, (Atti dell XXIII Convegno di Studi, Todi, 17.-20. Oktober 1982) Todi 1985, S. 117-142. Das städtische Eremitentum in Pisa und Umgebung erforscht M. Ronzani anhand von Testamenten, aus denen eine stattliche Zahl von

Reklusen in Pisa hervorgeht. Vgl. M. Ronzani, Penitenti e ordini mendicanti a Pisa sino all'inizio del Trecento, in: Mélanges de l'école Française de Rome (Moyen Age – Temps Modernes) 89, II, 1977, S. 733-741.

31 G.G. Meerssemann, Ordo Fraternitatis. Confraternite e pietà dei laici nel medioevo, 3 Bde., Rom 1977.

32 A. Vauchez, La Sainteté en Occident aux derniers siècles du moyen age, Rom 1981, S. 123.

33 S. Barsotti, Un nuovo Fiore serafico. Il Beato Giovanni Cini, Quaracchi/Florenz 1906. A. Battistoni, La Compagnia dei Disciplinati di S. Giovanni Evangelista di Porta della Pace e la sua devozione verso frate Giovanni Soldato, in: Bollettino della Deputazione di Storia Patria dell'Umbria, 1968, S. 199ff. M. Ronzani, (wie Anm. 30); Caleca (wie Anm. 1), S. 55; Ch. Frugoni: (wie Anm. 7).

34 Das Todesjahr 1332 geht aus der Abrogation der Urkunde von 1331 hervor (Freundliche Mitteilung von J. Polzer, der dies kürzlich entdeckte). Vgl. Barsotti, (wie Anm. 33), S. 196ff.).

35 Vgl. Battistoni (wie Anm. 33), S. 204ff.

36 Das erste Grab kam bei der Abnahme des Fresko nach dem Zweiten Weltkrieg ans Licht; vgl. Sanpaolesi / Bucci / Bertolini, Camposanto Monumentale, (wie Anm. 1), S. 62.

37 Freundliche Mitteilung von Prof. J. Polzer, der sich eingehend mit dem technischen Befund des Freskos beschäftigt hat. Vgl. Caleca (wie Anm. 4).

38 Vgl. Meiss, (wie Anm. 6), S. 159f. Die Abrechnungen mit Antonio Veneziano sind vollständiger abgedruckt in: L. Tanfani Centofanti, Notizie d'artisti tratte dai documenti pisani, Pisa 1897, S. 37.

39 Ps. 36,11-12: »Mansueti autem hereditabunt terram et delectabuntur in multitudine pacis. Observabit peccator justum et stridebit super eum dentibus suis.« – Ps. 2,12-13: »Apprendite disciplinam ne quando irascatur dominus ne pereatis de via justa. Cum exarserit in brevi ira eius, beati omnes qui confidunt in eo.«

40 Vgl. Le Goff / Schmitt, Au XIIIe siecle. Une parole nouvelle, (wie Anm. 12), bes. S. 258ff.

41 Vgl. M. Luzzati, (wie Anm. 17), J. Polzer (wie Anm. 5).

42 Vgl. J. Polzer (wie Anm. 5).

Anhang

Glossar

Allegorie
Sinnbildliche Darstellung abstrakter Gedanken oder philosophischer Zusammenhänge zumeist mit Hilfe von Personifikationen

Anachorese
Form des Einsiedlerlebens

Anno Santo
Heiliges Jahr, in welchem für eine Pilgerfahrt nach Rom ein besonderer Jubiläumsablaß gewährt wird

Anticappella
Raum vor der Kapelle des Rathauses in Siena

Arkosol
Wandnischengrab

Ars memoriae
antike Kunst der Mnemotechnik

Arte della Lana
Zunft der Wollweber

Biccherna
Staatskasse von Siena, Verwaltung der Einnahmen und Ausgaben

Bonum Comune
Gemeinwohl

Buon Governo
gute Regierung: seit dem 18. Jahrh. Name für die Fresken Ambrogio Lorenzettis im Rathaus von Siena

Camposanto
städtischer Friedhof in Pisa

Capitano del popolo
Führer der Standesorganisation des *popolo*, politisches Amt mit richterlichen Funktionen

Cassone
Hochzeitstruhe

Causae
Fallbeispiele im Rechtswesen

Concistoro
Regierungsorgan in Siena sowie dessen Versammlungsraum

Contado
siehe Kontado

Deesis
Dreiergruppe mit Christus sowie Maria und Johannes als Fürbitter

Duecento/Dugento
13. Jahrhundert

Exemplum
Beispielerzählung in einem Argument

forensisch
auf dem Forum, zum Gericht gehörig

Gabella
Steuergesetze von Siena sowie die zuständige Finanzbehörde

Glossatoren
seit etwa 1100 bestehende Rechtsschule von Bologna, die das »corpus iuris civilis« kommentierte

Glossen
Erklärungen oder Kommentare zu einem Text

Glossierung
Kommentierung eines Textes

Hagiographie
Textform des Heiligenlebens

Inferno
Hölle

Kanonisation
Heiligsprechung

Kanzone/Canzone
Gedichtform

Kapitelsaal
Versammlungsraum im Kloster

Kontado
Staatsgebiet oder Umland einer Stadtrepublik

Legenda Aurea
Hauptwerk und Kompendium der Heiligenleben im 13. Jahrhundert

Maestà
Die Hauptform der Marientafel: Maria thronend mit Kind sowie meist Heiligen als Umgebung

Magister
mittelalterlicher Titel, der durch Abschluß eines Universitätsstudiums zu erlangen war und die Lehrbefähigung einschloß

Mal Governo
schlechte Regierung: heute Name für das Negativbild des Staates in den Fresken Lorenzettis in Siena

Mendikanten
Bettelorden

Migratio Bolognese
Emigration der Rechtsgelehrten aus Bologna nach Siena

Morte
Tod

Navicella
Titel eines Mosaiks von Giotto im Atrium von Alt-S. Peter, das die Errettung Petri beim Sturm auf dem See Genezareth zum Inhalt hat

Nove
Regierung der Neun in Siena

Palazzo Pubblico
Rathaus

Parusie
endzeitliche Erscheinung Gottes

Penitenten
Laien, die sich freiwillig einer Bußform unterziehen, bei der sie in ihrem sozialen Umfeld verbleiben

Personifikation
Darstellung eines Begriffes als menschliche Figur

Podestà
Regierungsamt in den italienischen Stadtstaaten. Dem Podestà wurde für einen begrenzten Zeitraum die oberste Exekutivgewalt übertragen

Polyptychon
vielteiliges Altarbild

Postglossatoren
die auf die Glossatoren im 13. Jahrhundert folgende Rechtsschule von Bologna

Predella
Sockelteil eines Altarbilds

Purgatorio
Fegefeuer

Refektorium
Speisesaal im Kloster

Reklusen
Laien, die freiwillig eine Extremform der Buße auf sich nehmen, die in der lebenslangen Einschließung in einem Raum besteht

Retabel
Altarbild

Revelation
Enthüllung in einer Vision bzw. Offenbarung

Rota Fortuna
Schicksalsrad, Darstellung der Personifikation des Schicksals, die an einem großen Rad drehend Glück und Unglück der Menschen bestimmt

Sala del Mappamondo
großer Ratssaal im Rathaus von Siena, benannt nach der Weltkarte Lorenzettis

Sala della pace
Regierungszimmer im Rathaus von Siena, benannt nach der Darstellung des Friedens von Lorenzetti

Spanische Kapelle
Bezeichnung für den Kapitelsaal des Dominikanerklosters S. Maria Novella in Florenz, die auf eine spätere Nutzung zurückgeht

Spiritualen
radikale Richtung des Franziskanerordens

Sponsa-Motivik
Darstellungsmotive bzgl. der mystischen Braut Christi

Sposalizio
mystisches Verlöbnis

Studio
Lehrbetrieb in einer Stadt oder in einem Orden

thaumaturgisch
Eigenschaften des Heiligen als Wundertäter

Thomistisch
Gedankengut aus der Lehre des Thomas von Aquin

Titulus
erklärende Inschrift eines Bildes

Trecento
14. Jahrhundert in Italien

Trionfo della Morte
Triumph des Todes, Name für ein Fresko im Städtischen Friedhof von Pisa, dem sogenannten Camposanto

Uomini famosi
Zyklus berühmter Männer, besonders aus der Antike, von Petrarca wiedereingeführt

Velen
Gewölbe über dem Grab des Franziskus in Assisi

Volgare
Volkssprache, hier: italienisch im Gegensatz zum Lateinischen

Register

Ortsregister

Namensregister

Fotonachweis

Soweit nicht anders angegeben, wurden die Aufnahmen von den Autoren zur Verfügung gestellt.

Anderson, Rom: 38
Bibliothèque Nationale, Paris: 74
Biblioteca Nazionale, Turin: 23
Böhm, Osvaldo, Venedig: 134
British Museum, London: 8
Diller, Stefan, Kronach: 61–65, 74, 80, 129
Documentation photographique de la Réunion des musées nationaux, Paris: 66–69
Foto Luigi Artini: 25–28, 41–46, VII
Foto Croce, Bologna: 71, 79
Foto Grassi, Siena: 22, 52, 114, 115, 118, 119
Kunsthistorisches Institut, Florenz: 11
Landesbildstelle Rheinland, Düsseldorf: 12, 13
Foto 3 di Lensini, Fabio, Siena: IX
Musei Vaticani: 54, 101–103, 105, 140
Scala, Antella, Florenz: I–VI, VIII, X–XIII
Soprintendenza alle Gallerie, Gab. Fotografico, Siena: 90
Soprintendenza Beni Artistici e Storici di Firenze, Florenz: 18, 36
Soprintendenza B.A.S., Siena: 112, 117, 135, 137
Soprintendenza B.A.A.A.S., Pisa, Lucca, Livorno, Massa Carrara: 123
University Library, Princeton: 105
A. Villiani & Figli s.r.l., Bologna: 72, 73, 76–78, 81–85, 87, 136

Tafeln

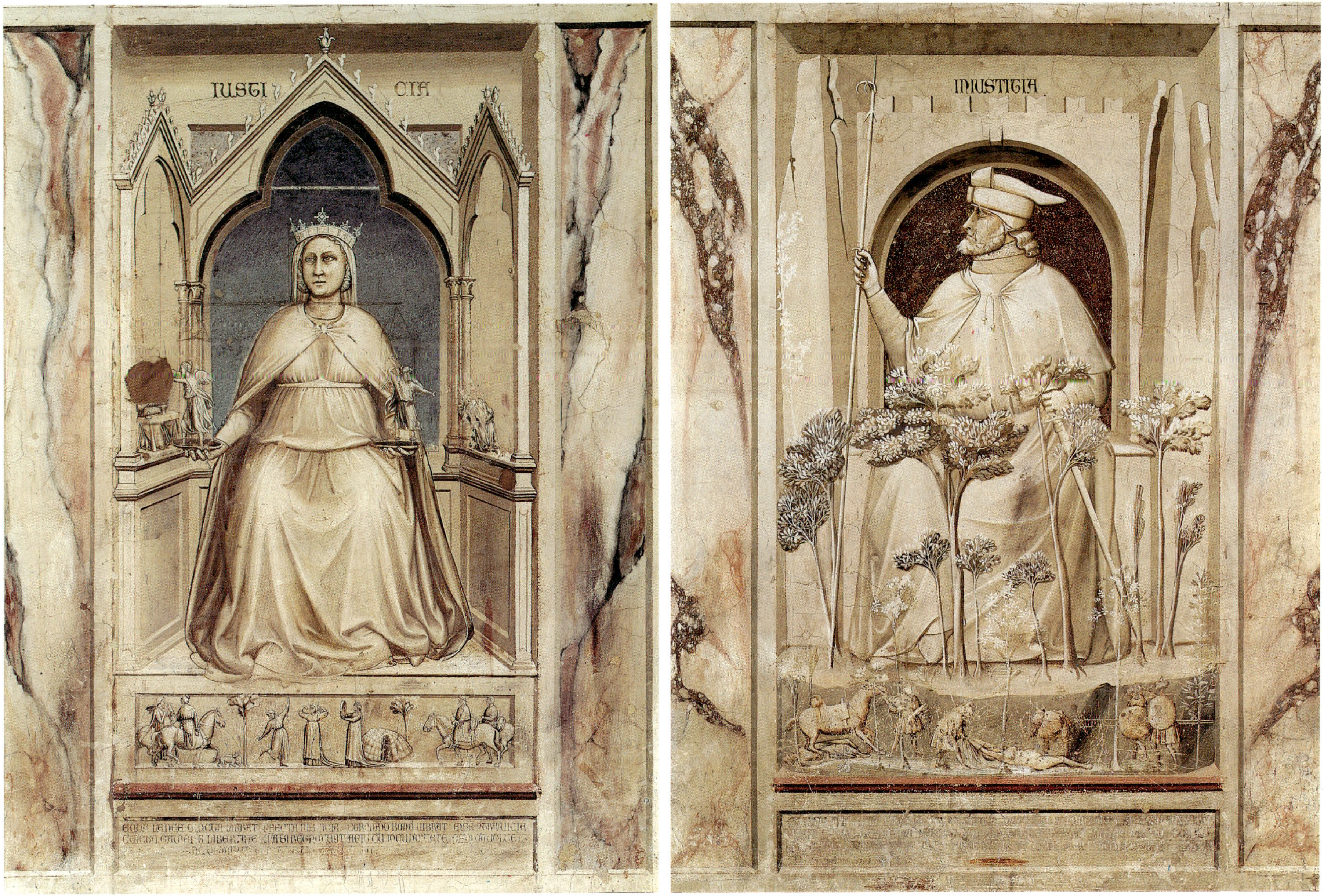

1 Padua, Arena-Kapelle, Iustitia und Iniustitia, Giotto ab 1304

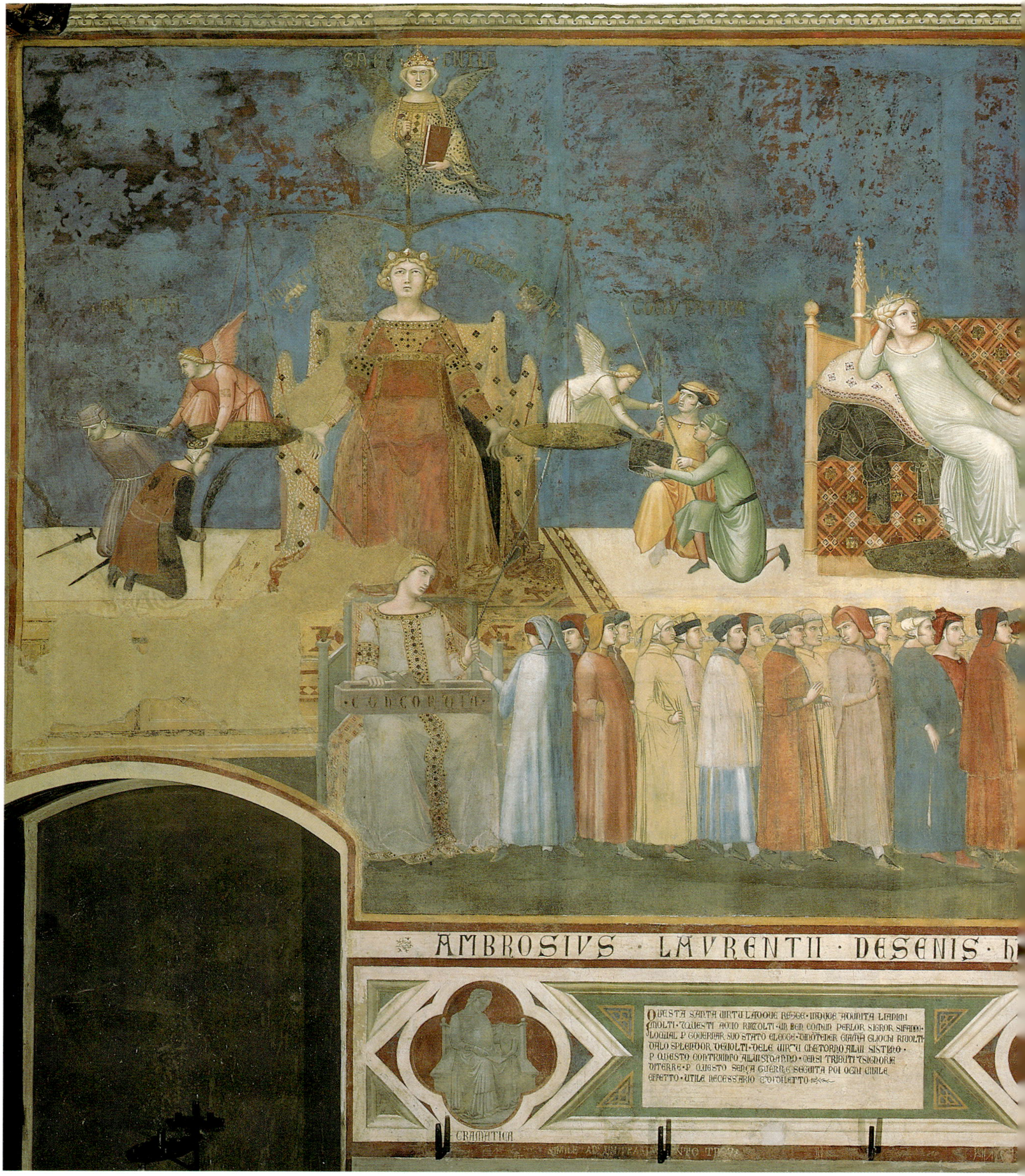

II Siena, Pal. Pubblico, *Sala dei Nove,* Allegorie der Guten Regierung, Ambrogio Lorenzetti, 1337–1340

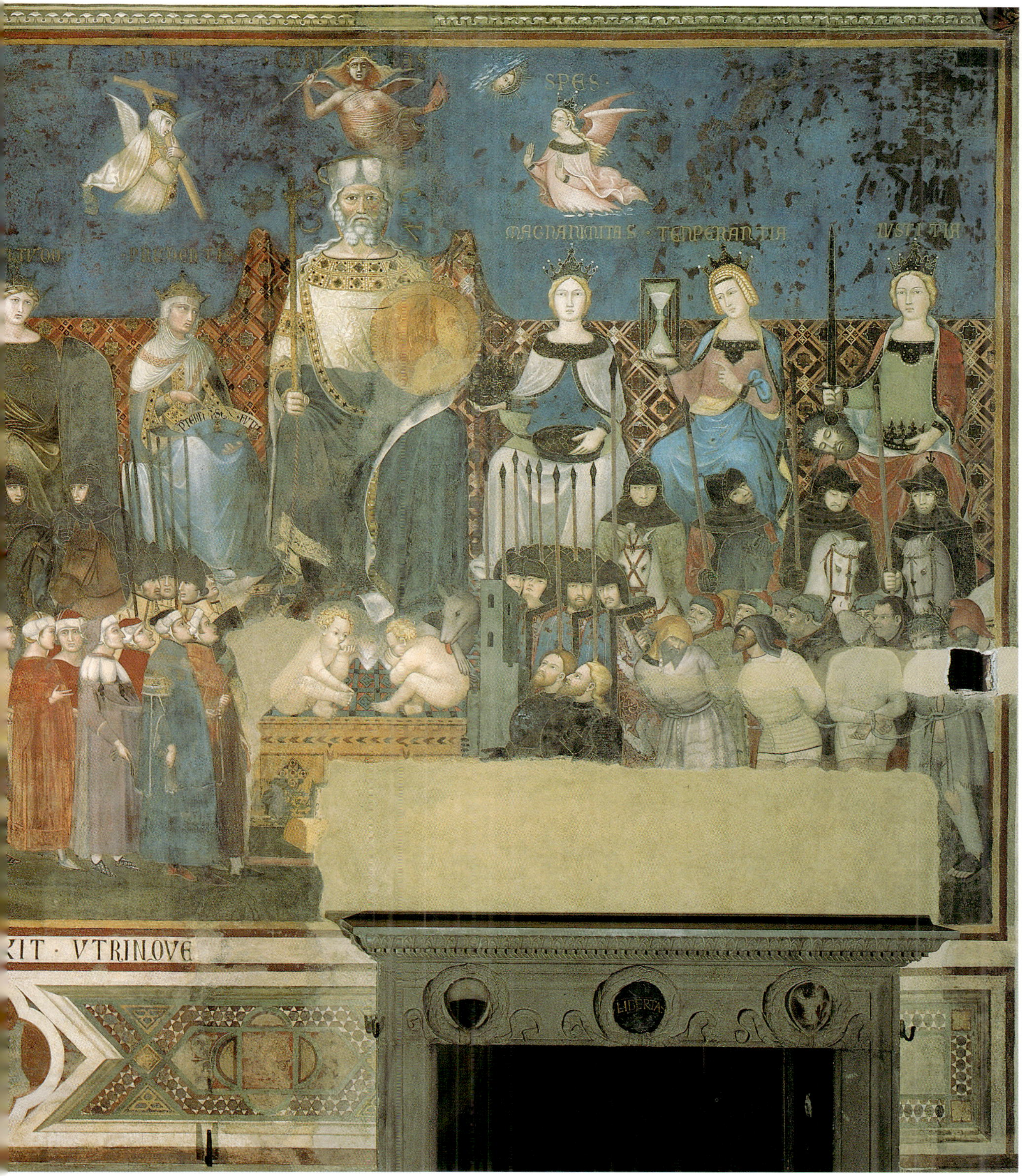
SPES
XIT · VTRINQVE
LIBERTA

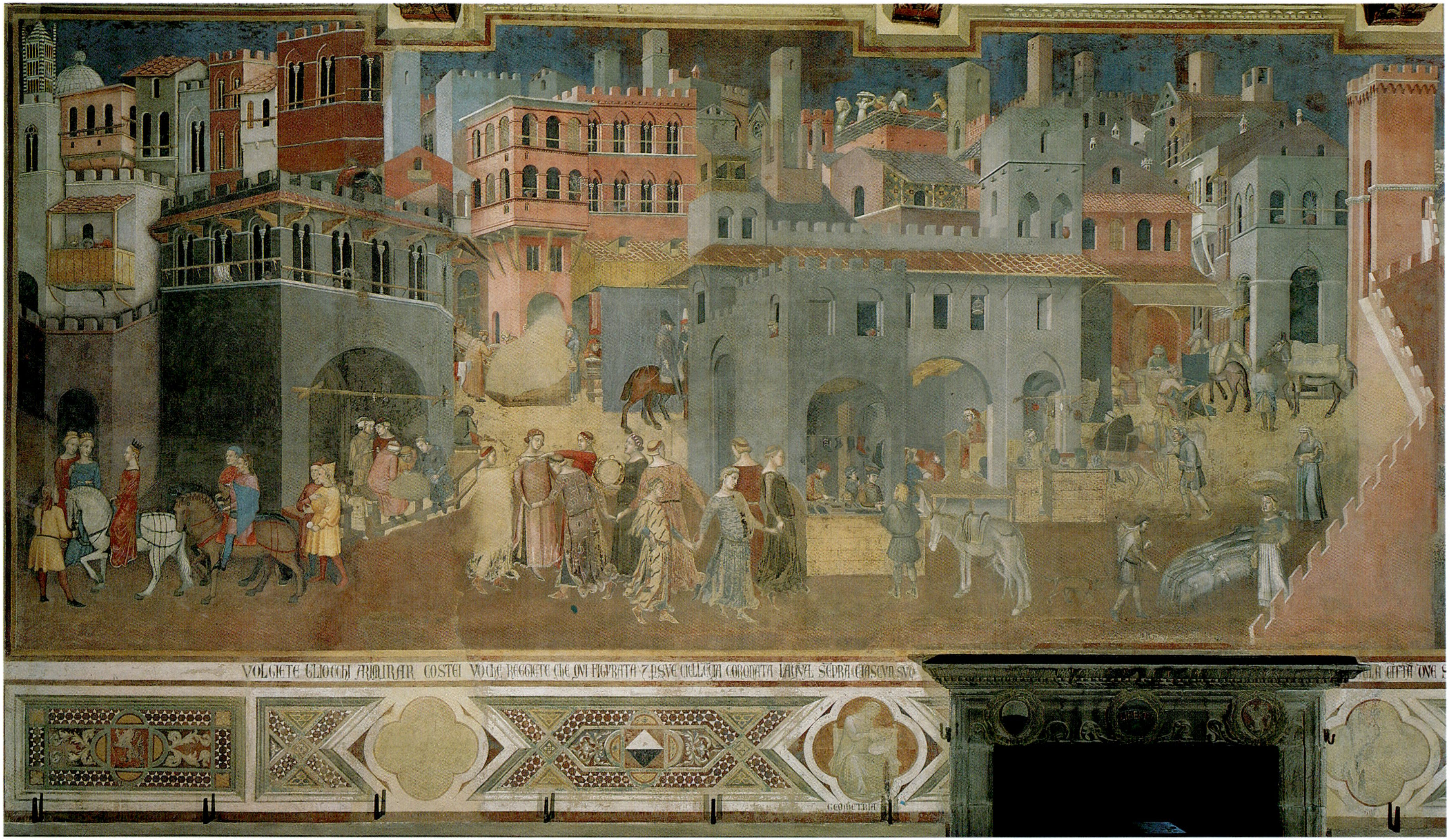

III Siena, Pal. Pubblico, *Sala dei Nove,* Auswirkungen der Guten Regierung, Ambrogio Lorenzetti, 1337–1340

IV Siena, Pal. Pubblico, *Sala dei Nove,* Auswirkungen der Guten Regierung, Ambrogio Lorenzetti, 1337–1340

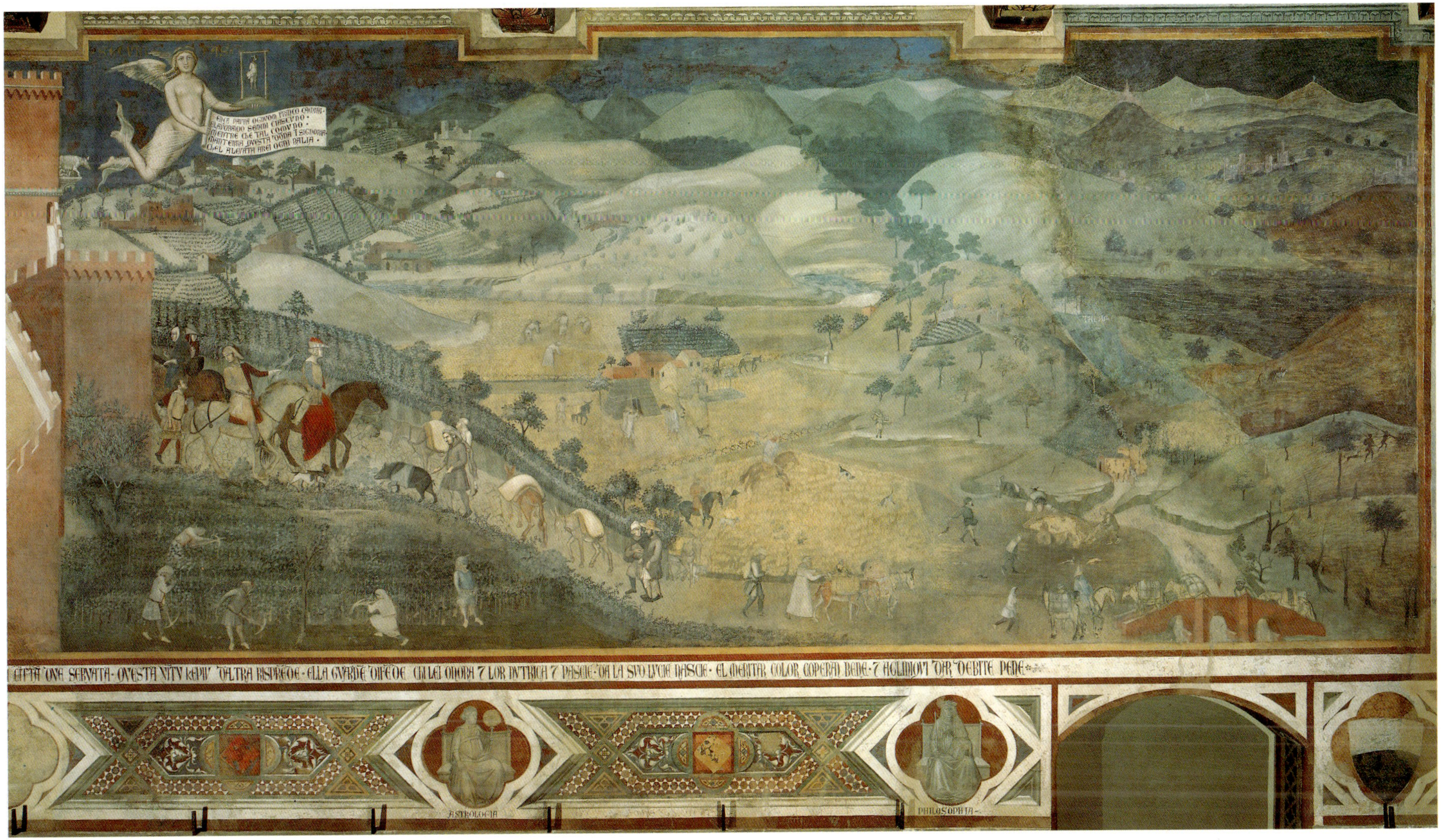

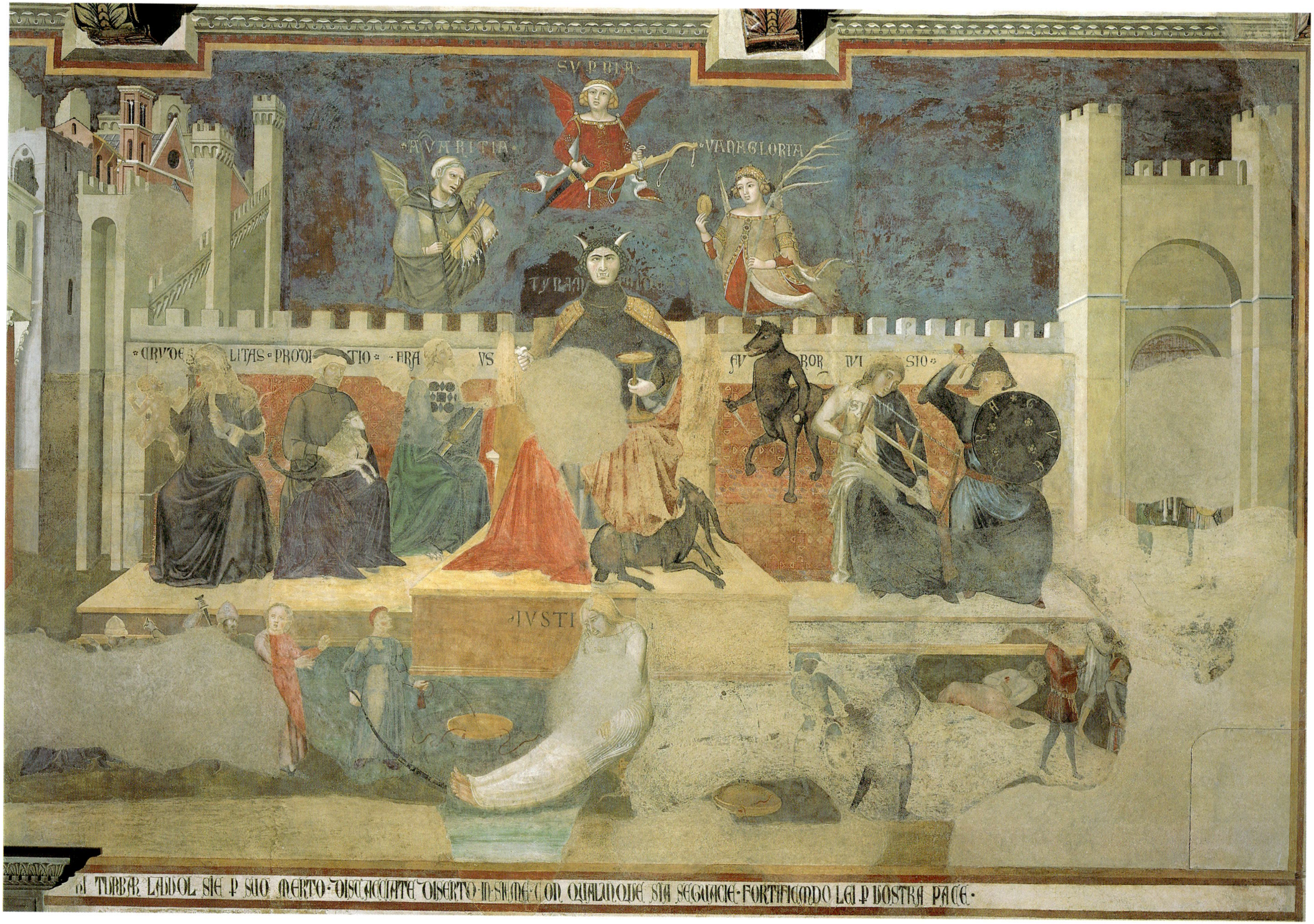

V, VI   Siena, Pal. Pubblico, *Sala dei Nove*, Allegorie (V) und Auswirkungen (VI) der Schlechten Regierung, Ambrogio Lorenzetti, 1337–1340

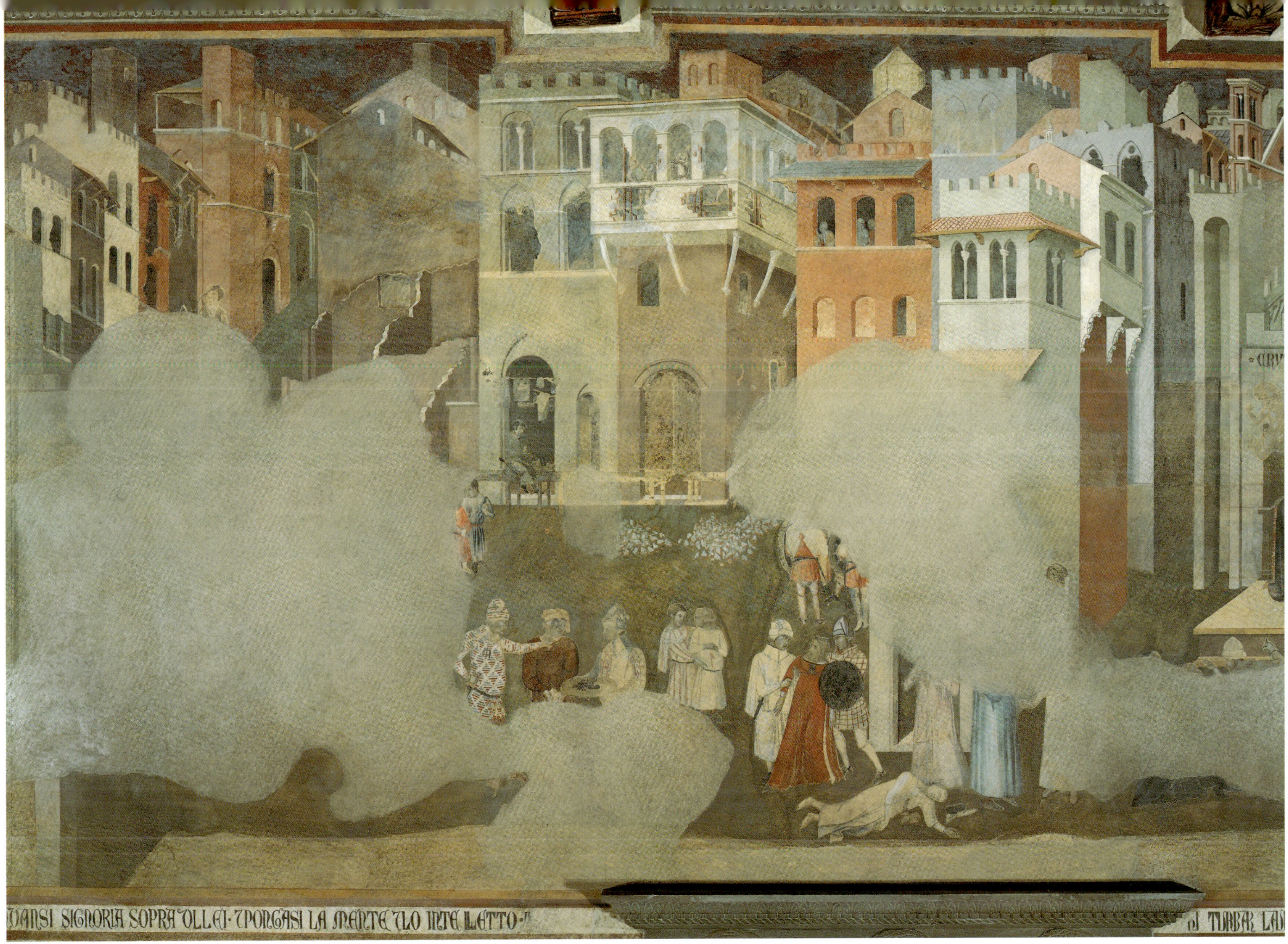

DANSI SIGNORIA SOPRA OLLEI·TPONGASI LA MENTE TLO INTE LLETTO·

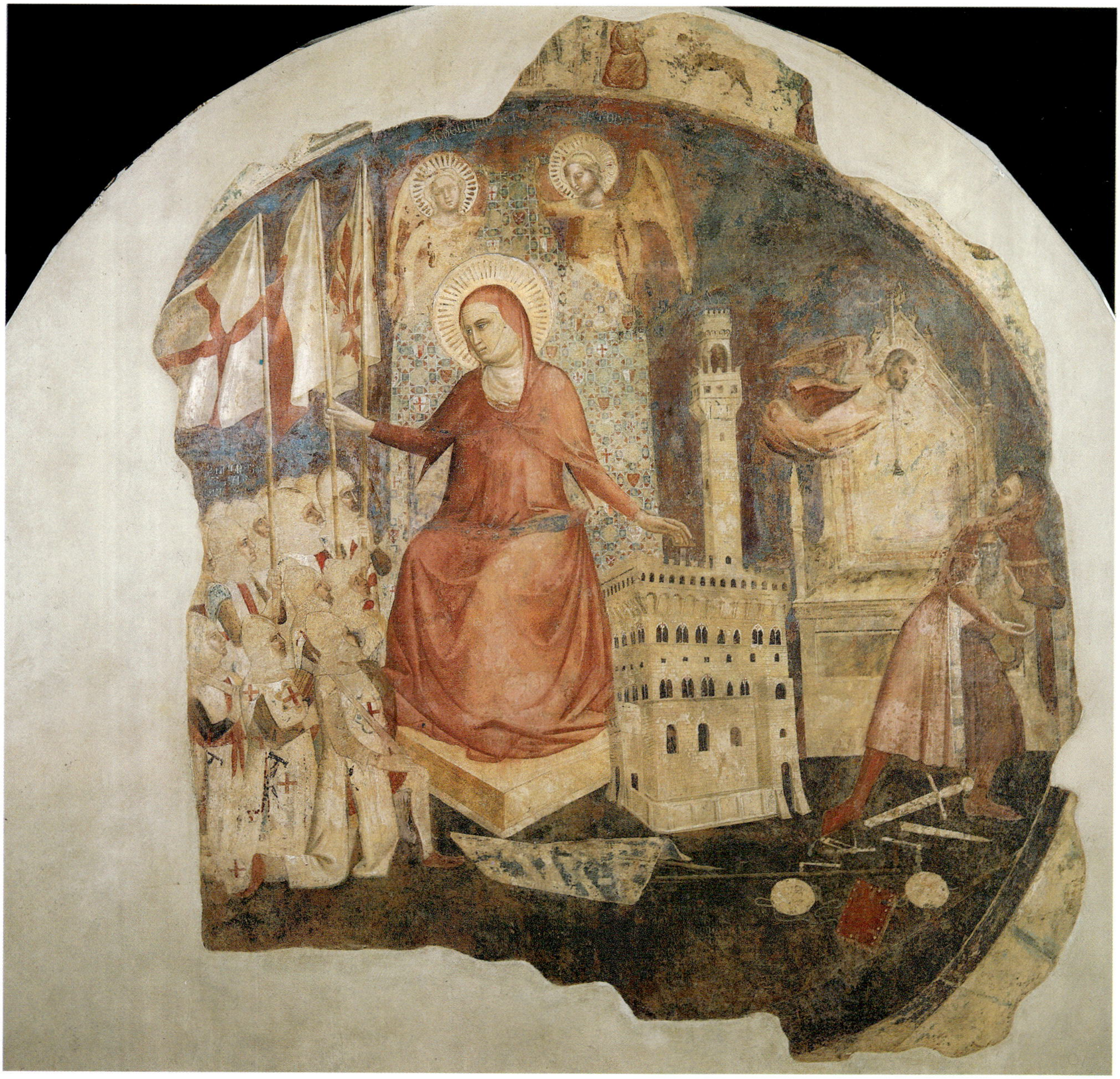

VII Florenz, Pal. Vecchio, ehemals Gefängnis der *stinche vecchie,* Vertreibung des Herzogs von Athen, 1343

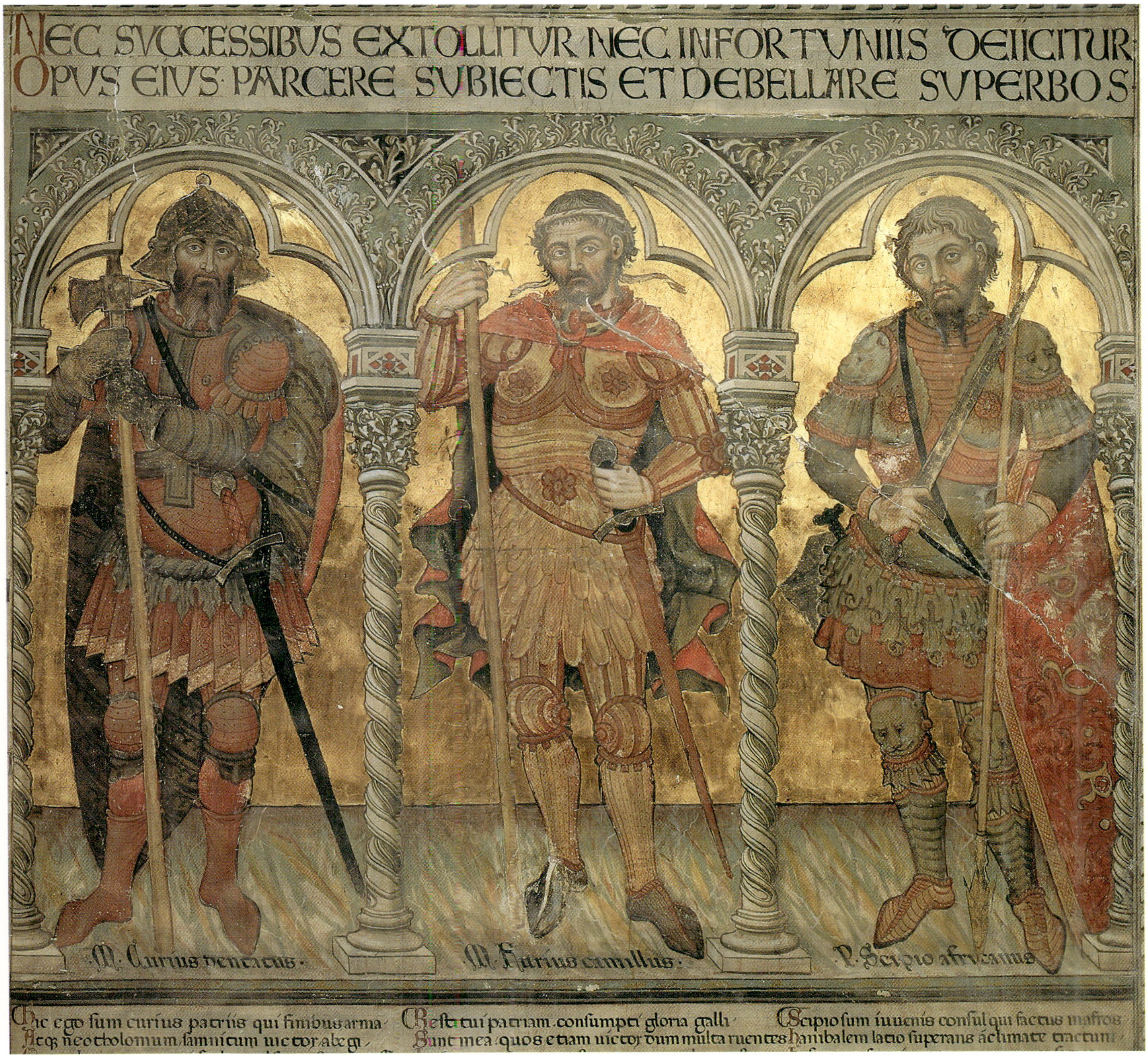

VIII Siena, Pal. Pubblico, Anticappella, *Uomini famosi*, Taddeo di Bartolo, 1413/1414

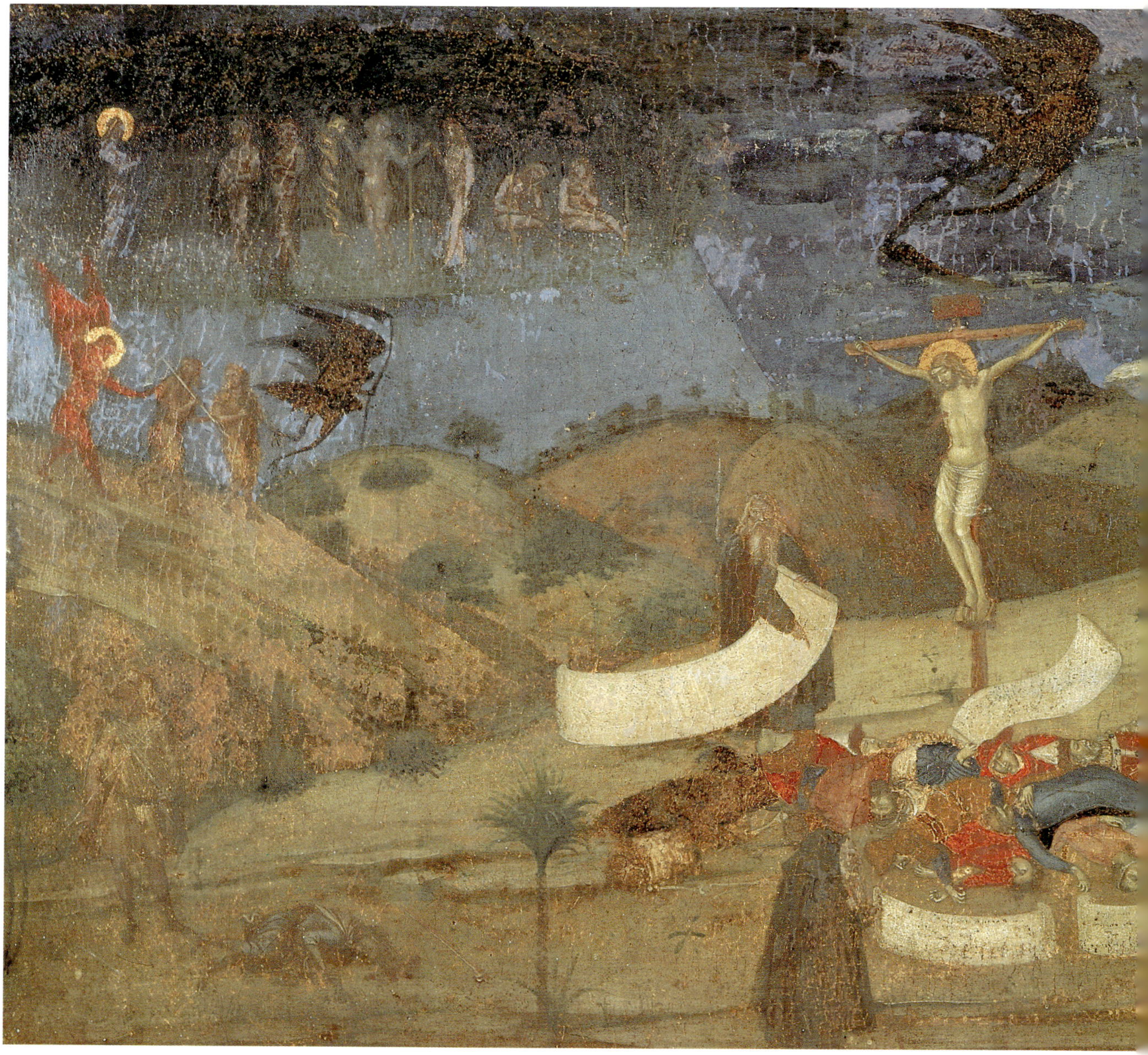

IX Siena, Pinakothek, Erlösungsallegorie, Ambrogio Lorenzetti, um 1340

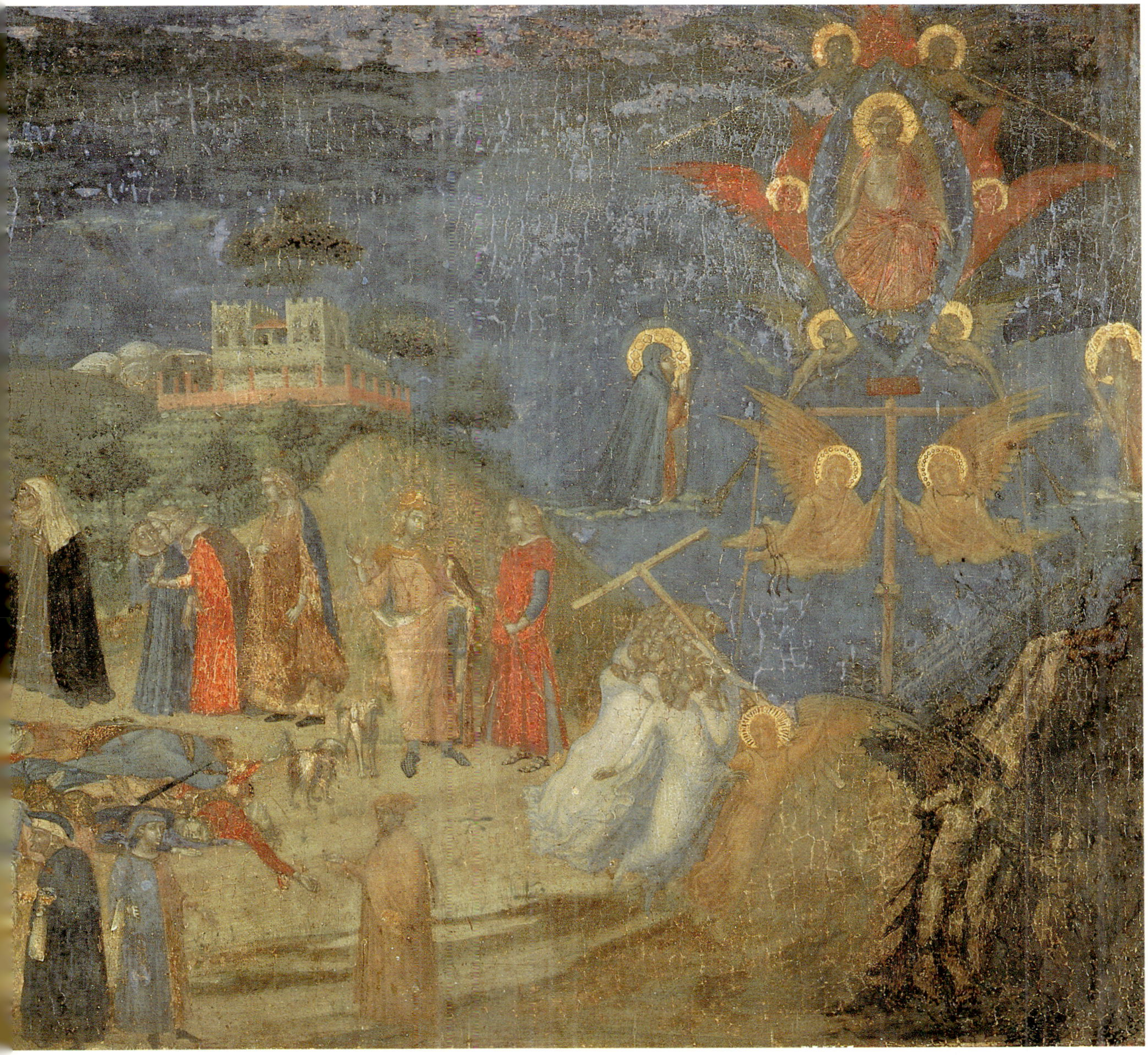

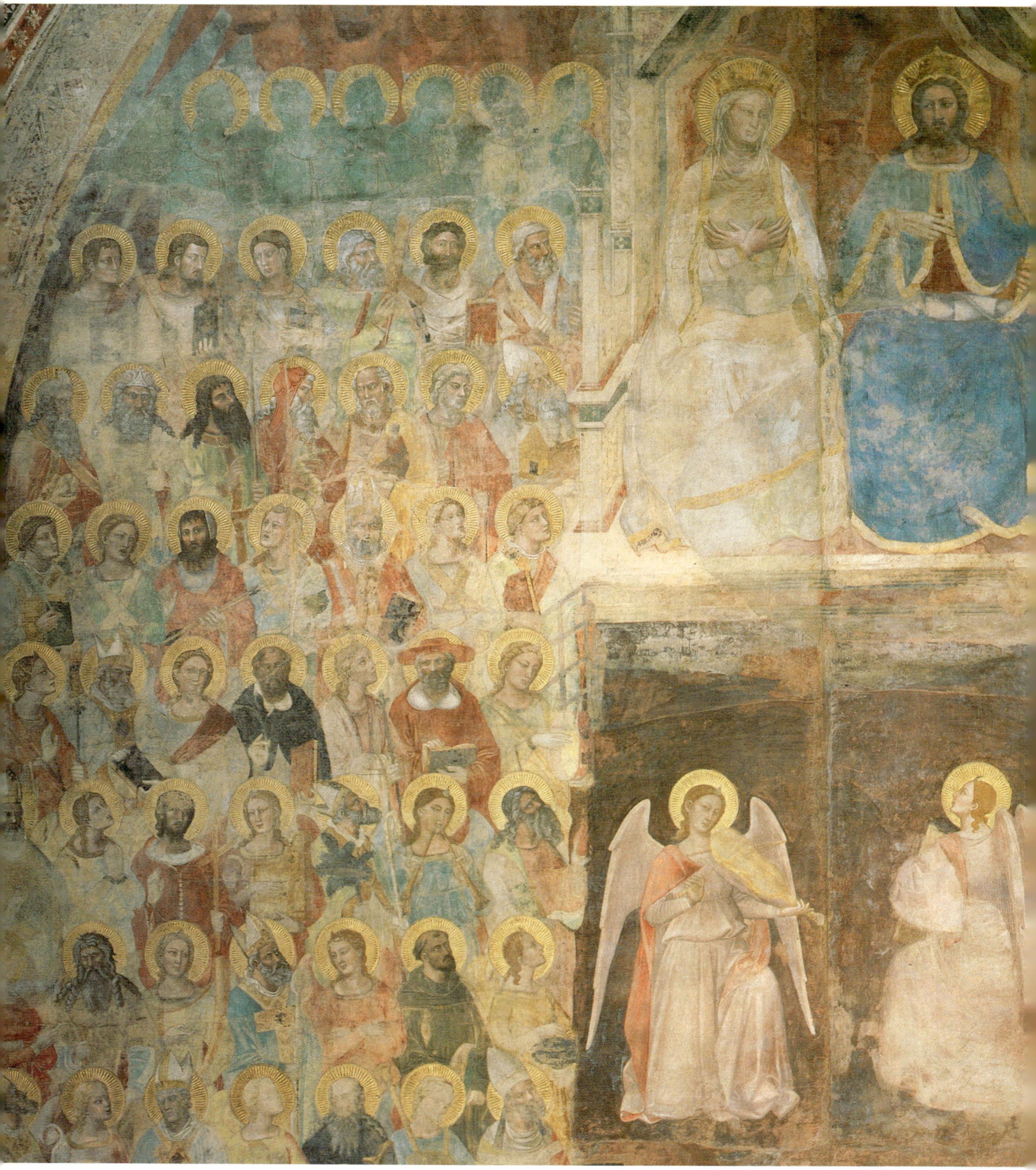

X Florenz, S. Maria Novella, Strozzi-Kapelle, linke Wand, Detail des Paradieses, Nardo di Cione, um 1357

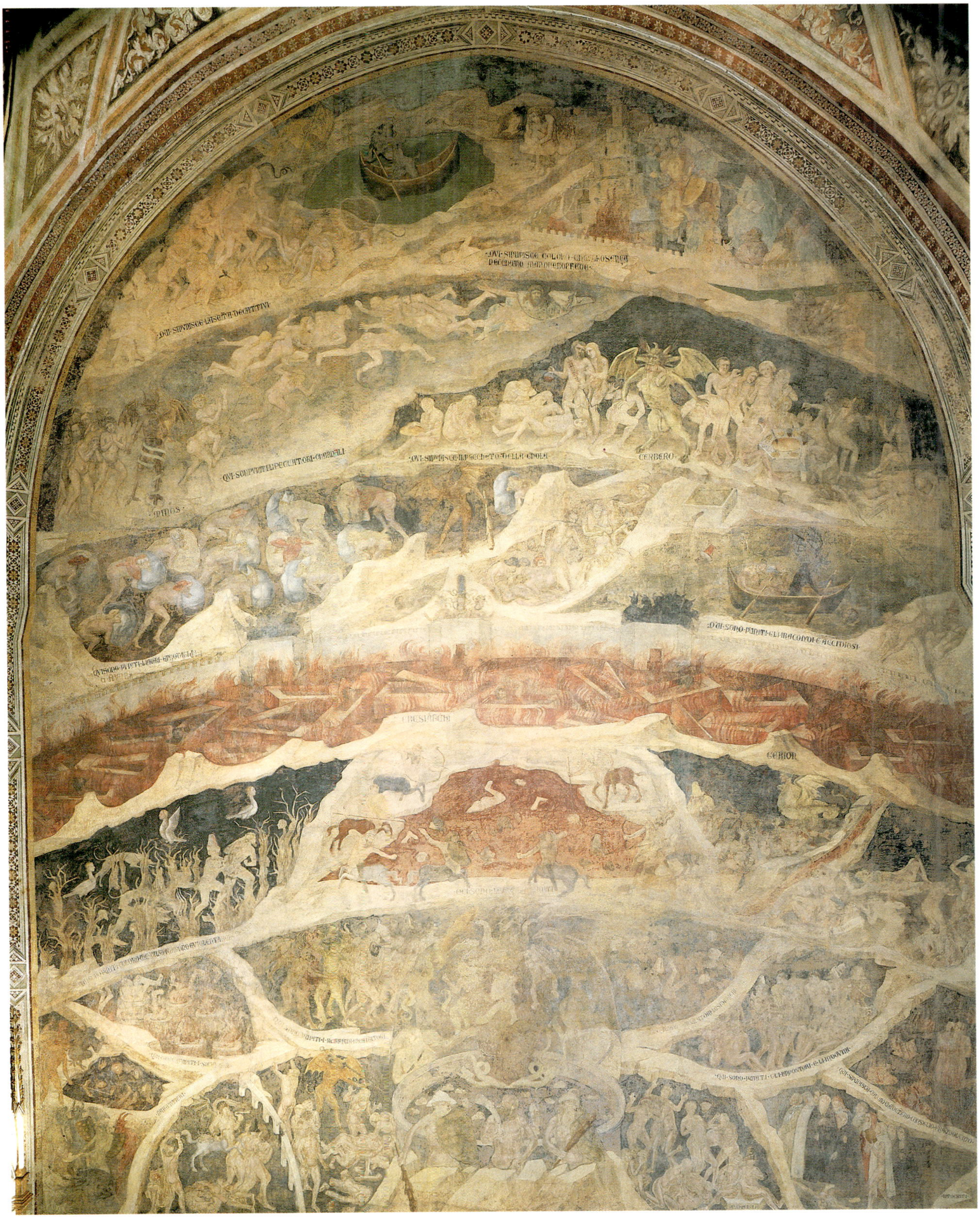

XI Florenz, S. Maria Novella, Strozzi-Kapelle, rechte Wand, Hölle, Nardo di Cione, um 1357

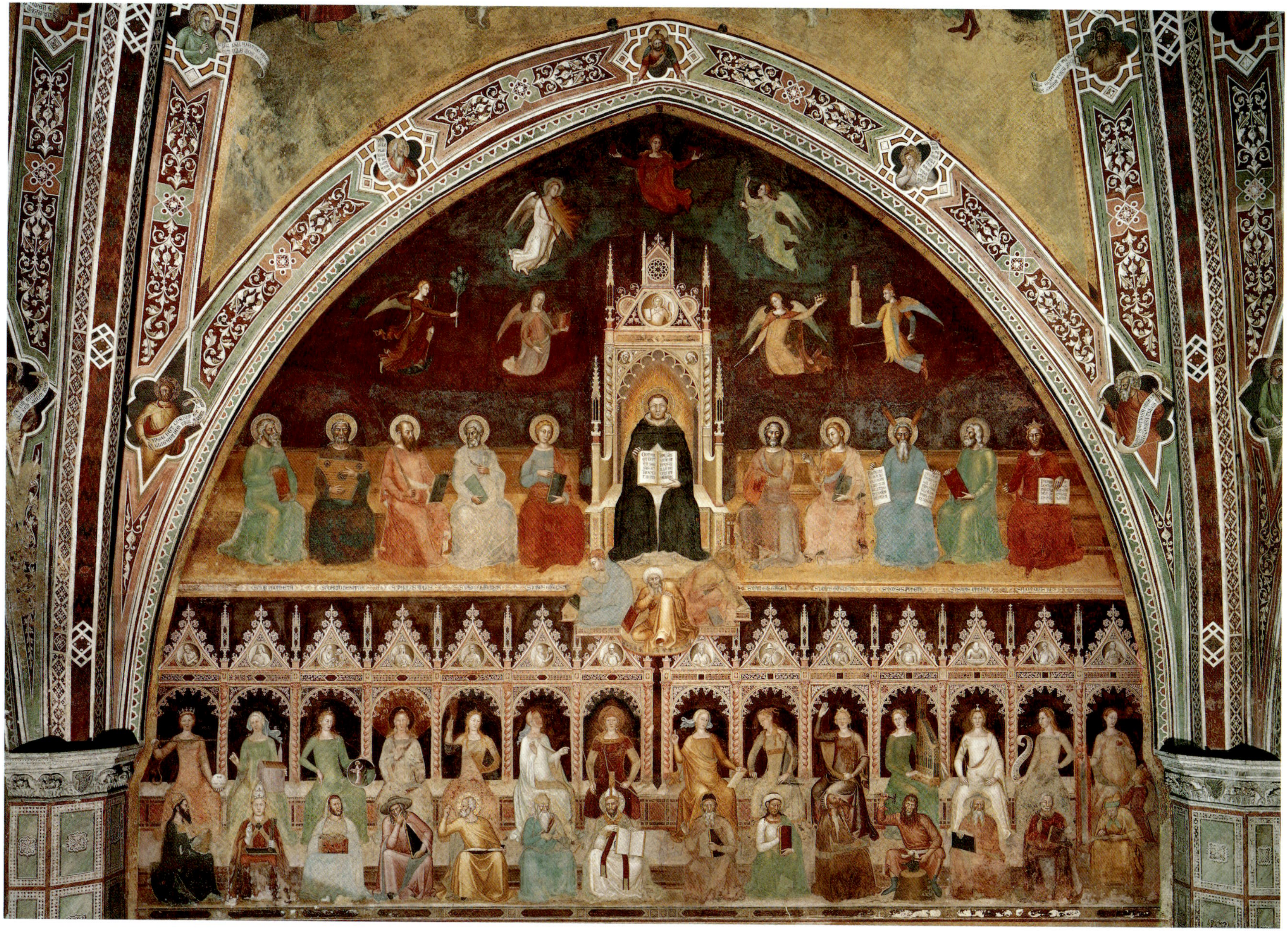

XII, XIII Florenz, S. Maria Novella, Spanische Kapelle, linke Wand, Thriumph des Thomas von Aquin, rechte Wand, Allegorie des Dominikanerordens, Andrea da Firenze, 1366–1368

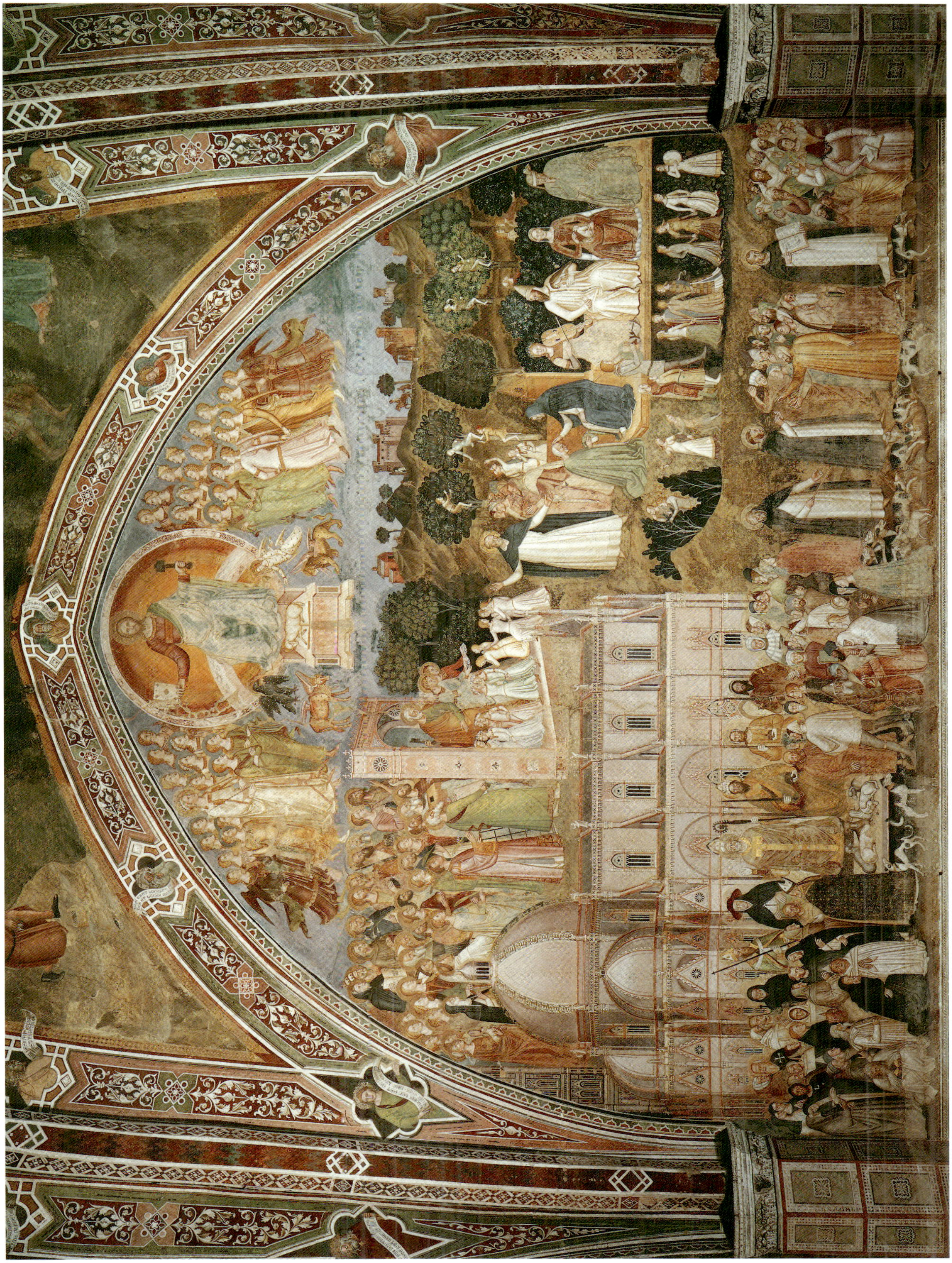

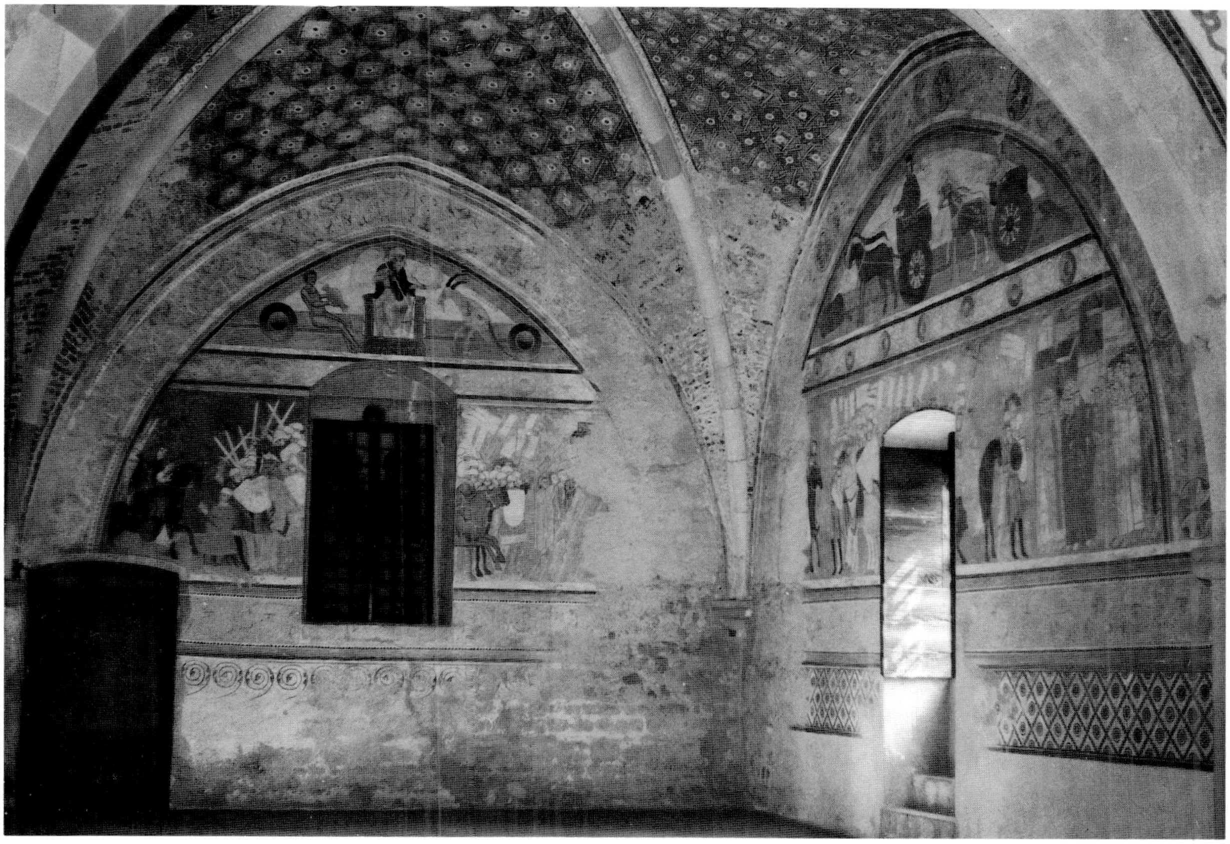

1 Rocca di Angera, Großer Saal, um 1280
2 Rocca di Angera, Begnadigung des Napoleone della Torre, um 1280

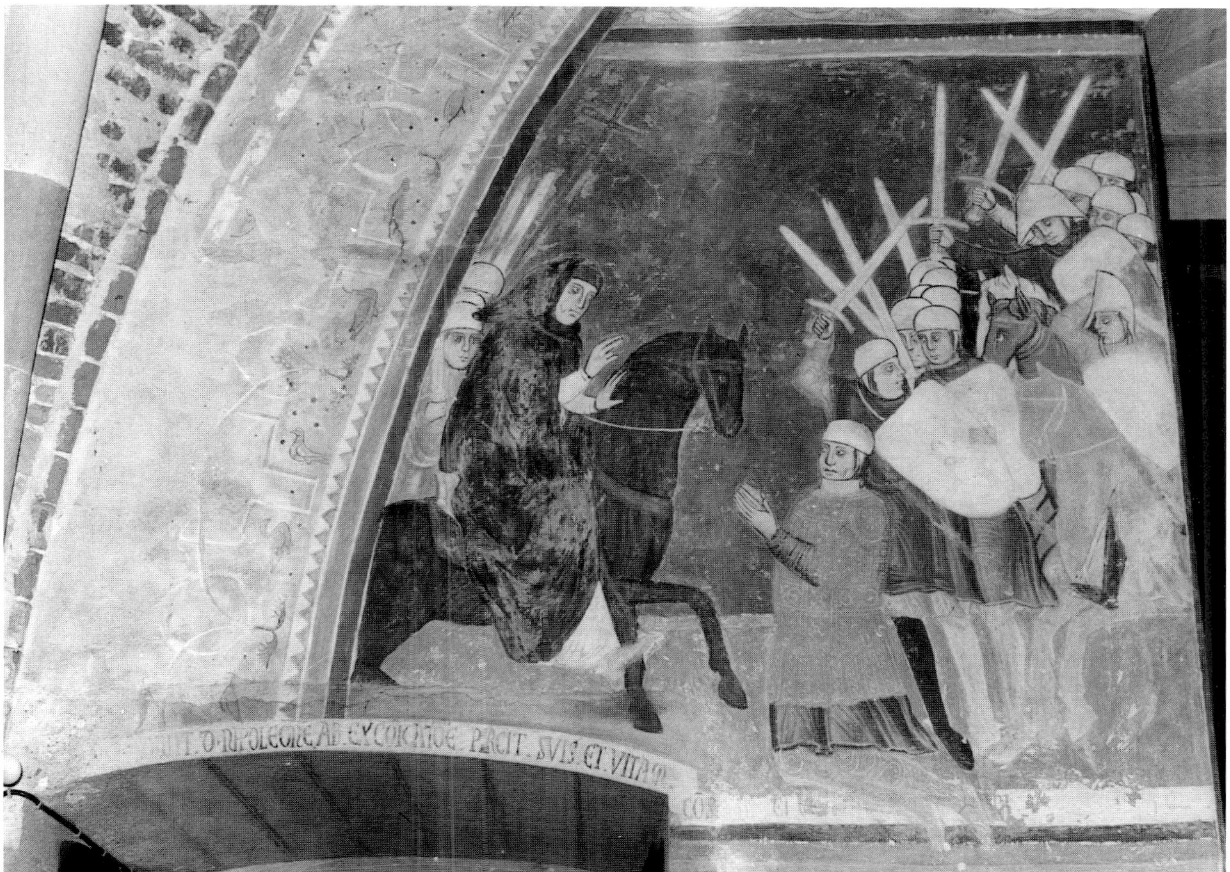

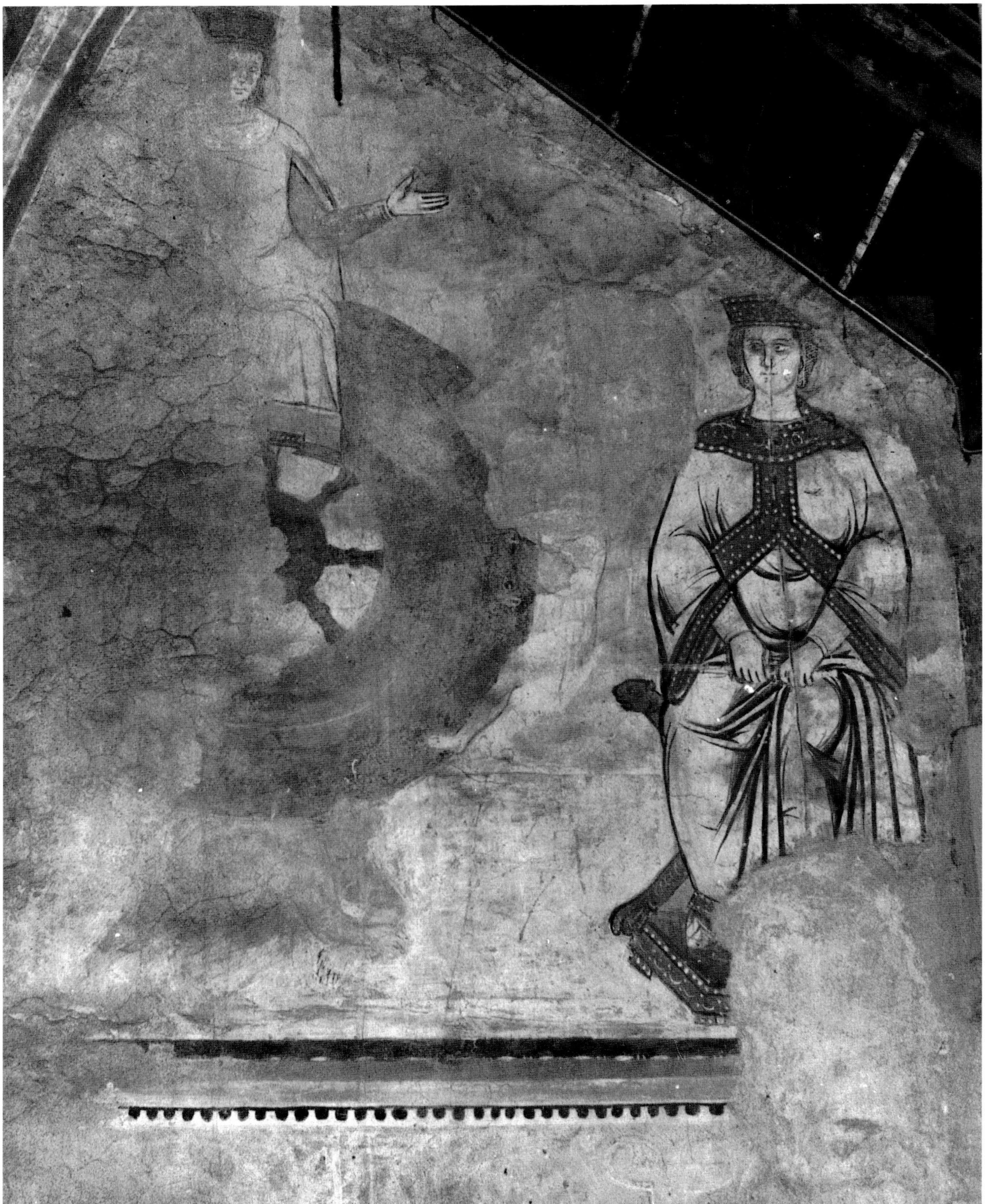

3 Rocca di Angera, Allegorie der Fortuna, um 1280

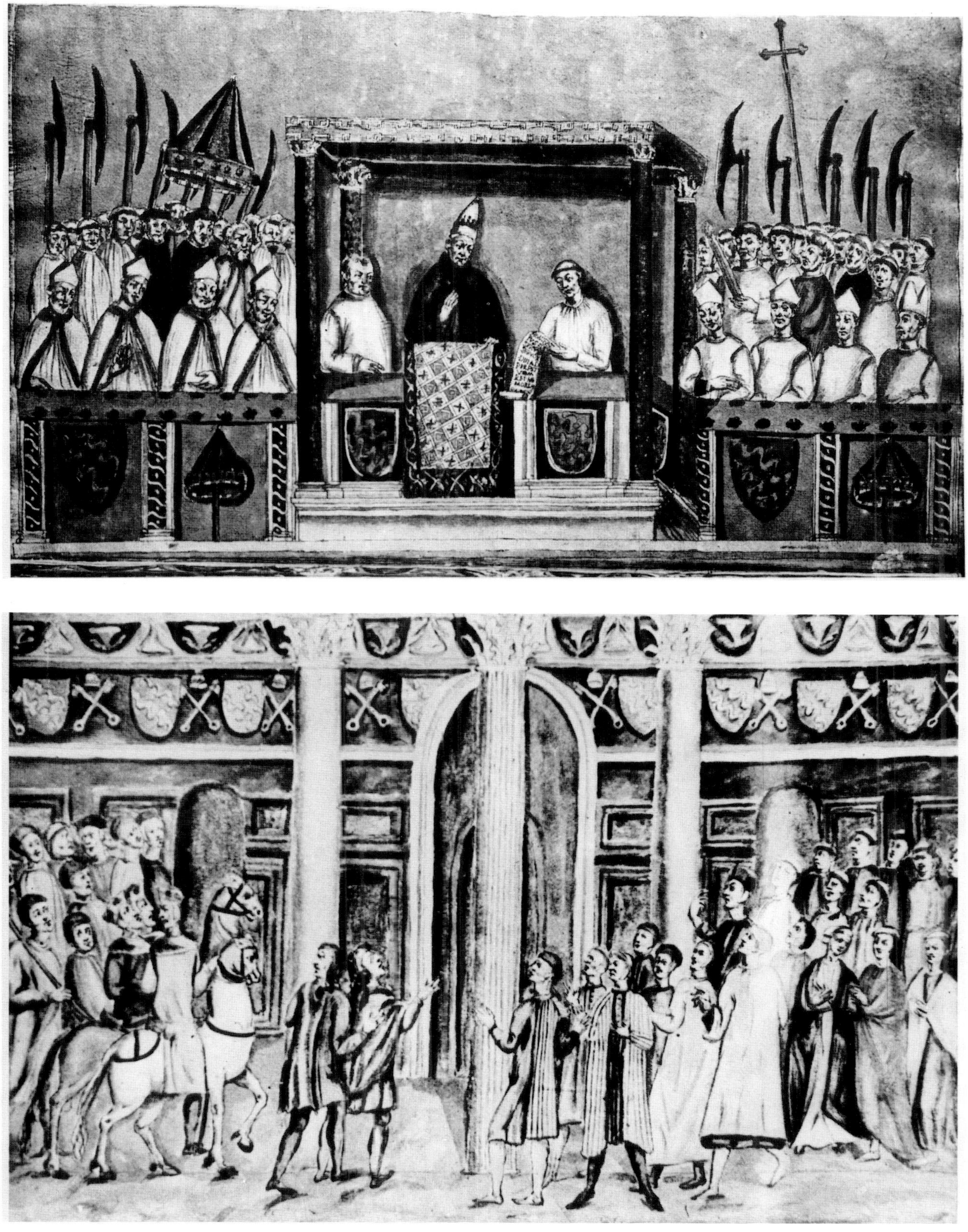

4 Rom, S. Giovanni in Laterano, Bonifaz VIII. verkündet das Anno Santo, Giotto, 1300 (Nachzeichnung des Jacopo Grimaldi 1622)

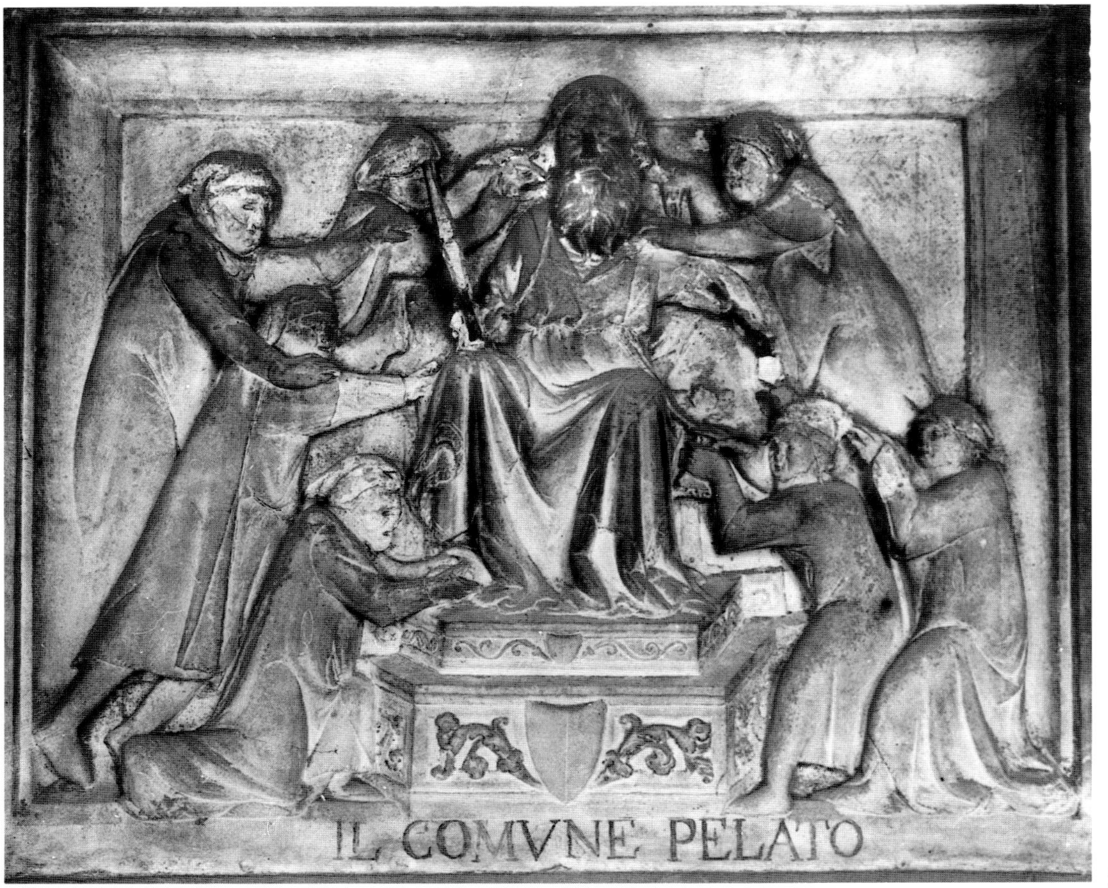

5

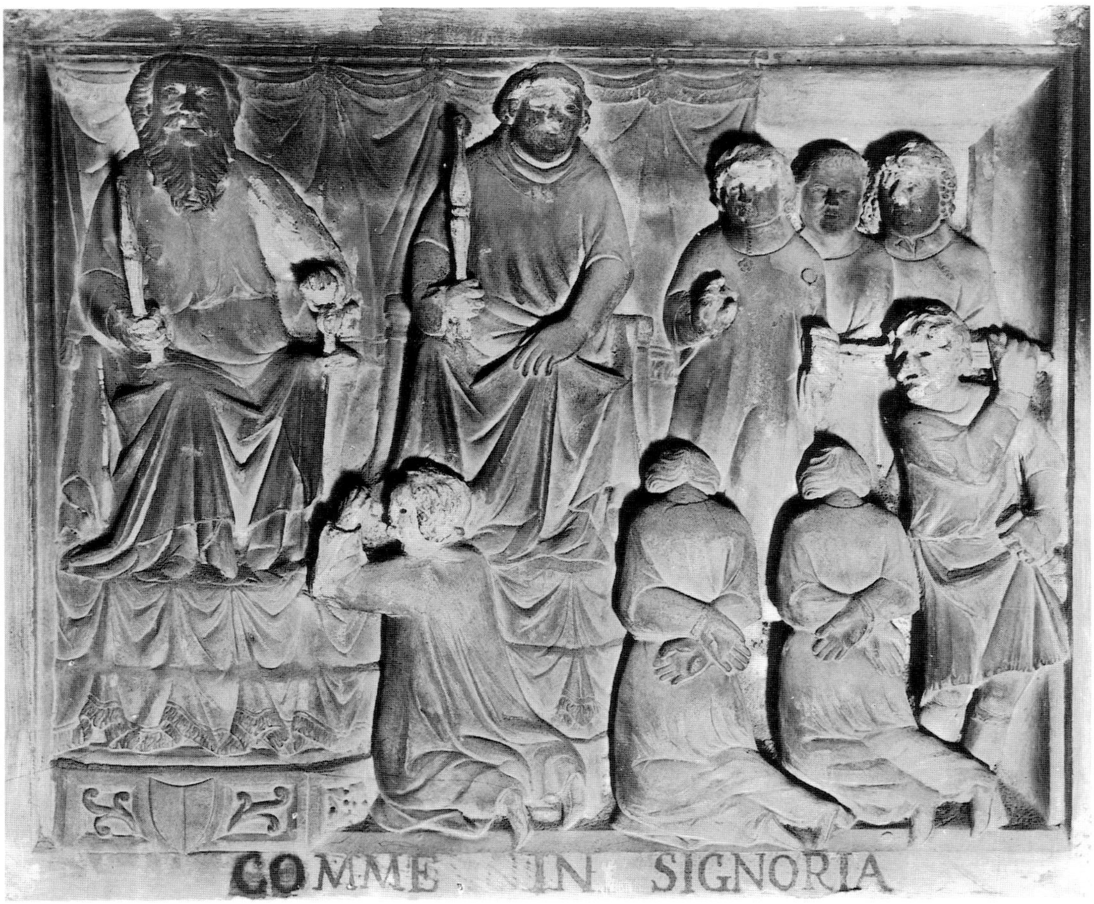

6

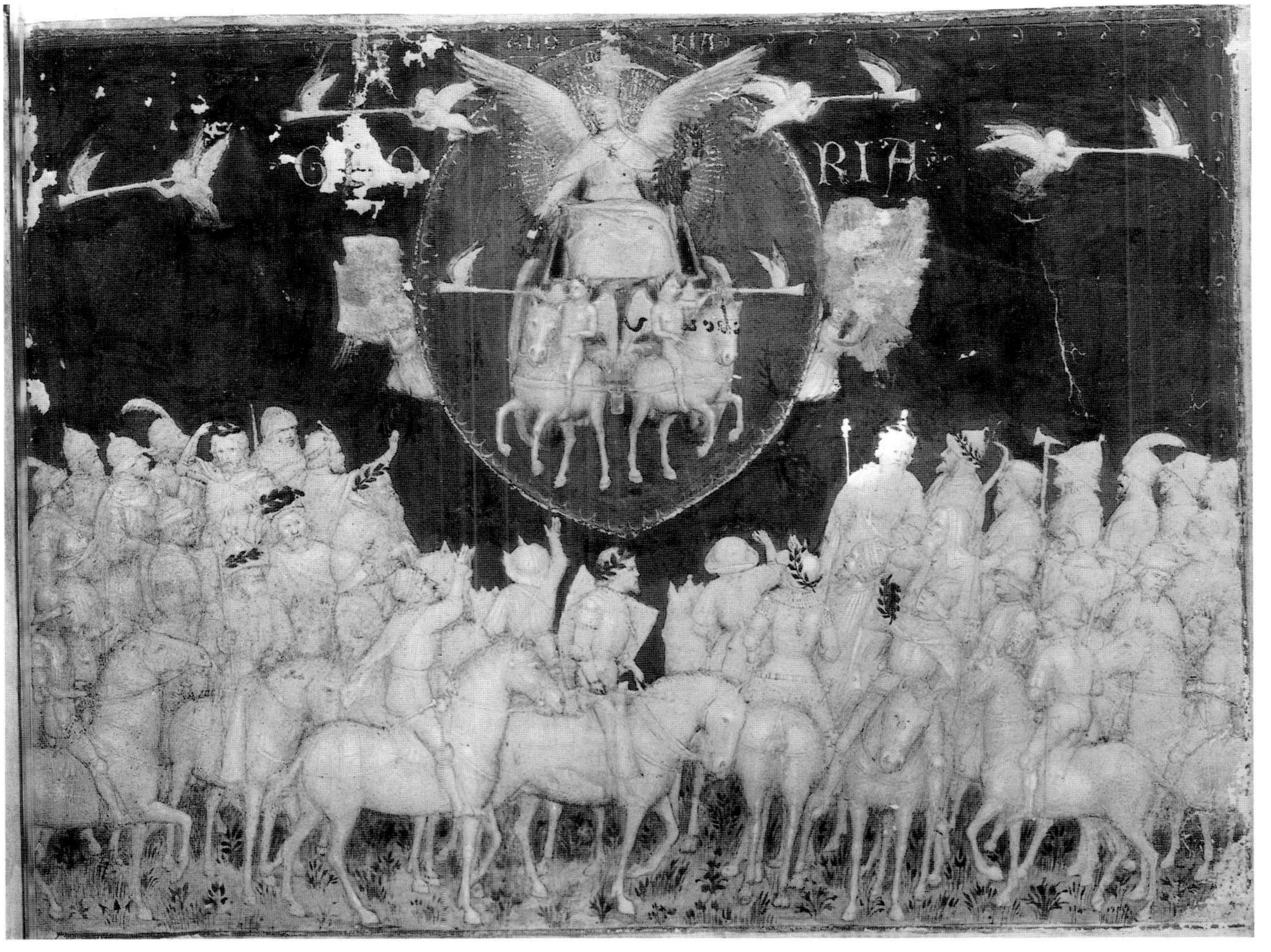

7

5 Arezzo, Dom, Grab des Bischofs Guido Tarlati, *Il Comune pelato,* Giovanni di Agostino und Angelo di Venturi, 1328

6 Arezzo, Dom, Grab des G. Tarlati, *Comme in Signoria,* Giovanni di Agostino und Angelo di Venturi, 1328

7 Paris, Bibl. Nat., Cod. lat. 6069 I, Petrarca, *De viris illustribus,* Fol. 1r *Gloria mondana* nach einem Wandbild Giottos von 1335, Padua um 1380

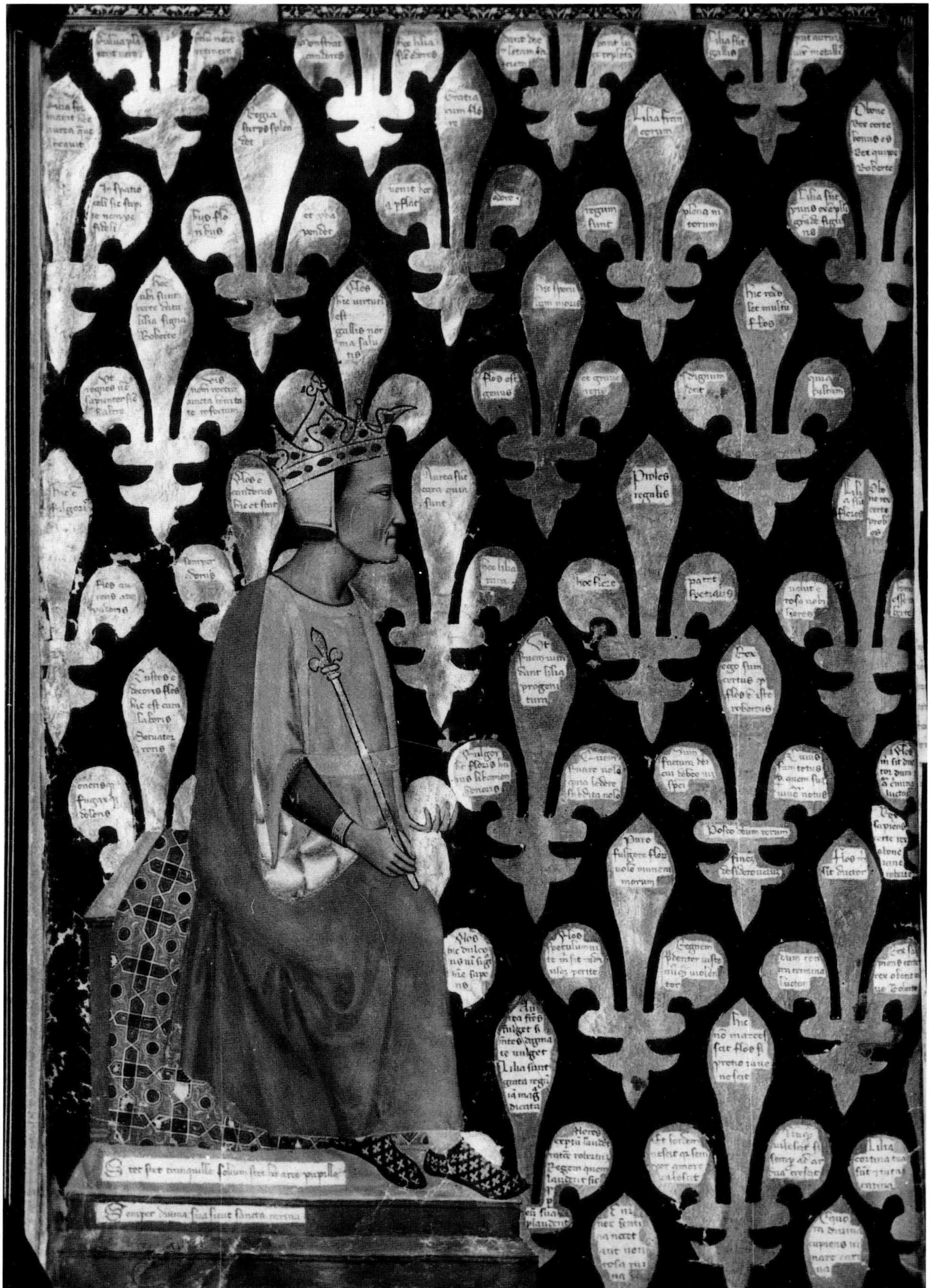

8 London, Brit. Lib. Ms Royal 6.E.IX, Lobgedicht auf Robert von Anjou, Fol. 10v: König Robert, Florenz 1334

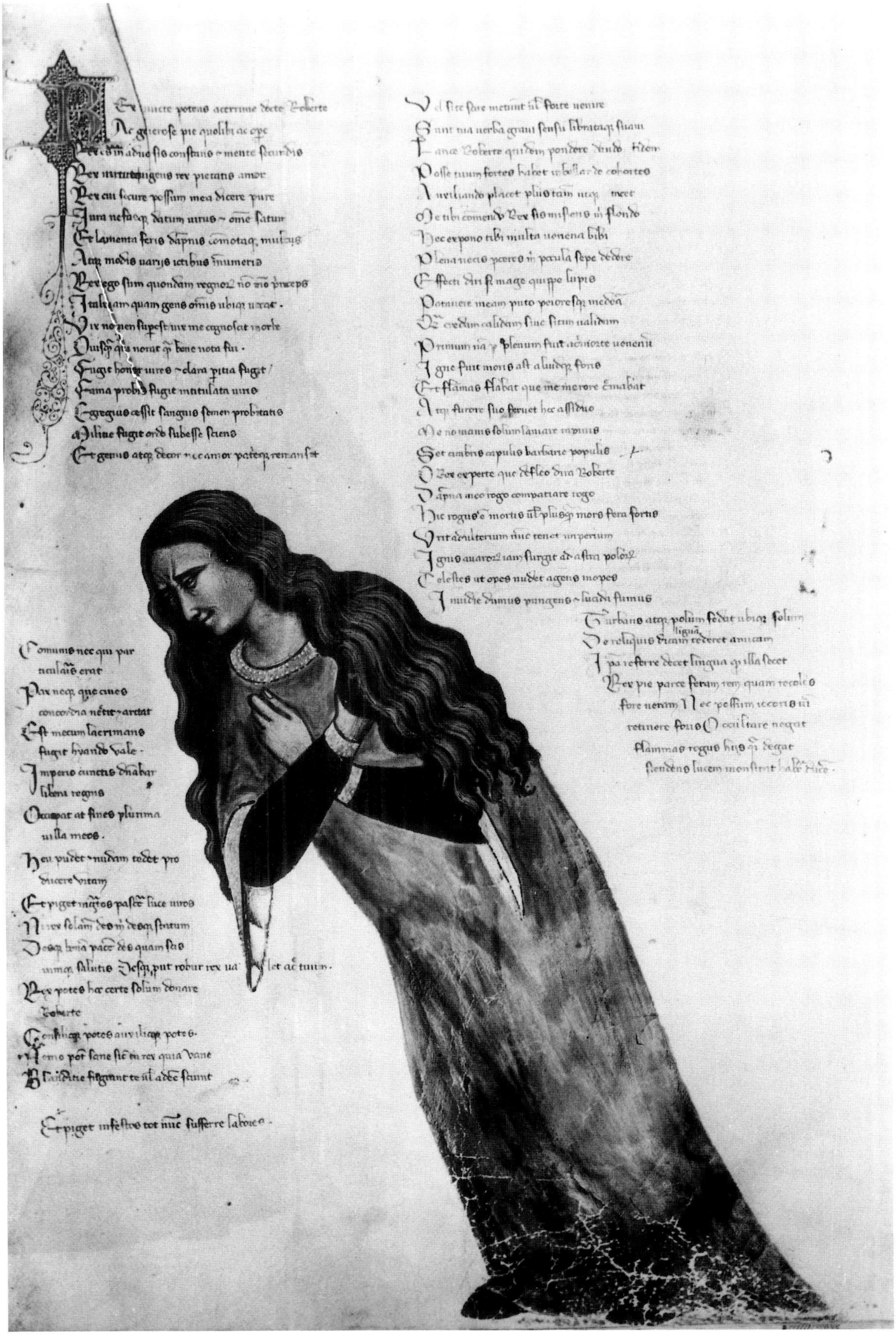

9 London, Brit. Lib. Ms Royal 6. E. IX, Fol. 11r: Italia, Florenz 1334

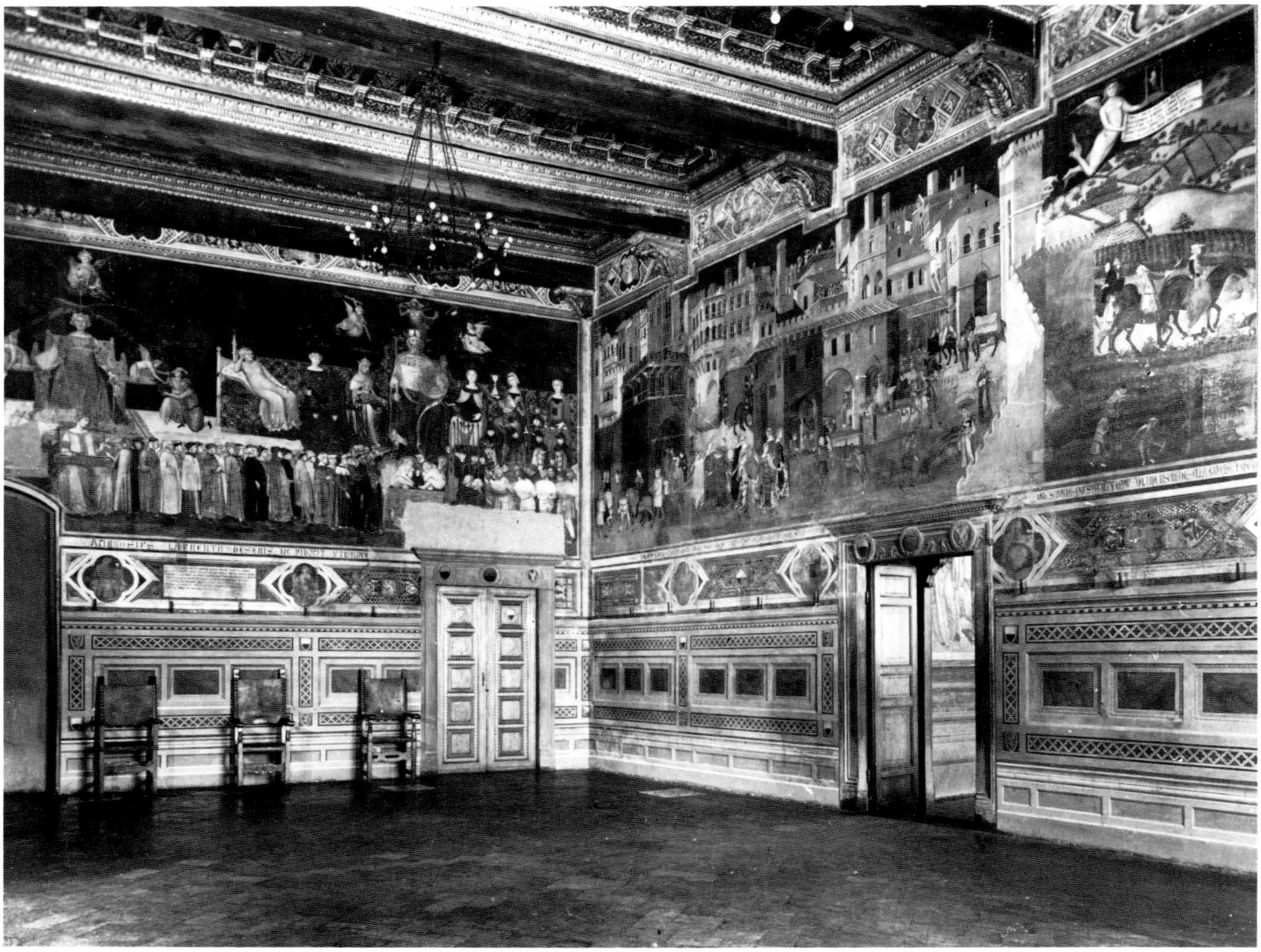

10 Siena, Pal. Pubblico, *Sala dei Nove,* Ambrogio Lorenzetti, 1337–1340

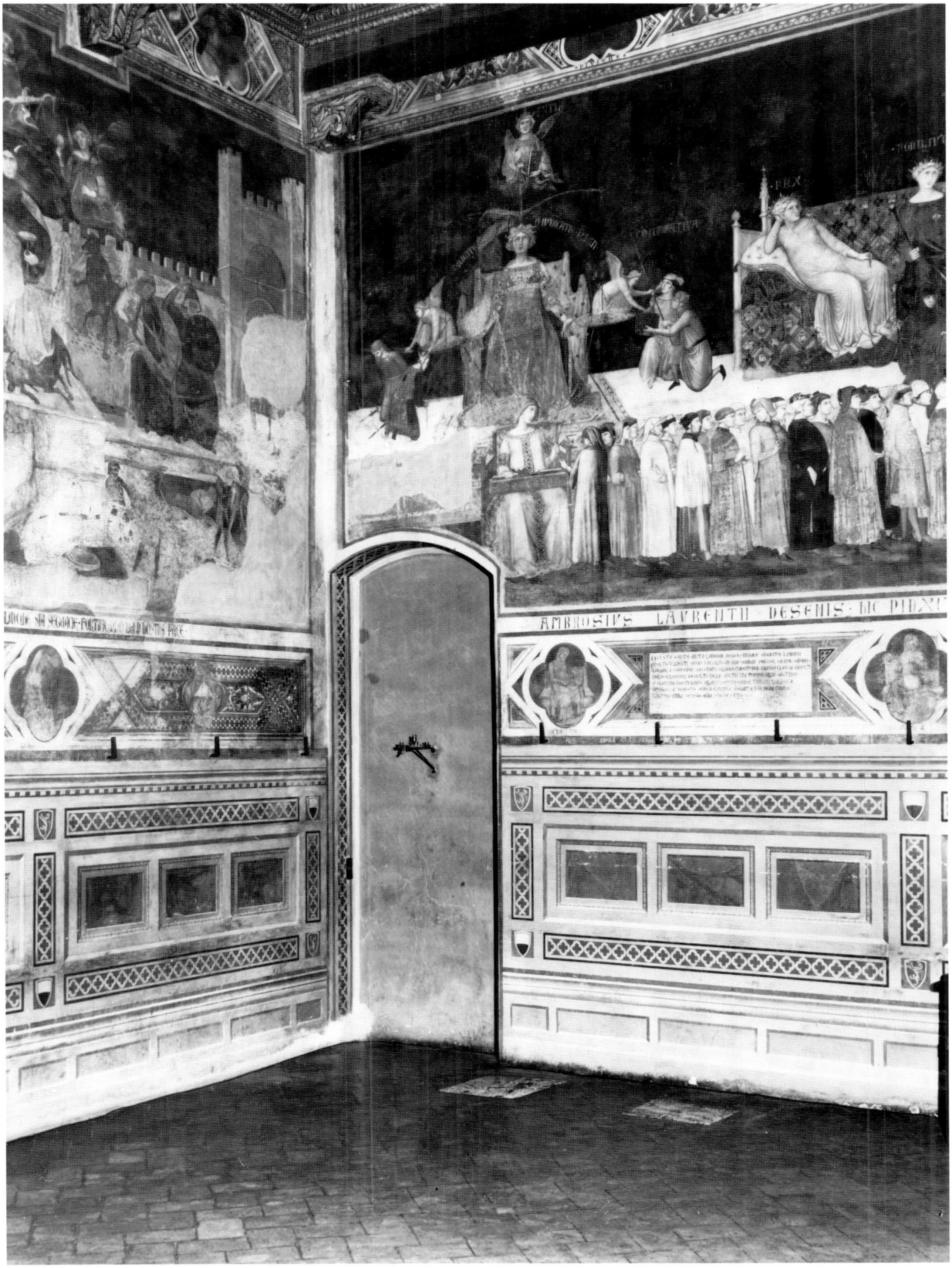

11 Siena, Pal. Pubblico, *Sala dei Nove,* Nordwestliche Ecke mit altem Eingang, Ambrogio Lorenzetti, 1337–1340

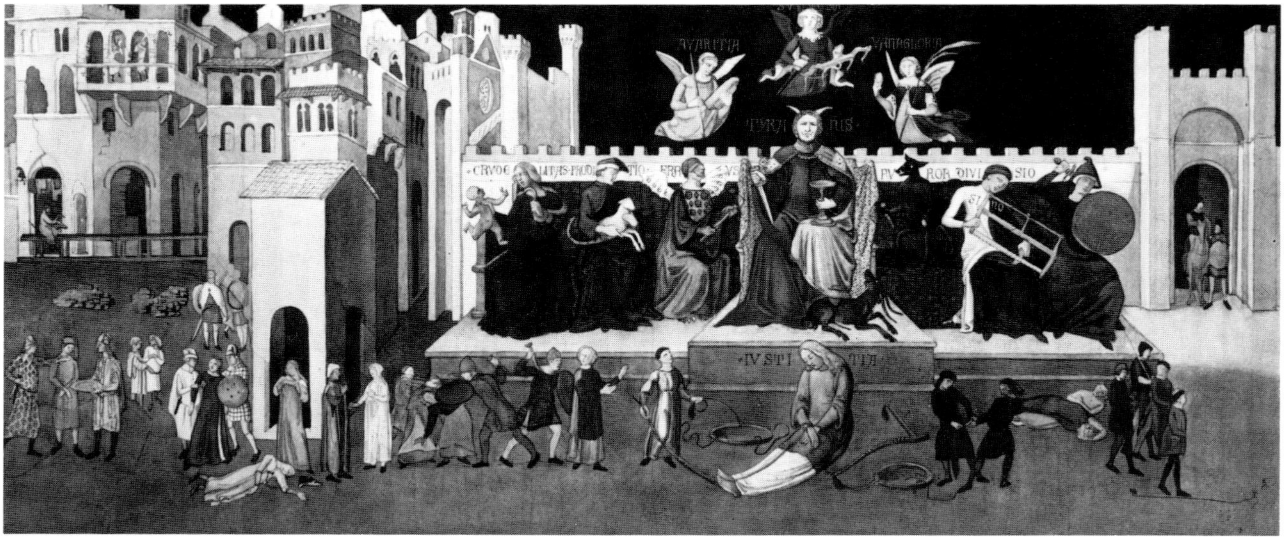

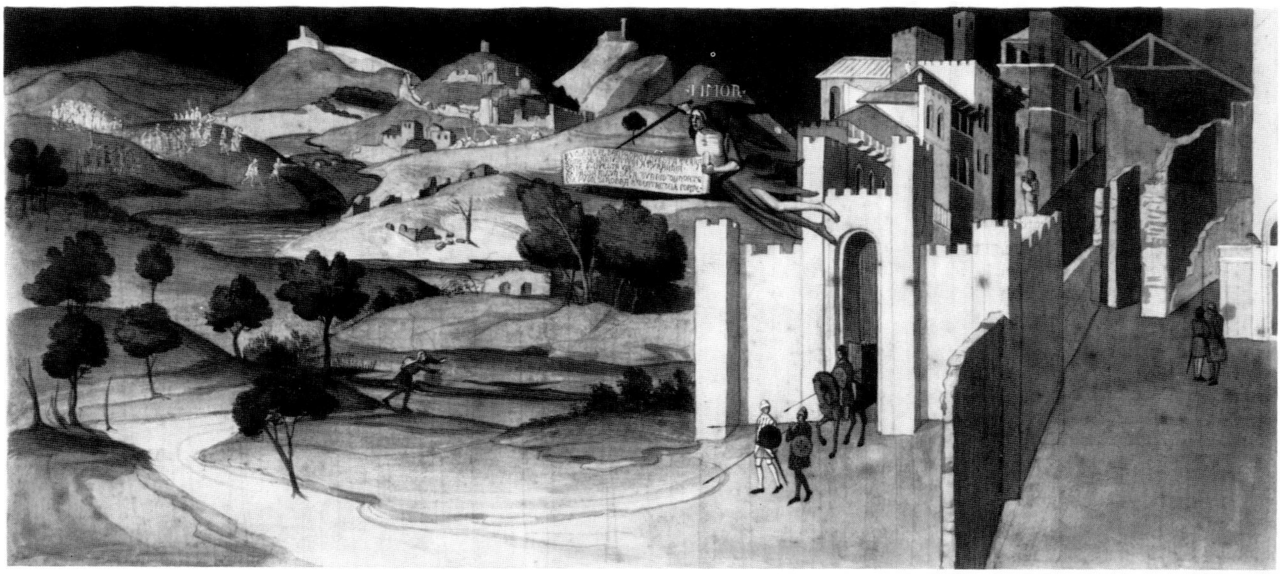

12, 13 Siena, Pal. Pubblico, *Sala dei Nove,* Die schlechte Regierung und ihre Auswirkungen, Nachzeichnung von Johann Anton Ramboux (Düsseldorf, Kunstmuseum, Kupferstichkabinett I.N. 239 und 239A)

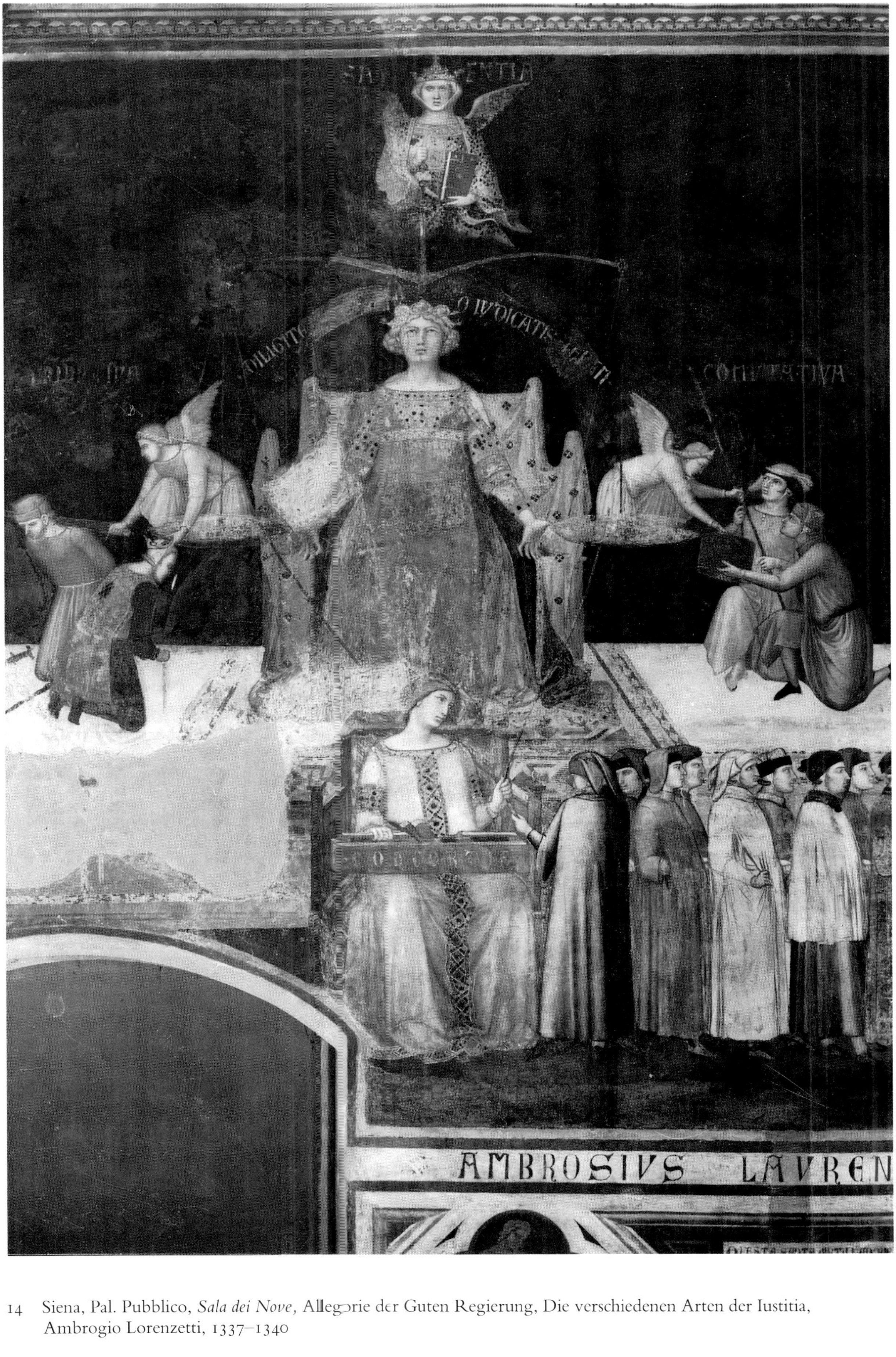

14 Siena, Pal. Pubblico, *Sala dei Nove,* Allegorie der Guten Regierung, Die verschiedenen Arten der Iustitia, Ambrogio Lorenzetti, 1337–1340

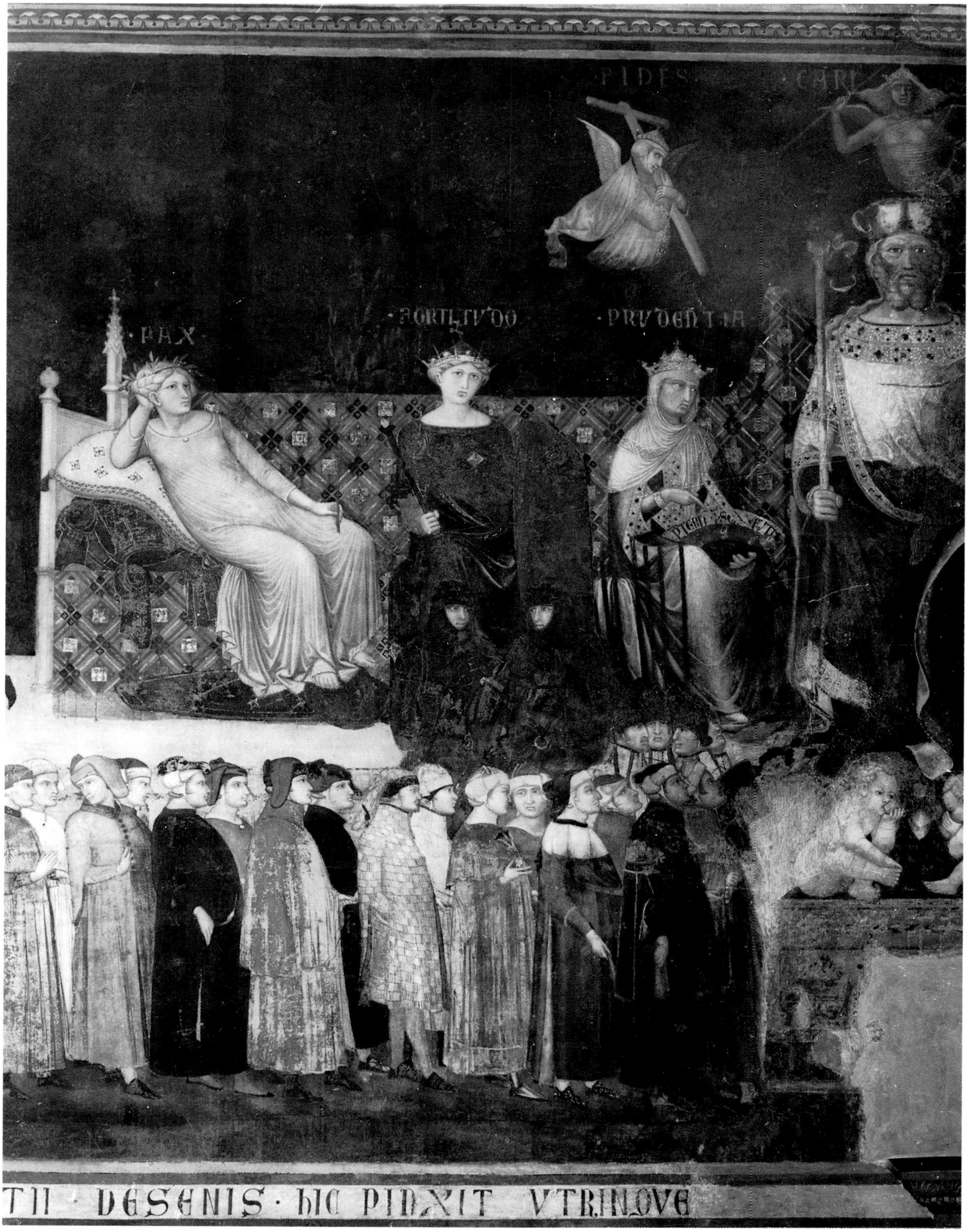

15 Siena, Pal. Pubblico, *Sala dei Nove,* Allegorie der Guten Regierung, Detail, Ambrogio Lorenzetti, 1337–1340

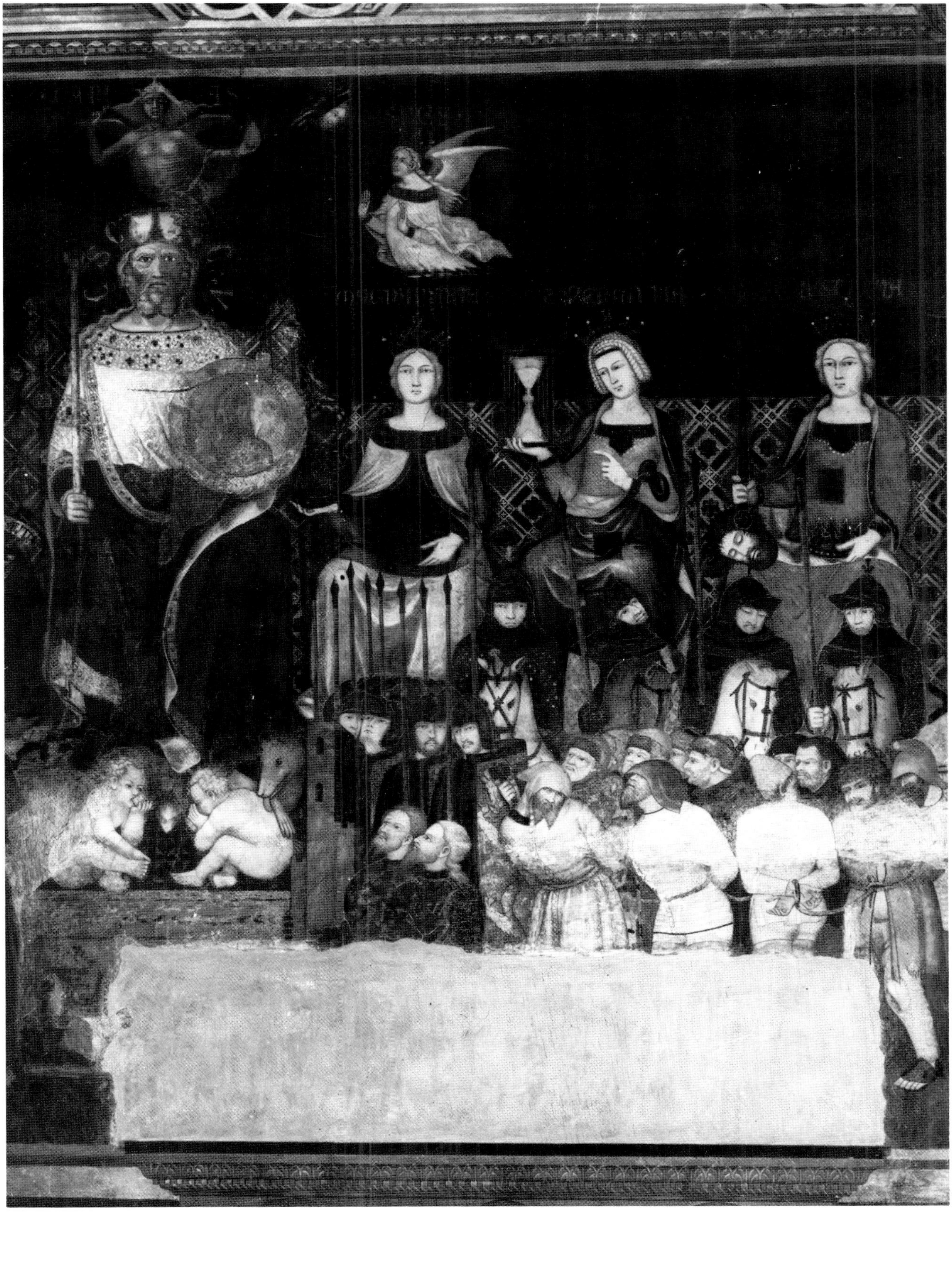

16 Siena, Pal. Pubblico, *Sala dei Nove,* Allegorie der Guten Regierung, Detail, Ambrogio Lorenzetti, 1337–1340

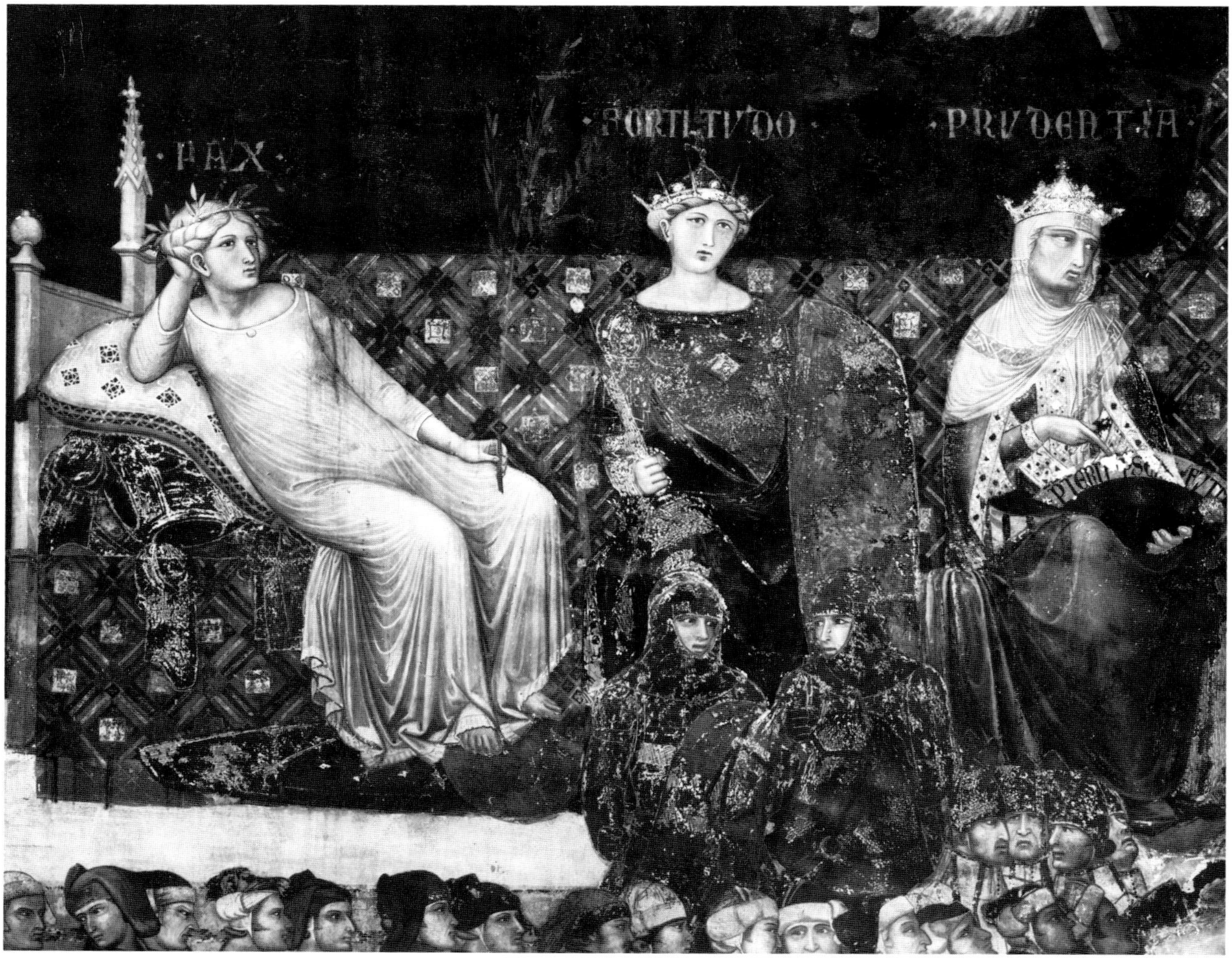

17 Siena, Pal. Pubblico, *Sala dei Nove,* Allegorie der Guten Regierung, Die Tugenden Pax, Fortitudo und Prudentia, Ambrogio Lorenzetti, 1337–1340

18 Siena, Pal. Pubblico, *Sala dei Nove,* Allegorie der Guten Regierung, Detail der Bürger, Ambrogio Lorenzetti, 1337–1340

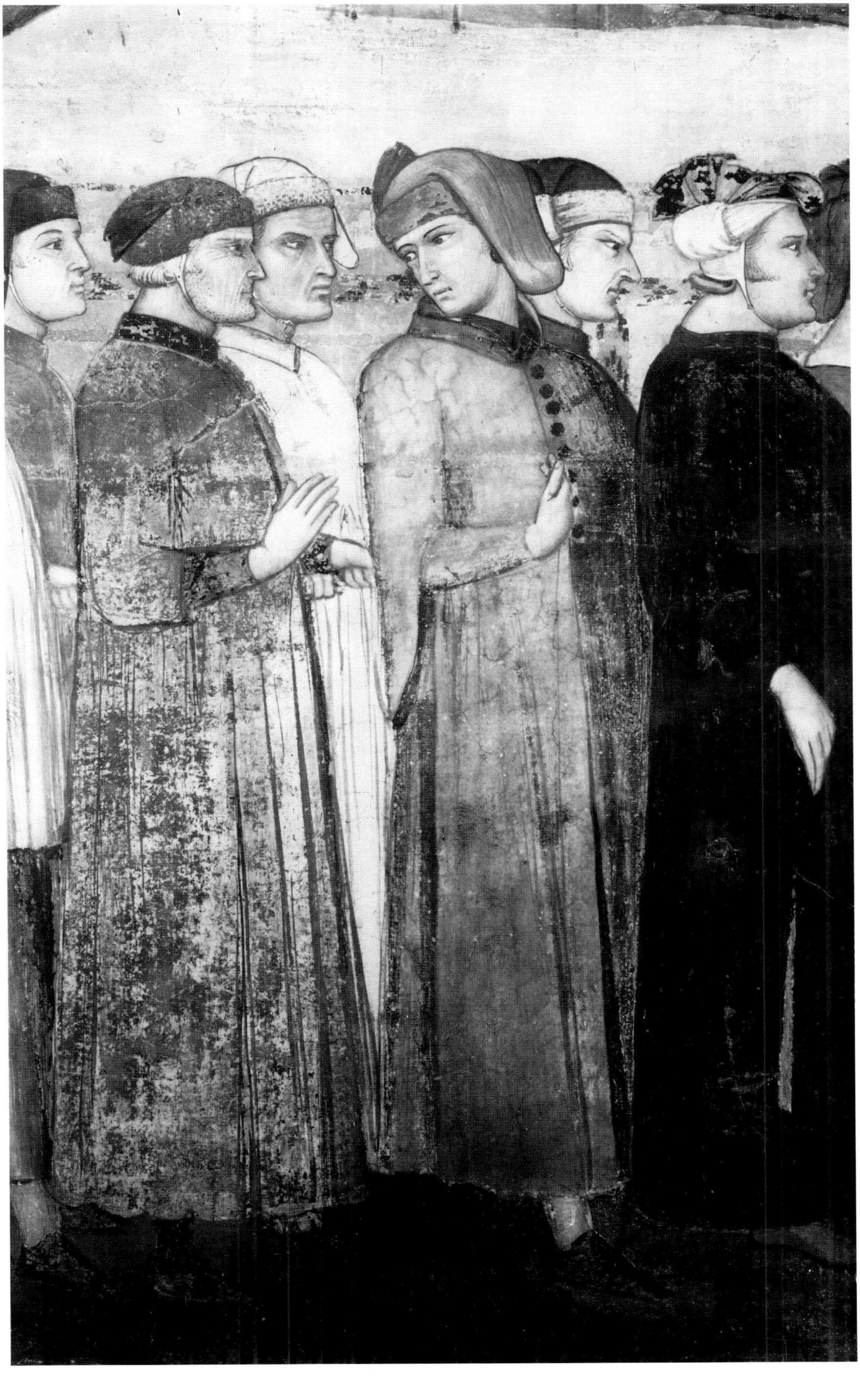

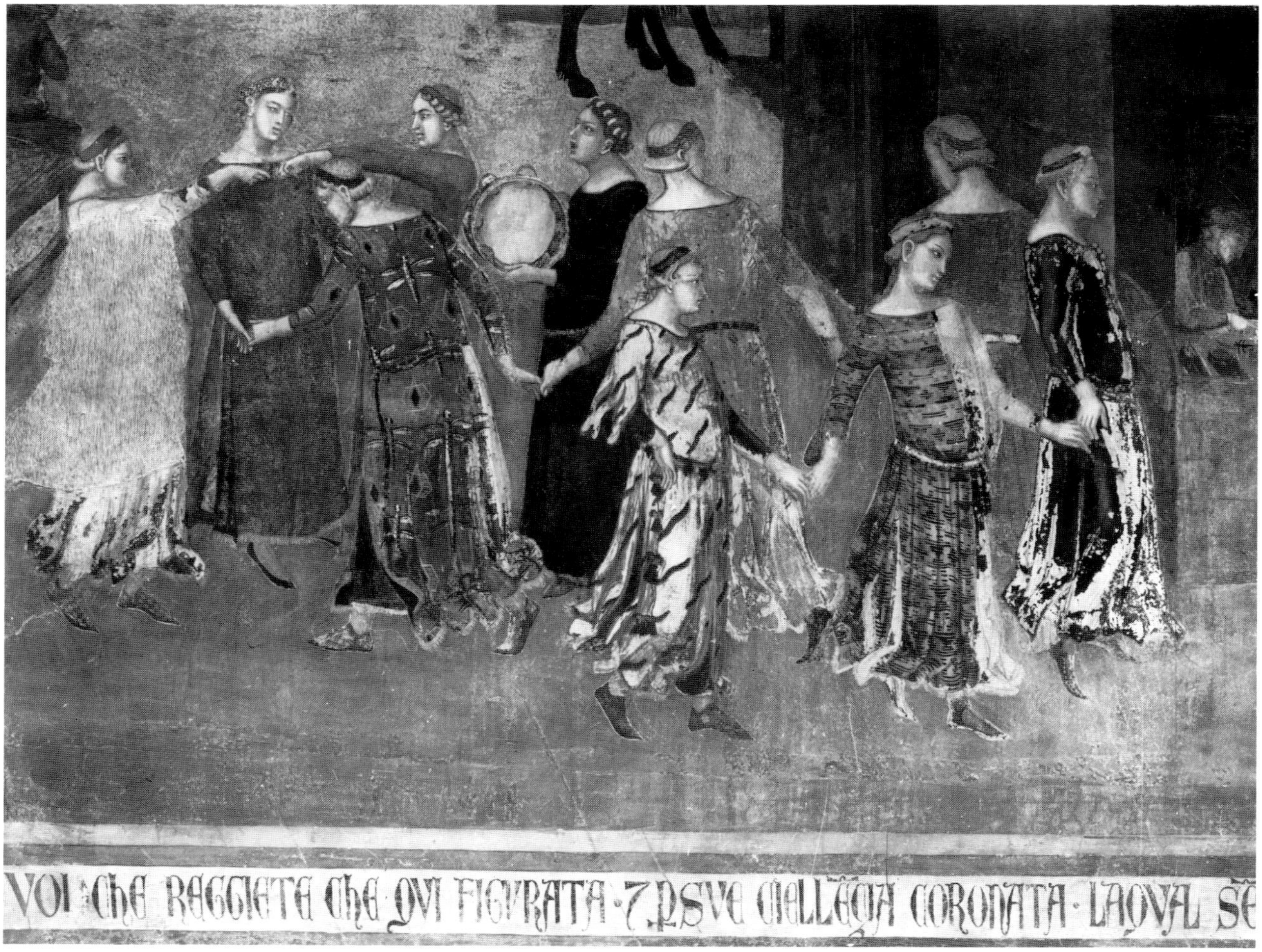

19 Siena, Pal. Pubblico, *Sala dei Nove,* Auwirkungen der Guten Regierung, Detail mit den tanzenden Frauen, Ambrogio Lorenzetti, 1337–1340

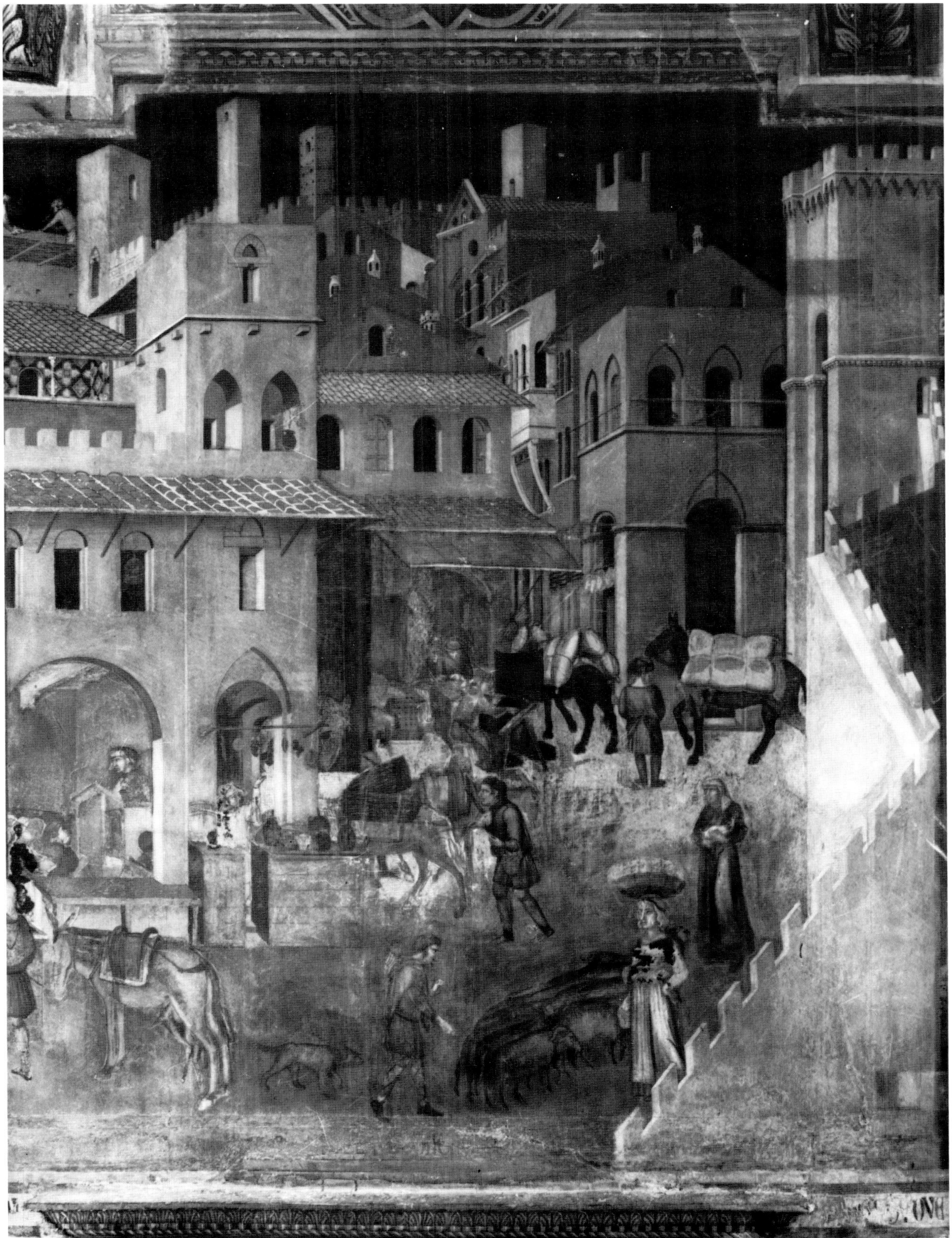

20 Siena, Pal. Pubblico, *Sala dei Nove,* Auswirkungen der Guten Regierung, Detail, Ambrogio Lorenzetti, 1337–1340

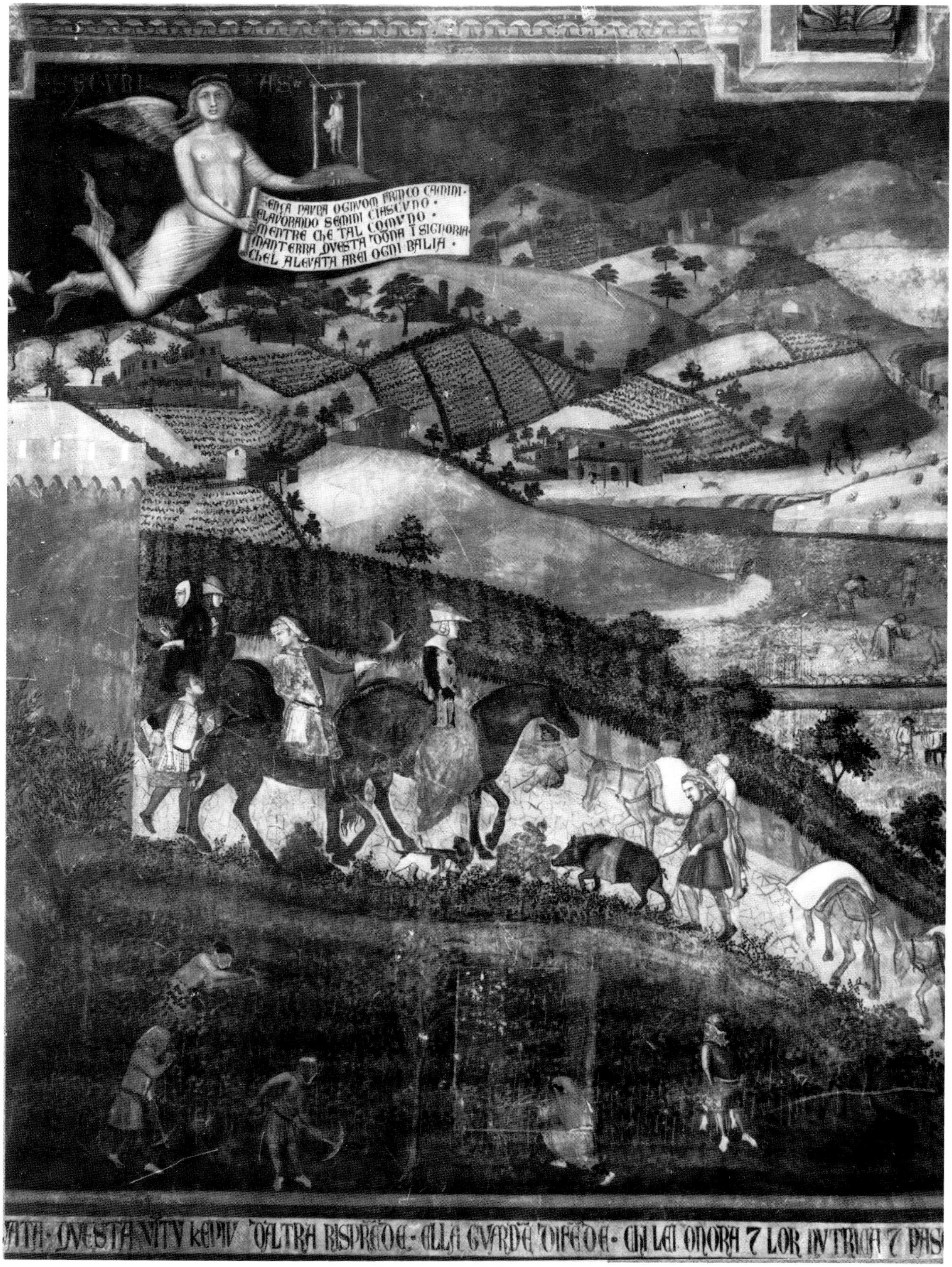
SENÇA PAURA OGNUOM FRANCO CAMINI ·
ELAVORANDO SEMINI CIASCUNO ·
MENTRE CHE TAL COMUNO ·
MANTERRA QUESTA DONNA I SIGNORIA ·
CHEL ALEVATA AREI OGNI BALIA ·

21 Siena, Pal. Pubblico, *Sala dei Nove,* Auswirkungen der Guten Regierung, Detail mit Allegorie der Securitas, Ambrogio Lorenzetti, 1337–1340

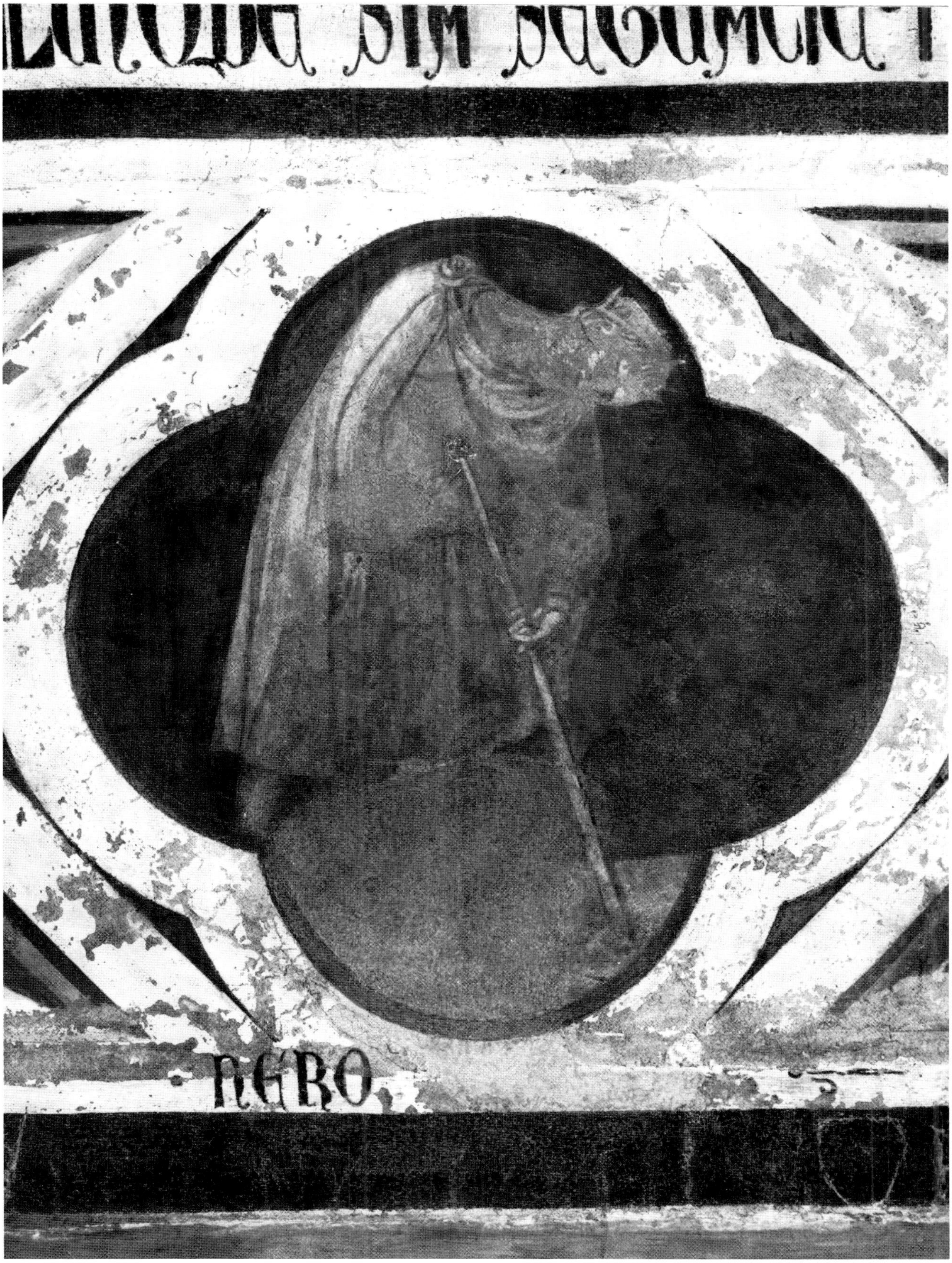

22 Siena, Pal. Pubblico, *Sala dei Nove,* Rahmenleiste unter der Schlechten Regierung, Selbstmord des Nero, Ambrogio Lorenzetti, 1337–1340

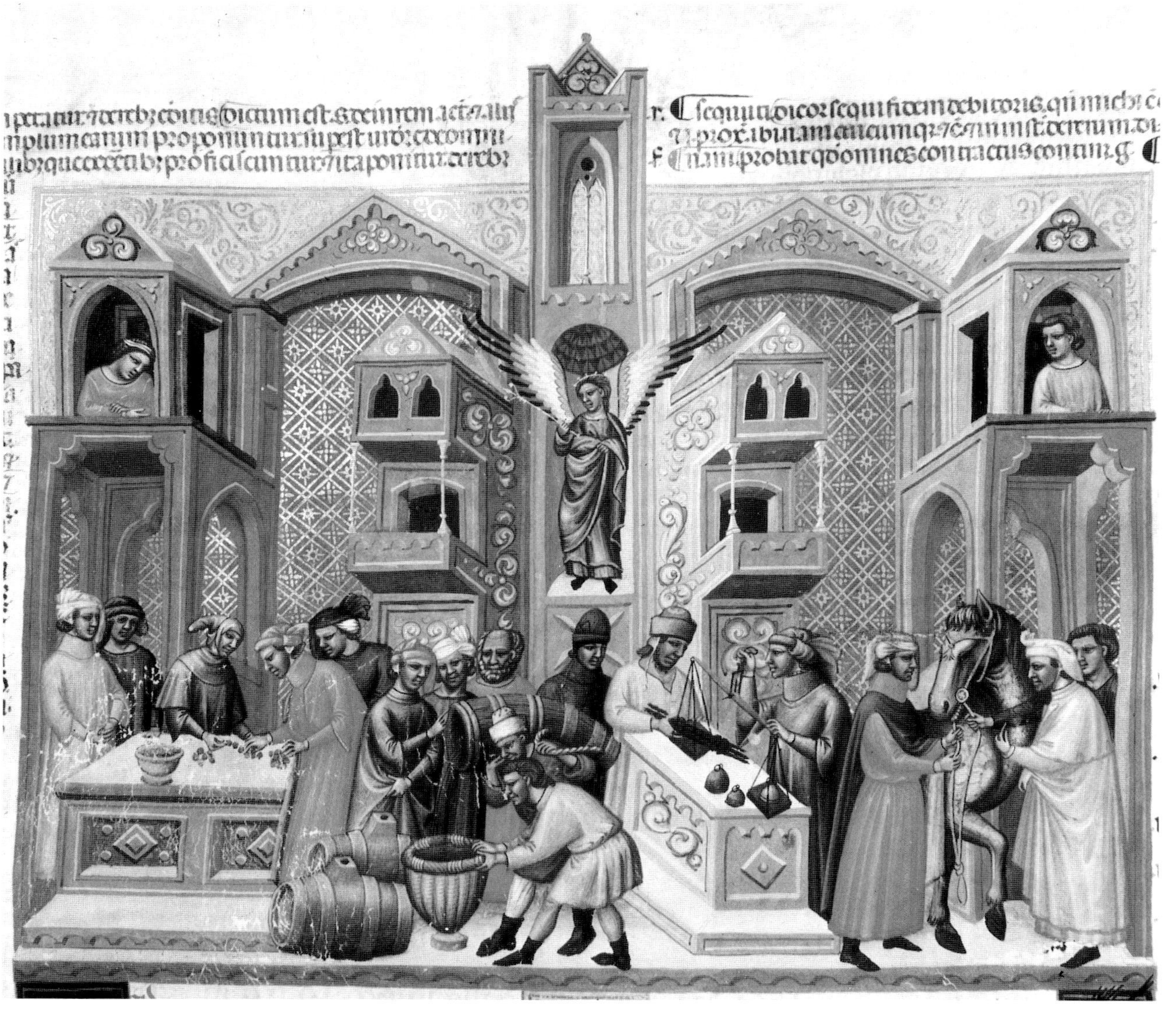

23 Turin, Bibl. Naz., Ms. E I. 1, Corpus iuris civilis, Digesten Justinians, Fol. 91r: Marktszene, Bologna, Maestro del 1328

24 Turin, Bibl. Naz., MS. E I. 1, Fol. 4r, Corpus iuris civilis, Titelblatt der Digesten, Bologna, Maestro del 1328

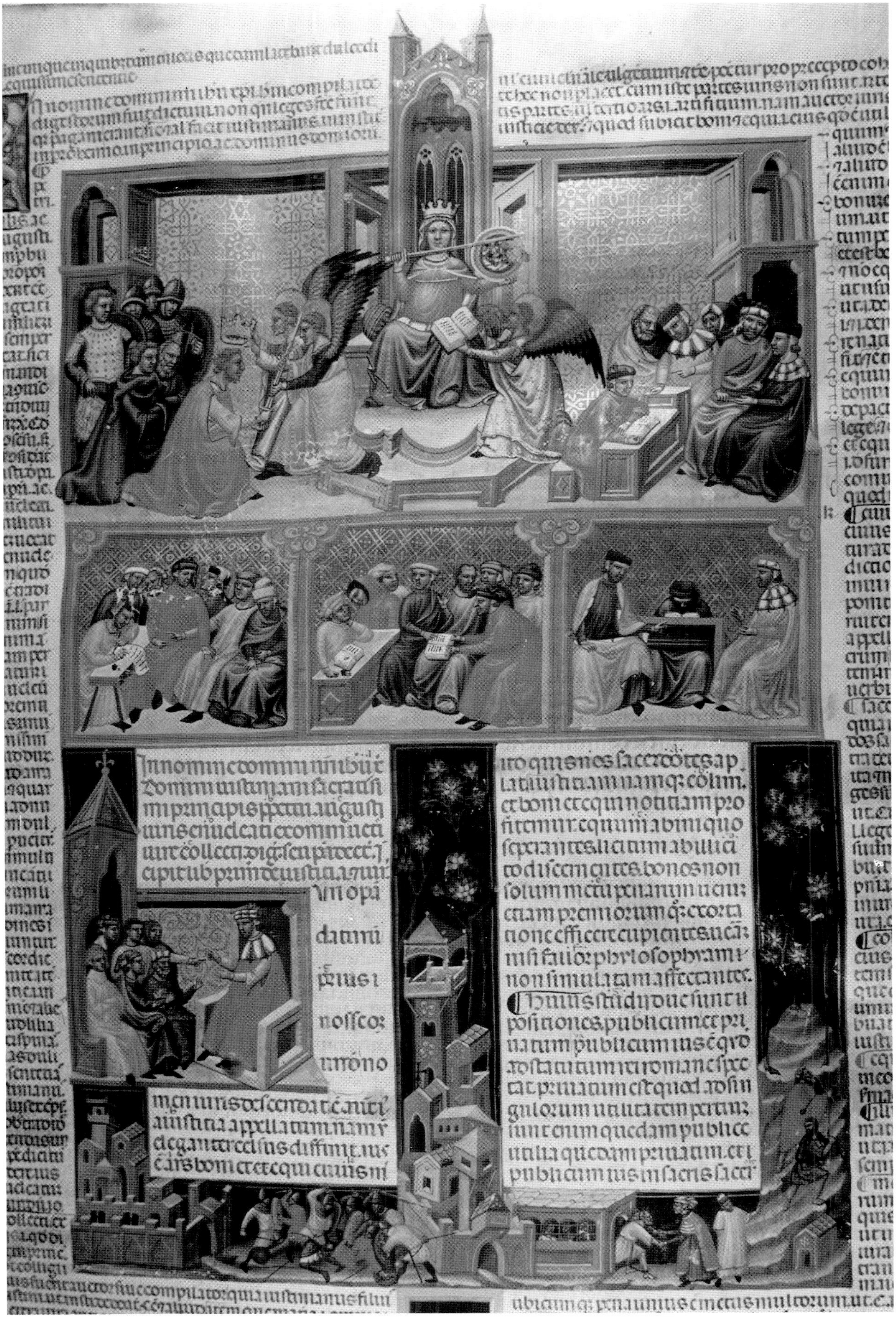

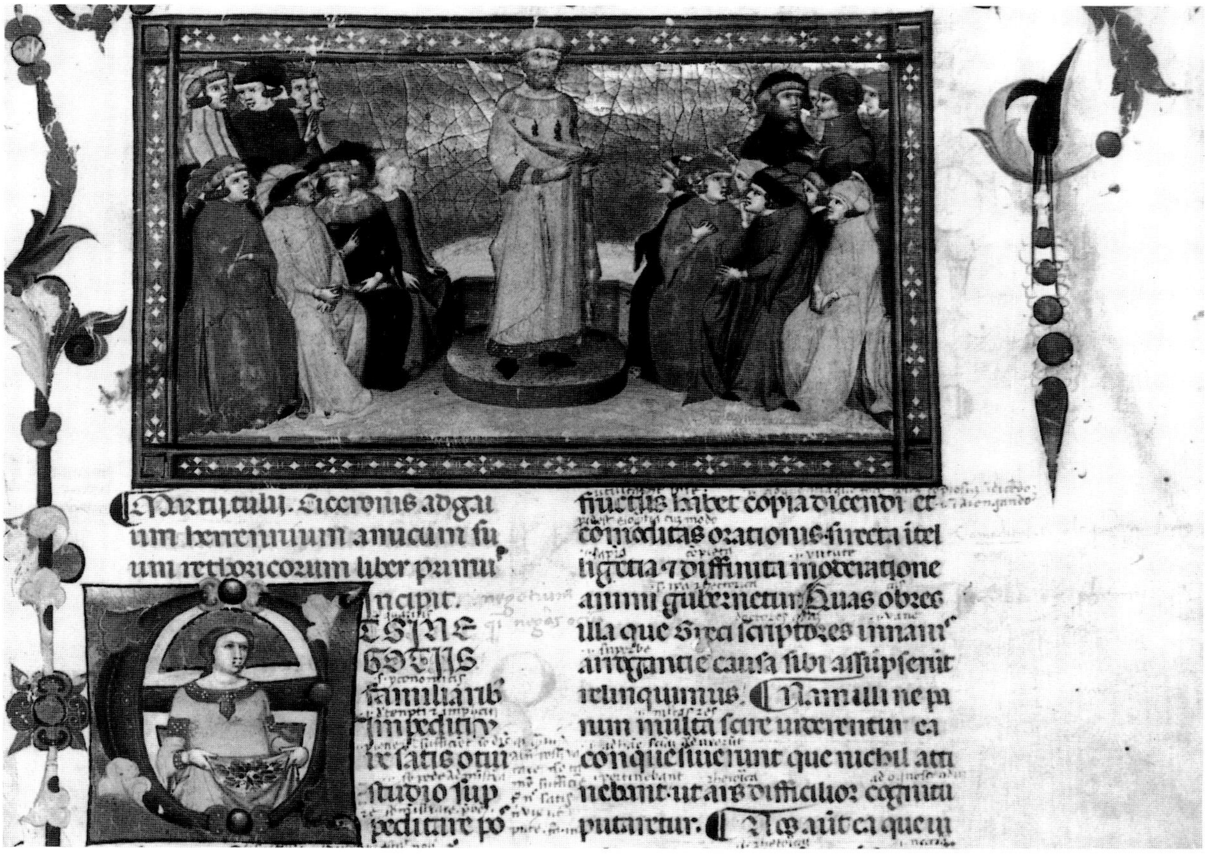

25 Venedig, Bibl. Marc., Ms Lat. XI. 143, *Ad Herennium,* Fol. 1r: Cicero als Lehrer der Rhetorik, Werkstatt des Pietro Lorenzetti, um 1340

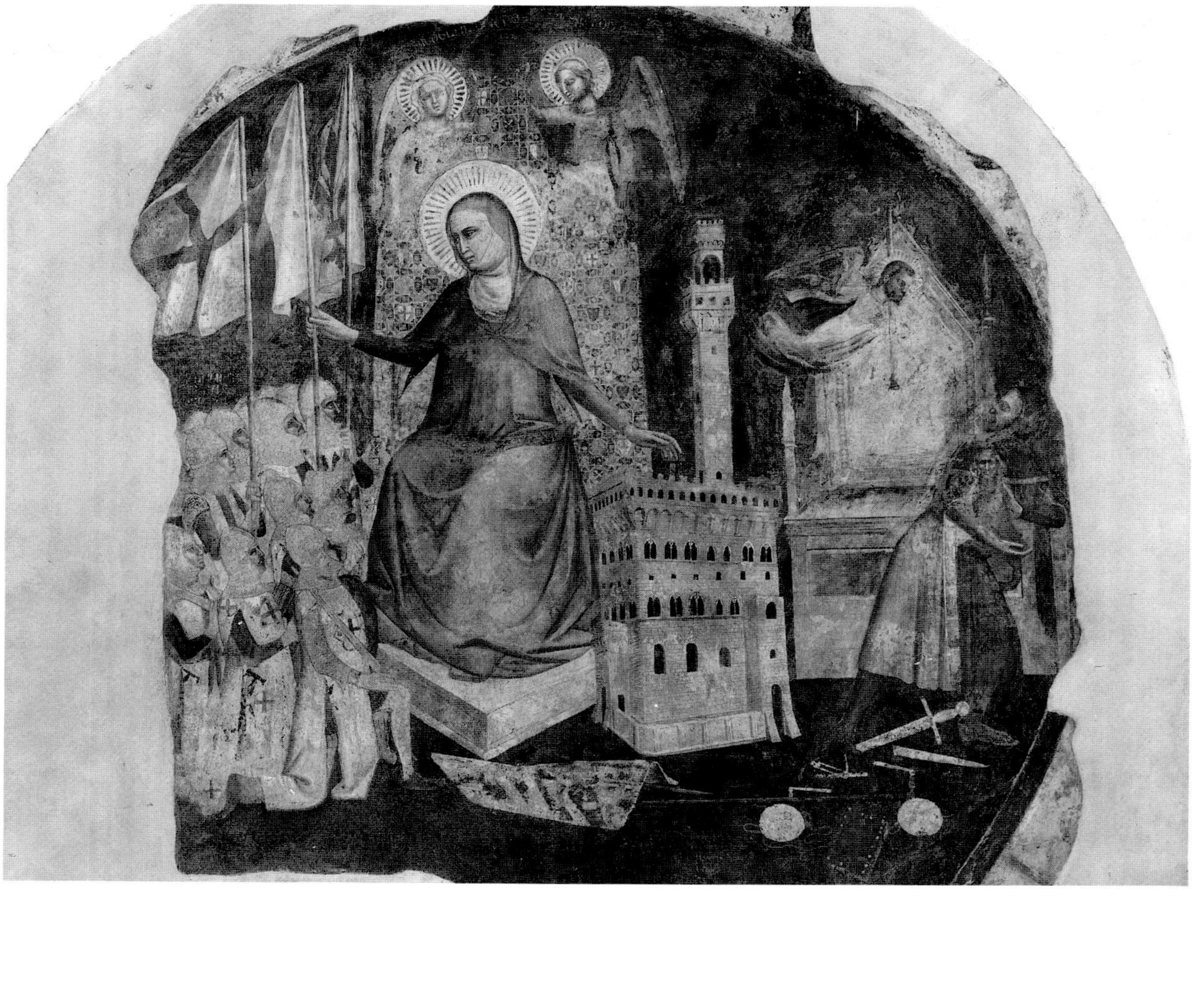

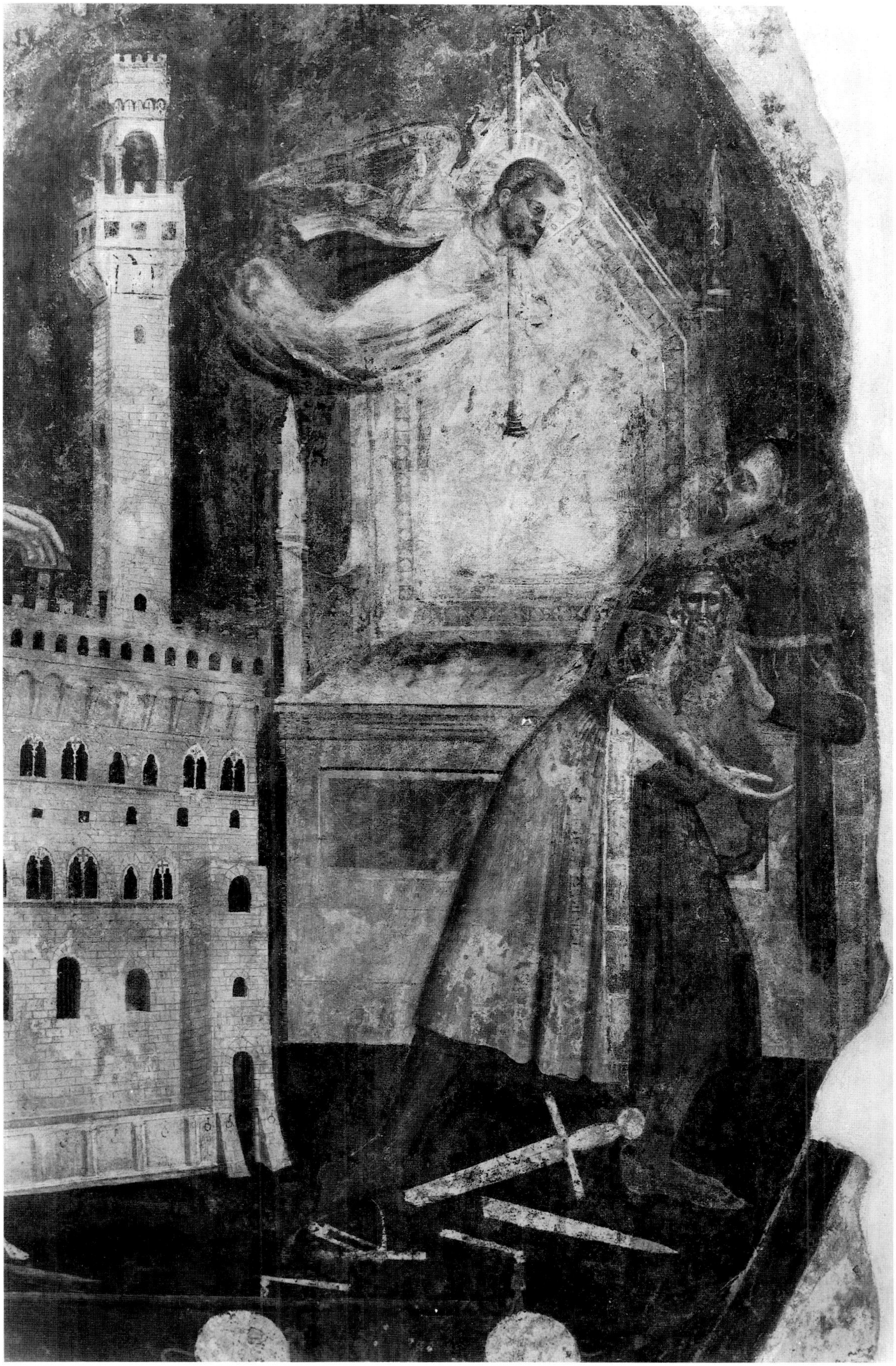

26, 26a Florenz, Pal. Vecchio, ehemals Gefängnis der *stinche vecchie*, Vertreibung des Herzogs von Athen, 1343

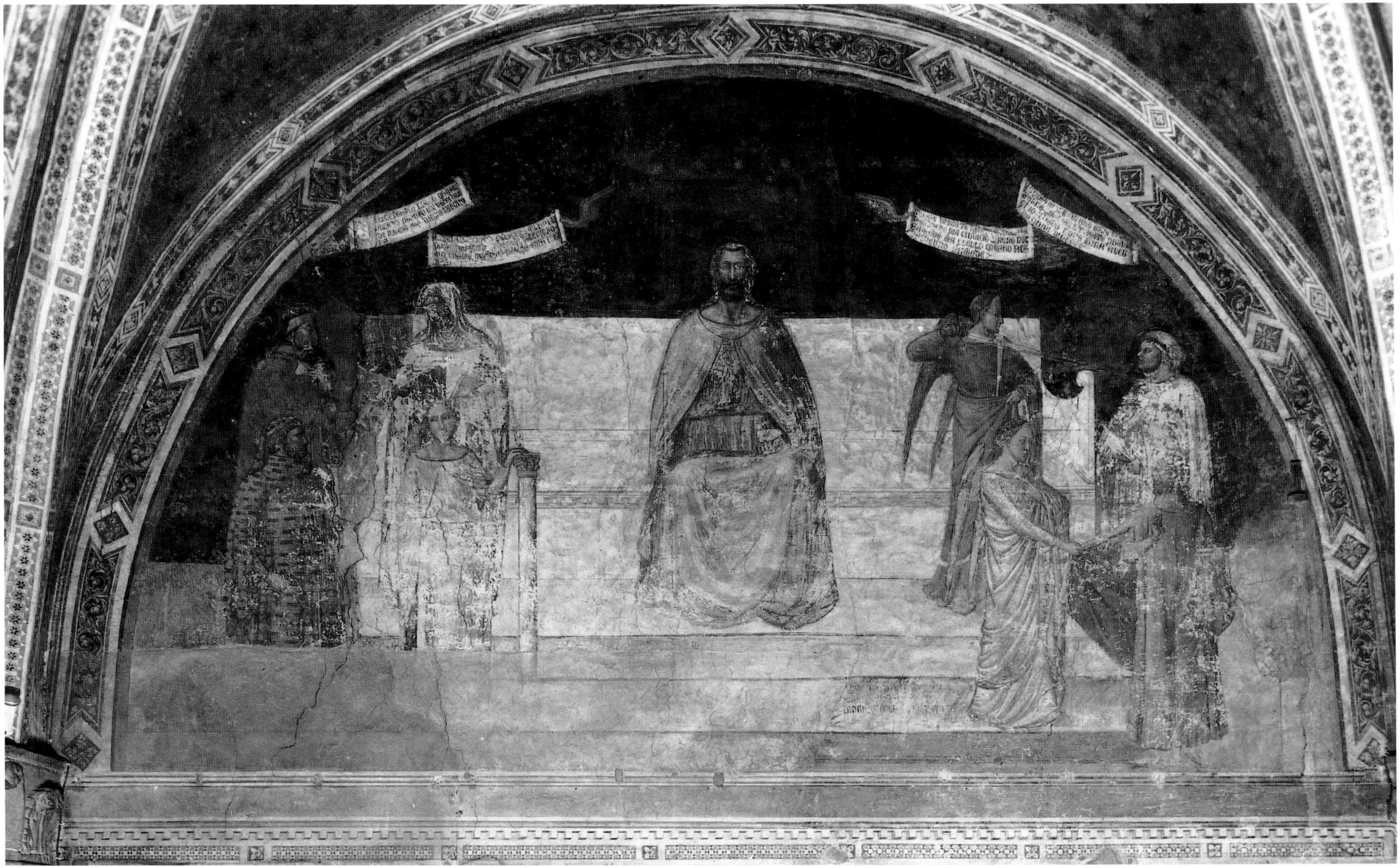

27 Florenz, Gerichtssaal der *Arte della Lana,* Brutus als »Guter Richter«, Maso di Banco, 1340–1345

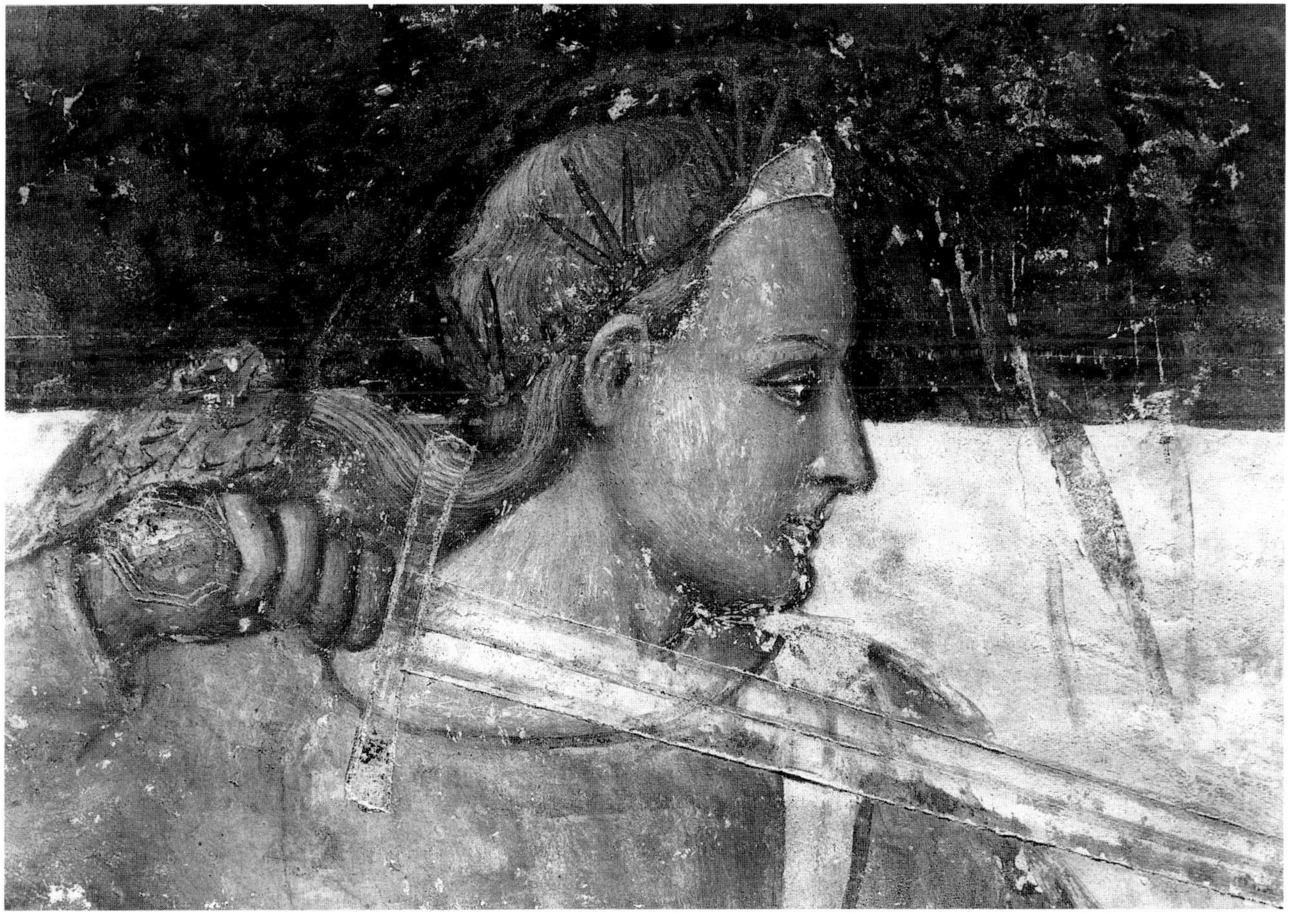

28 Florenz, Gerichtssaal der *Arte della Lana,* Detail der Iustitia, Maso di Banco, 1340–1345

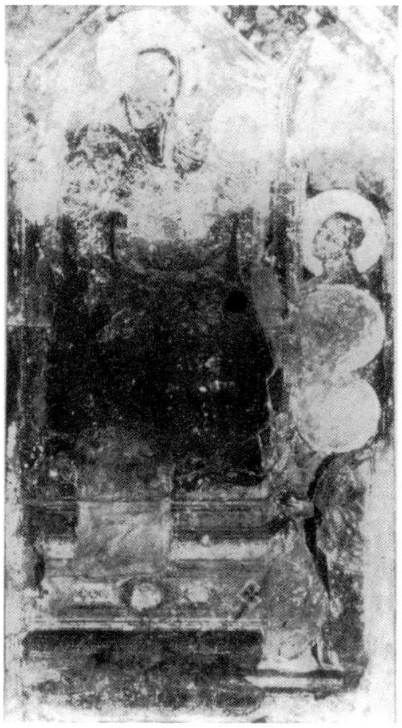

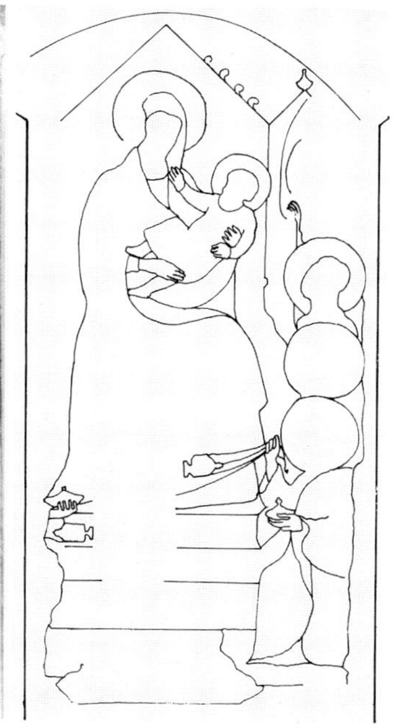

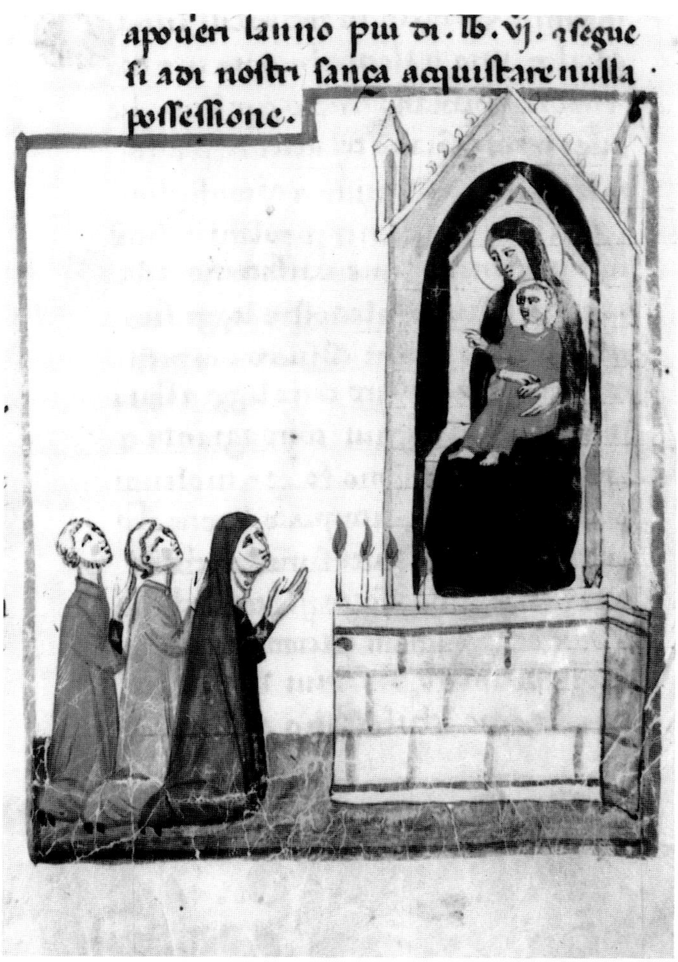
apoueri lanno piu di . lb . vj . asegue
si adi nostri sanca acquistare nulla
possessione.

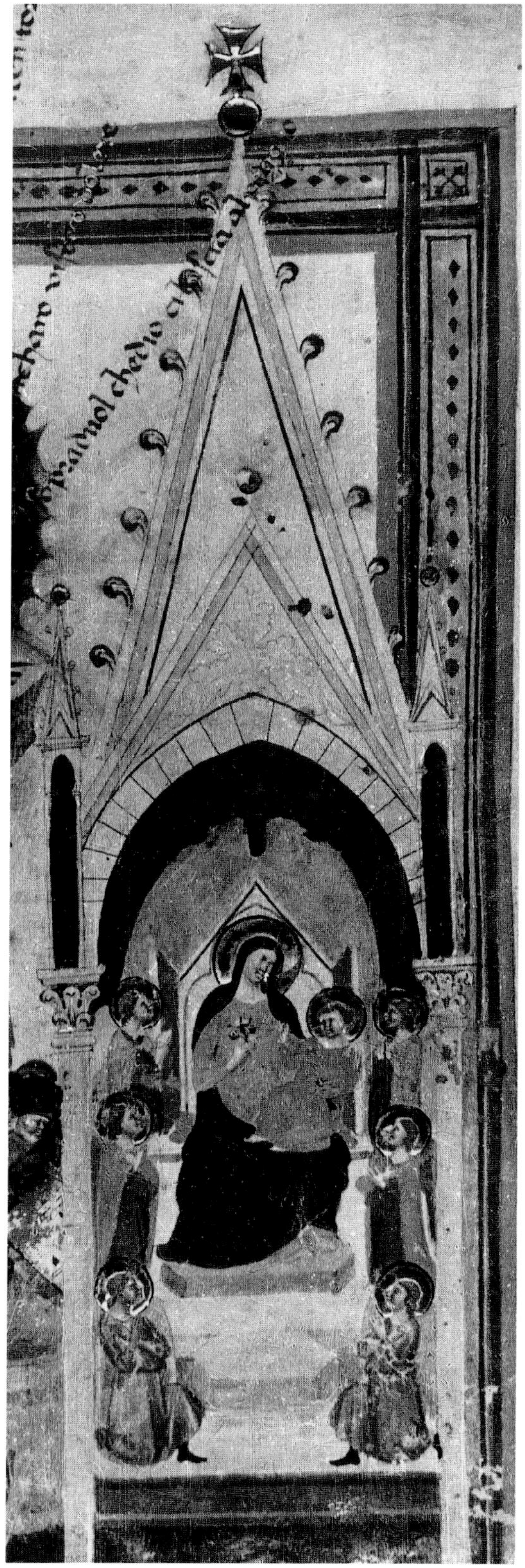

29, 30 Florenz, Gerichtssaal der *Arte della Lana,* Maria mit Kind (Umzeichnung von Mario Di Giampaolo), Maso di Banco, 1340–1345

31 Rom, Bibl. Vat. Cod. Chigi L. VIII. 296, *Nuova Cronica* des Giovanni Villani, Fol. 152r, Das Gnadenbild von Orsanmichele, Florenz 1342–1348

32 Florenz, Bibl. Laur. Ms Tempi 3, *Specchio umano* des Domenico Lenzi, Fol. 79r, Detail mit dem Gnadenbild von Orsanmichele, Florenz 1335–1340

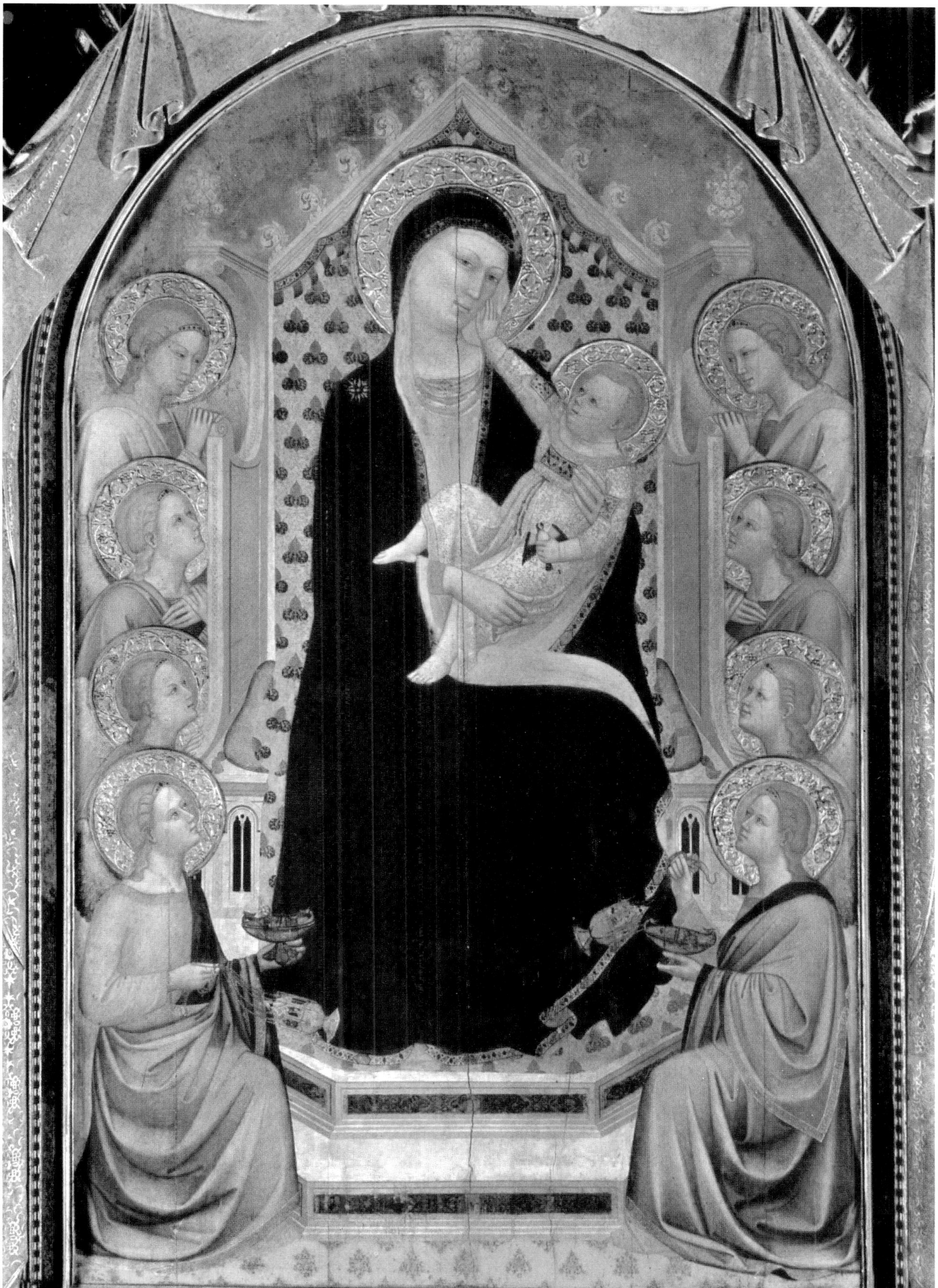

33 Florenz, Gnadenbild von Orsanmichele, Bernardo Daddi, 1342–1347

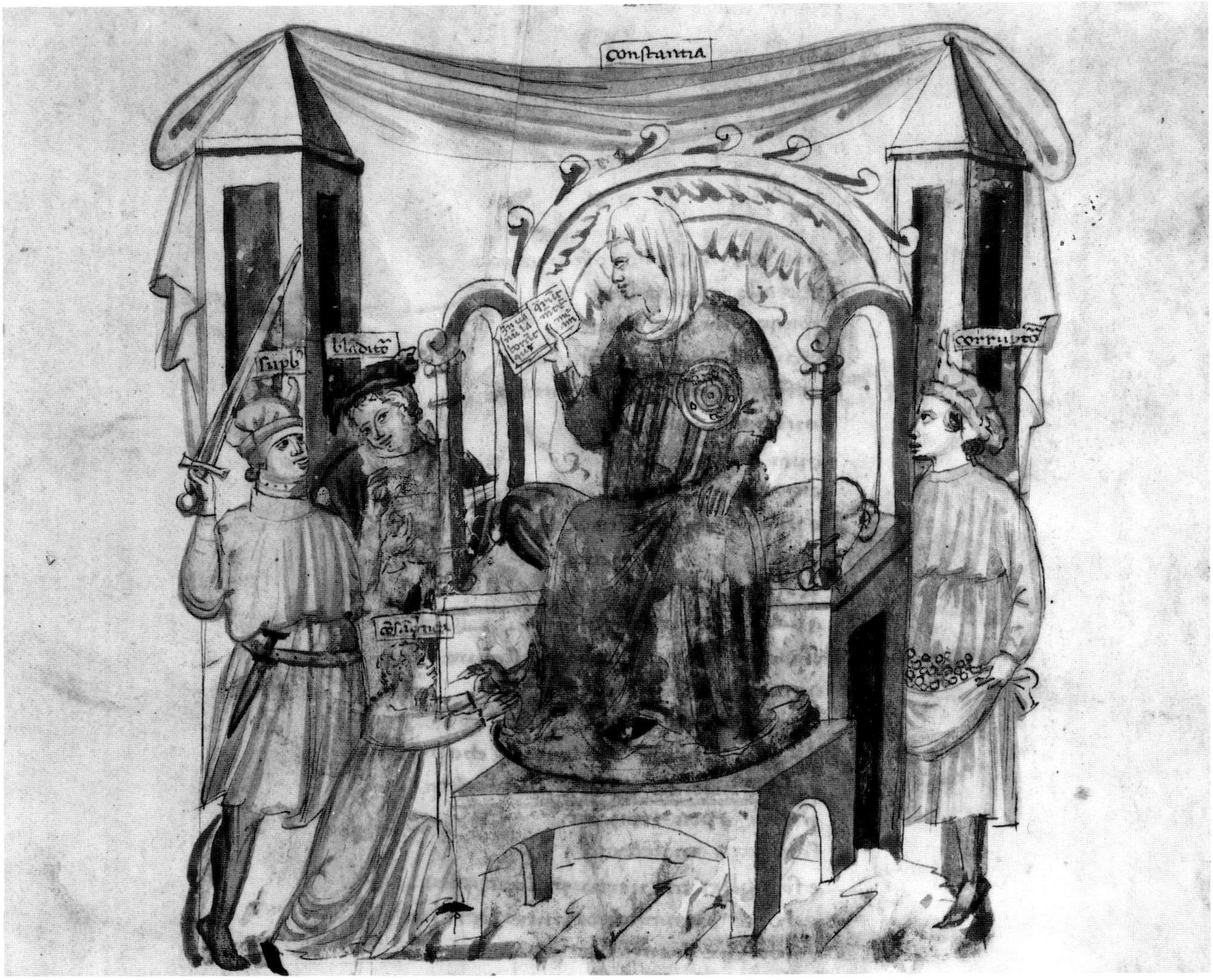

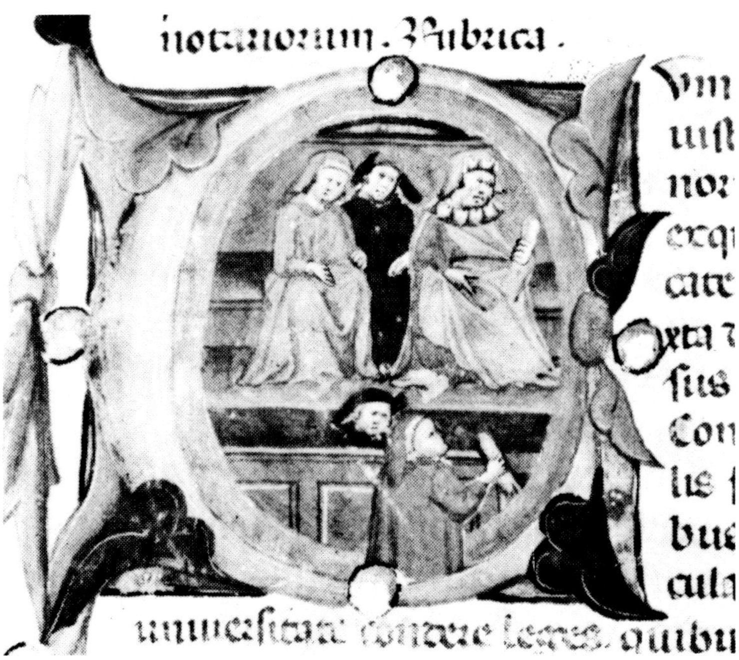

34 Rom, Bibl. Vat., Cod. Barb. lat. 4077, Francesco da Barberino, *Documenti d'Amore,* Fol. 46r Constantia, 1309–1313

35 Siena, Staatsarchiv, *Statuti dei giudici e notai,* 1303–1306

36, 37 Florenz, S. Croce, Cap. Bardi di Vernio, Stierwunder des Papst Silvester, Maso di Banco, 1335–1341

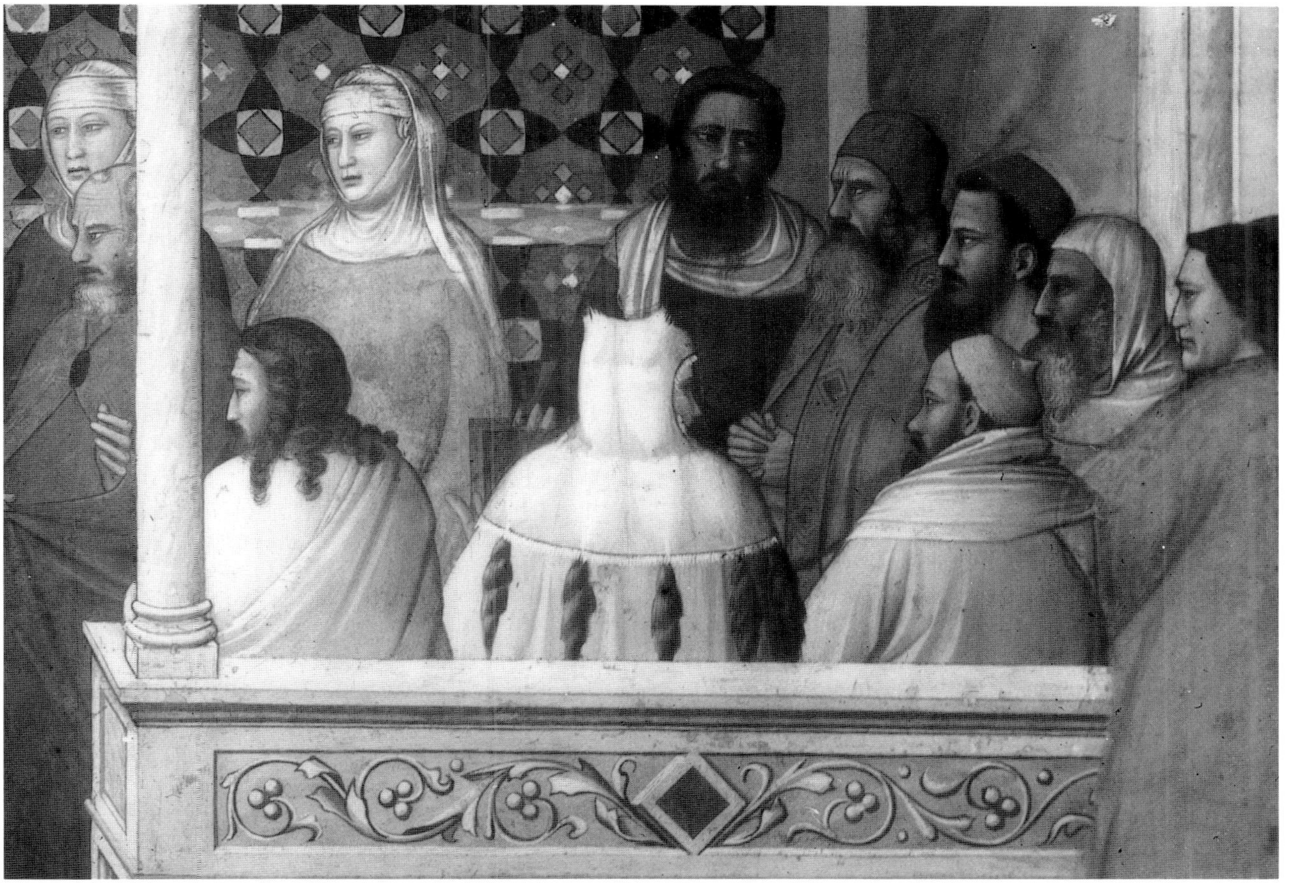

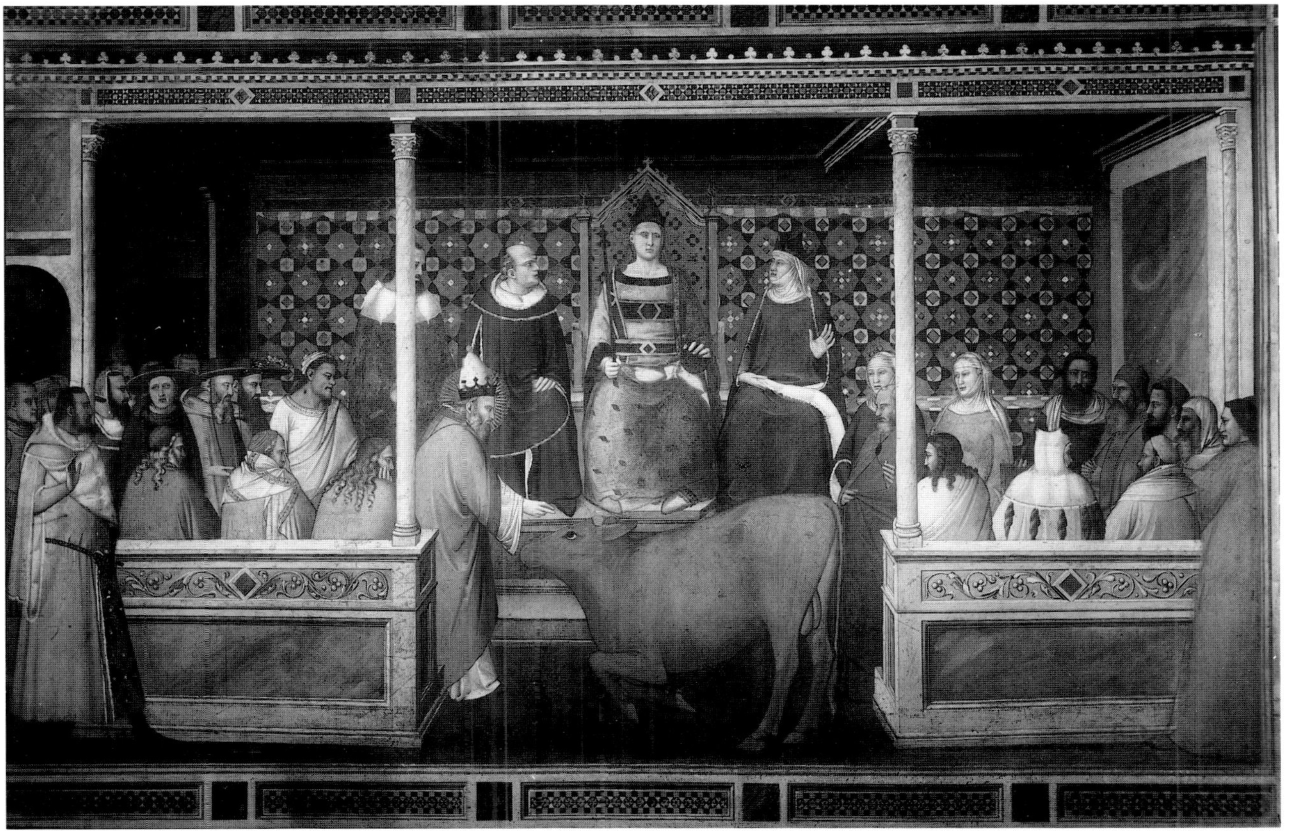

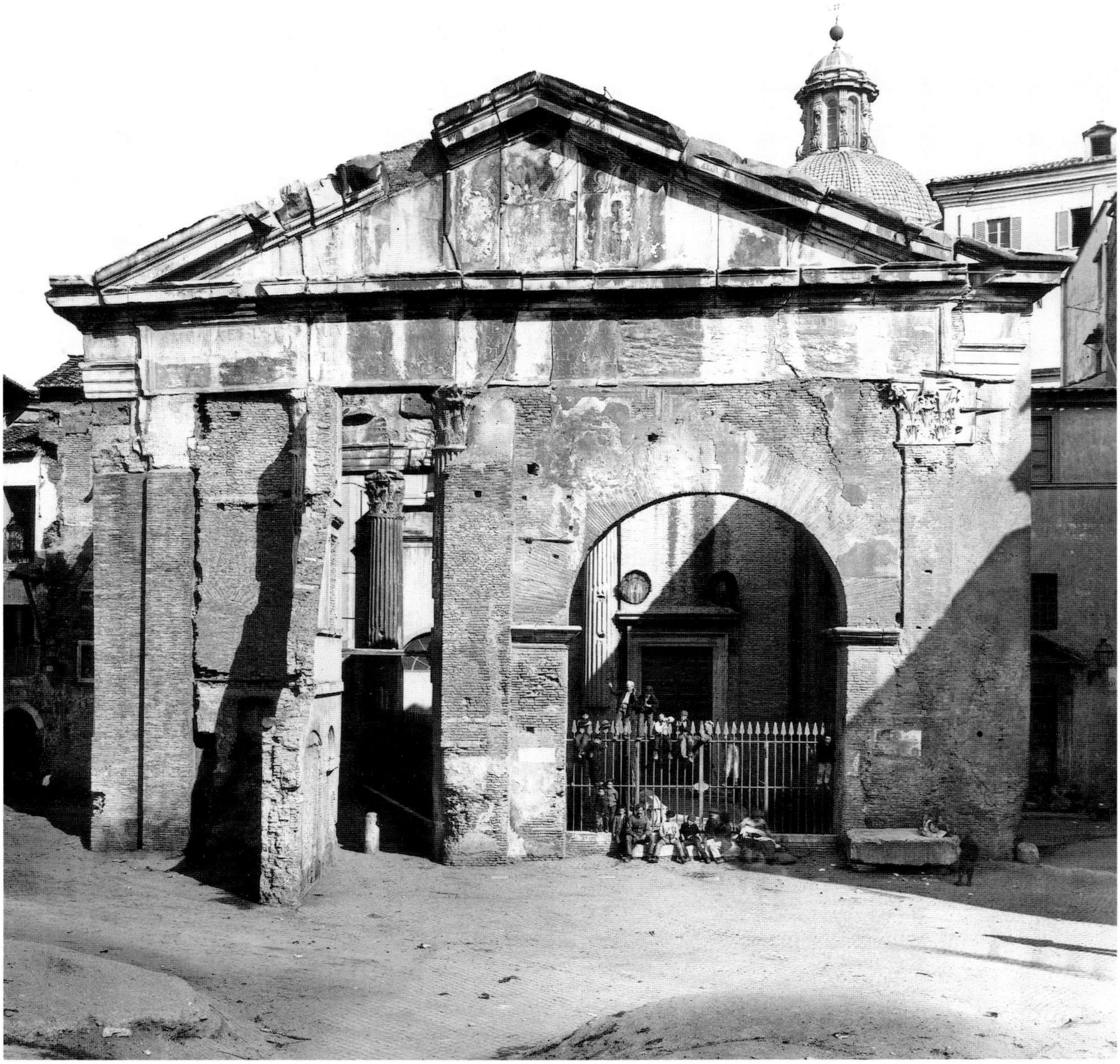

38 Rom, S. Angelo in Pescheria, Fassade, dort ehemals Allegorie mit der Errettung der Roma, 1347

39 Asciano, Casa Corboli, Kleiner Raum, um 1350–1375

40 Asciano, Casa Corboli, Kleiner Raum, Medaillon mit der Allegorie des Sommers, um 1350–1375

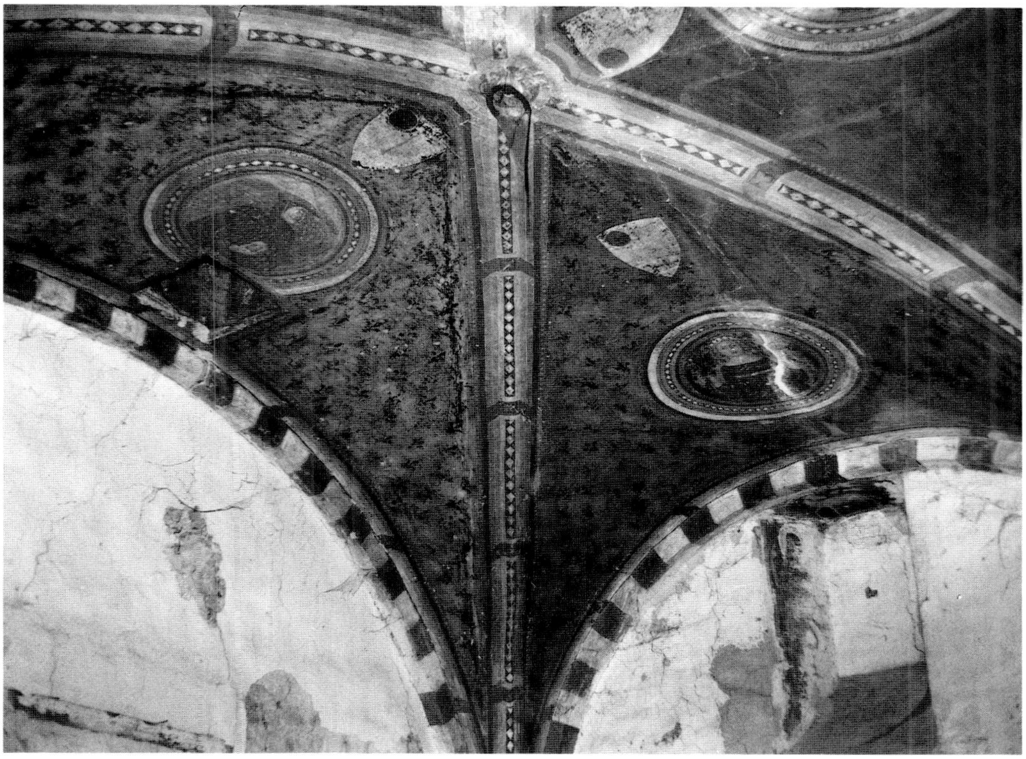

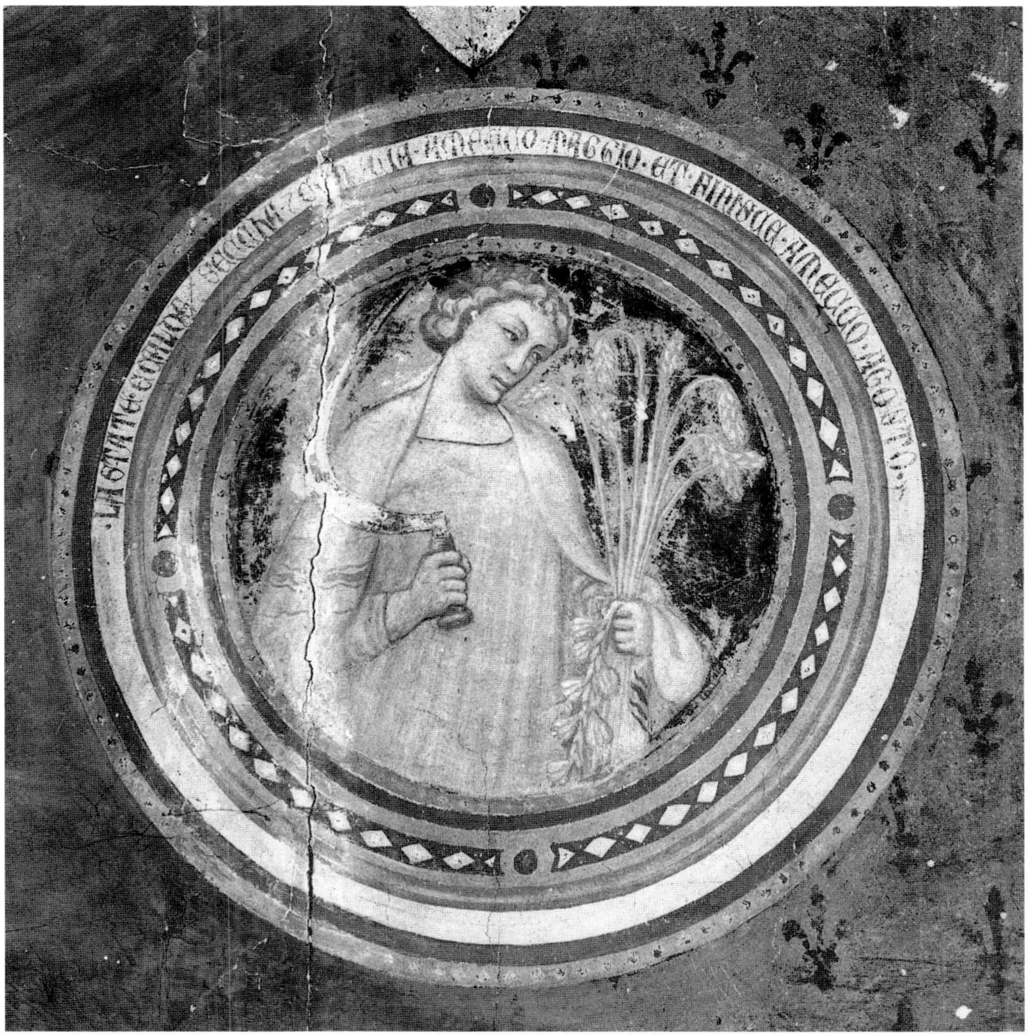
LA STATE
MAGGIO · ET · FINISCE · A MEÇÇO · AGOSTO

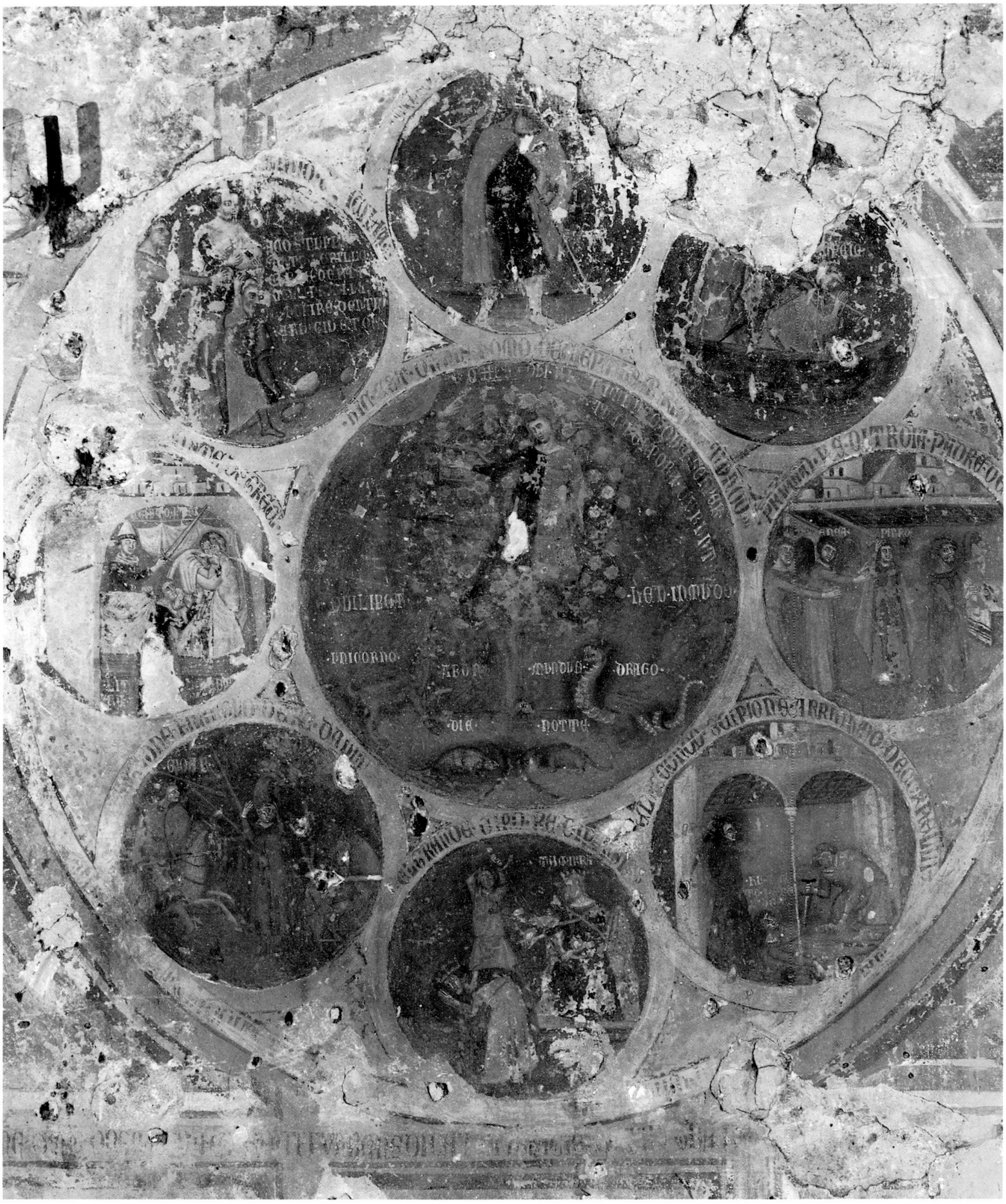

41–43 Asciano, Casa Corboli, Großer Raum, Schmalwand, Gleichnis vom Jüngling und dem Einhorn, um 1350–1375
42 Mittelmedaillon mit dem Gleichnis vom Jüngling und dem Einhorn, um 1350–1375
43 Detail mit dem Selbstmord Neros, um 1350–1375

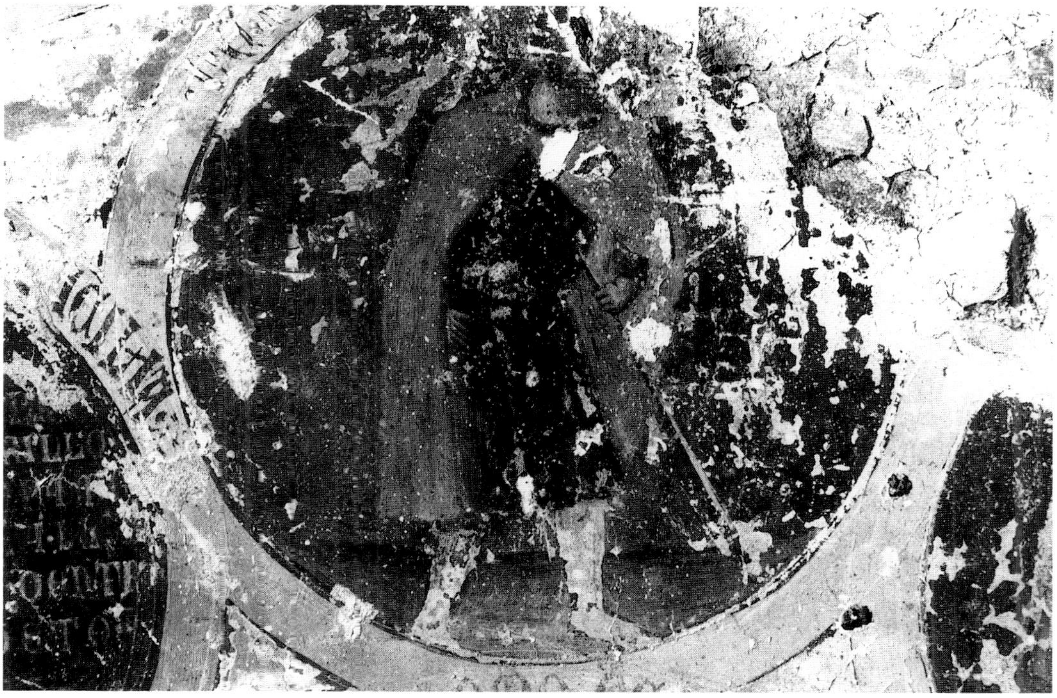

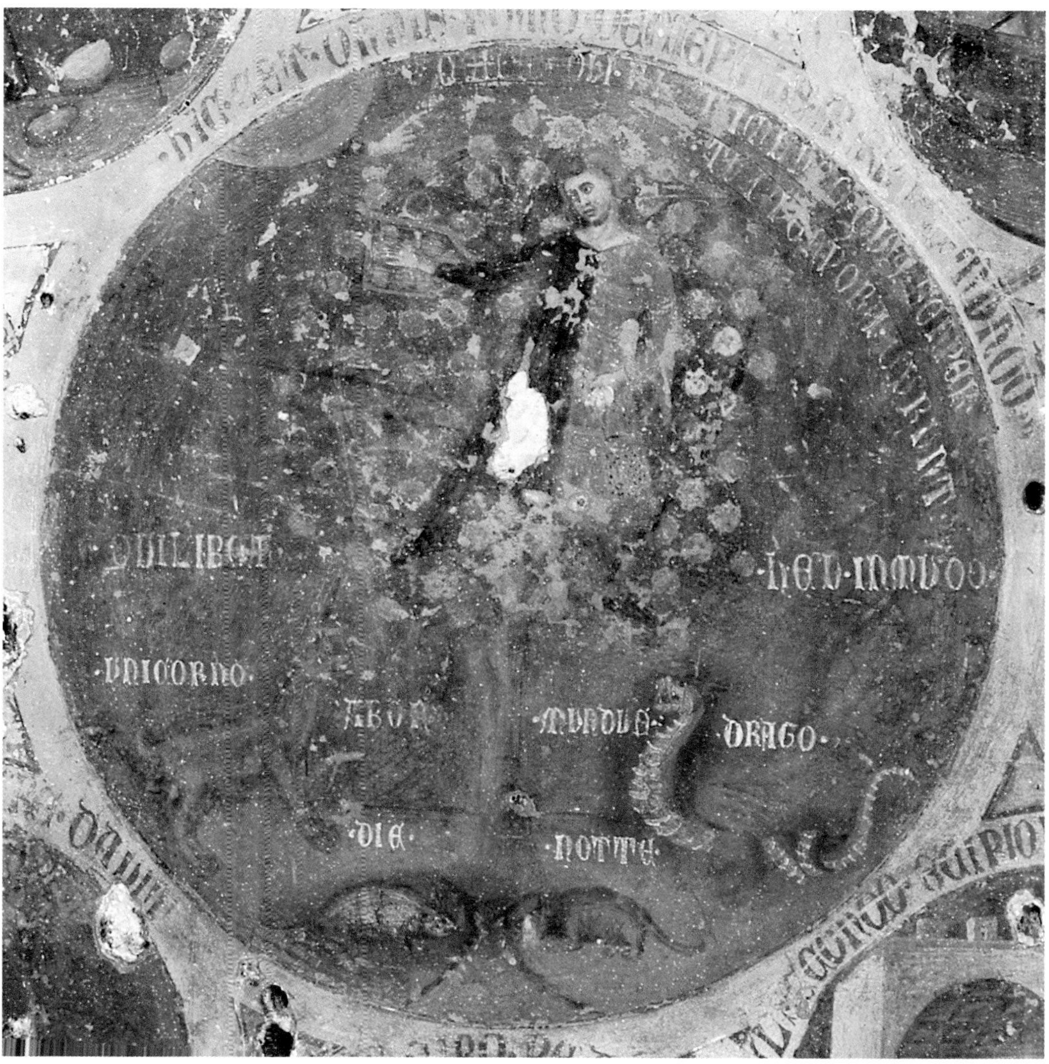
UNICORNO
DRAGO
DIE
NOTTE

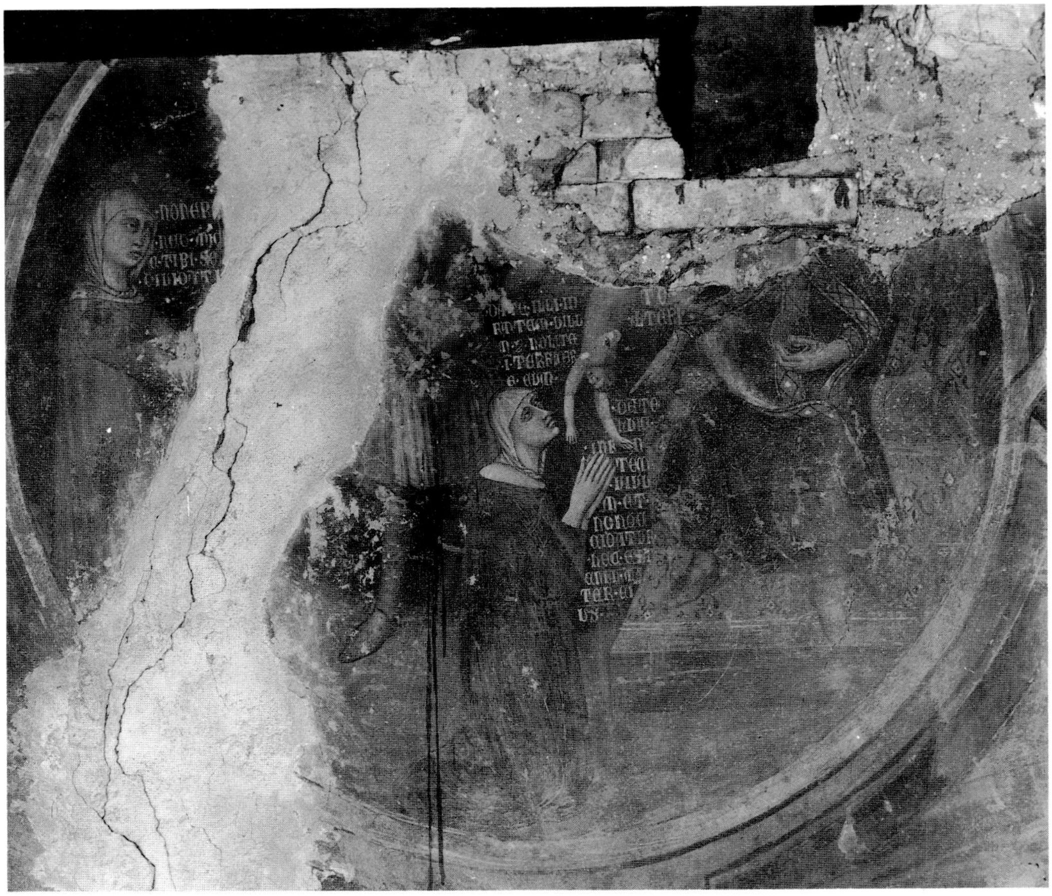

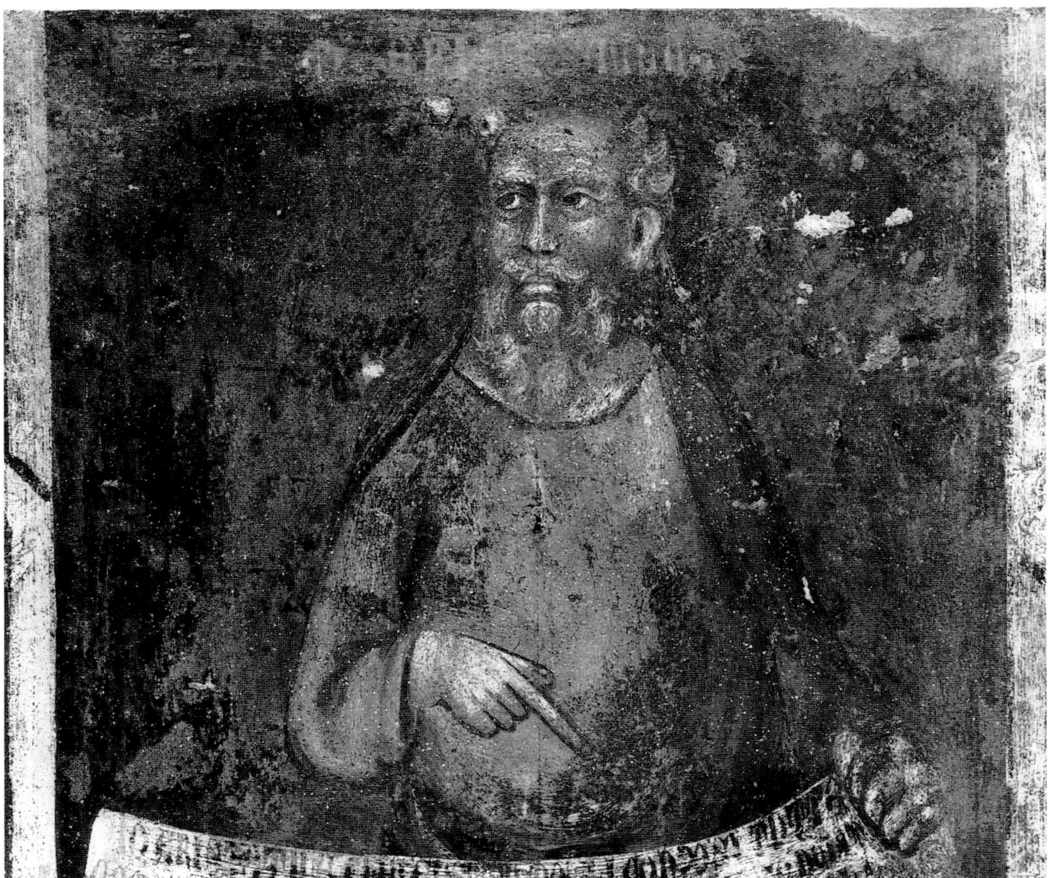

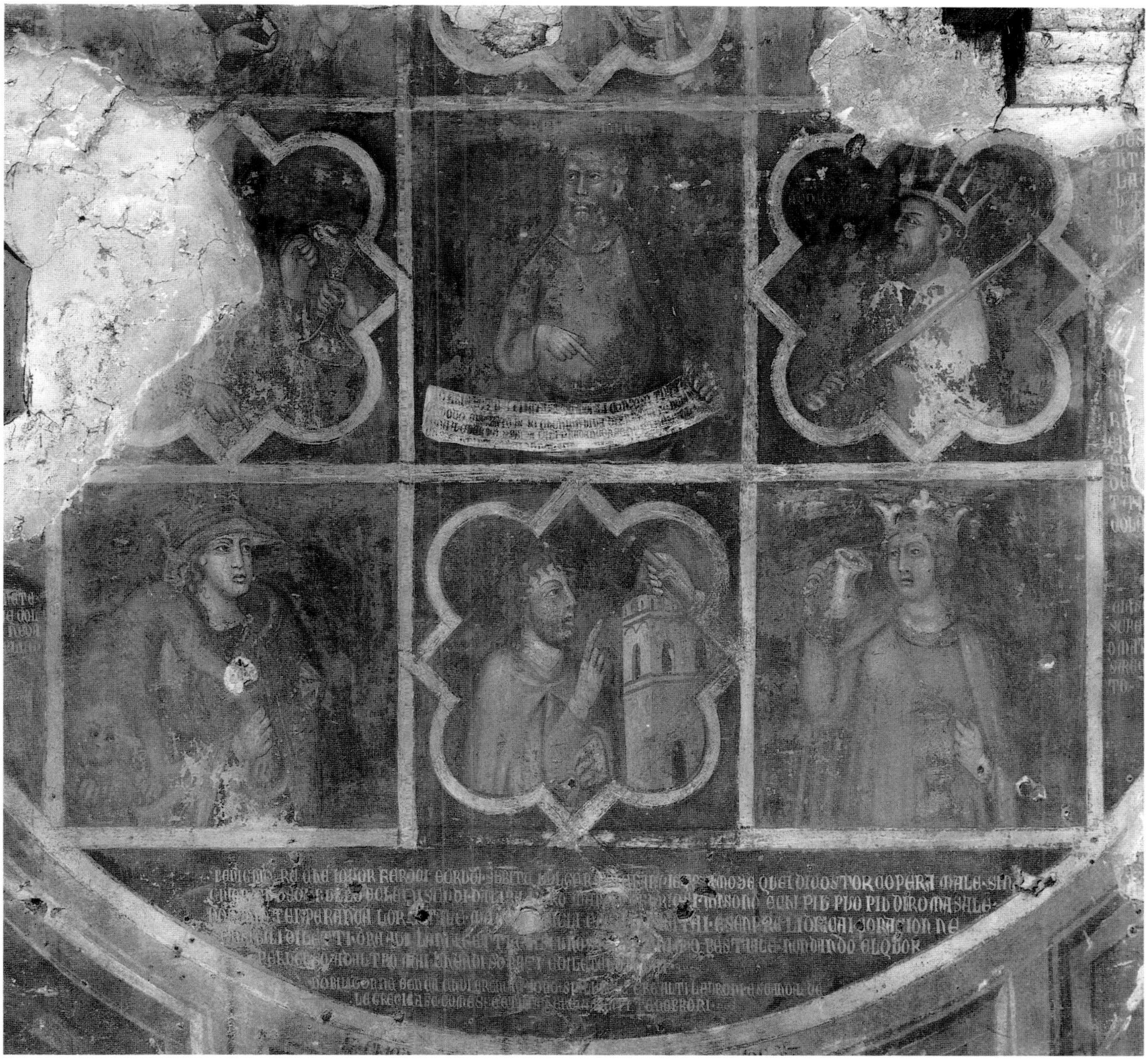

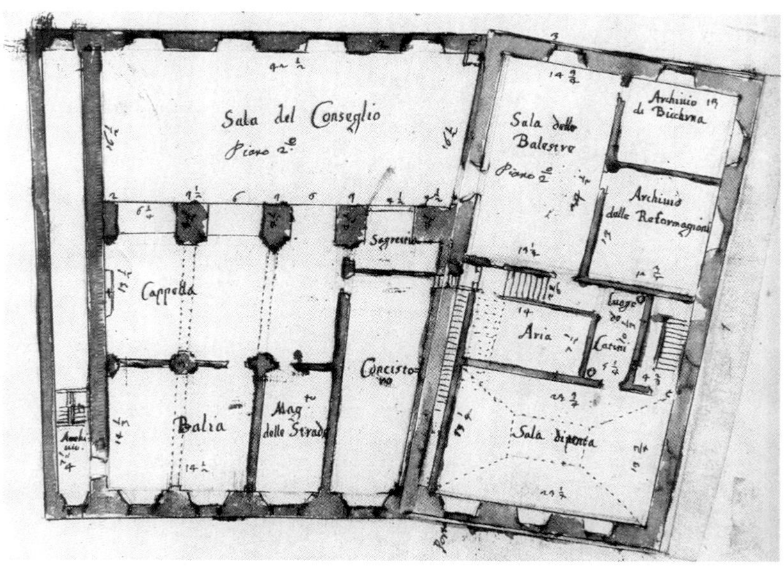

44 Asciano, Casa Corboli, Großer Raum, Längswand, Urteil Salomos, um 1350–1375

45 Detail mit der Figur des Aristoteles, um 1350–1375

46 Asciano, Casa Corboli, Großer Raum, Längswand, Tugenden mit antiken Beispielfiguren, um 1350–1375

47 Siena, Pal. Pubblico, Grundriß des ersten Stocks, 17. Jahrhundert (Rom, Bibl. Vat., Fondo Chigi)

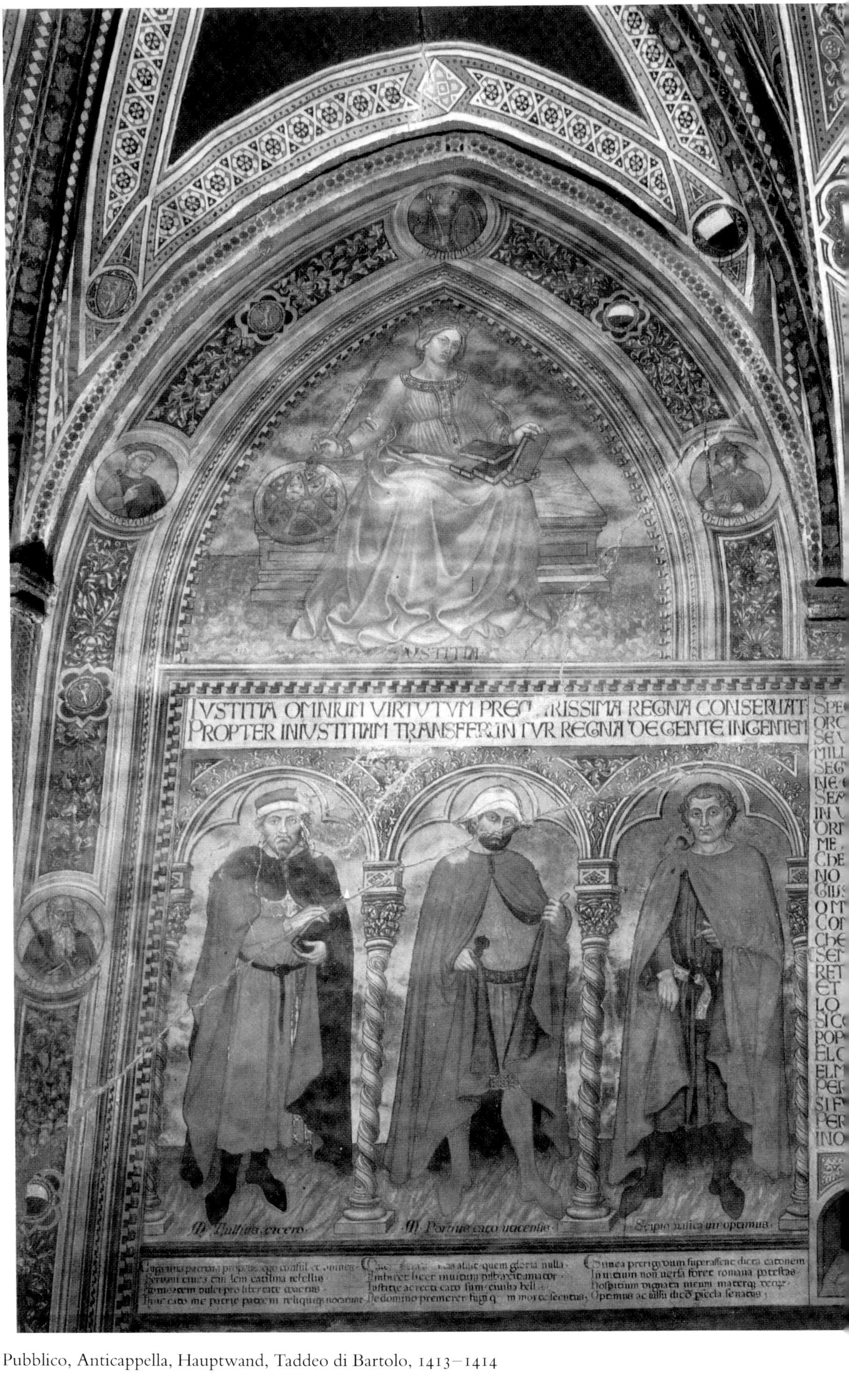

48 Siena, Pal. Pubblico, Anticappella, Hauptwand, Taddeo di Bartolo, 1413–1414

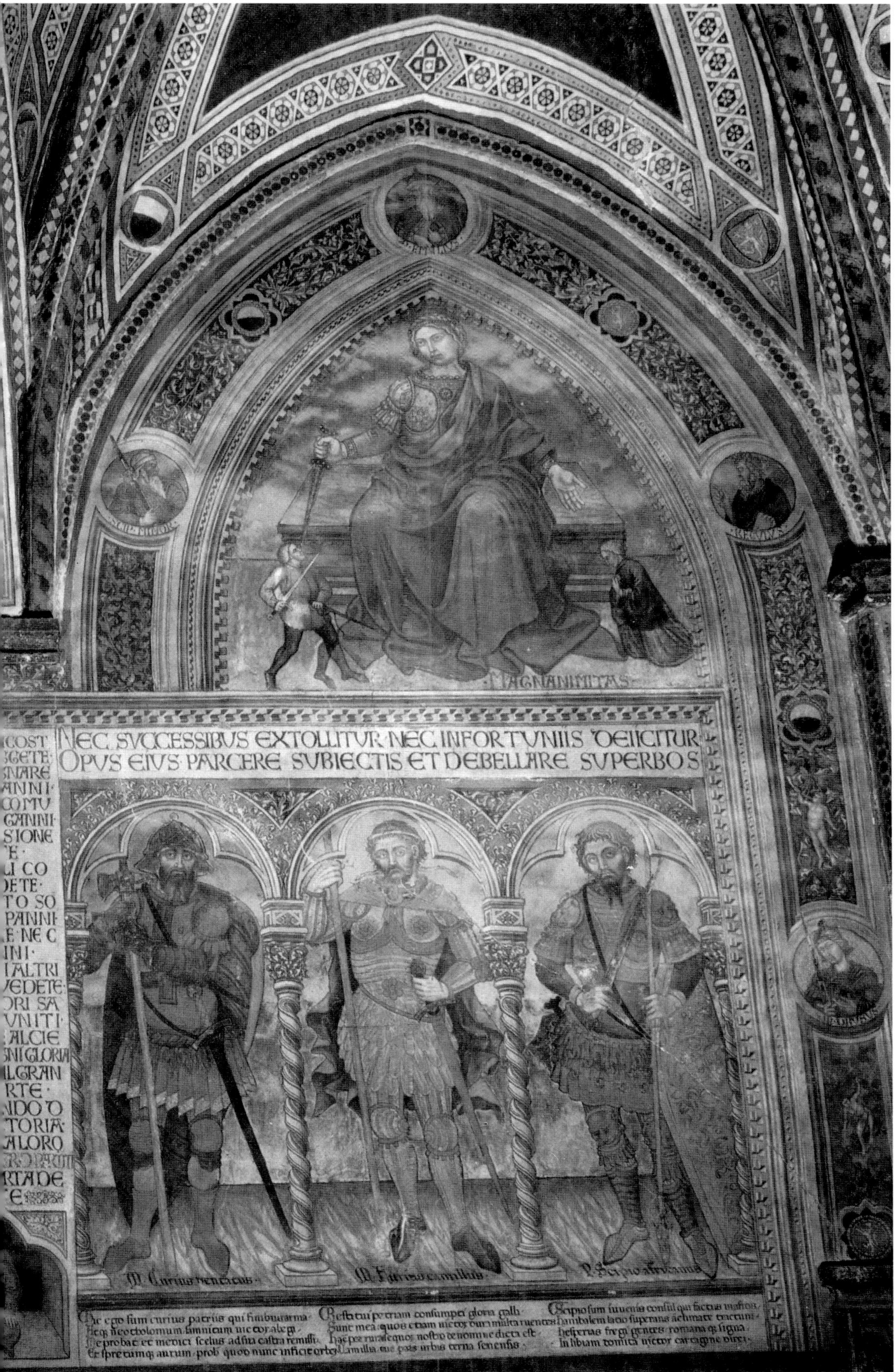
MAGNANIMITAS
NEC SVCCESSIBVS EXTOLLITVR NEC INFORTVNIIS DEIICITVR
OPVS EIVS PARCERE SVBIECTIS ET DEBELLARE SVPERBOS
M. Curius dentatus
M. Furius camillus
P. Scipio africanus

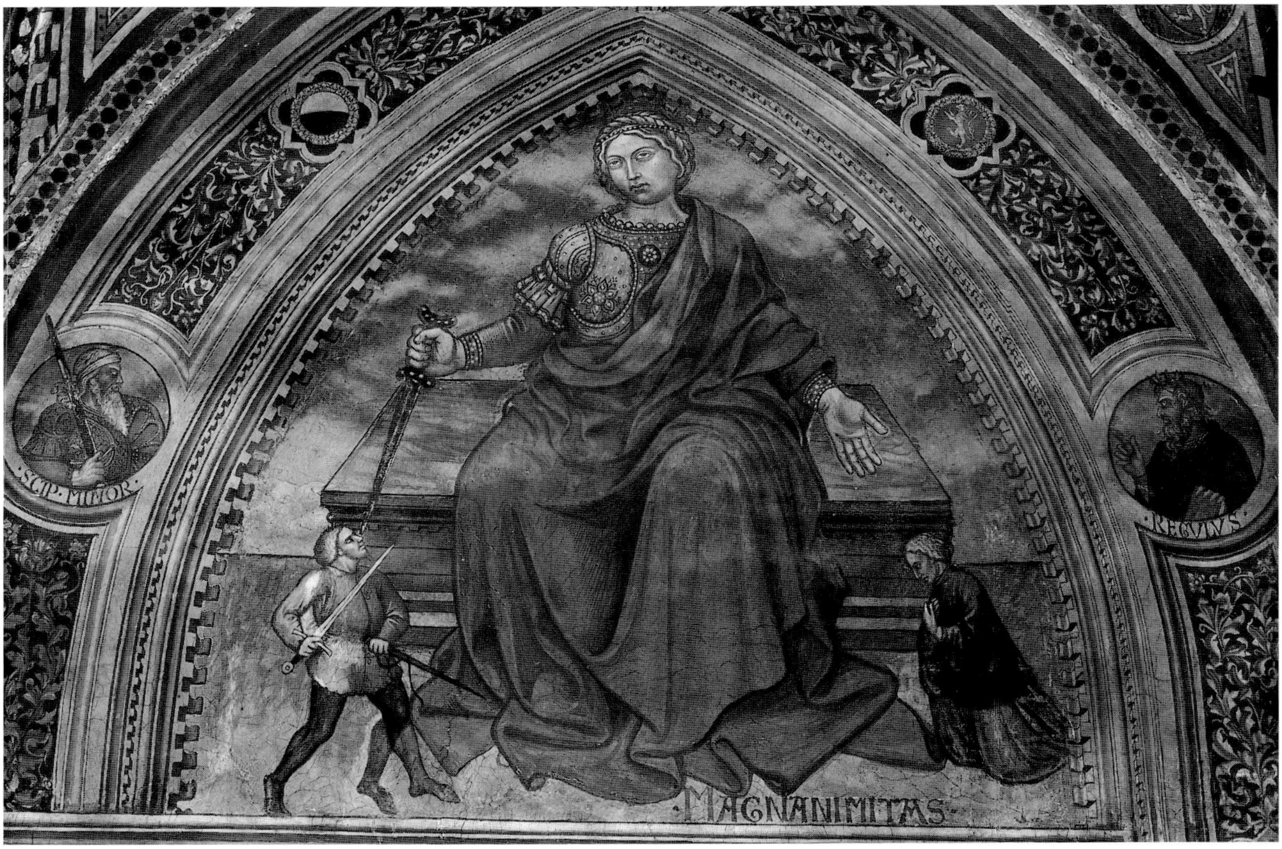

49 Siena, Pal. Pubblico, Anticappella, Iustitia, Taddeo di Bartolo, 1413–1414

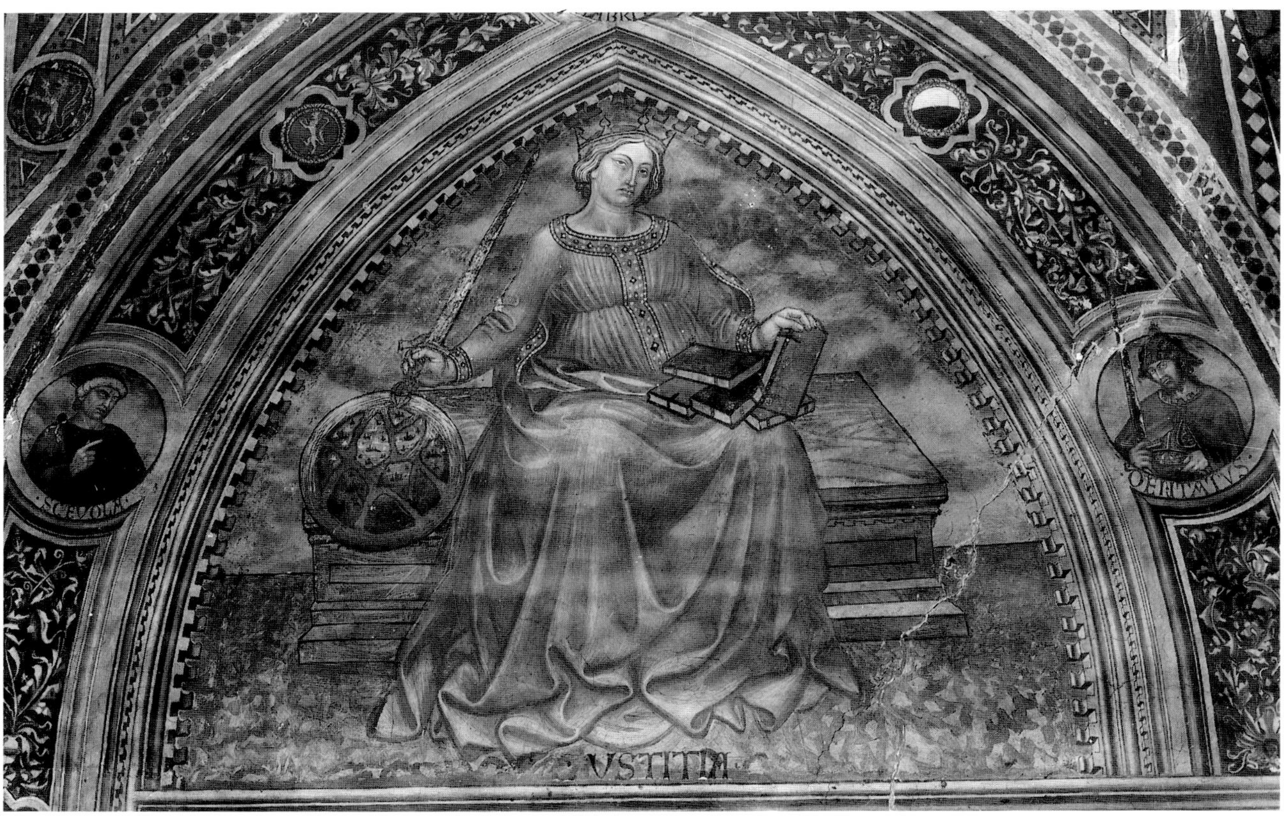

50 Siena, Pal. Pubblico, Anticappella, Magnanimitas, Taddeo di Bartolo, 1413–1414

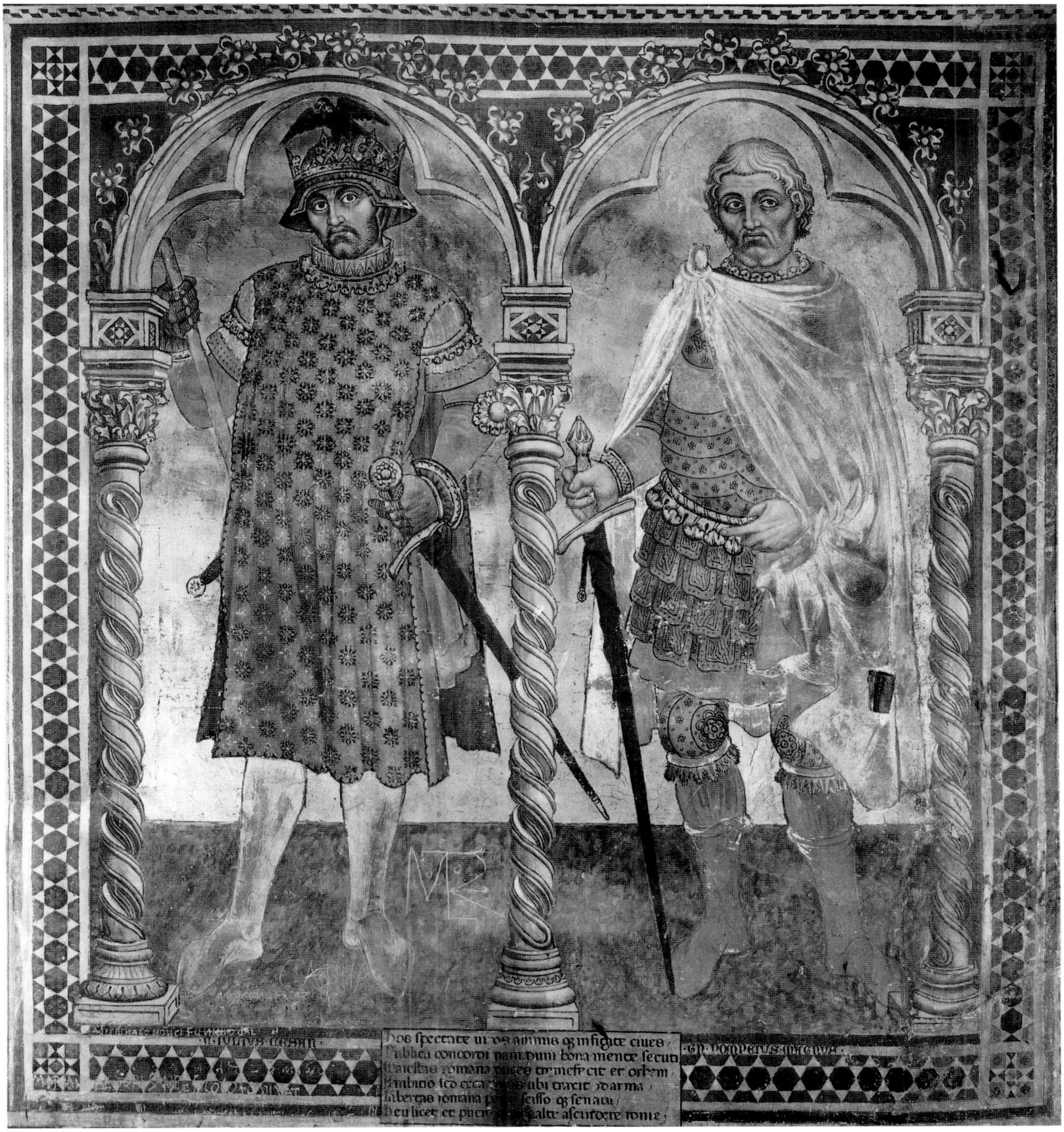

51 Siena, Pal. Pubblico, Anticappella, Julius Caesar und Pompeius, Taddeo di Bartolo, 1413–1414

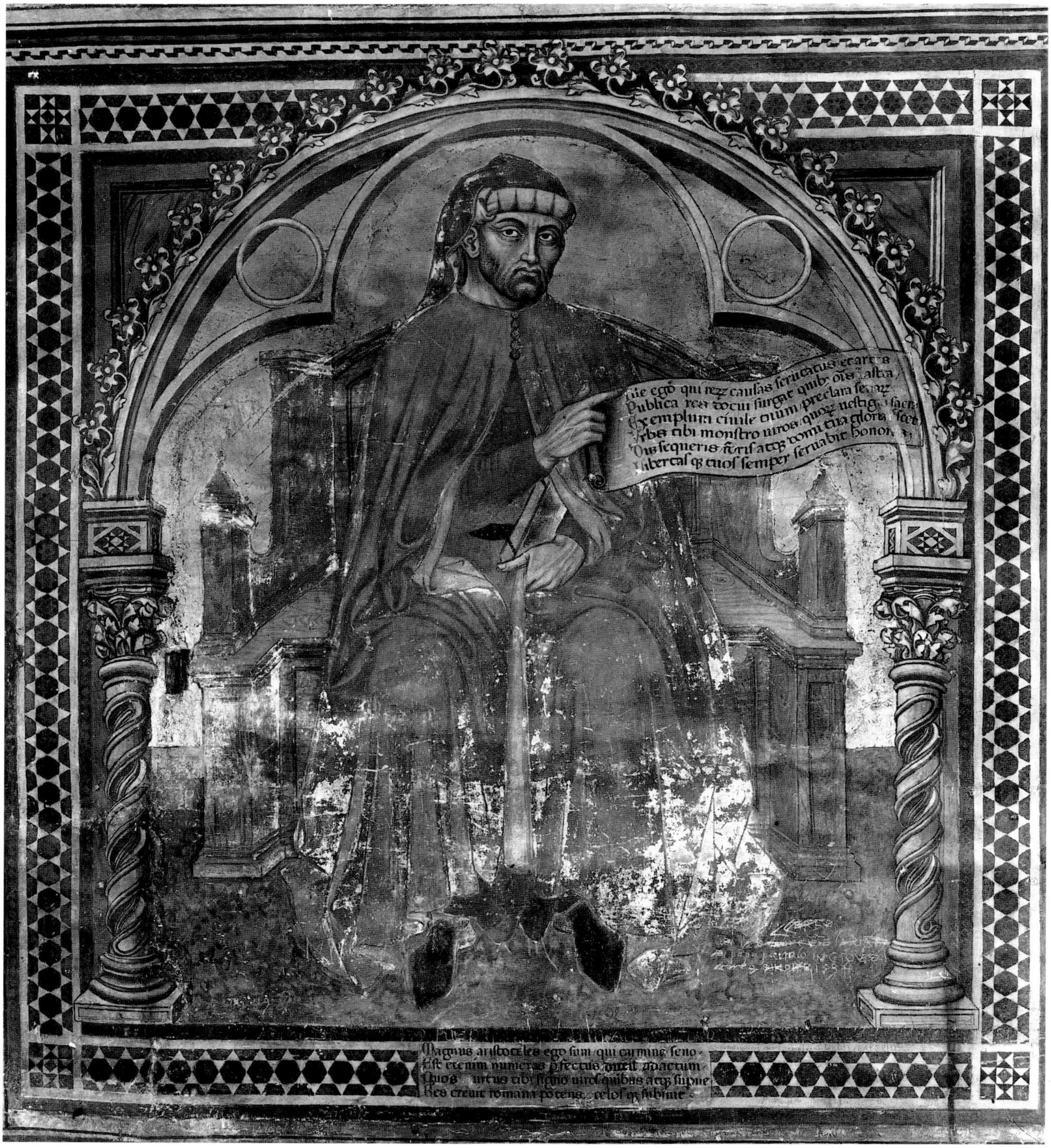

52 Siena, Pal. Pubblico, Anticappella, Aristoteles, Taddeo di Bartolo, 1413–1414

53 Bologna, S. Domenico, Grab des Taddeo Pepoli, 1347

54 Rom, Bibl. Vat. Ms. Lat. 1366, Decretum Gratiani, Distinctio I, Fol. 1r: Zeigefigur in einer Initiale, zweites Viertel des 14. Jahrhunderts

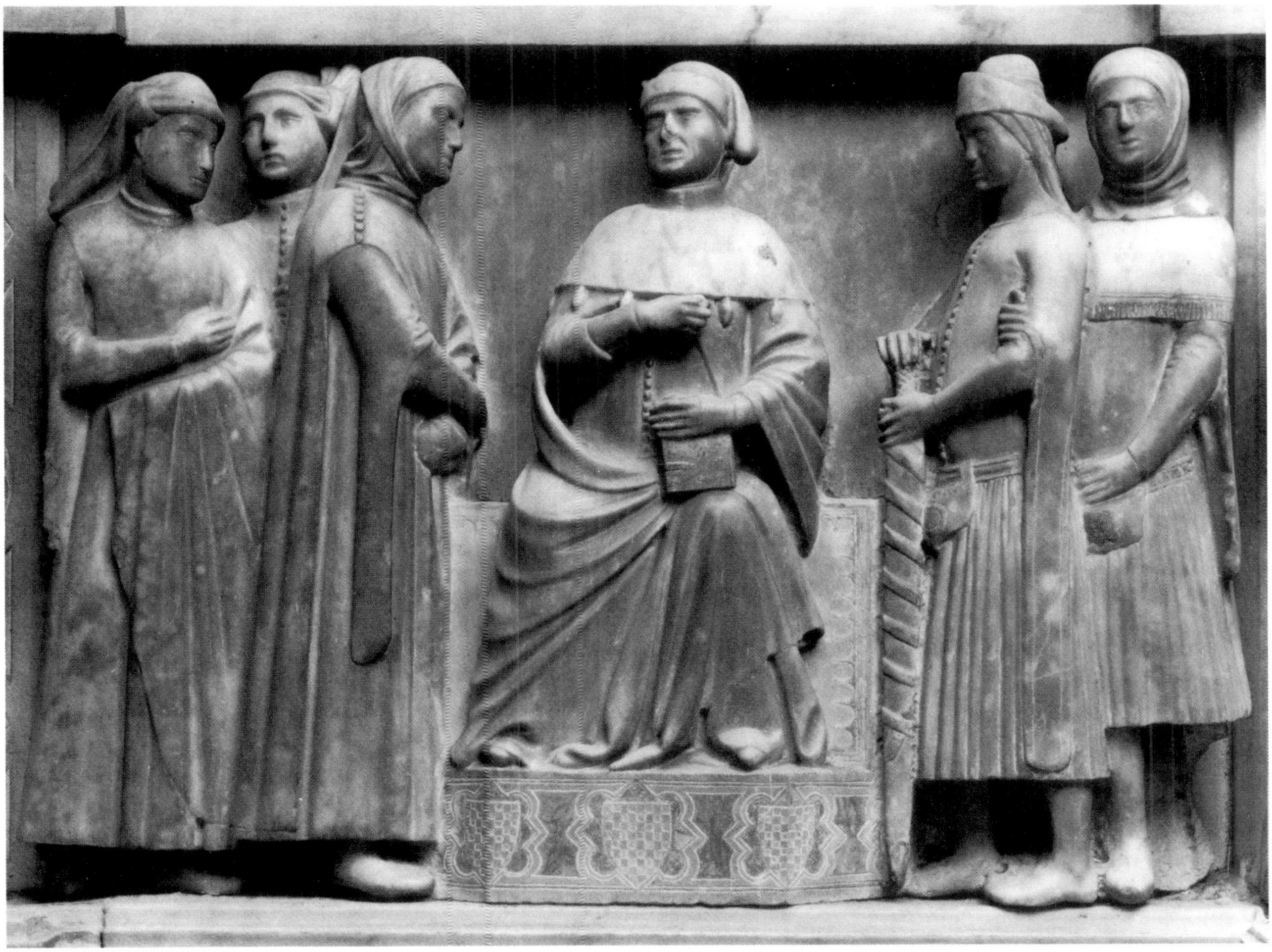

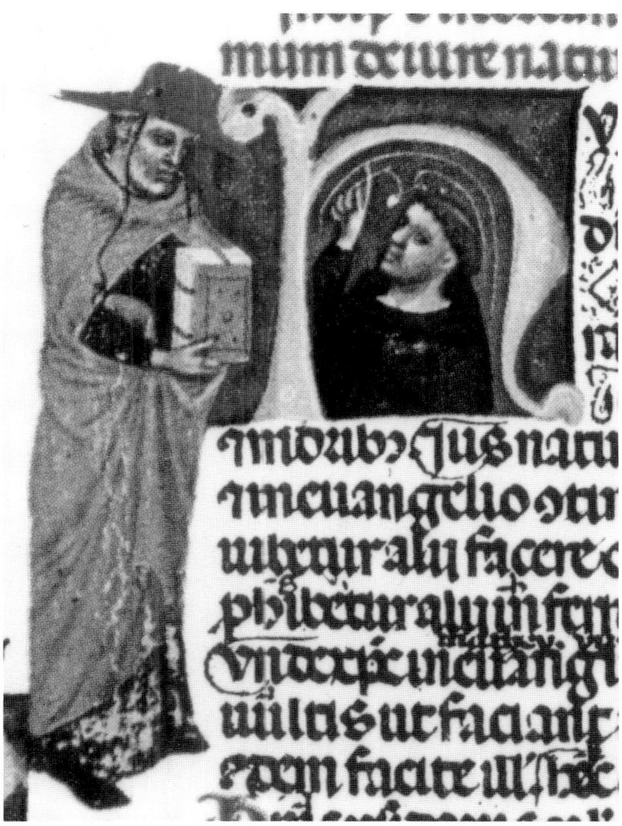

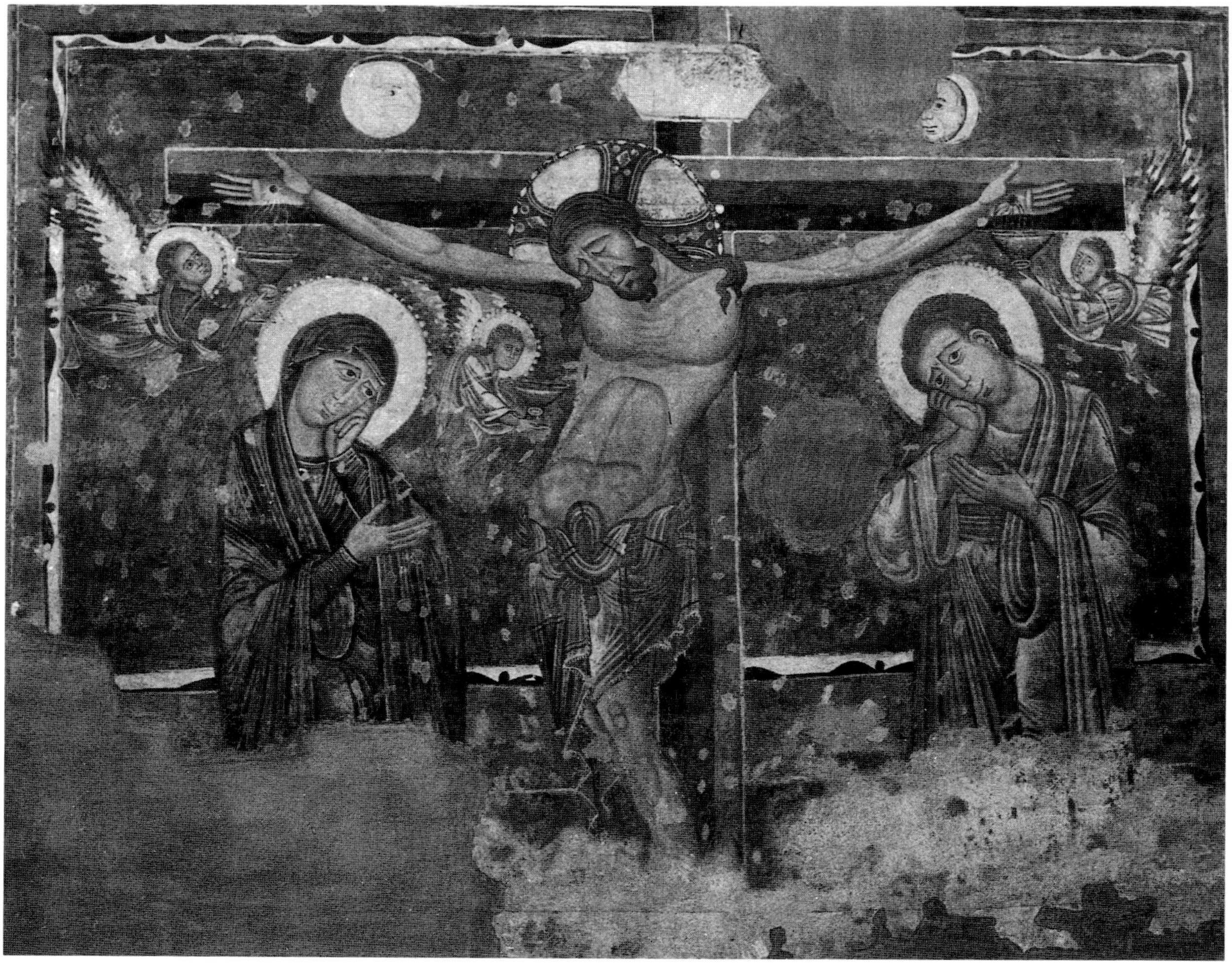

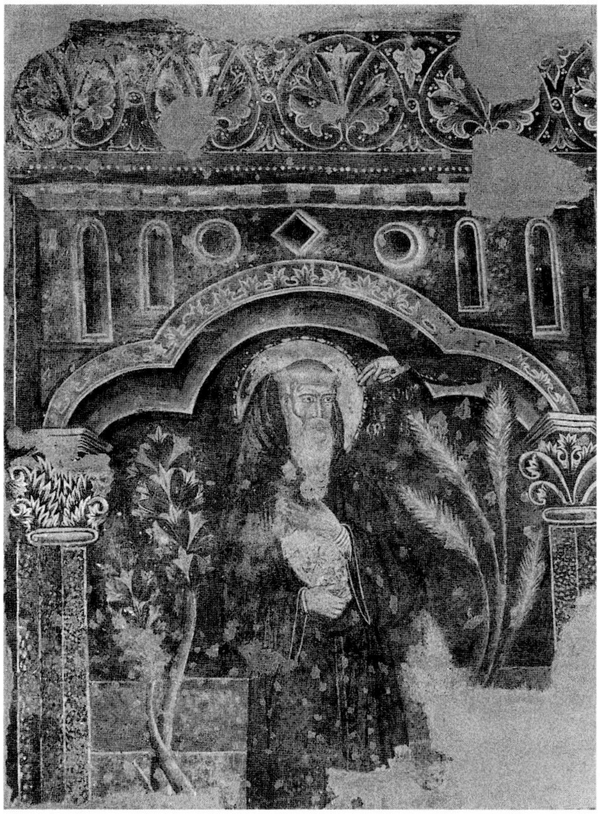

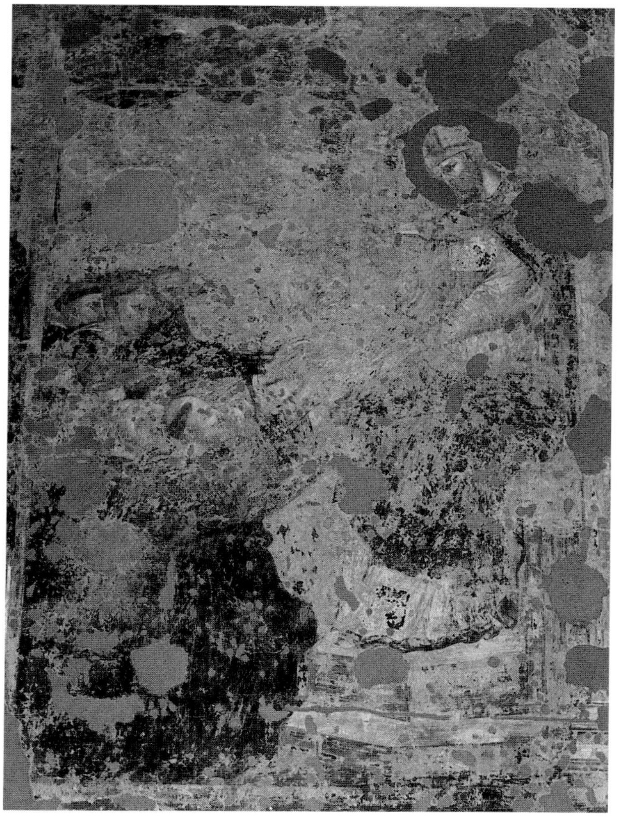

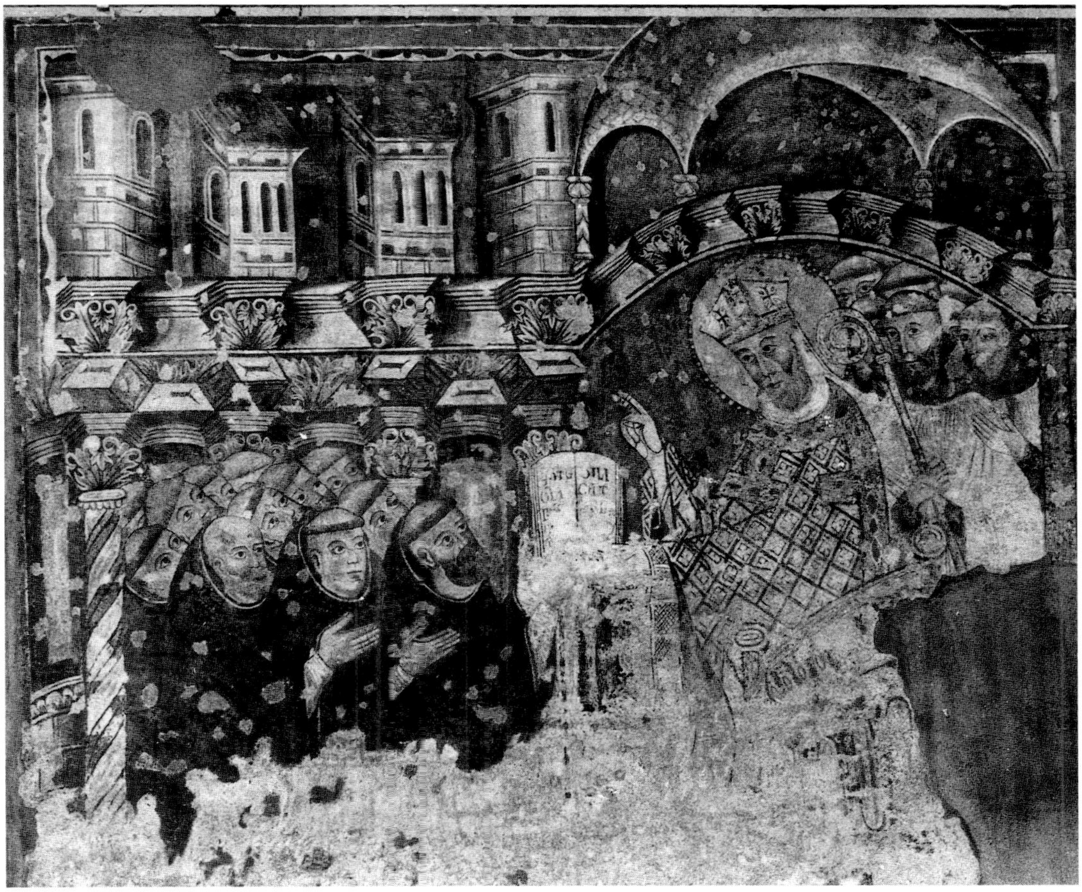

58 Fabriano, S. Agostino, Refektorium, Regelstiftung durch Augustinus, 1250–1275

Gegenüber

55 Fabriano, S. Agostino, Refektorium (heute: Pinacoteca Comunale), Kreuzigung, 1250–1275

56 Fabriano, S. Agostino, Refektorium, Eremitenheiliger, 1250–1275

57 Rimini, S. Agostino, Hauptchor, Regelstiftung durch Augustinus, Giovanni da Rimini, 1325–1350

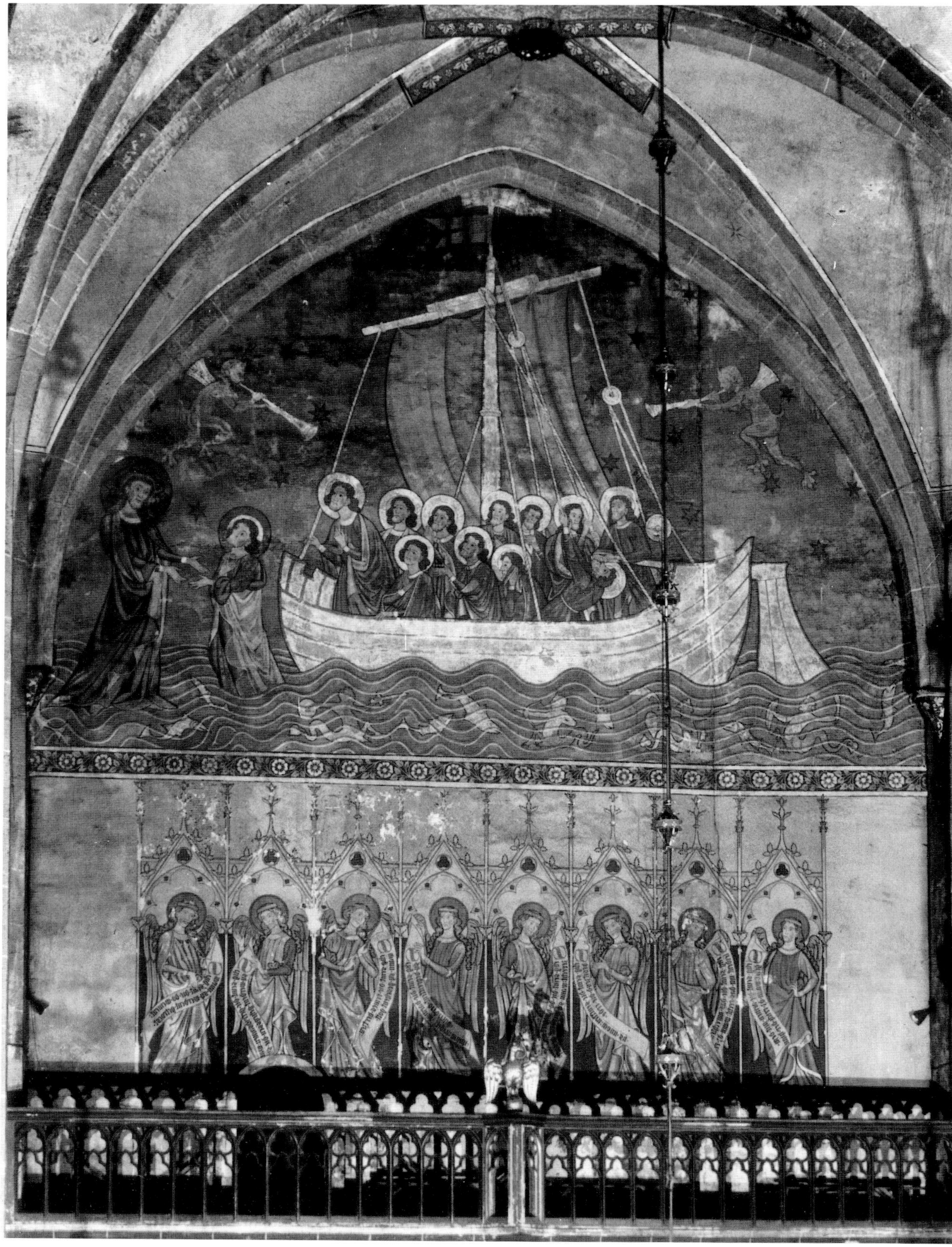

59 Straßburg, St. Peter, Kopie der *Navicella* von Giotto, um 1330

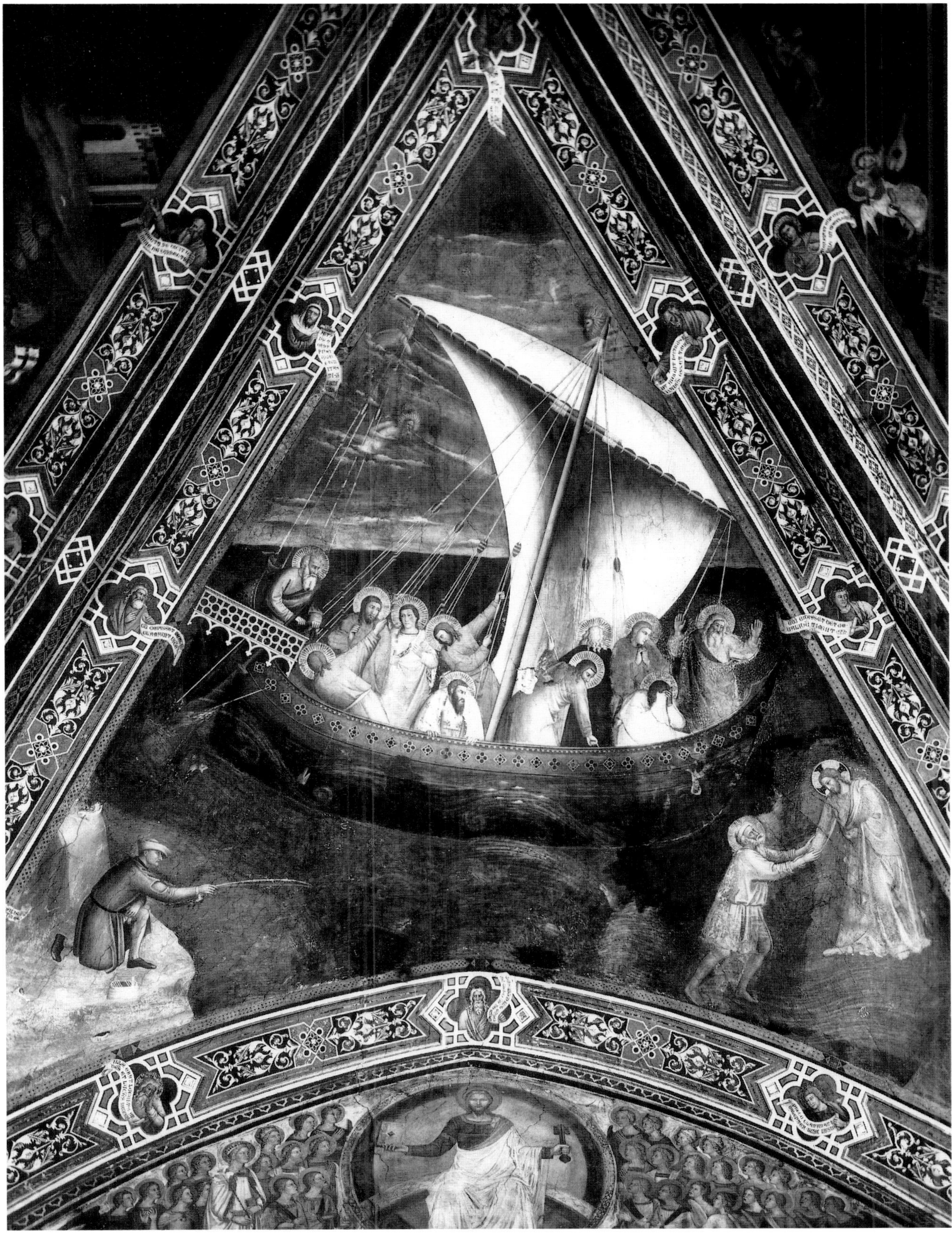

60 Florenz, S. Maria Novella, Spanische Kapelle, Gewölbe, Kopie der *Navicella* von Giotto, Andrea da Firenze, 1366–1368

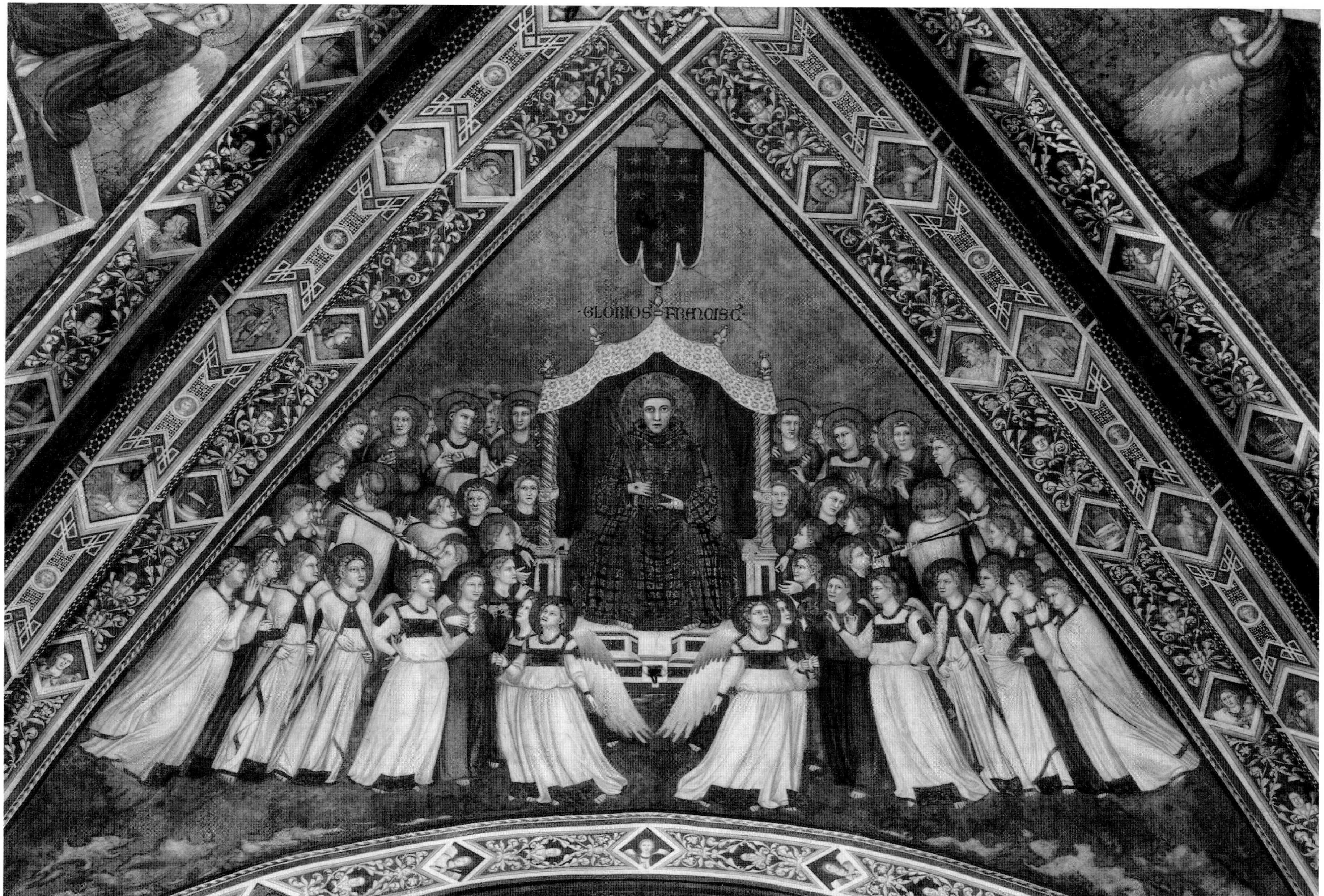

61 Assisi, S. Francesco, Vierung der Unterkirche, Verherrlichung des Franziskus, Giotto, 1322–1325

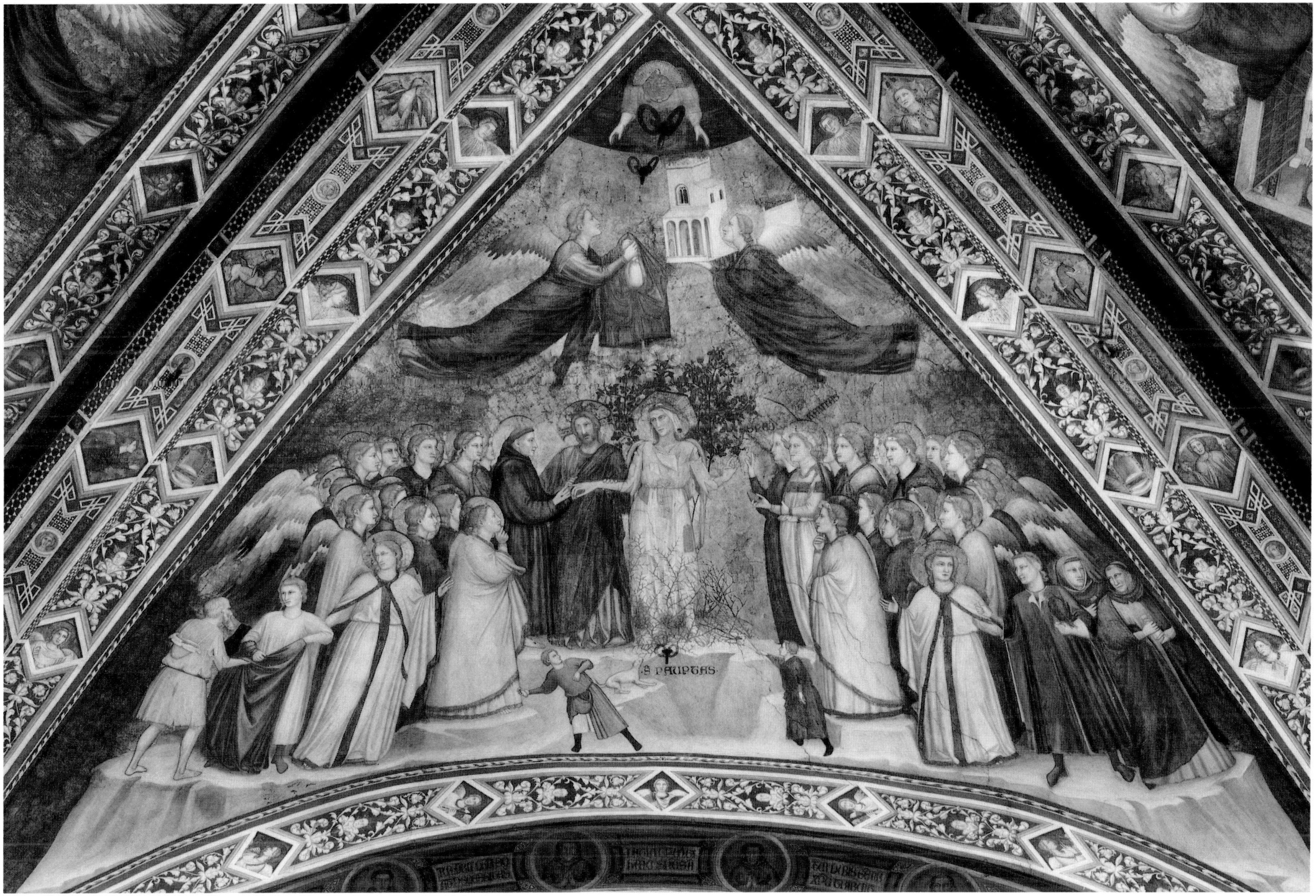

62 Assisi, S. Francesco, Vierung der Unterkirche, Allegorie der Armut, Giotto, 1322–1325

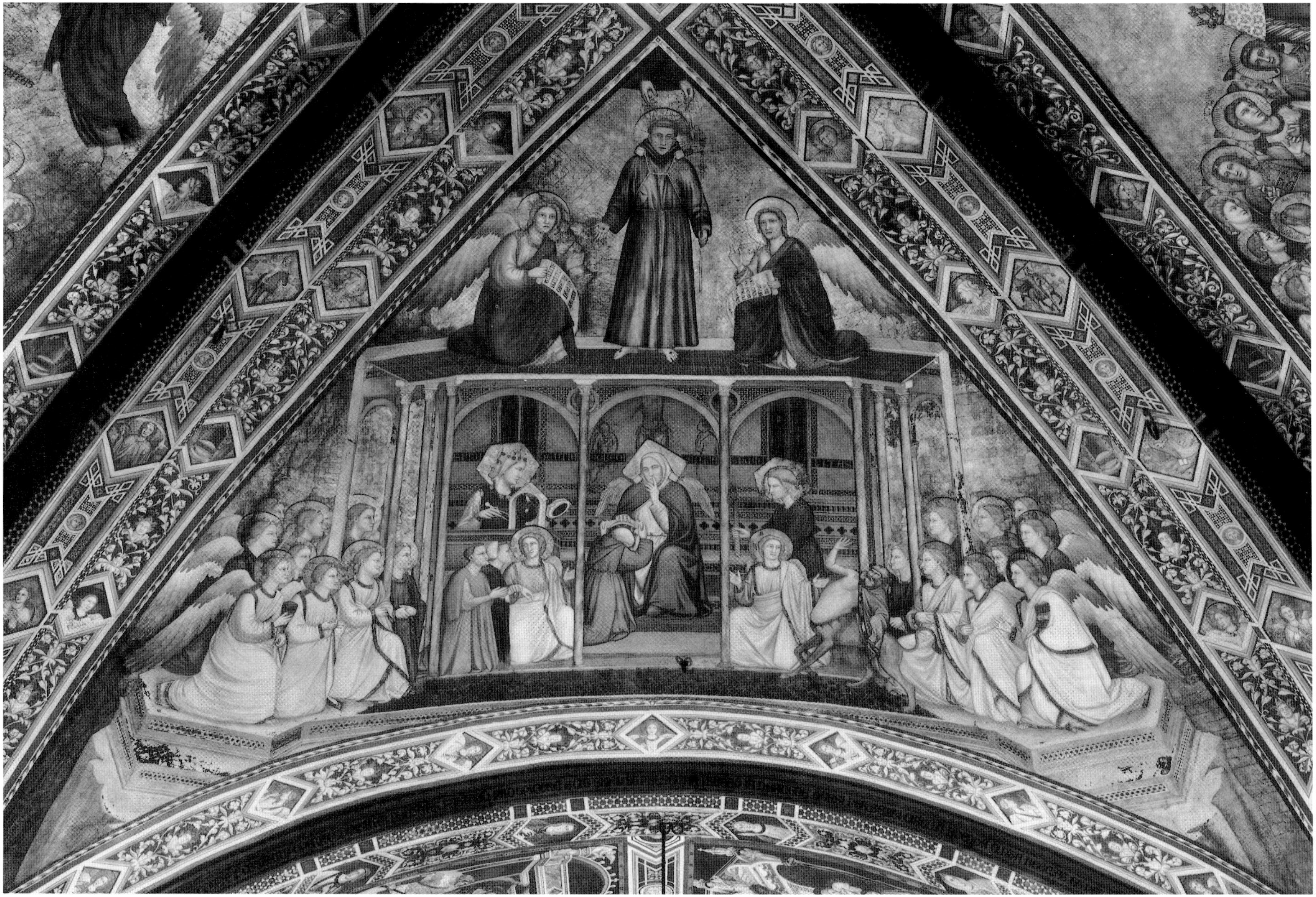

63 Assisi, S. Francesco, Vierung der Unterkirche, Allegorie des Gehorsams, Giotto, 1322–1325

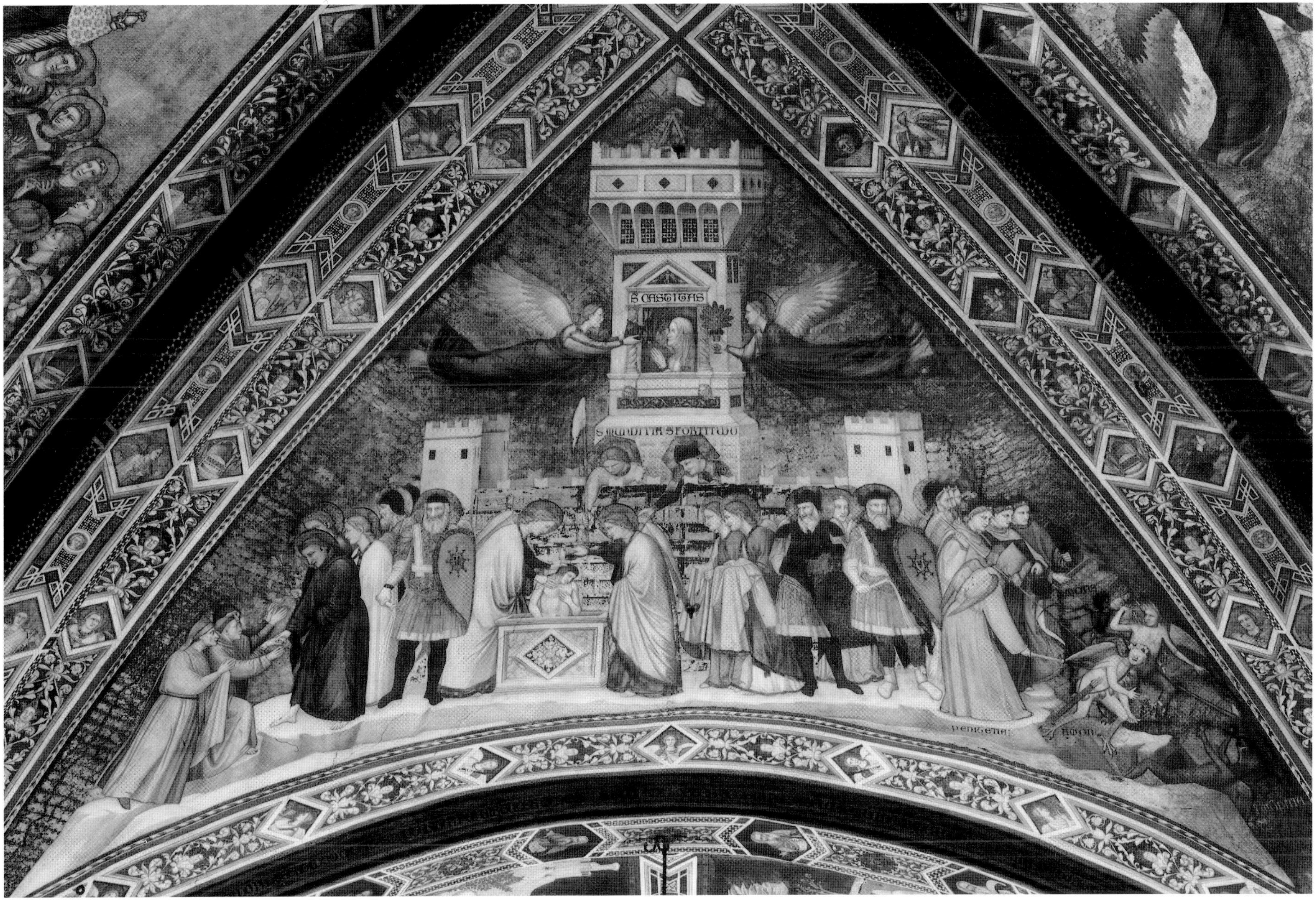

64 Assisi, S. Francesco, Vierung der Unterkirche, Allegorie der Keuschheit, Giotto, 1322–1325

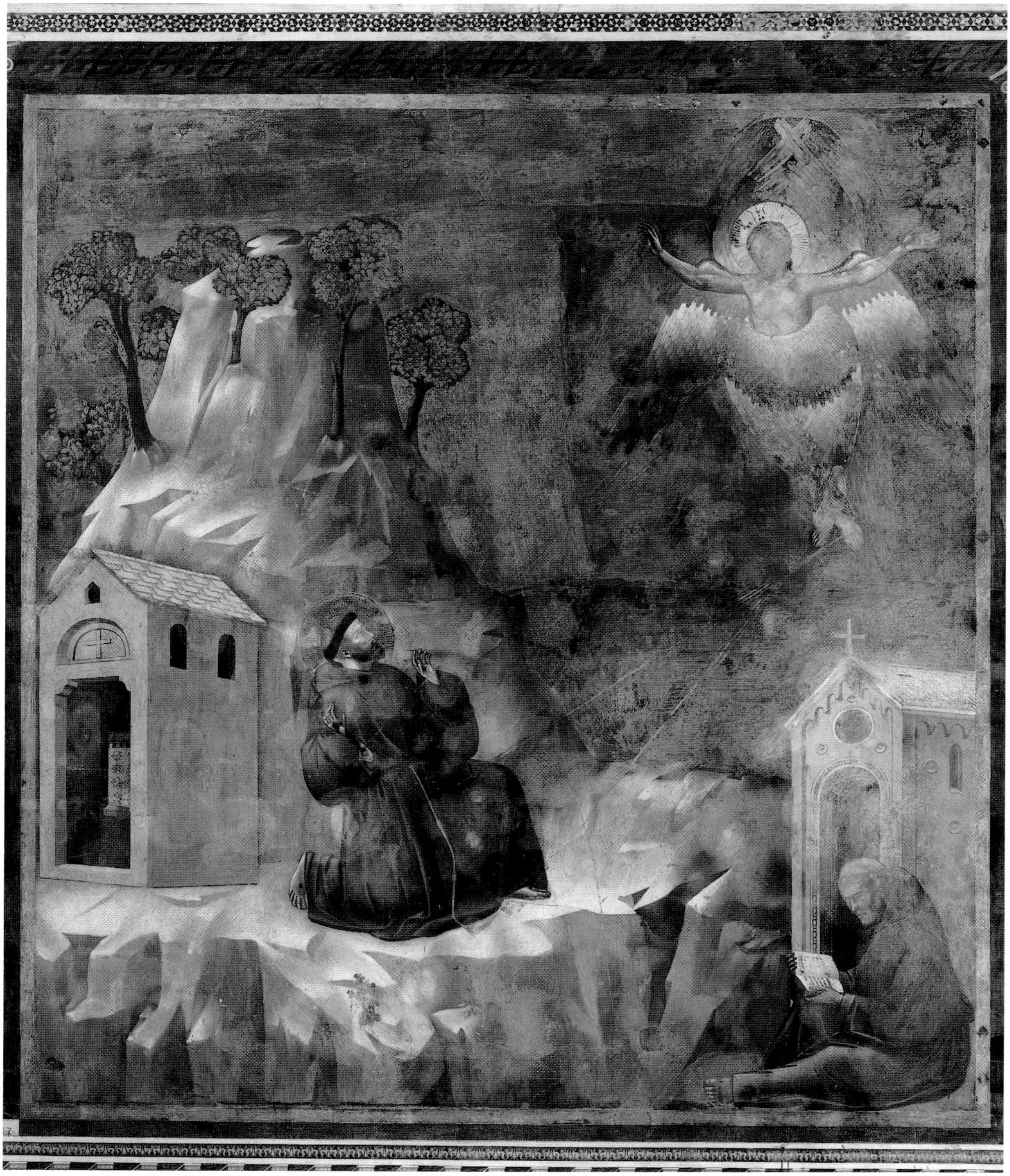

65 Assisi, S. Francesco, Oberkirche, Stigmatisation des Franziskus, Giotto, um 1290

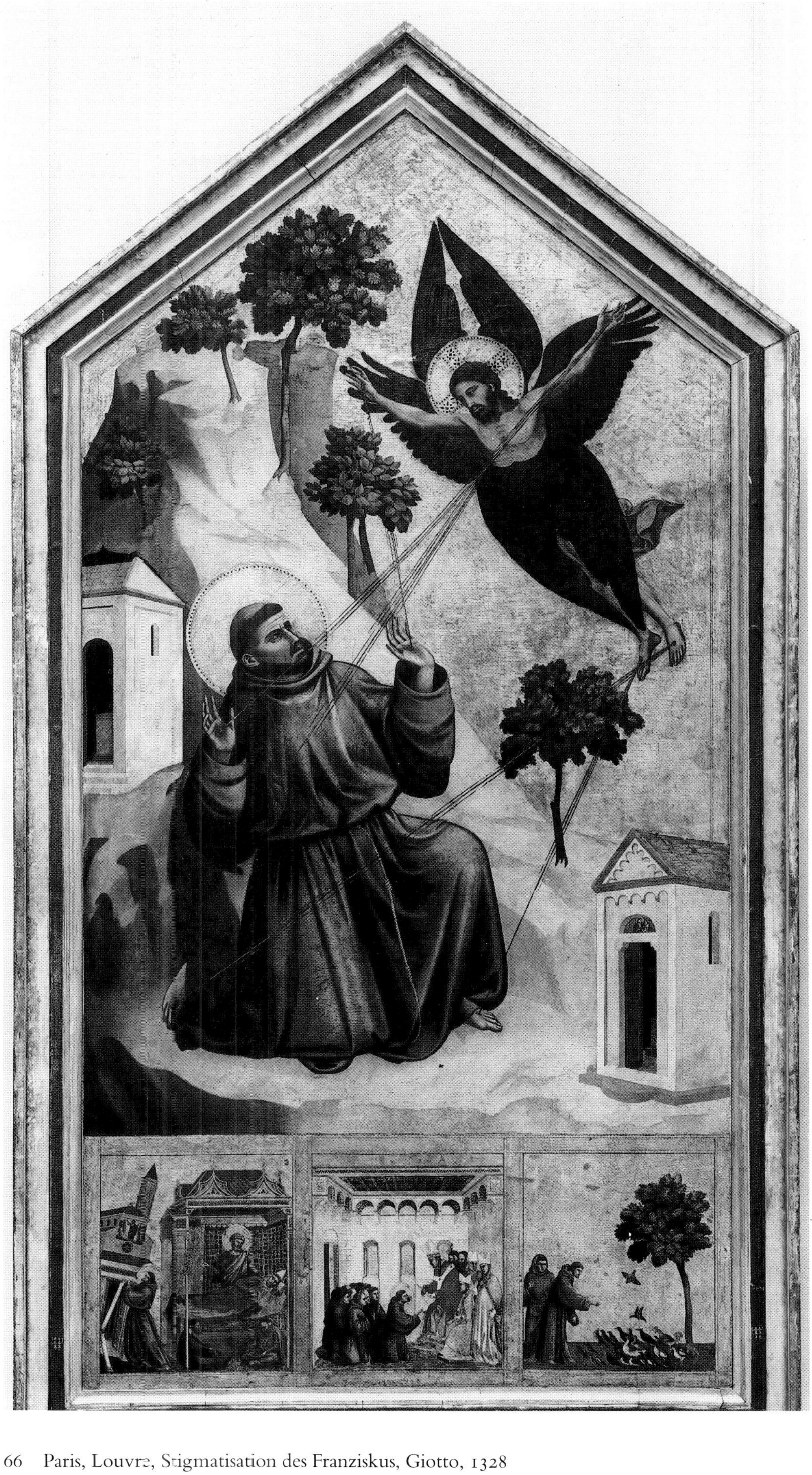

66 Paris, Louvre, Stigmatisation des Franziskus, Giotto, 1328

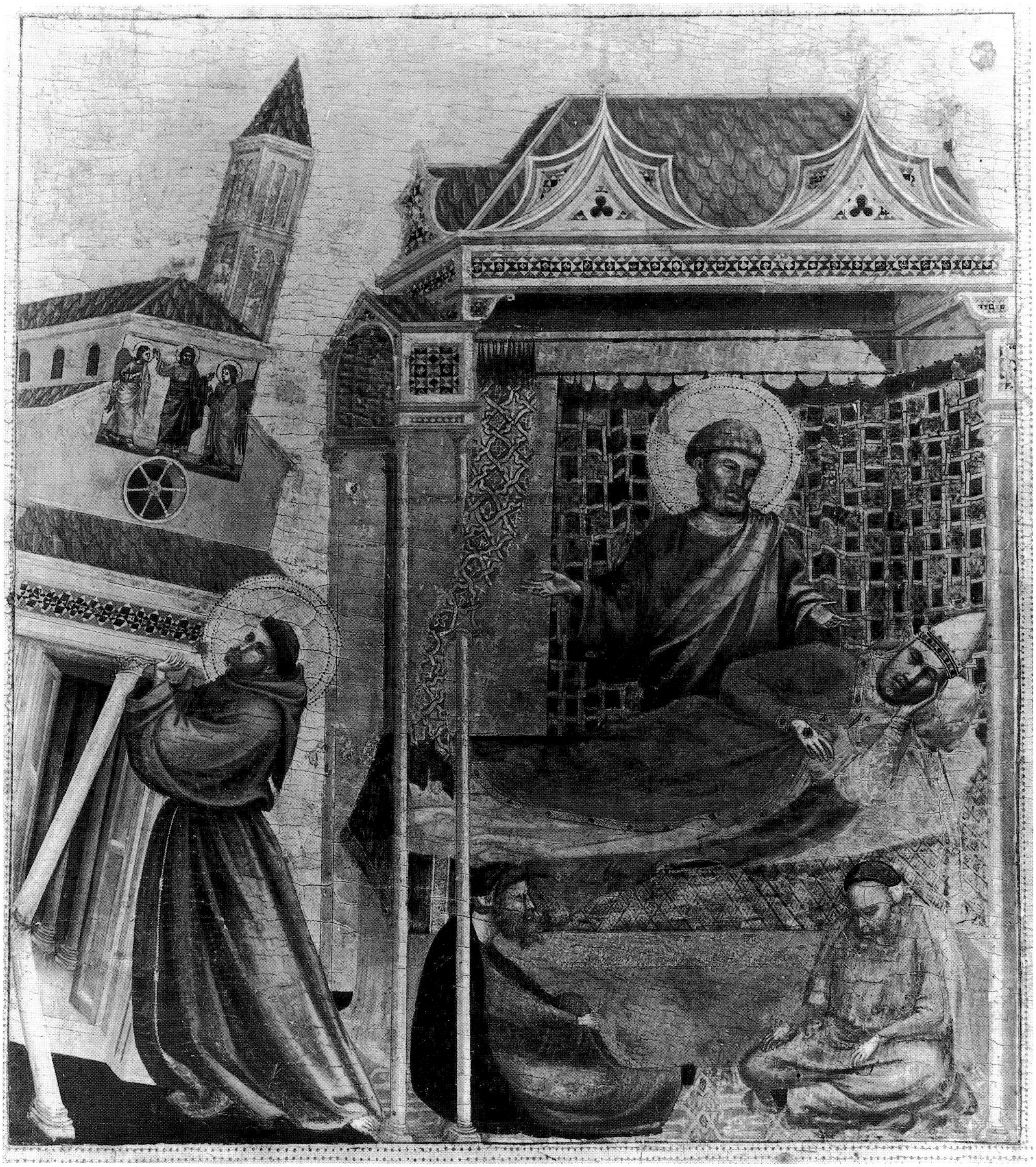

67–69 Paris, Louvre, Stigmatisation des Franziskus, Giotto, 1328
67 Traum Innozenz' III. (vgl. 66)

68 Regelbestätigung (vgl. 66)

69 Vogelpredigt des Franziskus (vgl. 66)

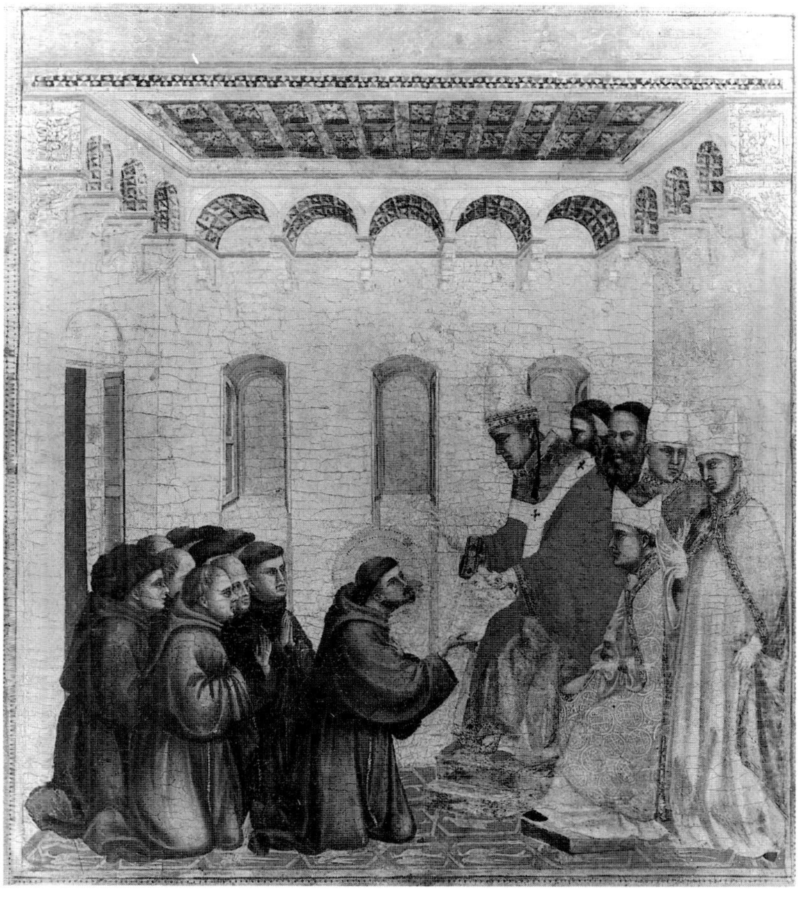

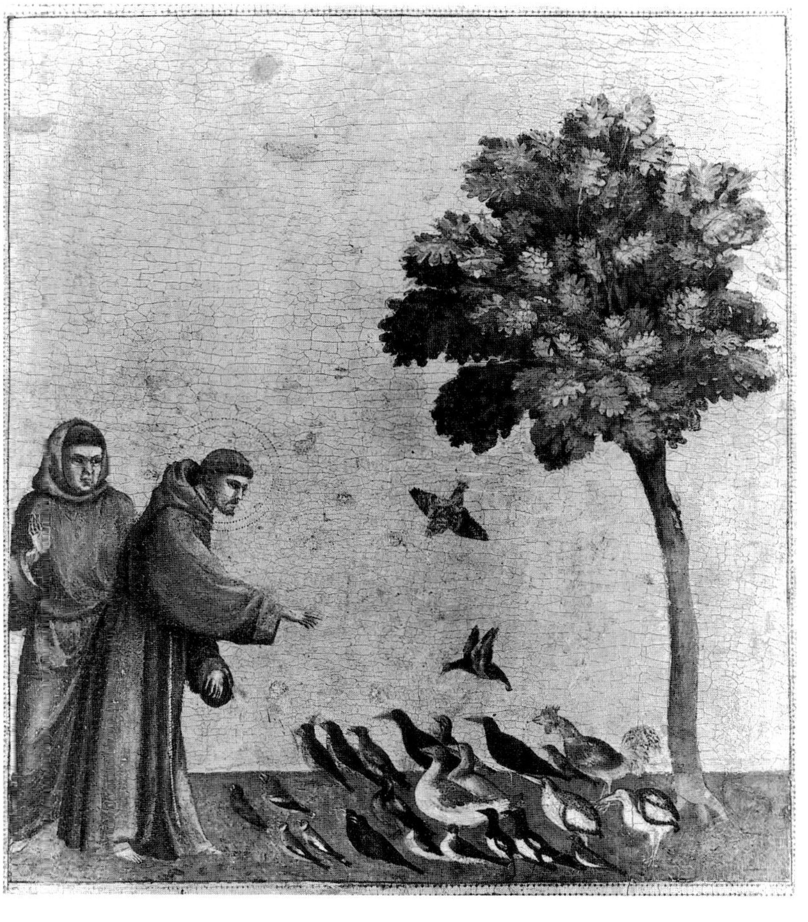

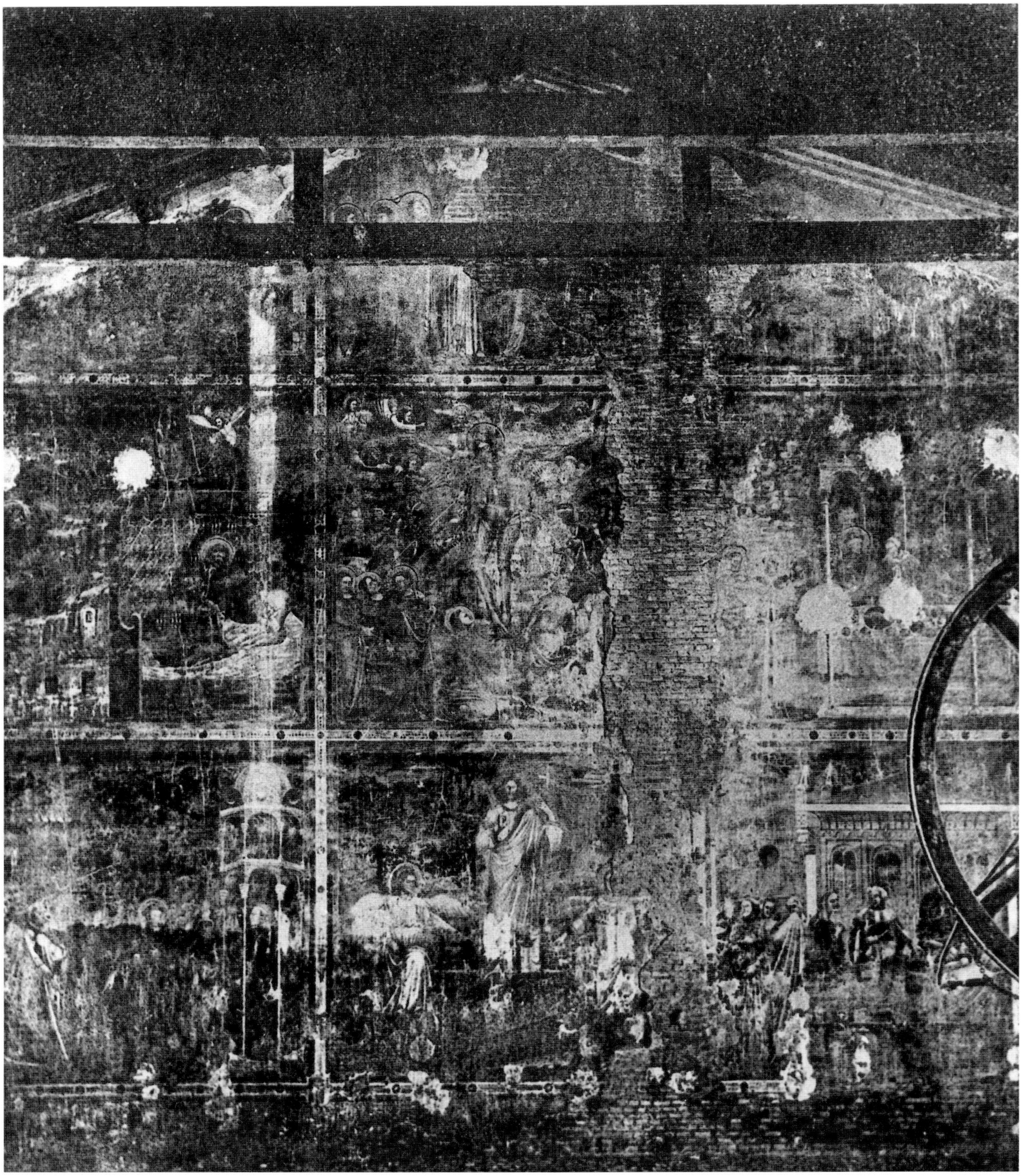

70 Bologna, S. Francesco, Refektorium, Zustand des 19. Jahrhunderts, Francesco da Rimini, um 1330

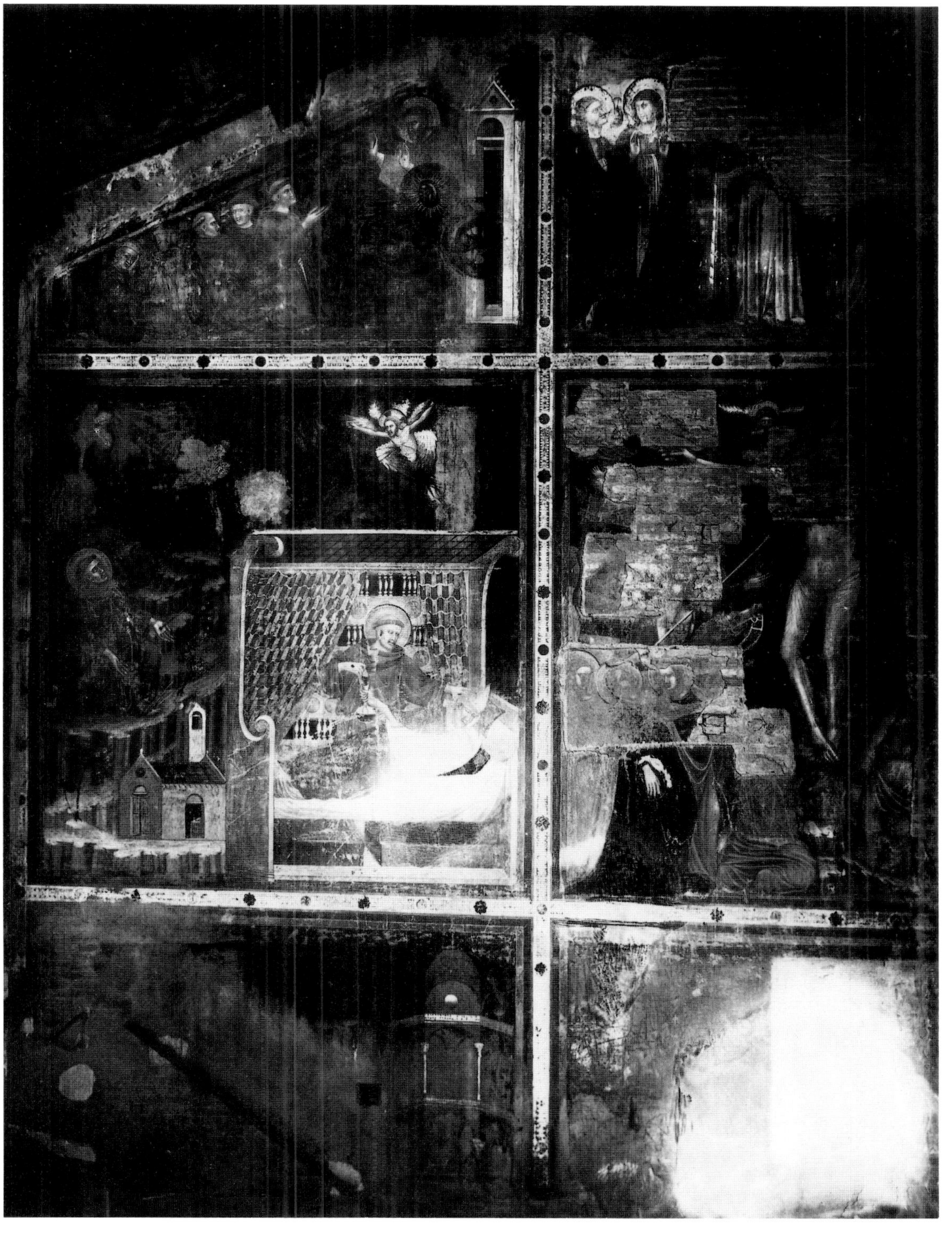

71 Bologna, S. Francesco, Refektorium, Franziskus- und Passionsszenen (Zustand vor 1943), Francesco da Rimini, um 1330

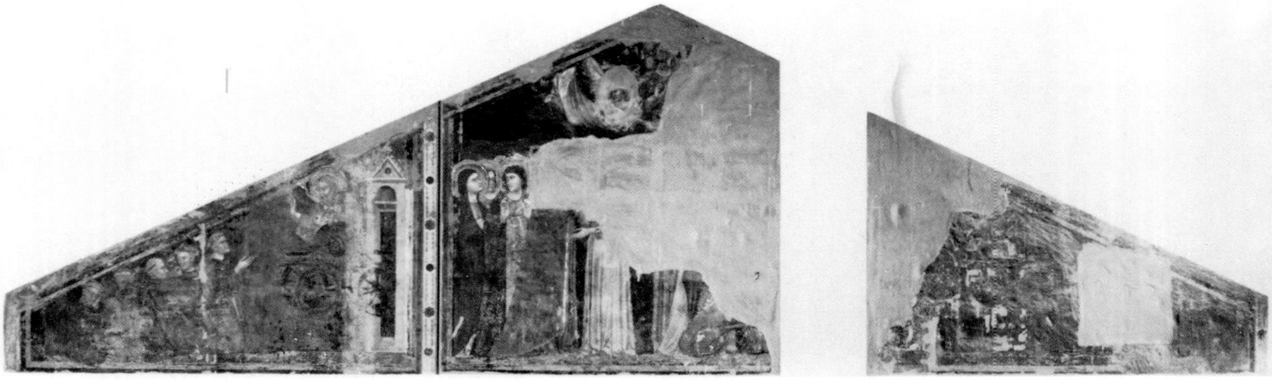

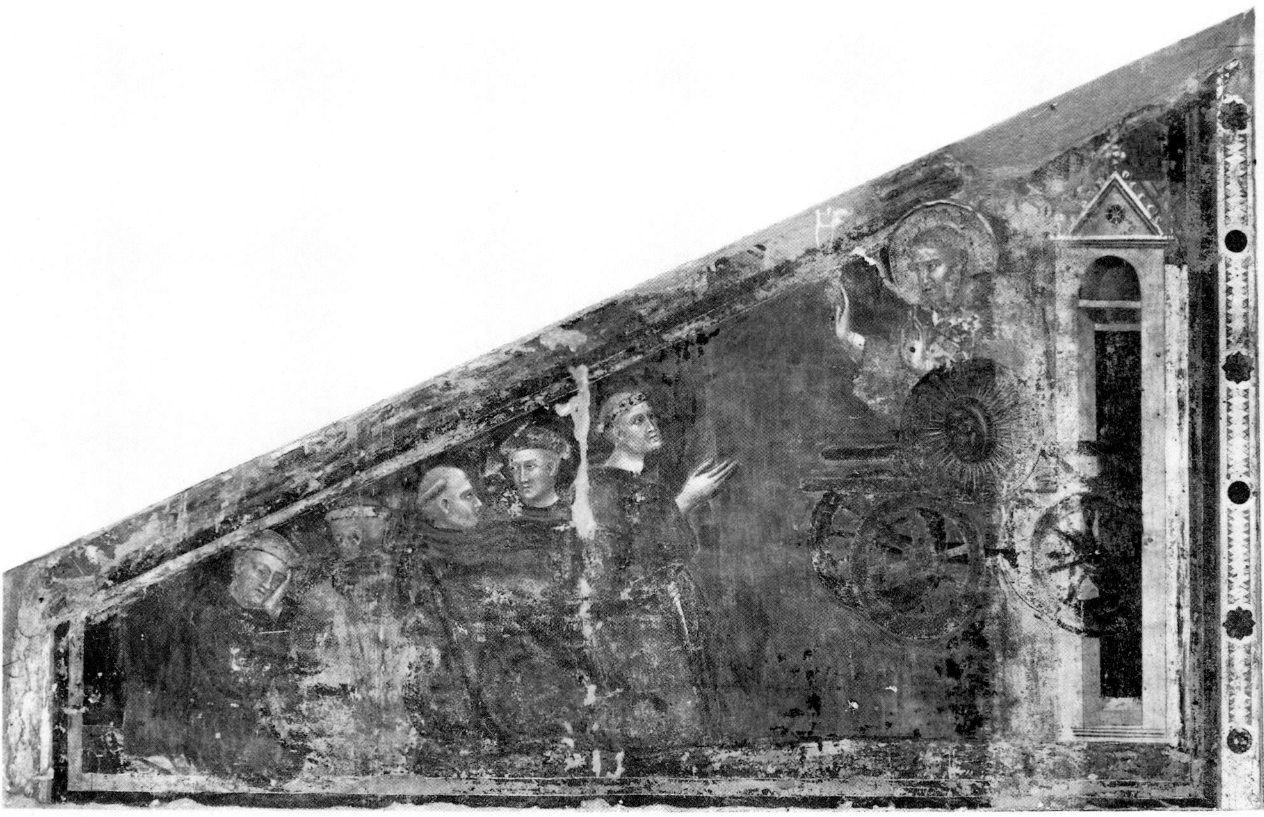

72, 73 Bologna, S. Francesco, Refektorium, Vision von Rivotorto, Himmelfahrt Christi und Himmelfahrt des Elias, Francesco da Rimini, um 1330

73 Vision von Rivotorto

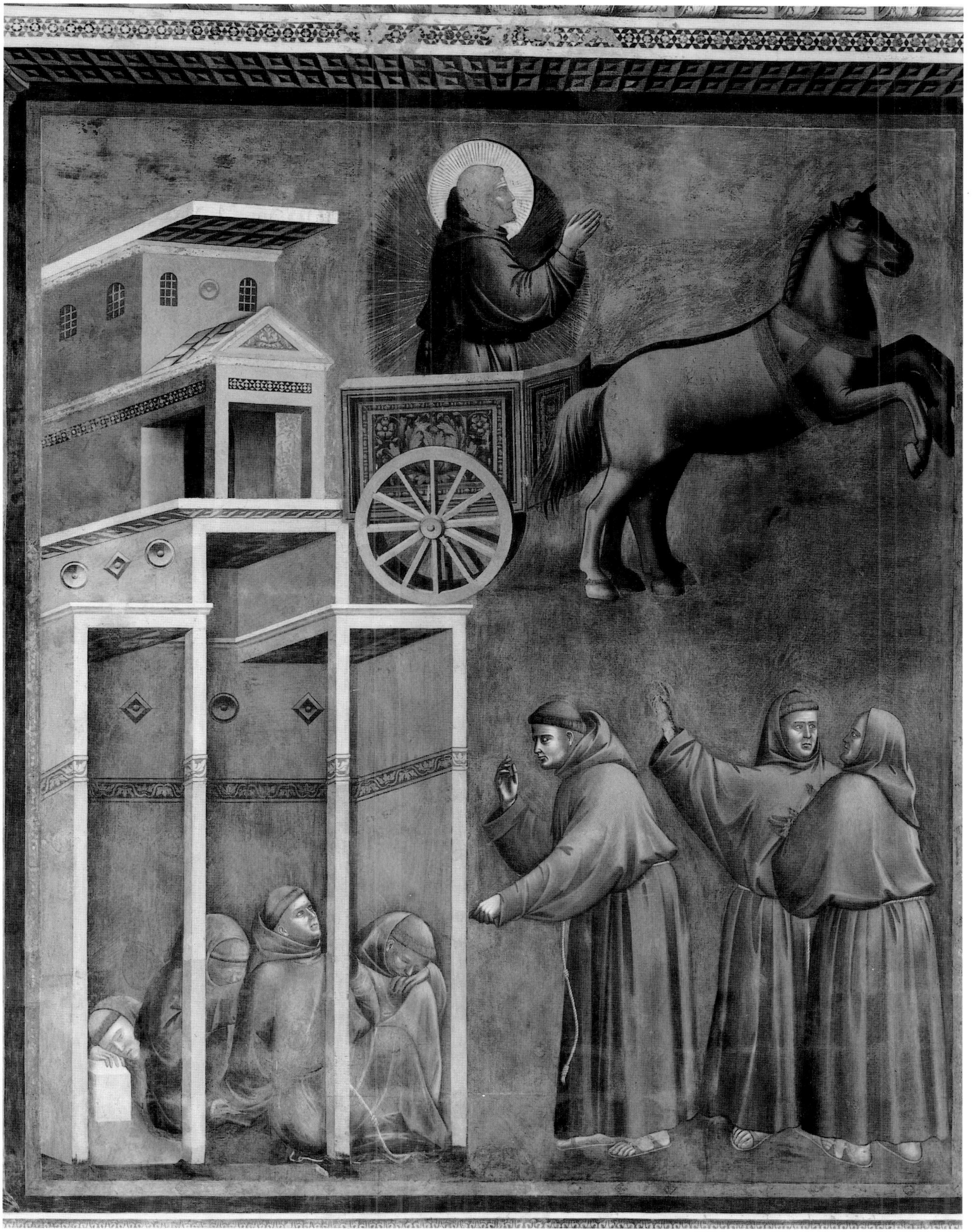

74 Assisi, S. Francesco, Oberkirche, Vision von Rivotorto, Giotto, um 1290

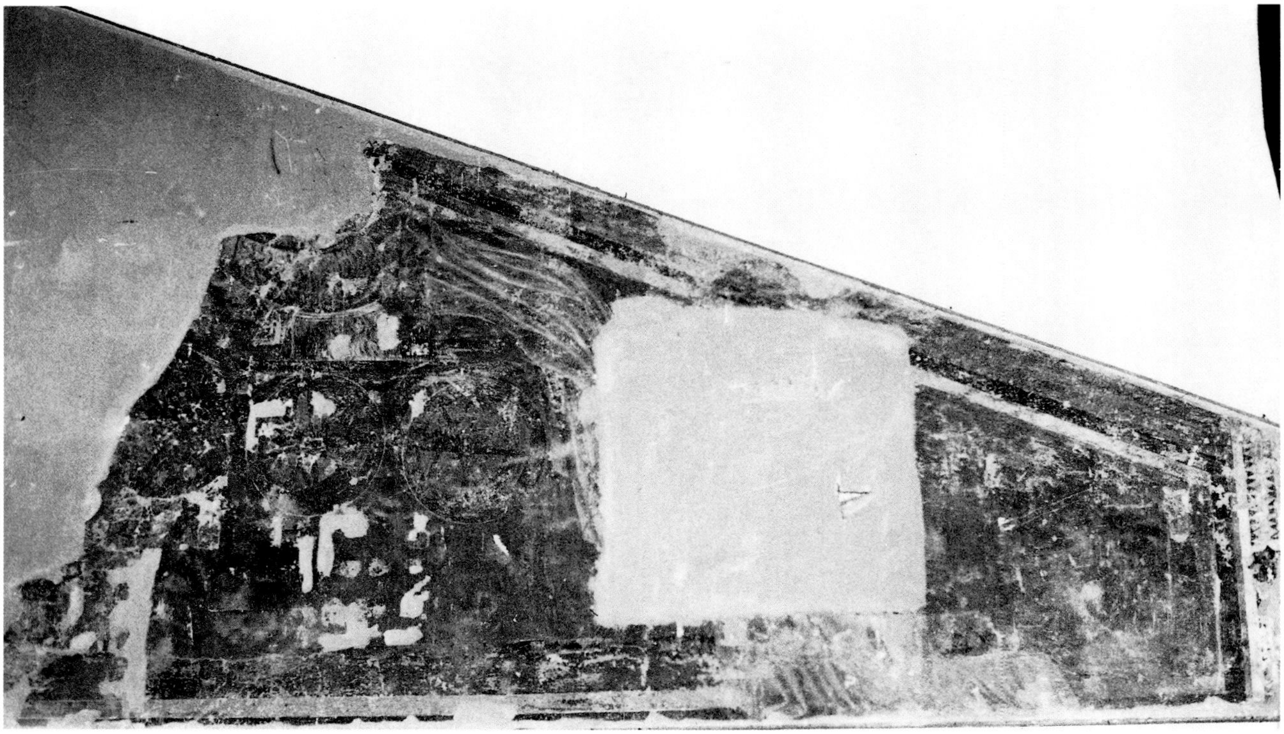

75–78 Bologna, S. Francesco, Refektorium, Francesco da Rimini, um 1330

75 Himmelfahrt des Elias 76 Himmelfahrt des Elias, Fragment mit Elisäus

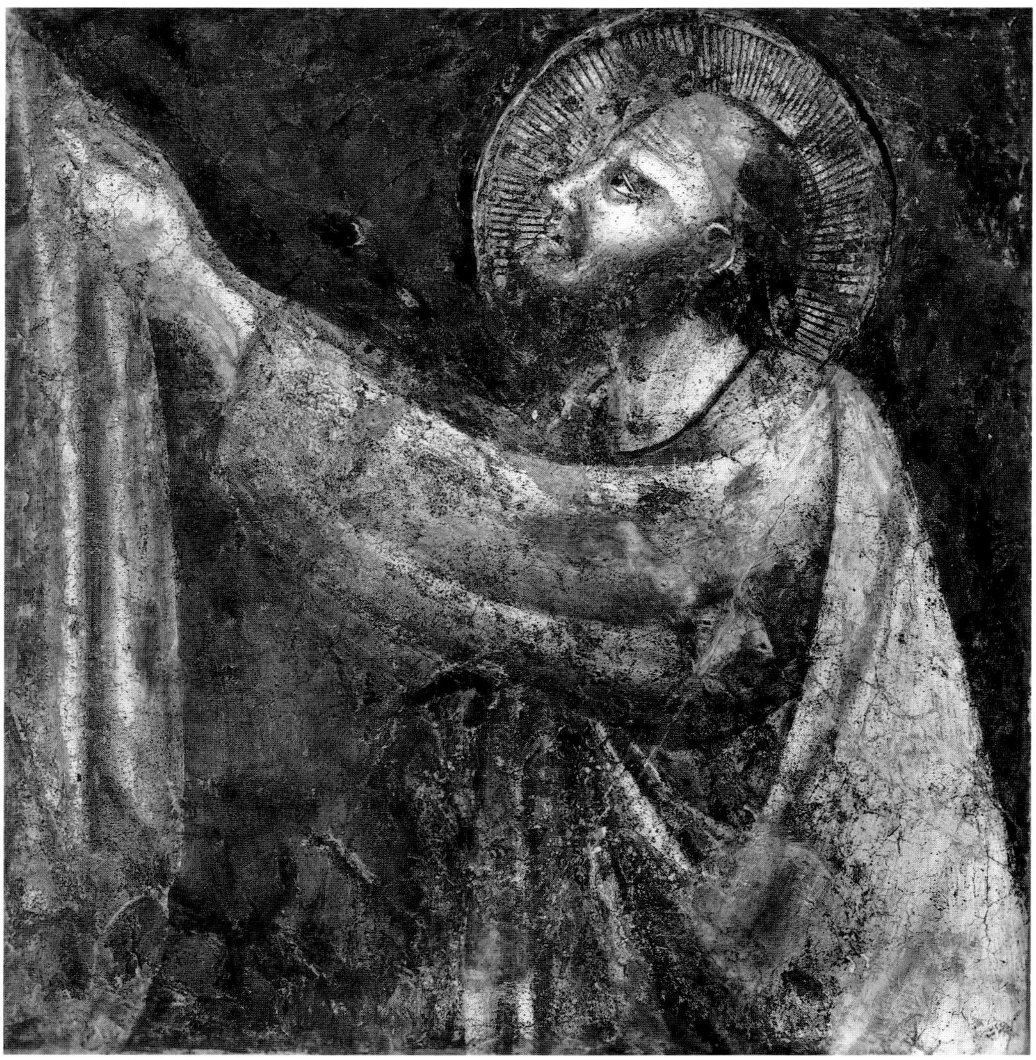

77 Himmelfahrt Christi

78 Stigmatisation des Franziskus und Traum Gregor' IX.

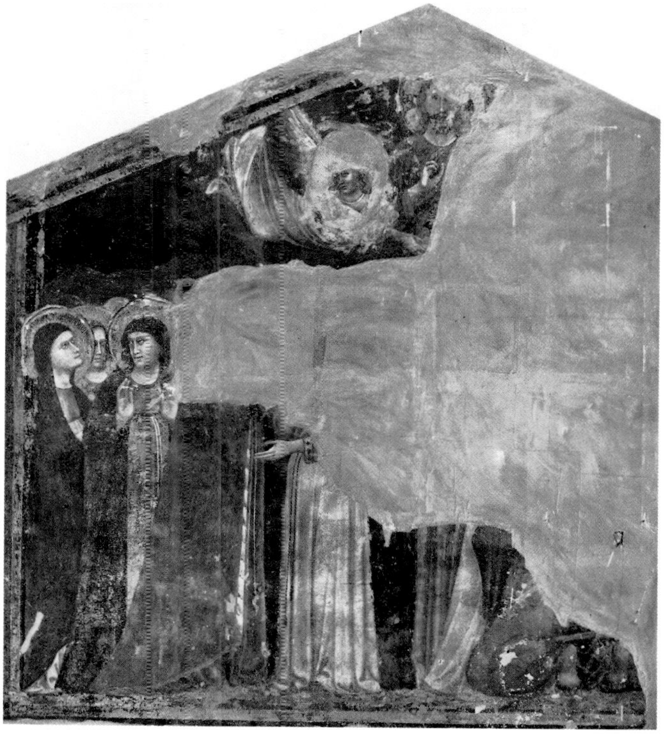

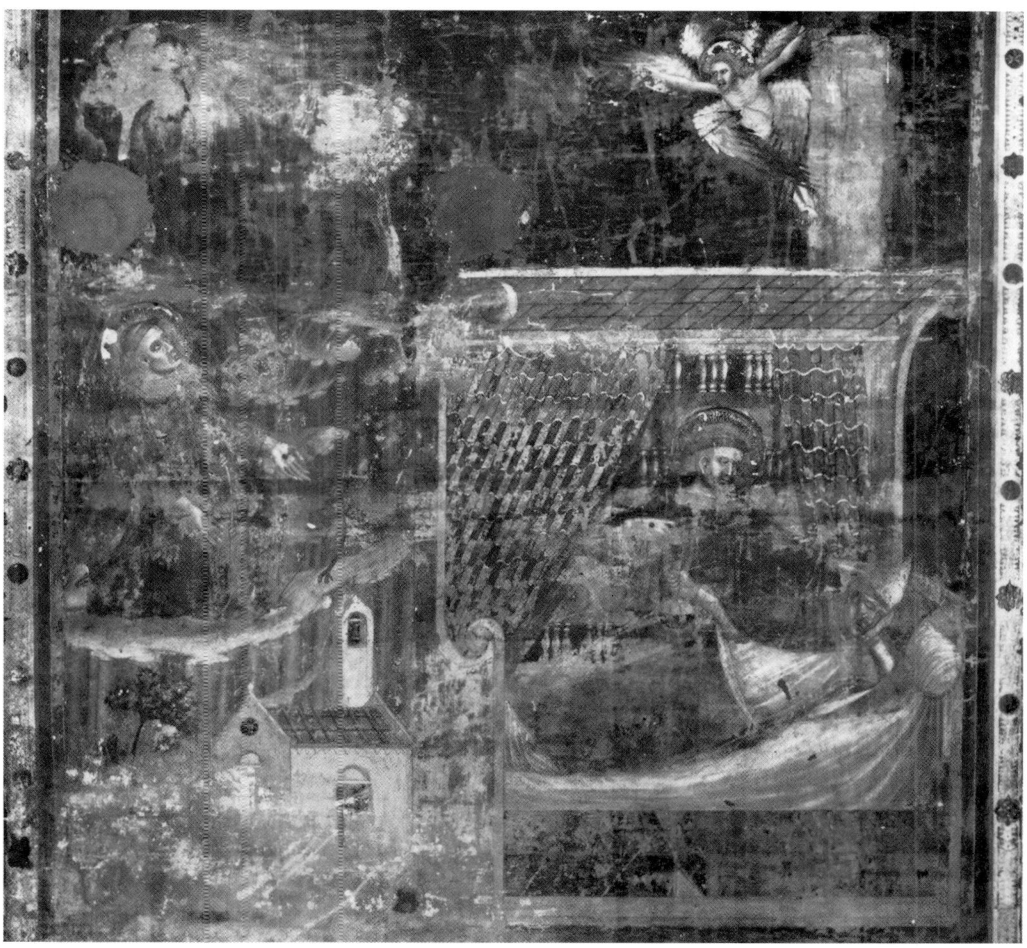

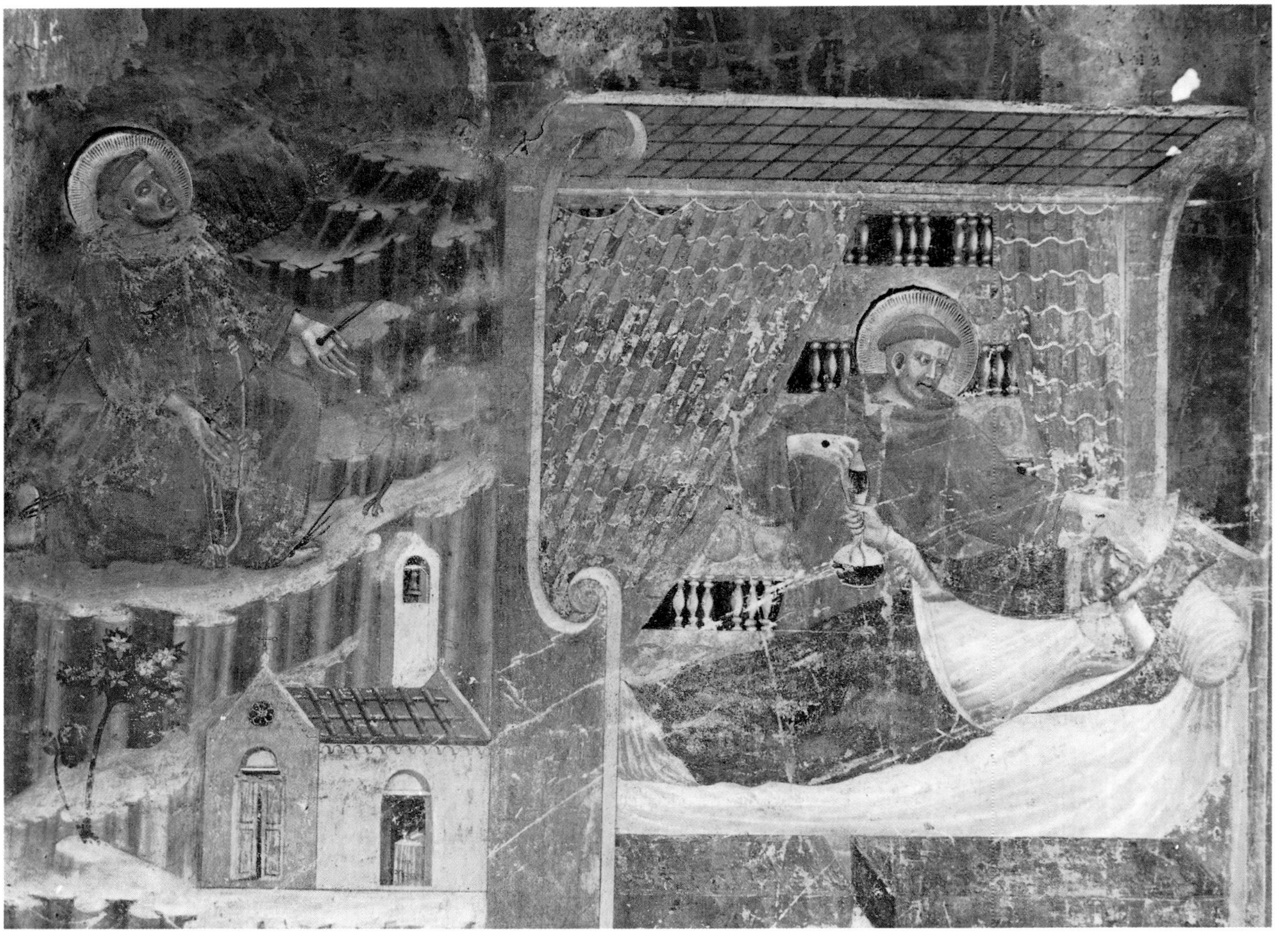

79 Bologna, S. Francesco, Refektorium, Traum Gregor' IX. (Zustand vor 1943), Francesco da Rimini, um 1330

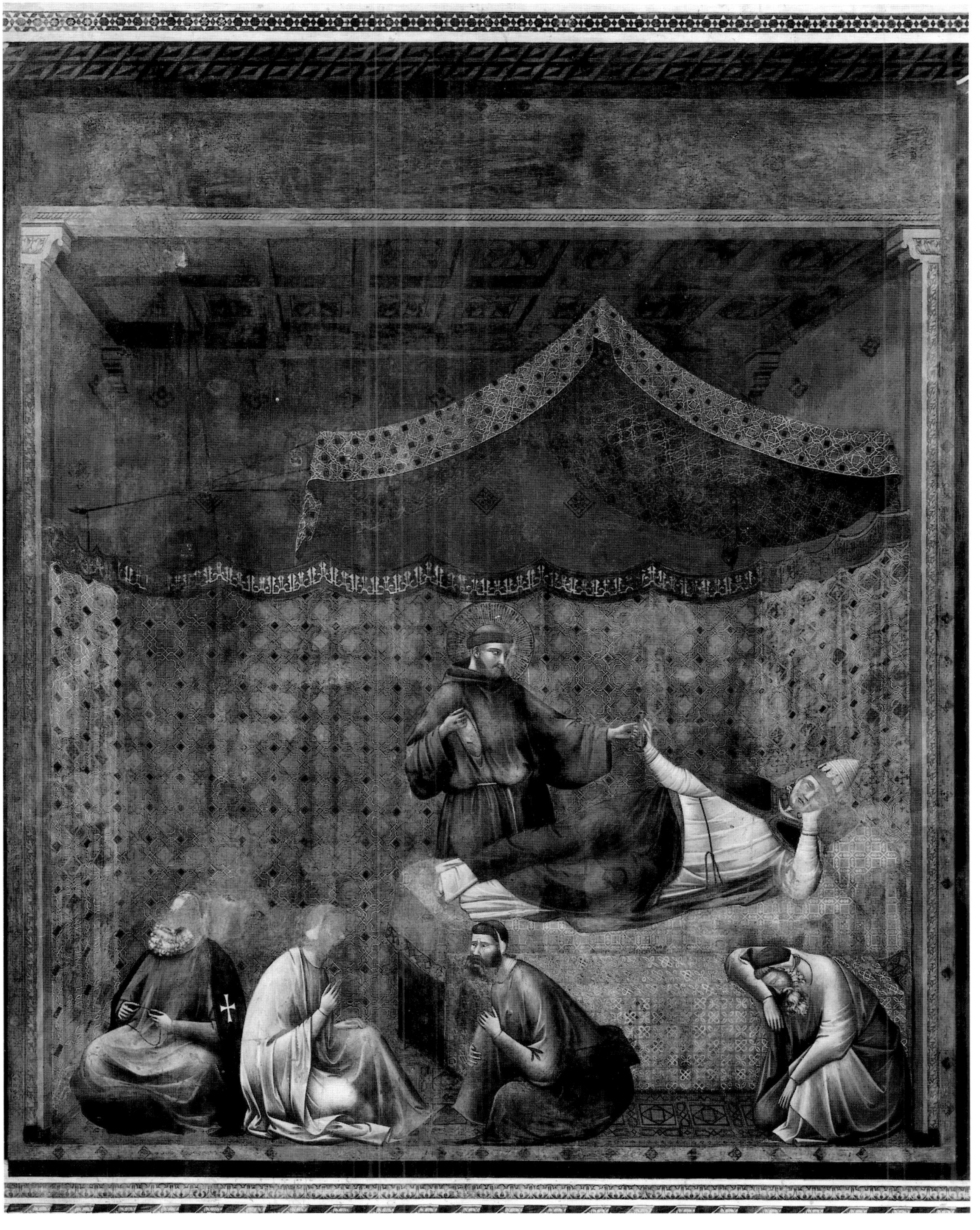

80 Assisi, S. Francesco, Oberkirche, Traum Gregor' IX., Giotto, um 1290

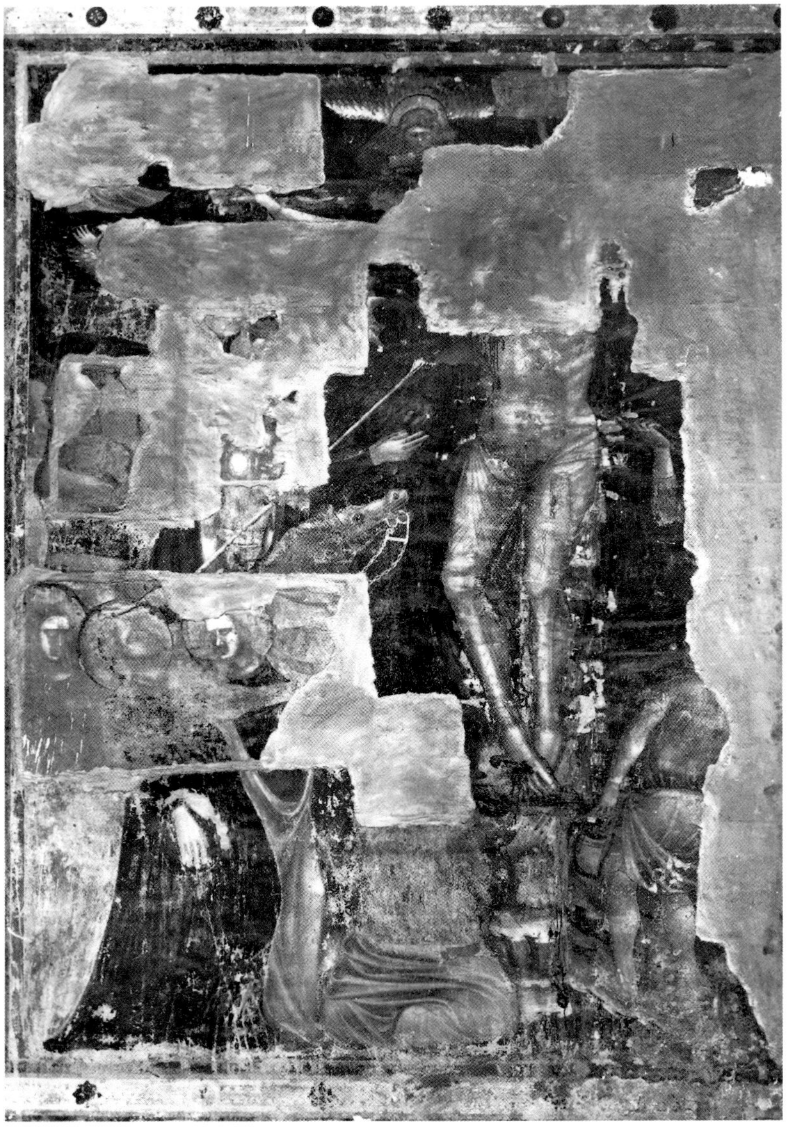

81–84 Bologna, S. Francesco, Refektorium, Francesco da Rimini, um 1330

81, 83 Kreuzigung Christi

83 Fragment mit trauerndem Engel

82, 84 Tod des Edlen von Celano, Fragment

84 Fragment mit der Aufforderung zur Beichte

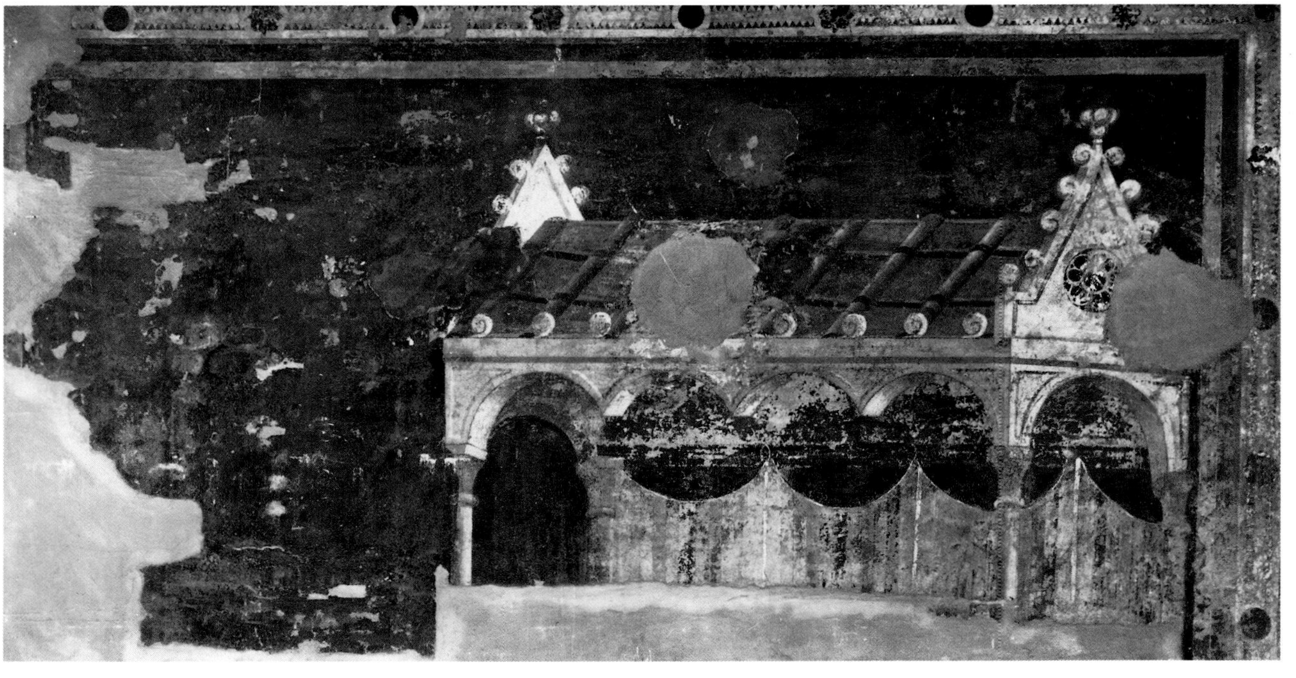

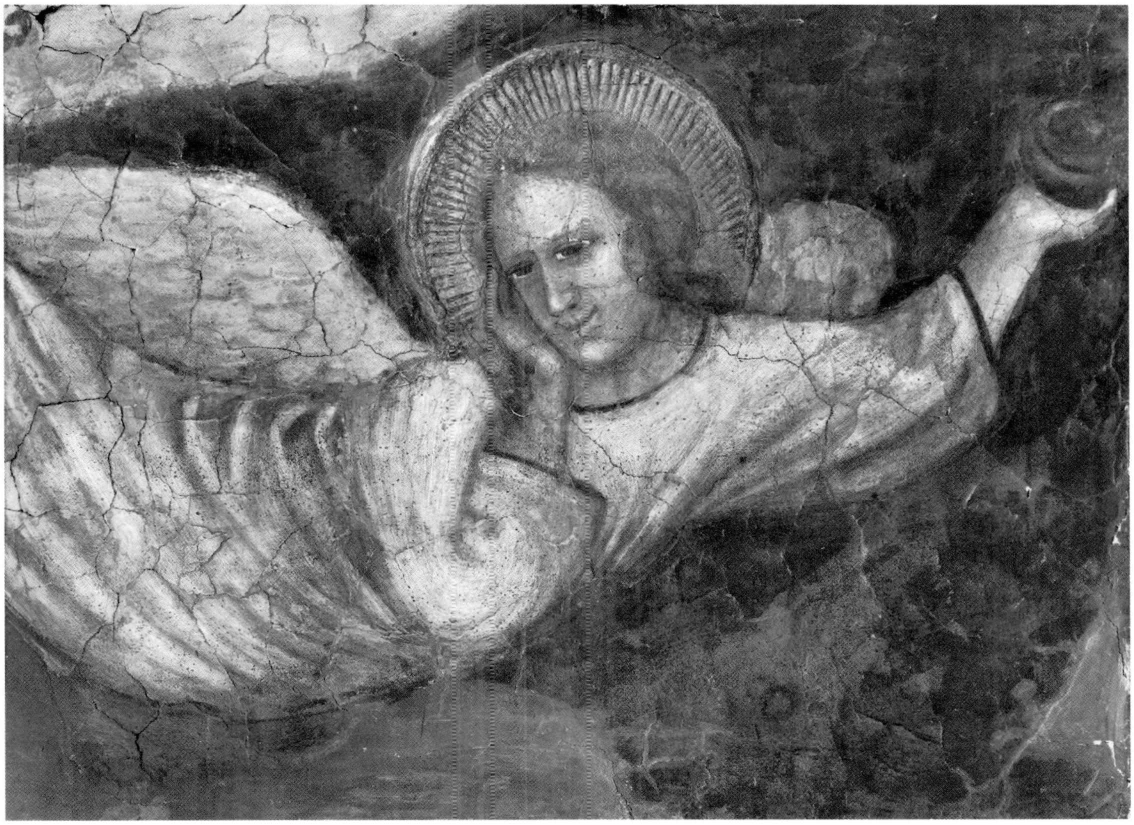

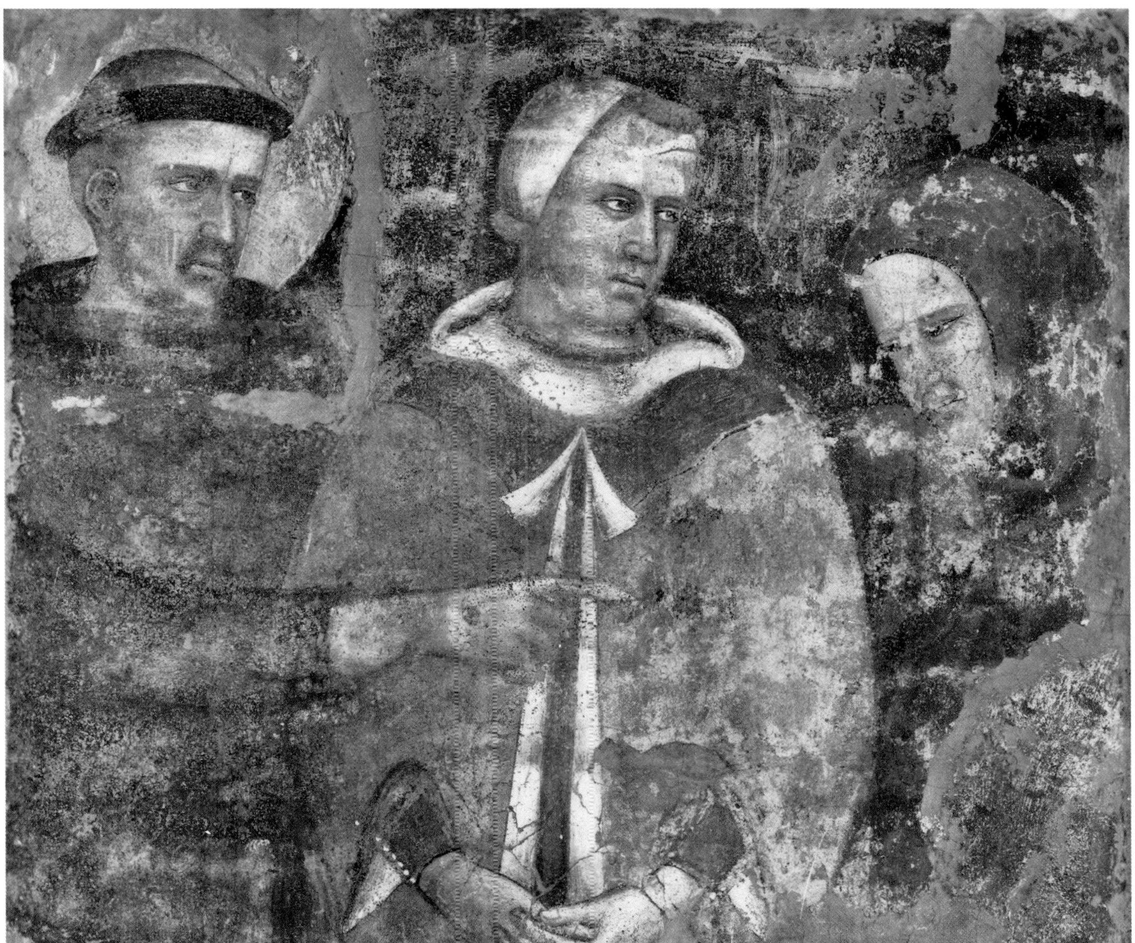

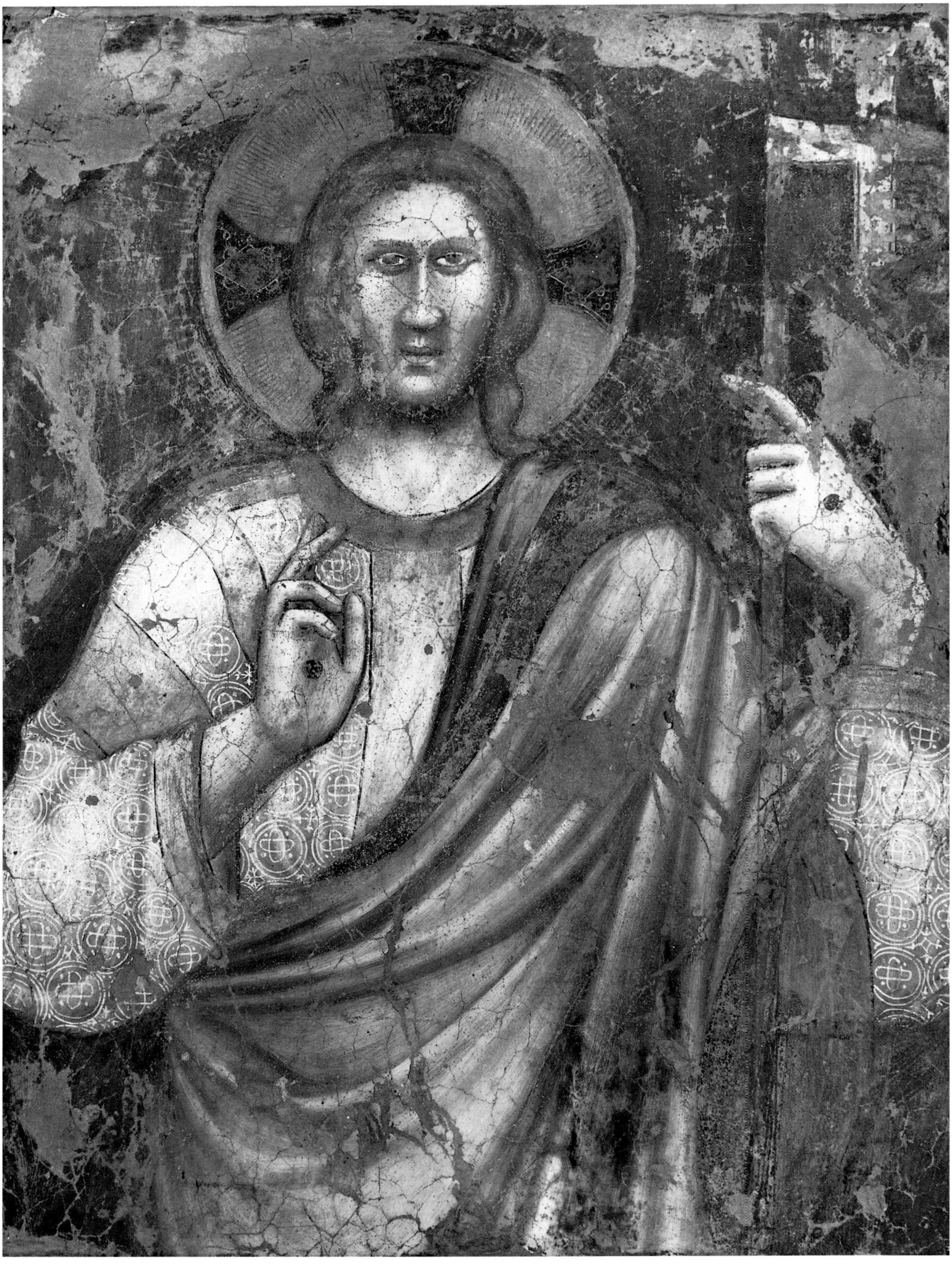

85 Bologna, S. Francesco, Refektorium, Auferstehung Christi, Fragment, Francesco da Rimini, um 1330

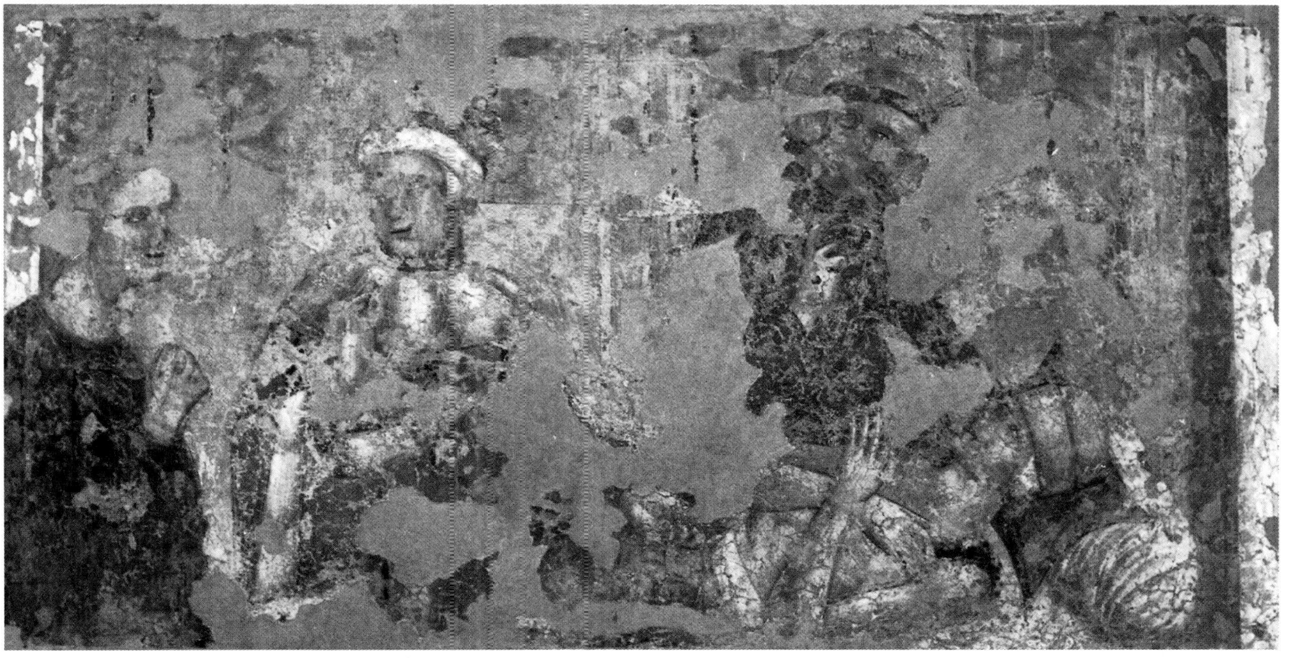

86 Bologna, S. Francesco, Refektorium (heute Pinacoteca Nazionale), Heilung des Mannes von Lerida, Fragment mit Franziskus und dem Verwundeten, Francesco da Rimini, um 1330

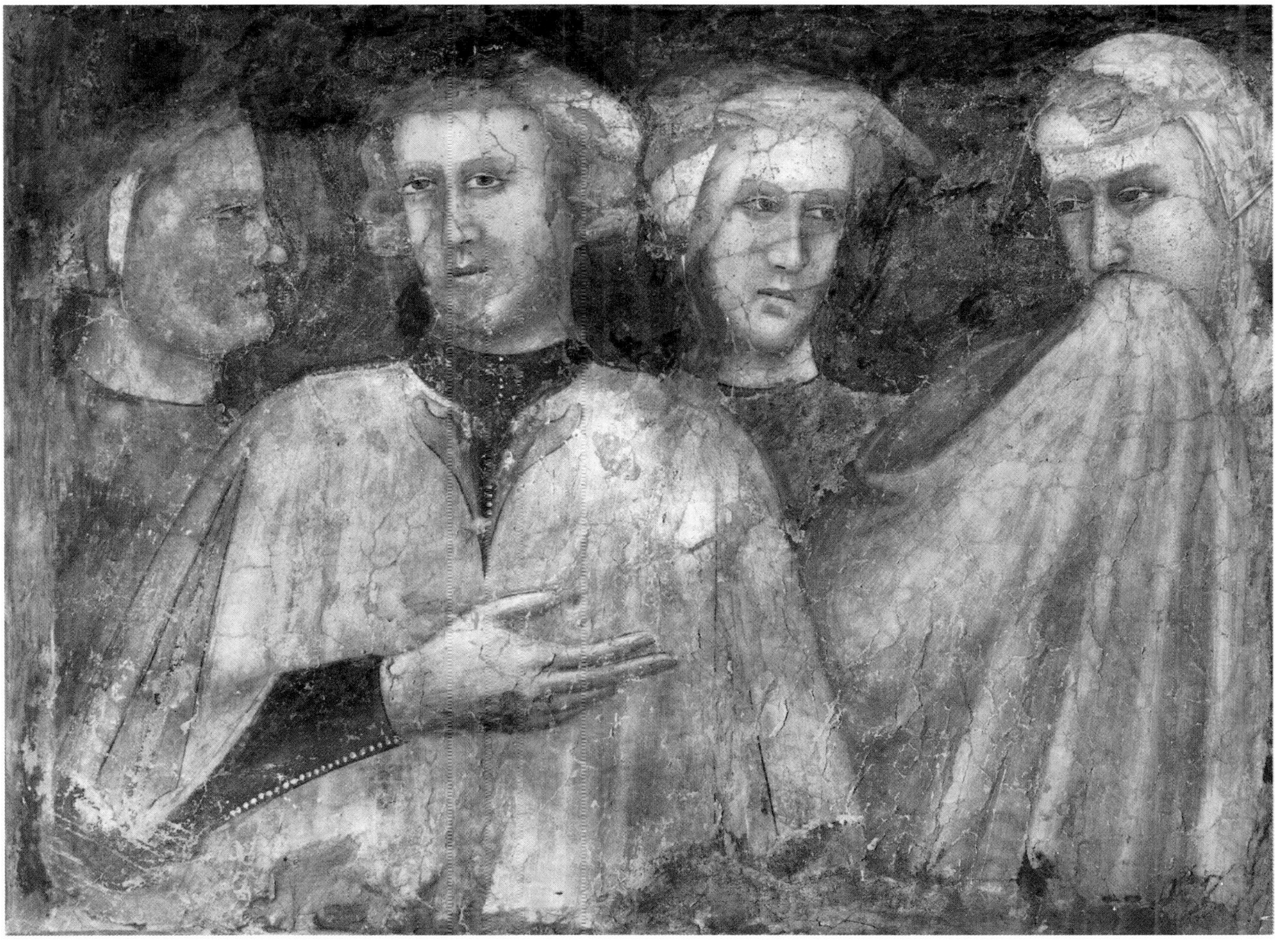

87 Bologna, S. Francesco, Refektorium, Heilung des Mannes von Lerida, Fragment mit der Zuschauergruppe, Francesco da Rimini, um 1330

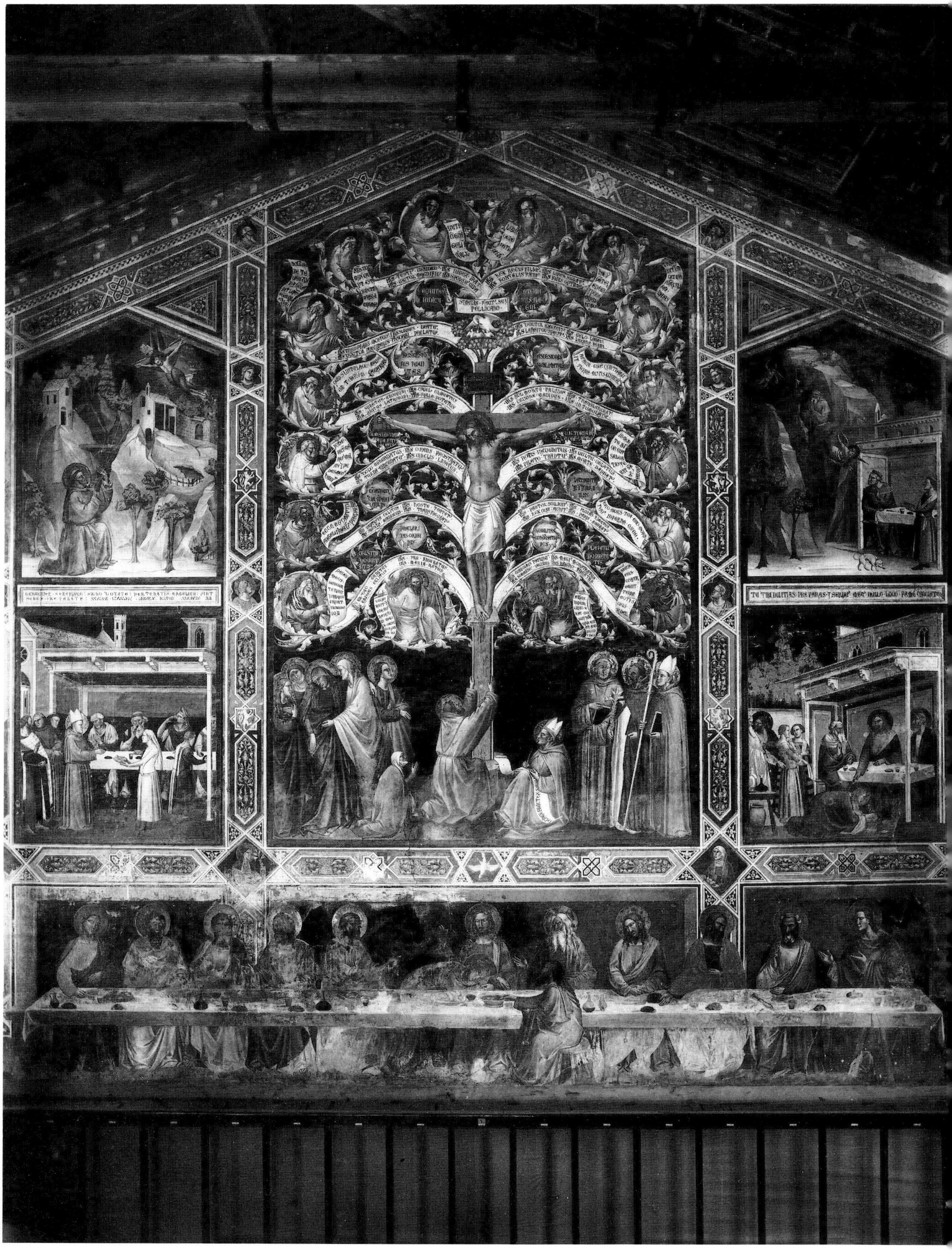

88 Florenz, S. Croce, Refektorium, »Baum des Lebens«, Taddeo Gaddi, 1330–1340

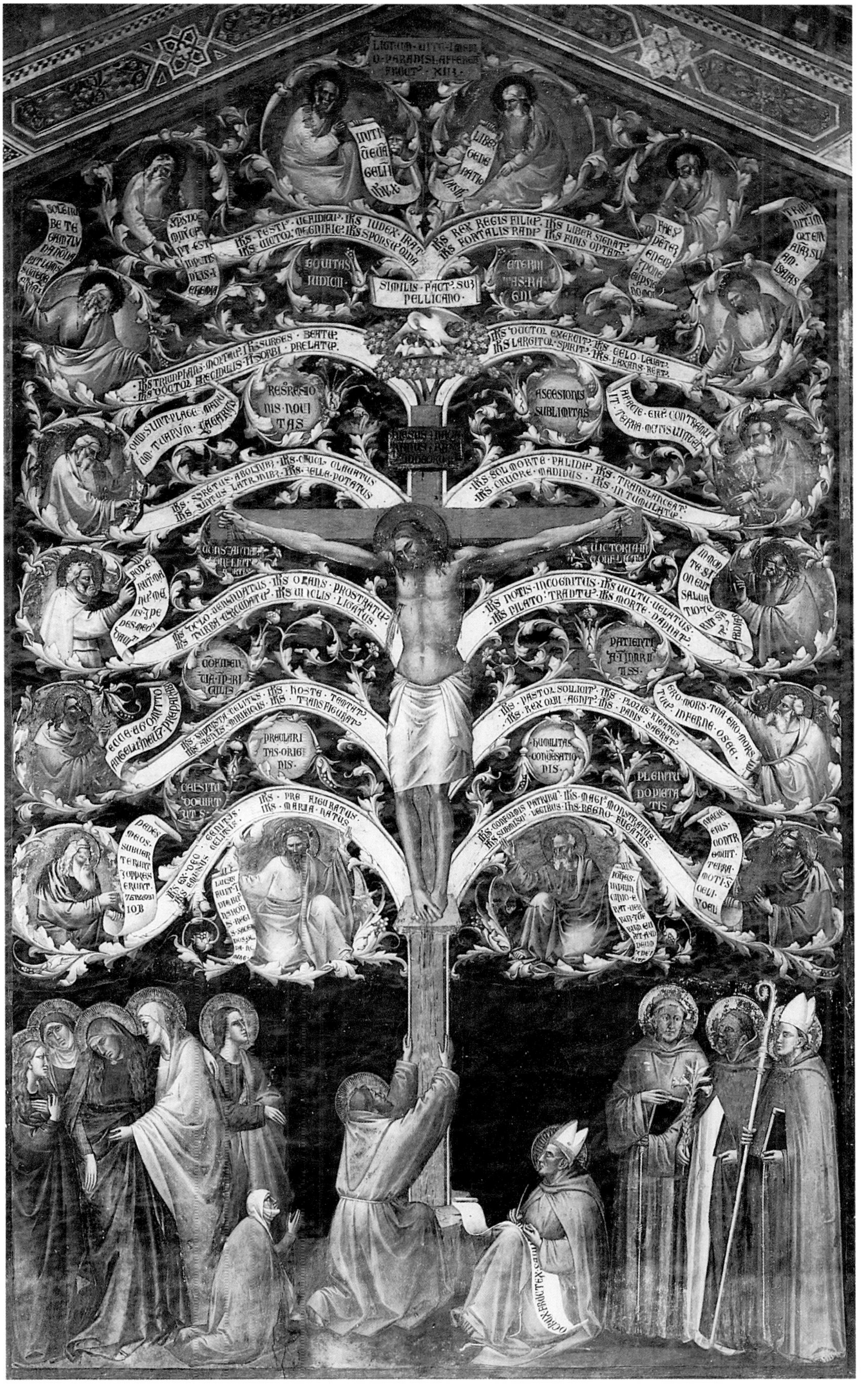

89 Florenz, S. Croce, Refektorium, »Baum des Lebens«, Detail, Taddeo Gaddi, 1330–1340

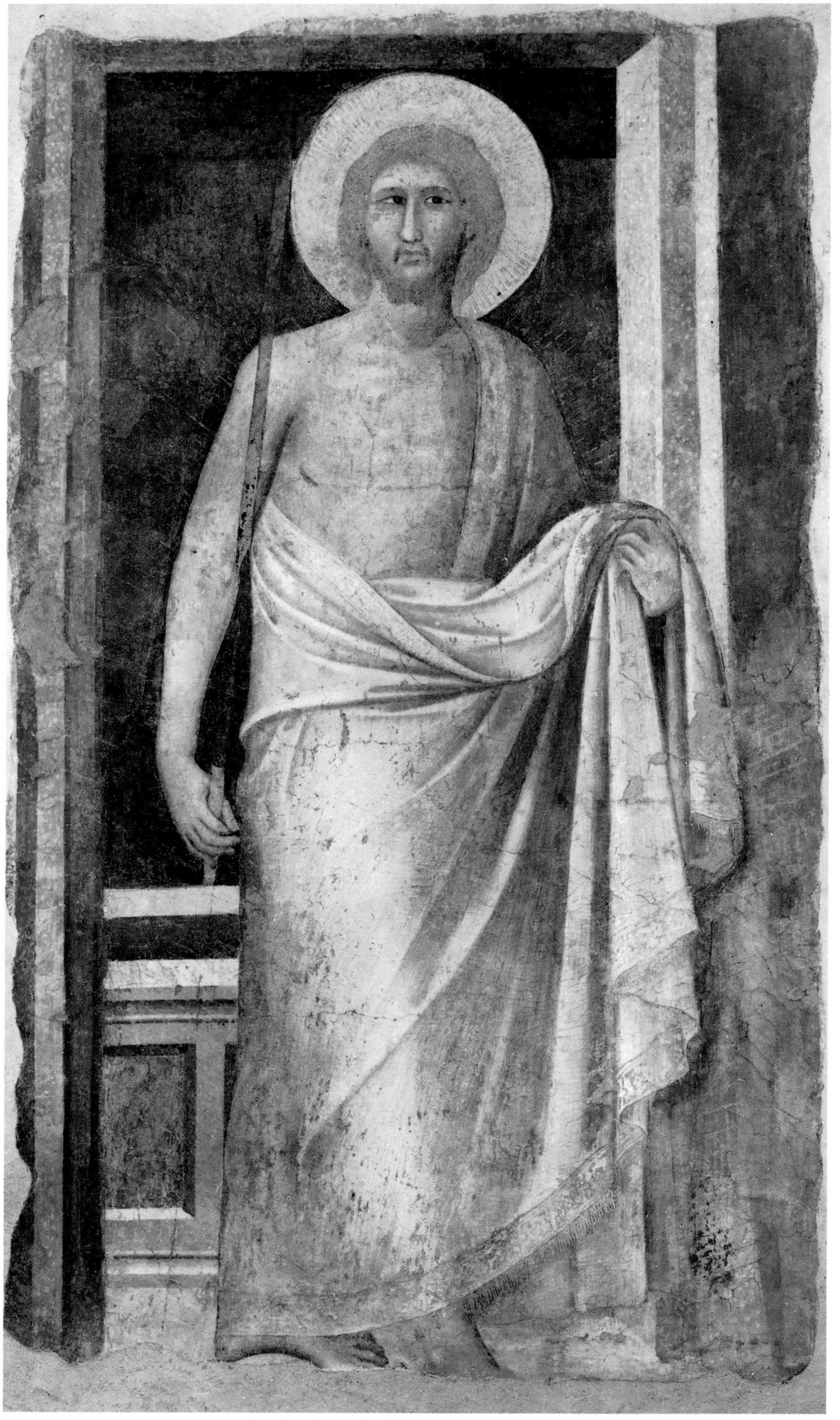

90 Siena, S. Francesco, Kapitelsaal, Der auferstandene Christus, Pietro Lorenzetti, um 1340

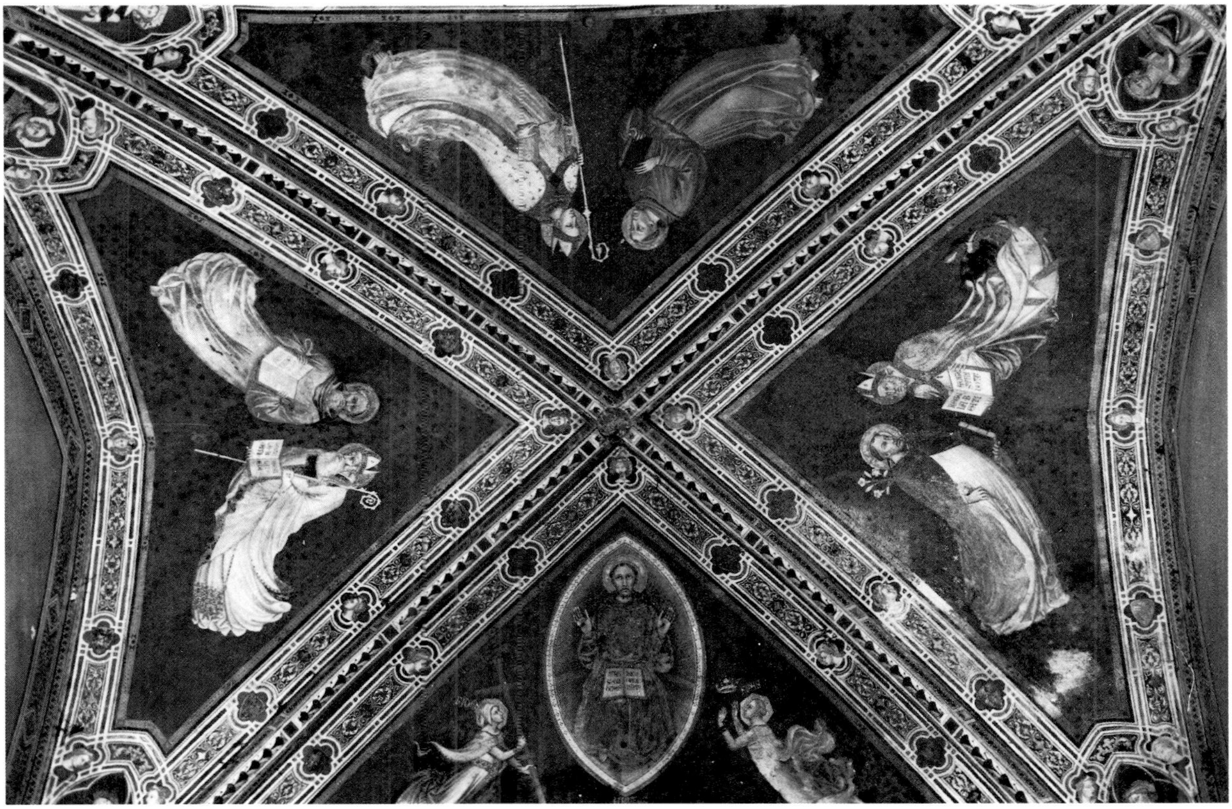

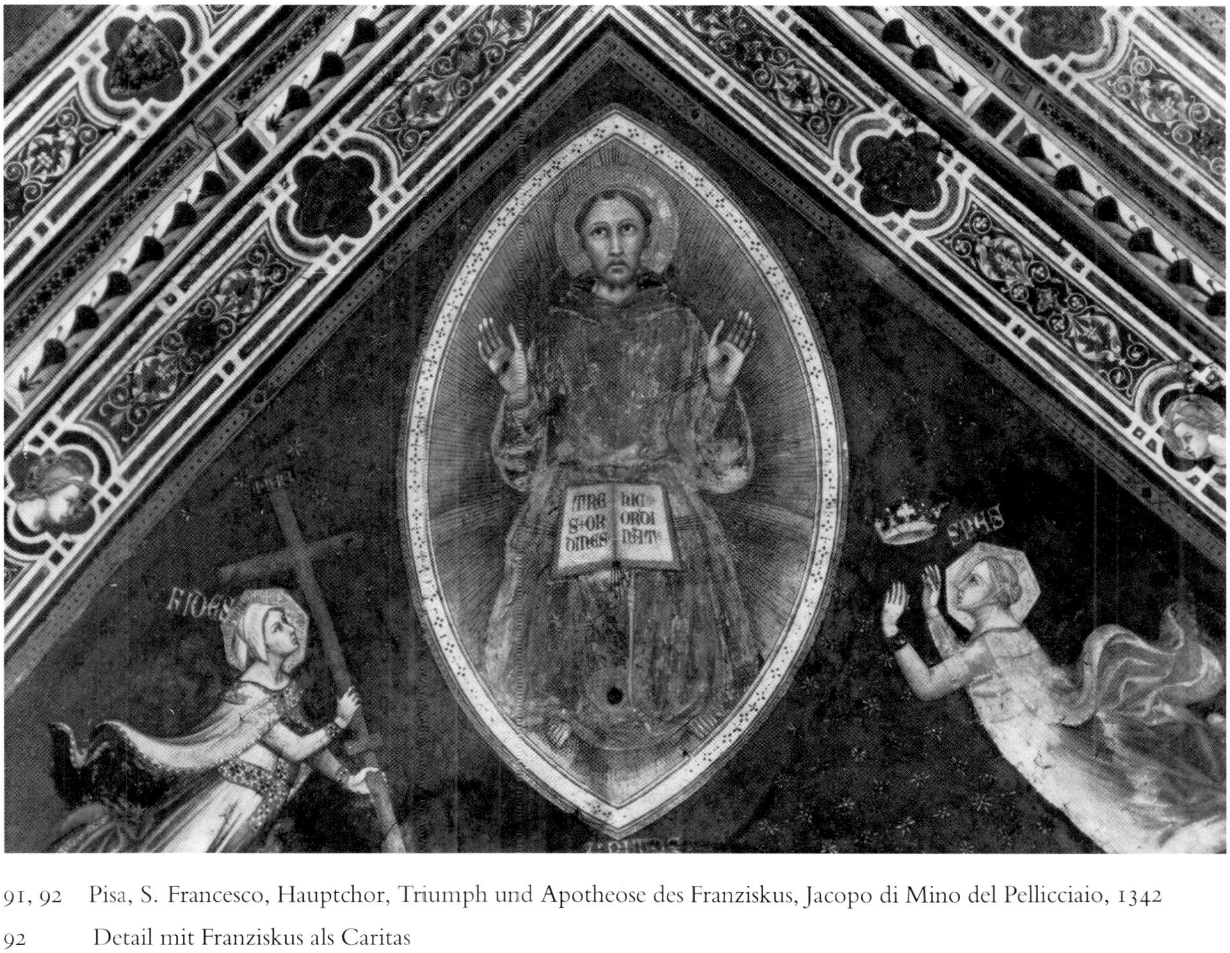

91, 92 Pisa, S. Francesco, Hauptchor, Triumph und Apotheose des Franziskus, Jacopo di Mino del Pellicciaio, 1342

92 Detail mit Franziskus als Caritas

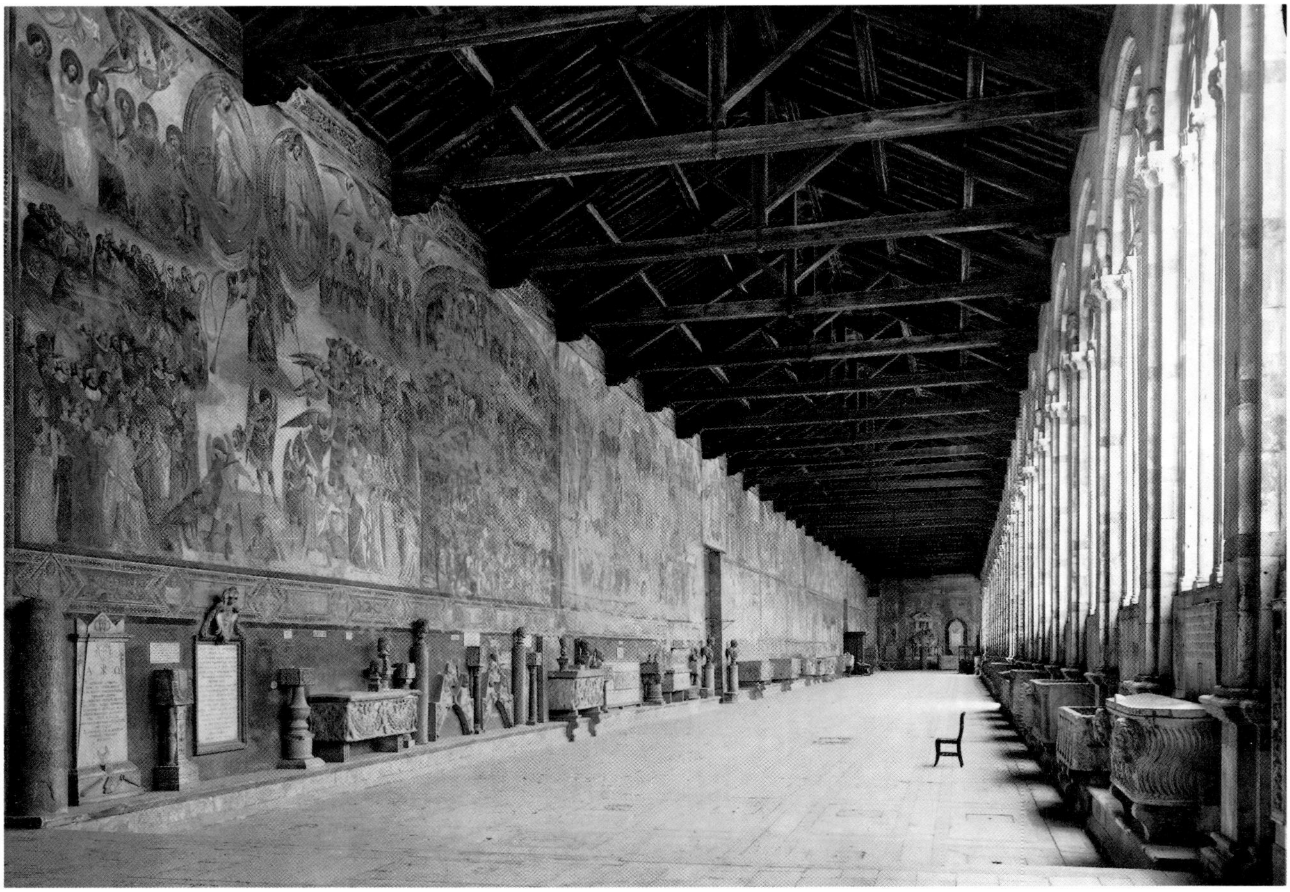

93 Pisa, Campo Santo, Blick in den Südflügel nach Westen

Legenden zu nachstehenden Tafeln:

100 Pisa, Campo Santo, Thebais, Macarius befragt den Schädel eines Heiden, Bonamico Buffalmacco, 1330–1345

101 Bibl. Vat. lat. 375, Vitae Patrum, Fol. 124r: Macarius befragt den Schädel eines Heiden, Sizilien 1310–1320

102 Bibl. Vat. lat. 375, Vitae Patrum, Fol. 38v: S. Marina mit dem Kind auf der Schwelle ihres Klosters, Sizilien 1310–1320

103 Bibl. Vat. lat. 375, Vitae Patrum, Fol. 21v: Arbeitende Mönche im Kloster des Abtes Isidor, Sizilien 1310–1320

104 Pisa, Campo Santo, Thebais, Fischer, Holzfäller und lesender Eremit, Bonamico Buffalmacco, 1330–1345

105 Princeton, Garrett Ms. 16, Johannes Klimakos, Die himmlische Leiter, fol. 169v: Eremit, einen Löffel schnitzend (Der Löffel ist beschädigt), Byzanz 11. Jahrhundert

106 Pisa, Campo Santo, Thebais, Eremit, einen Löffel schnitzend, Bonamico Buffalmacco, 1330–1345

107 Pisa, Campo Santo, Legende der drei Lebenden und drei Toten, Eremit, eine Hirschkuh melkend, Bonamico Buffalmacco, 1330–1345

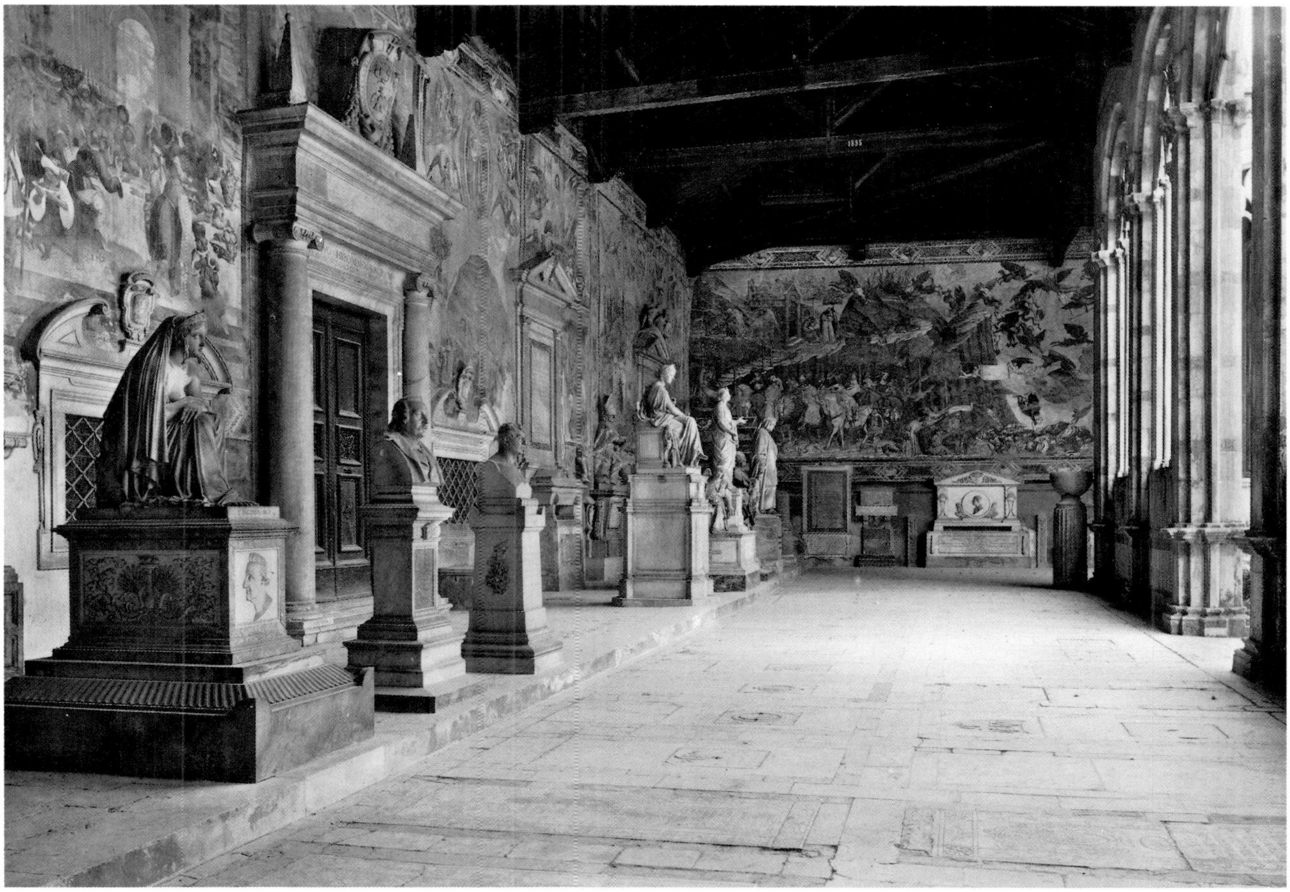

94 Pisa, Campo Santo, Süd-Ost Ecke mit Triumph des Todes

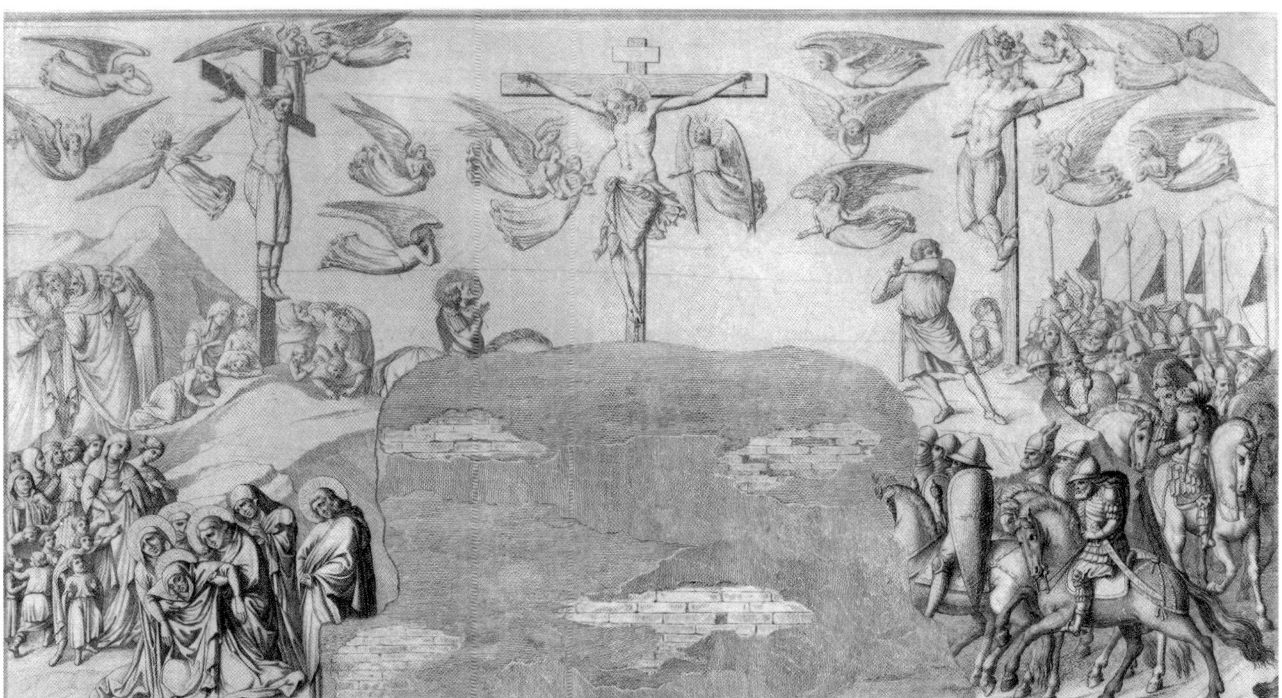

95 Pisa, Campo Santo, Kreuzigung, Stich von G.P. Lasinio und G. Rossi

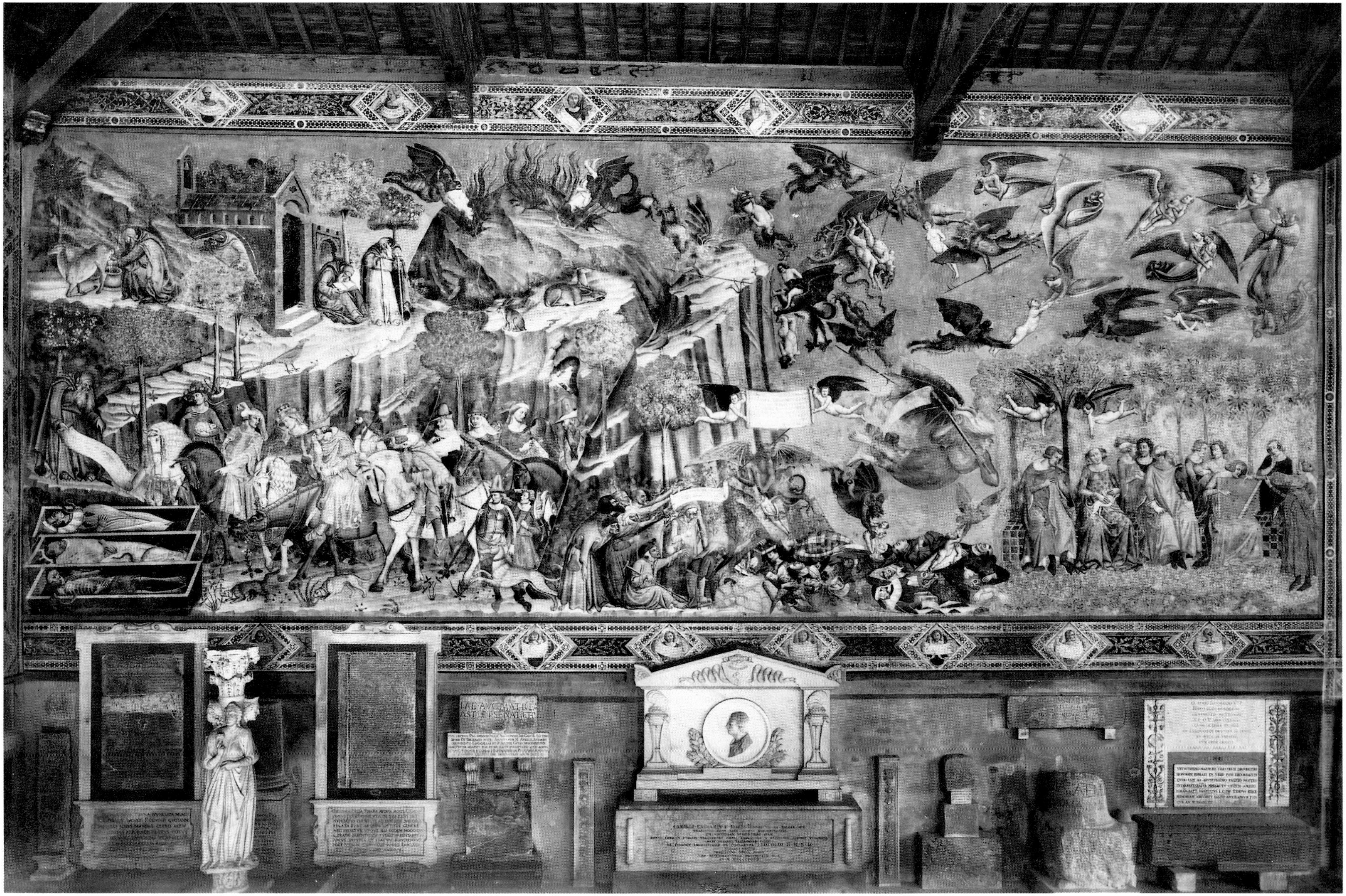

96 Pisa, Campo Santo, Triumph des Todes und Legende der drei Lebenden und drei Toten, Bonamico Buffalmacco, 1330–1345

97 Pisa, Campo Santo, Weltgericht und Hölle, Bonamico Buffalmacco, 1330–1345

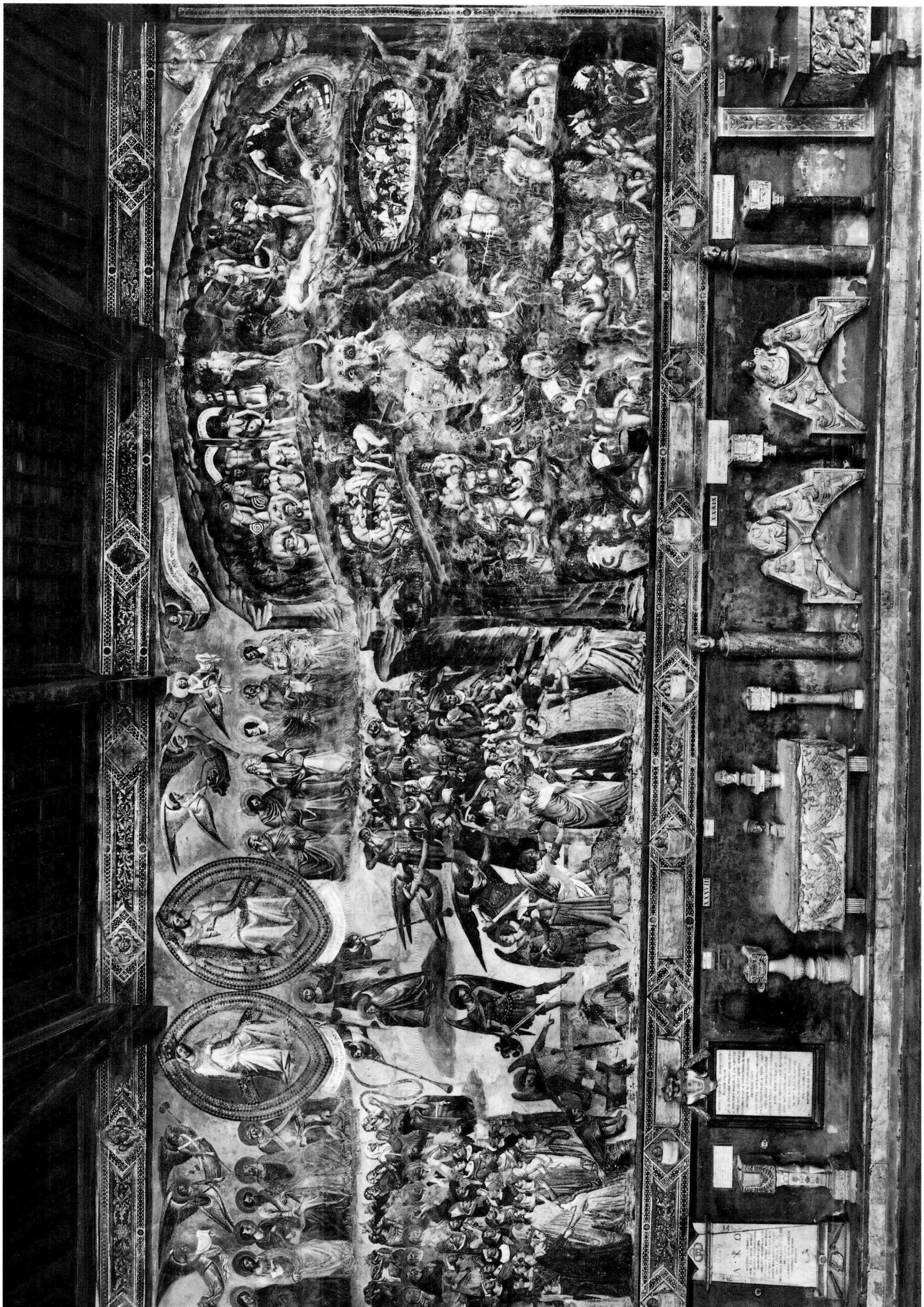

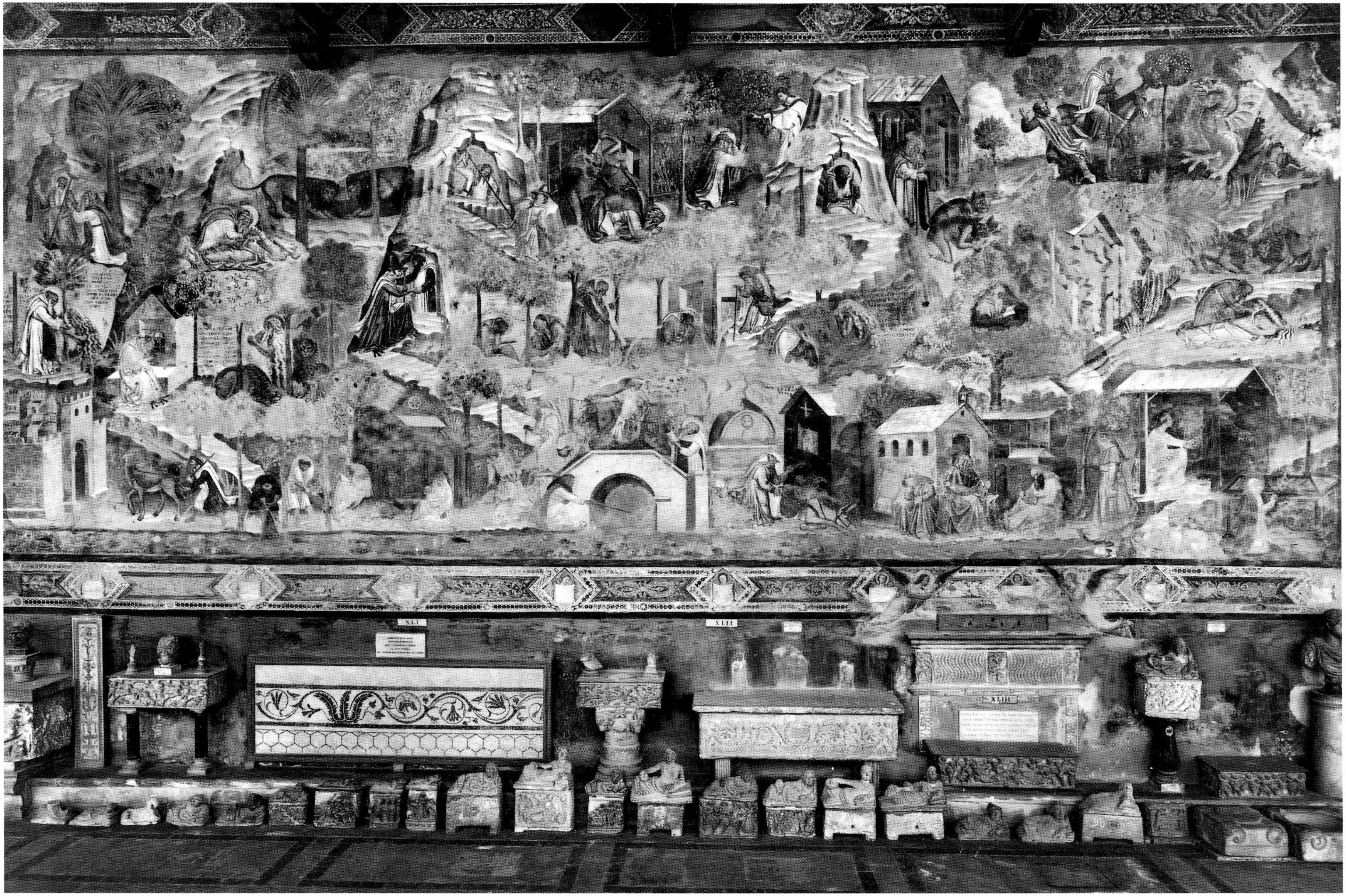

98 Pisa, Campo Santo, Thebais, Bonamico Buffalmacco, 1330–1345

99 Pisa, Campo Santo, Thebais, Stich von G.P. Lasinio und G. Rossi

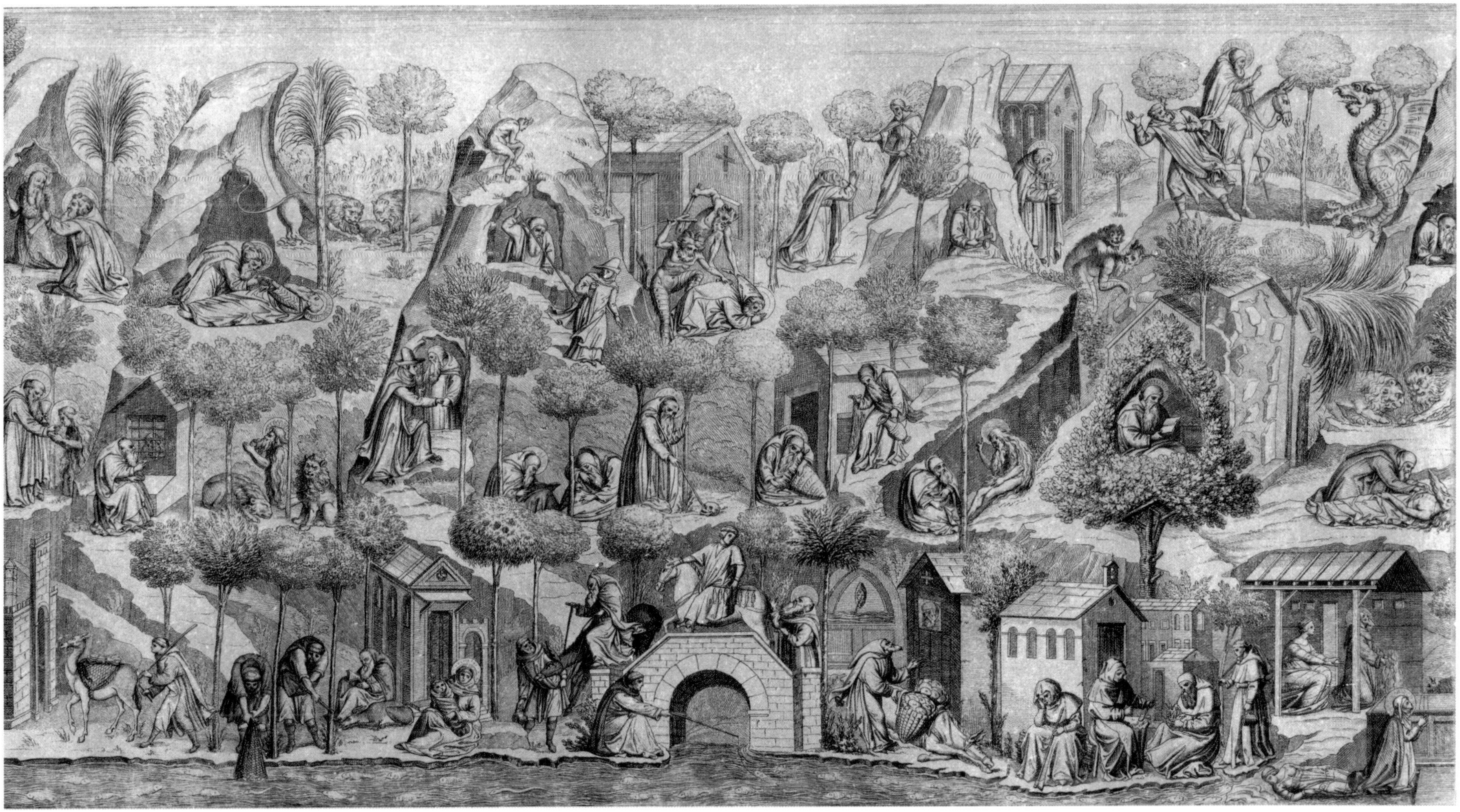

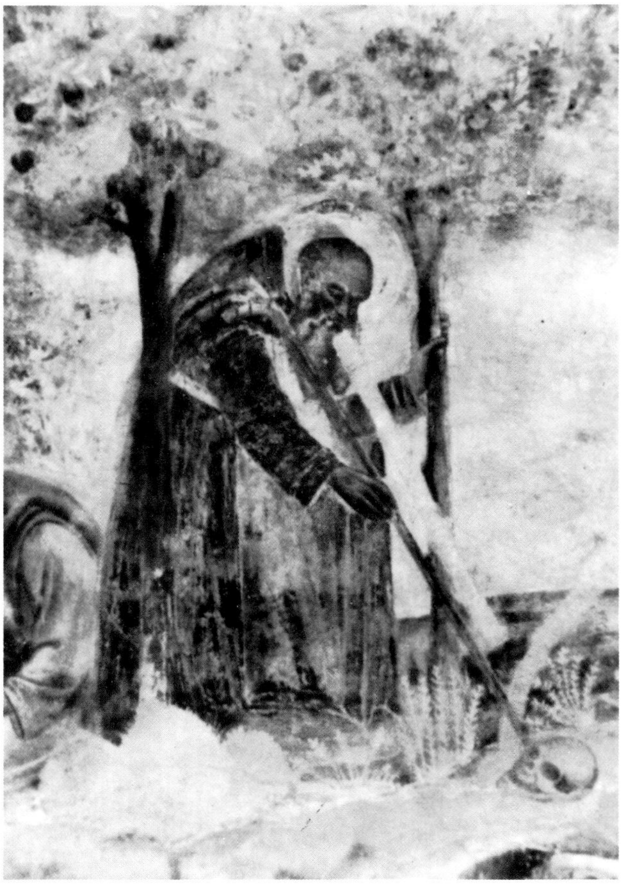

100

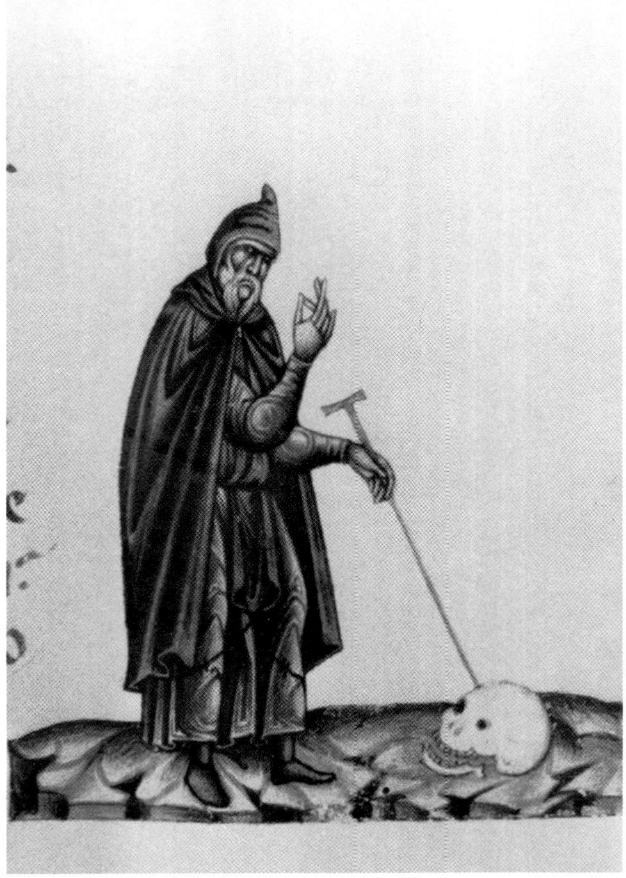

101

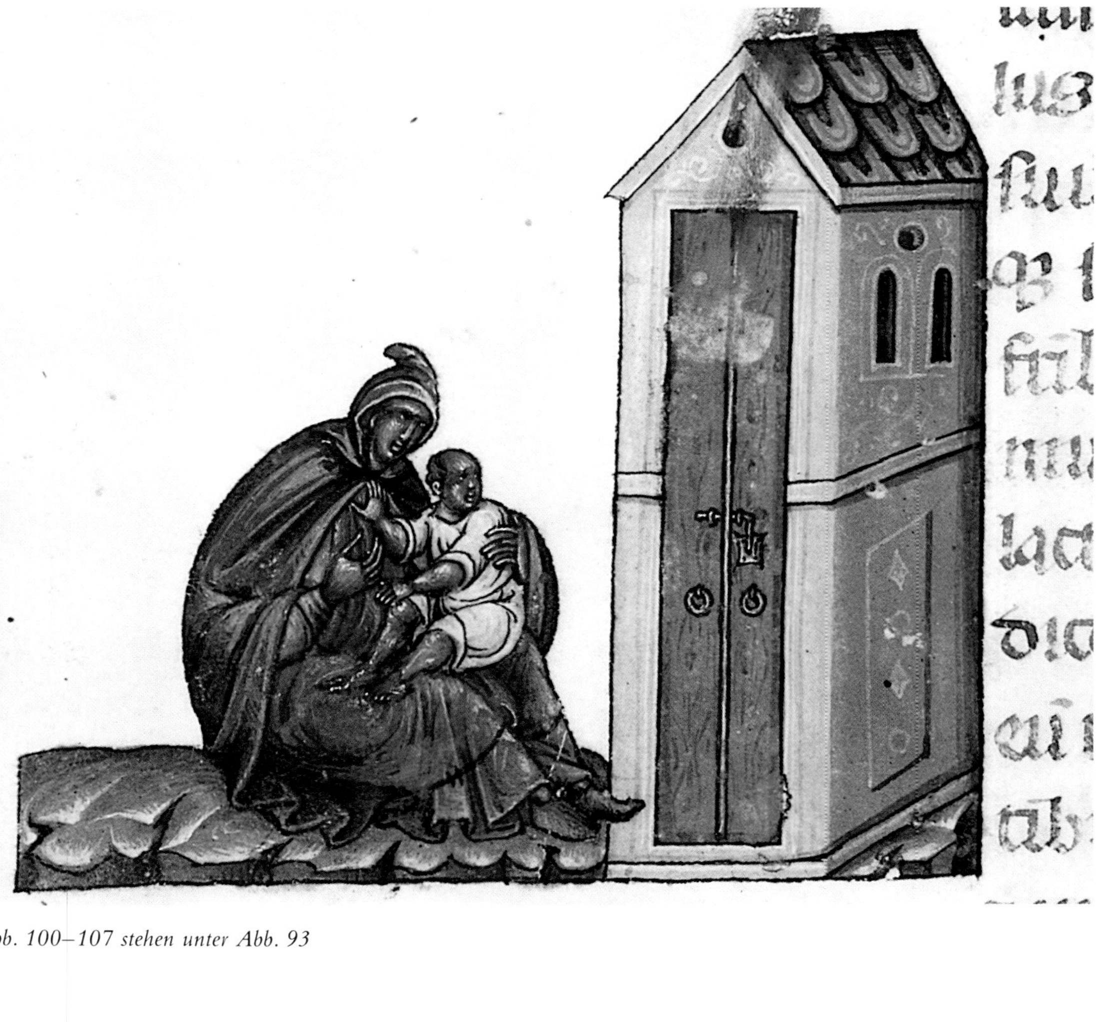

102

Legenden zu den Abb. 100–107 stehen unter Abb. 93

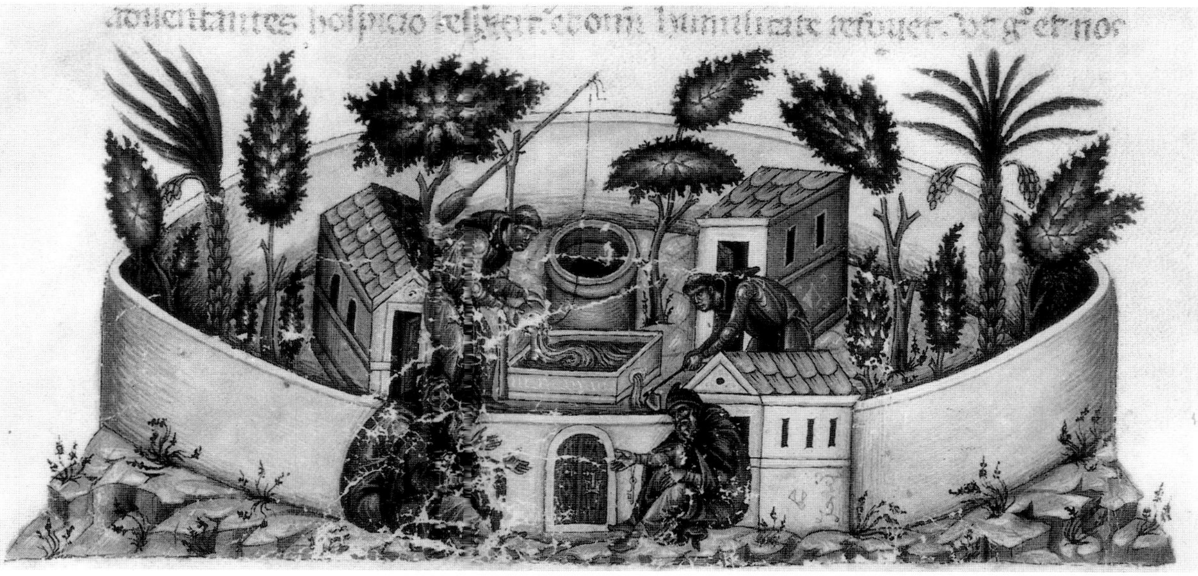

103

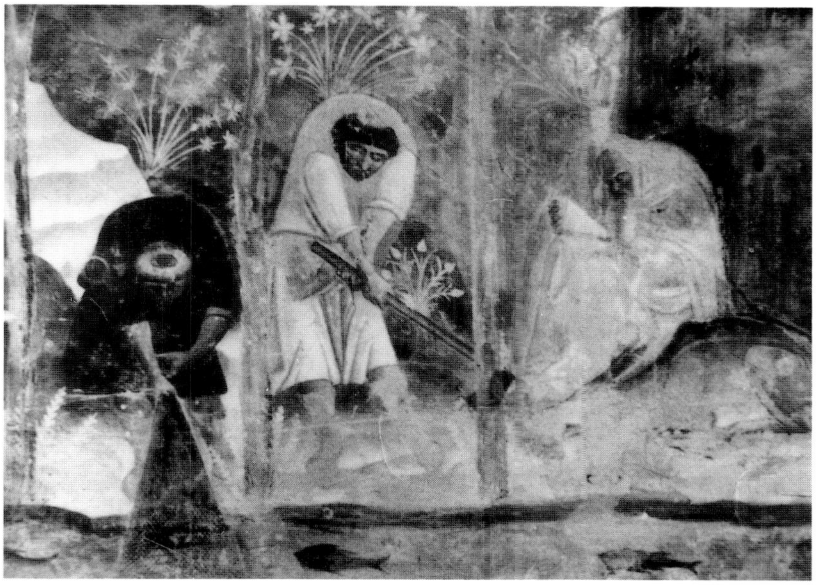

04

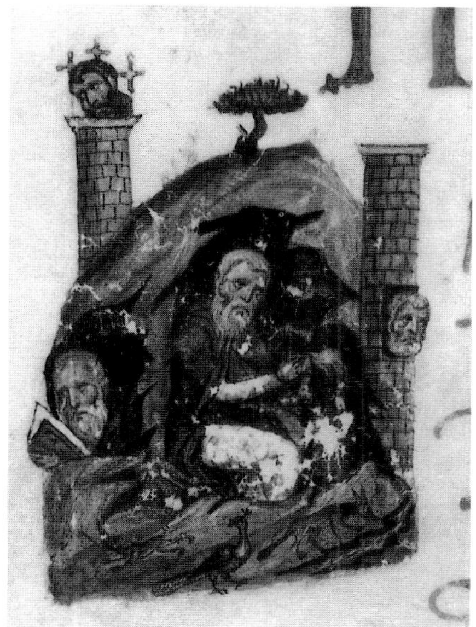

105

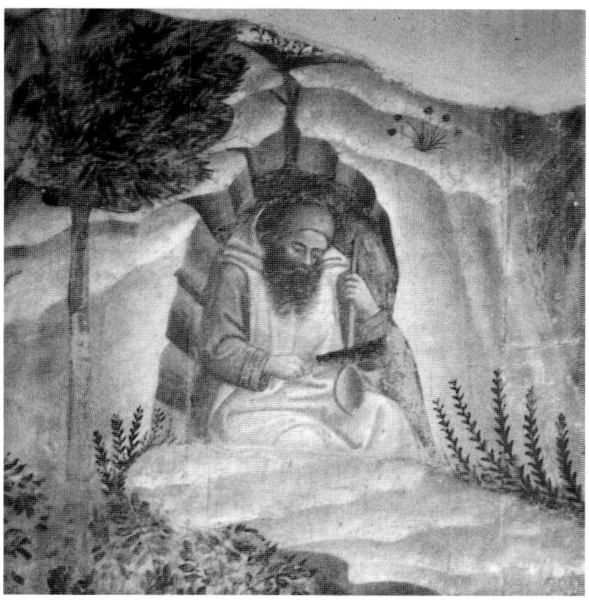

06

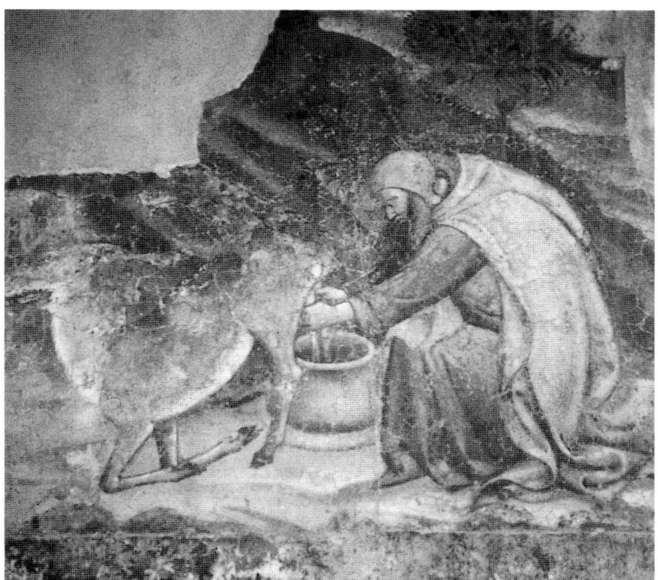

107

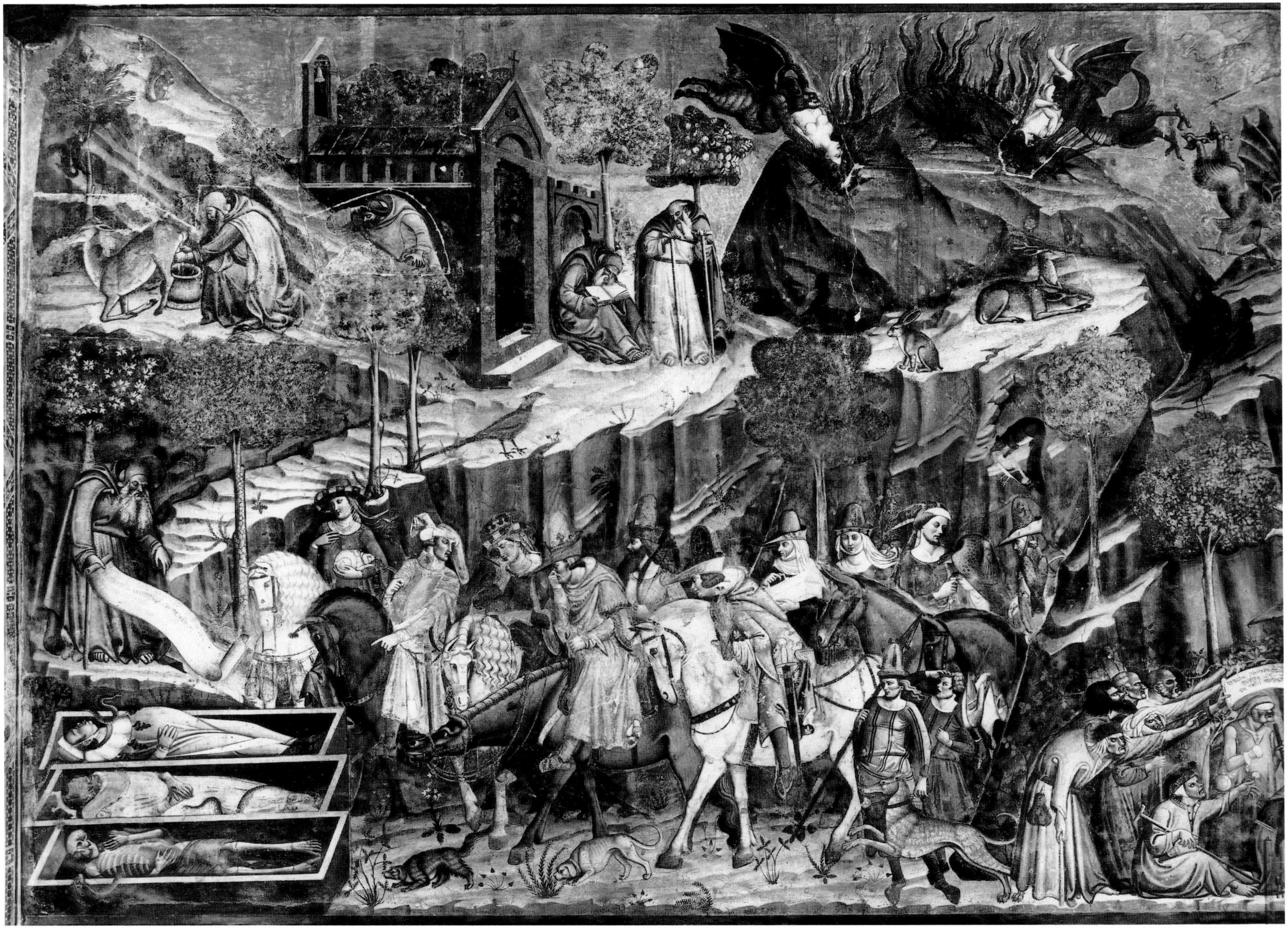

108 Pisa, Campo Santo, Legende der drei Lebenden und drei Toten sowie Einsiedler, Bonamico Buffalmacco, 1330–1345

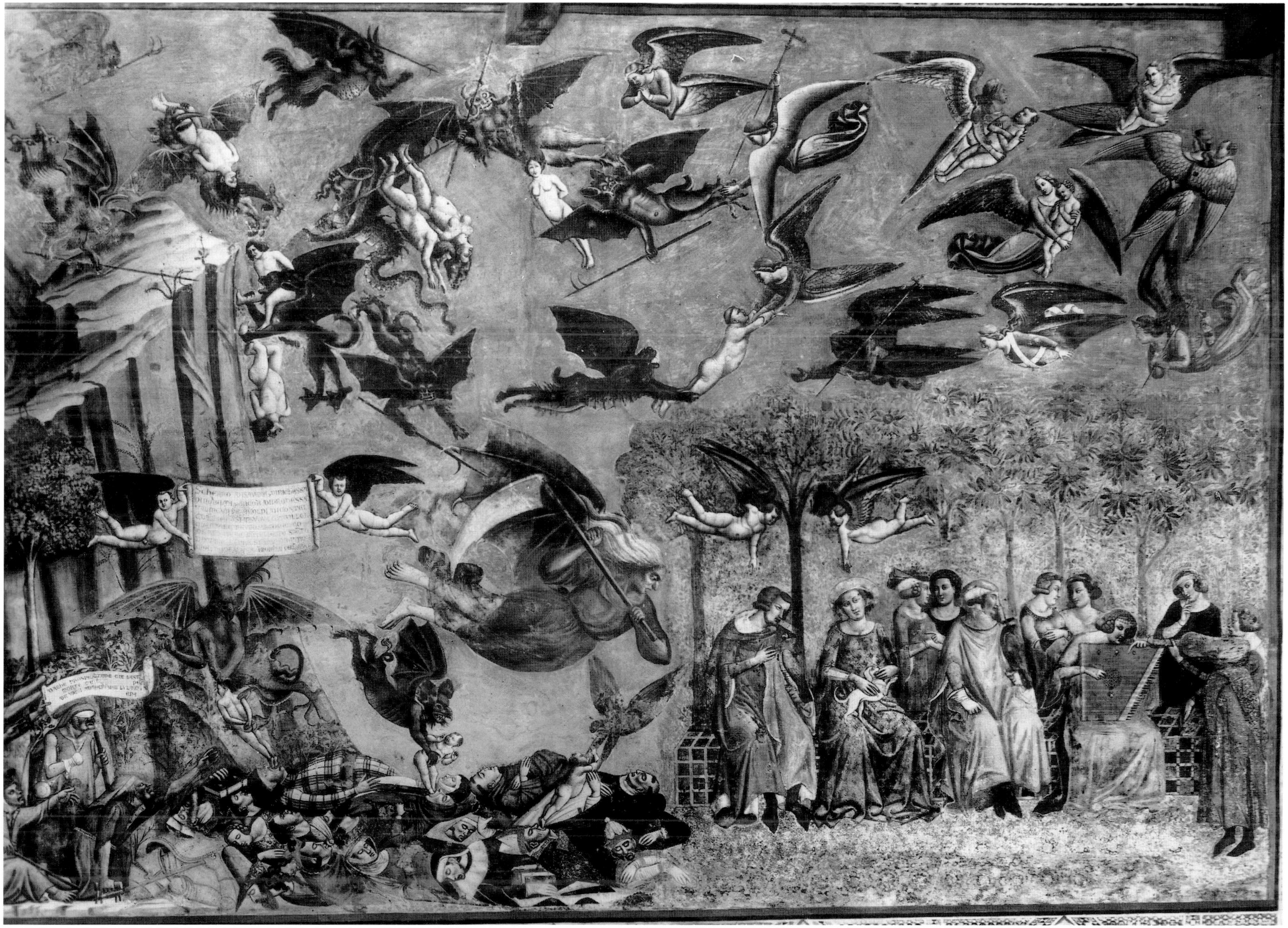

109 Pisa, Campo Santo, Triumph des Todes, Bonamico Buffalmacco, 1330–1345

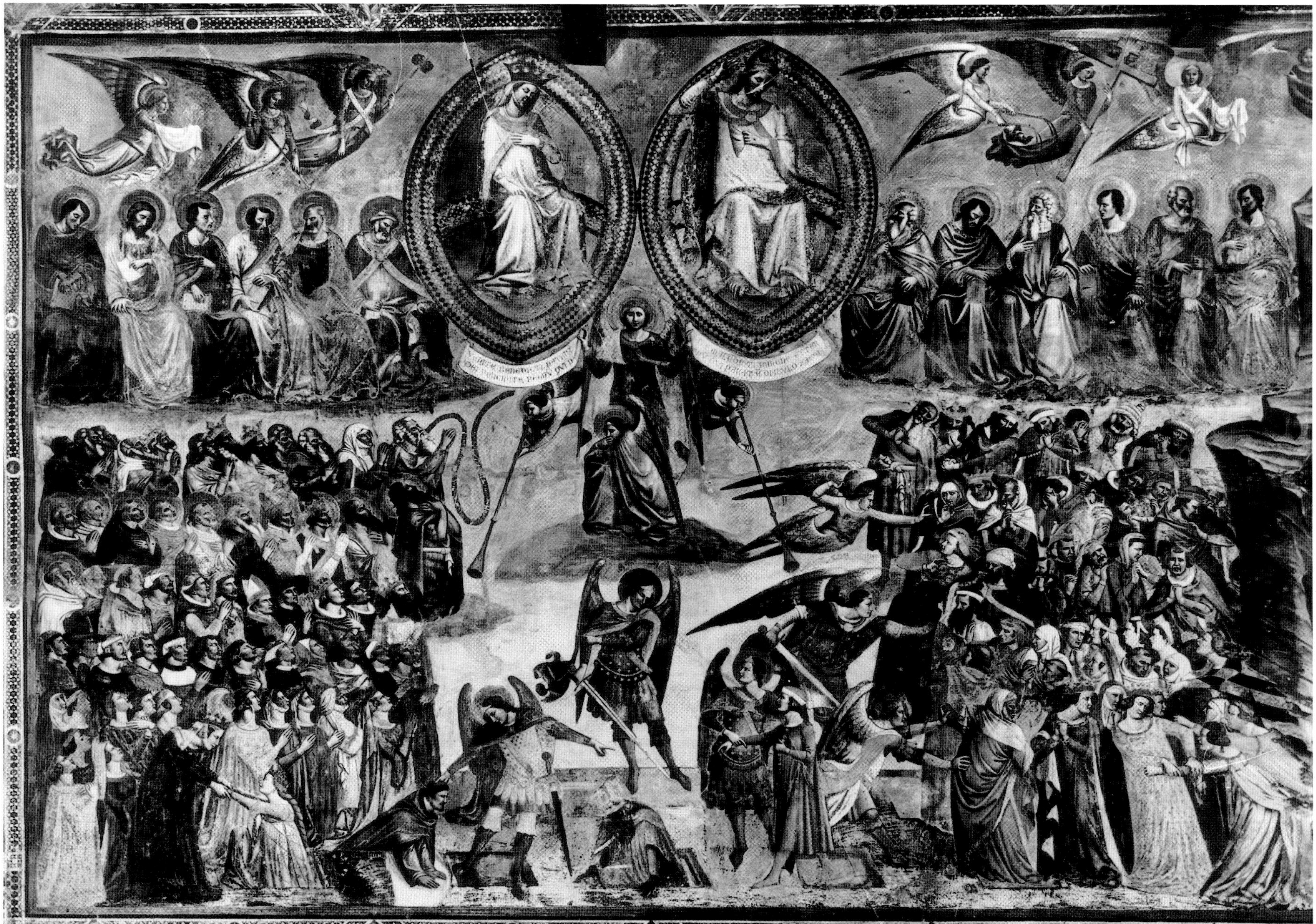

110 Pisa, Campo Santo, Weltgericht, Bonamico Buffalmacco, 1330–1345 Unten: 111 Pisa, Campo Santo, Hölle, Bonamico Buffalmacco, 1330–1345

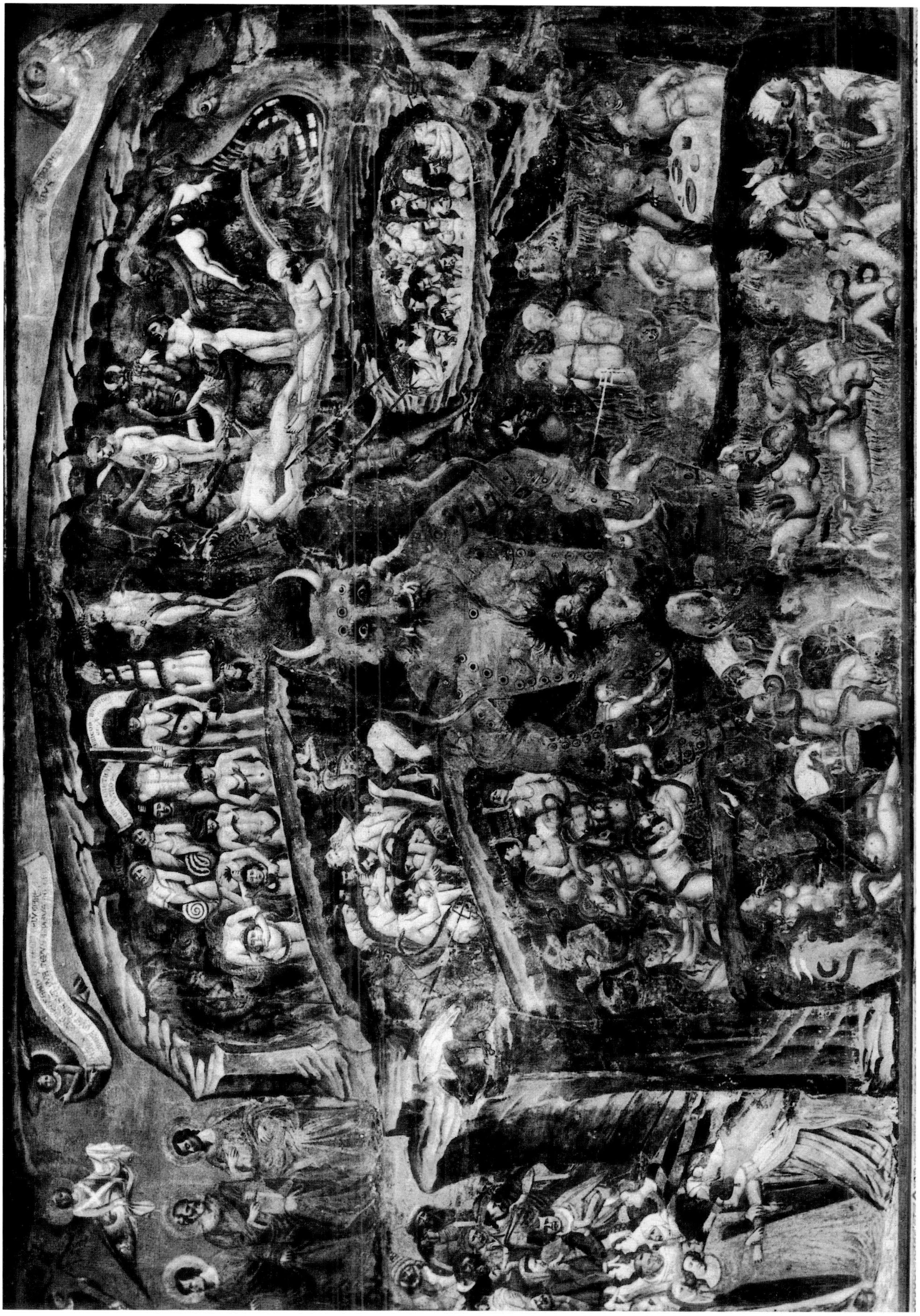

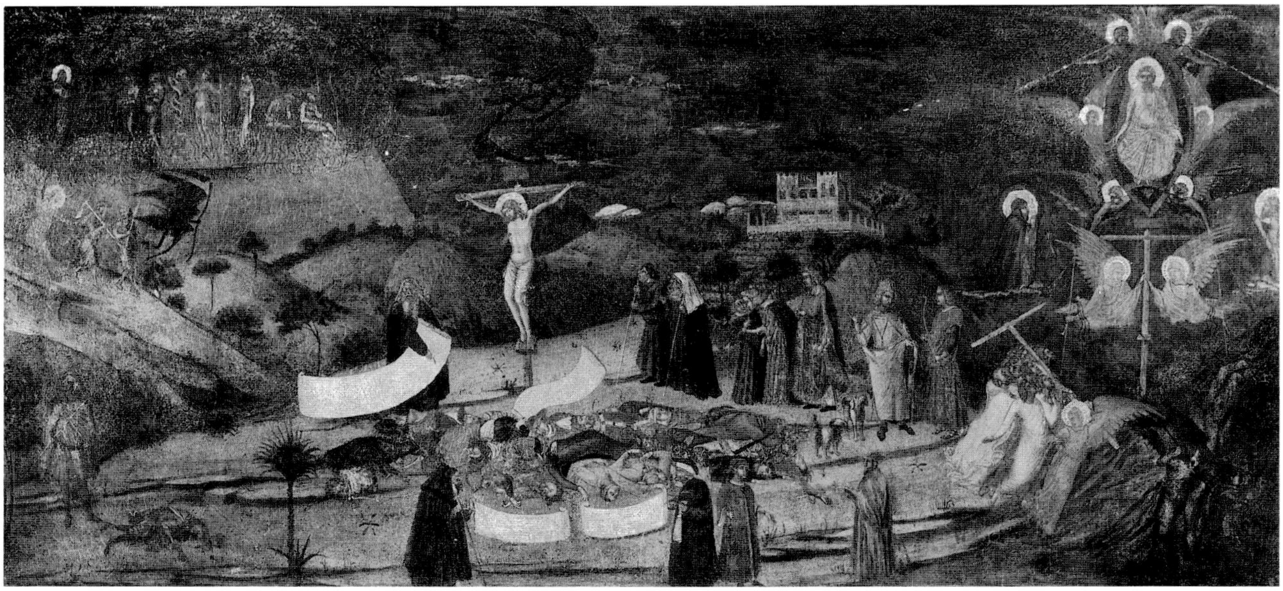

112–115 Siena, Pinacoteca Nazionale, Erlösungsallegorie, Ambrogio Lorenzetti, um 1340
113 Detail Eremit
114 Sündenfall und Vertreibung aus dem Paradies
115 Leichenhaufen

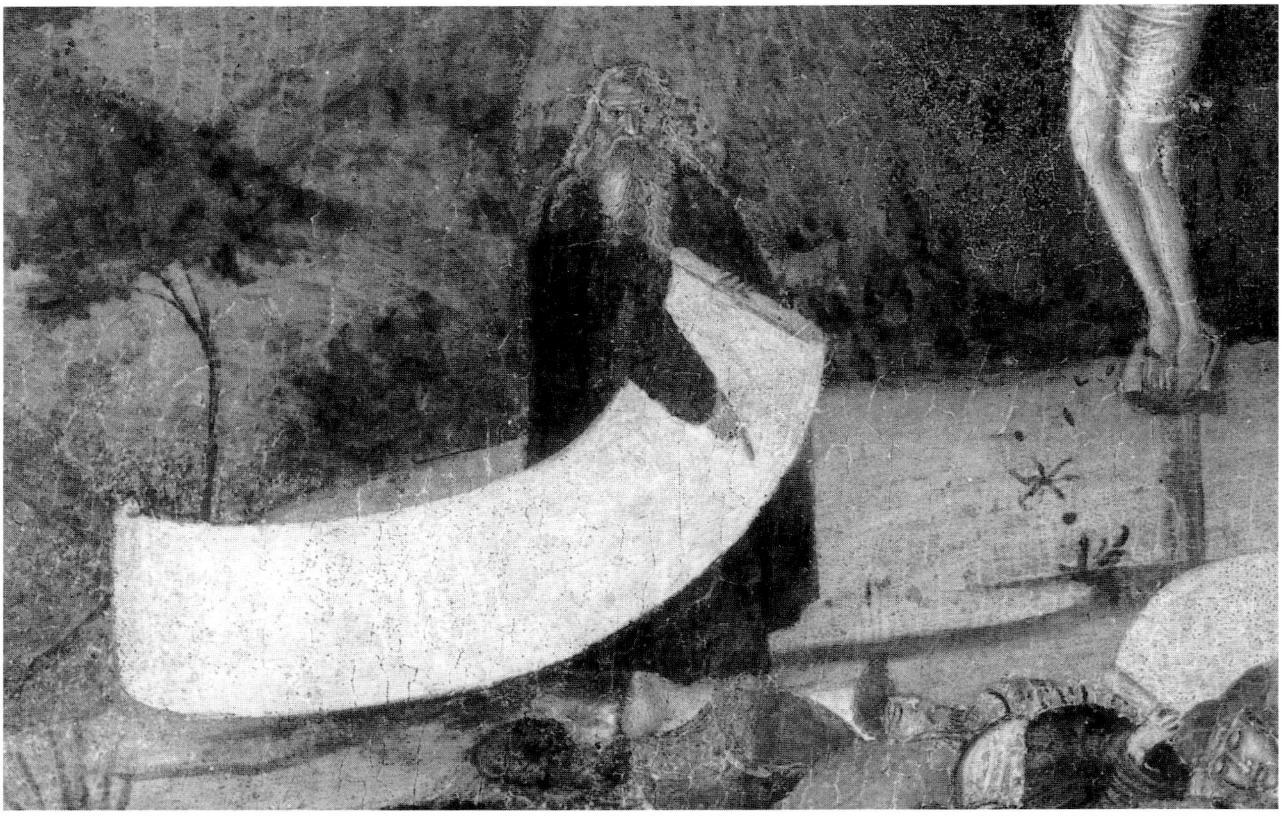

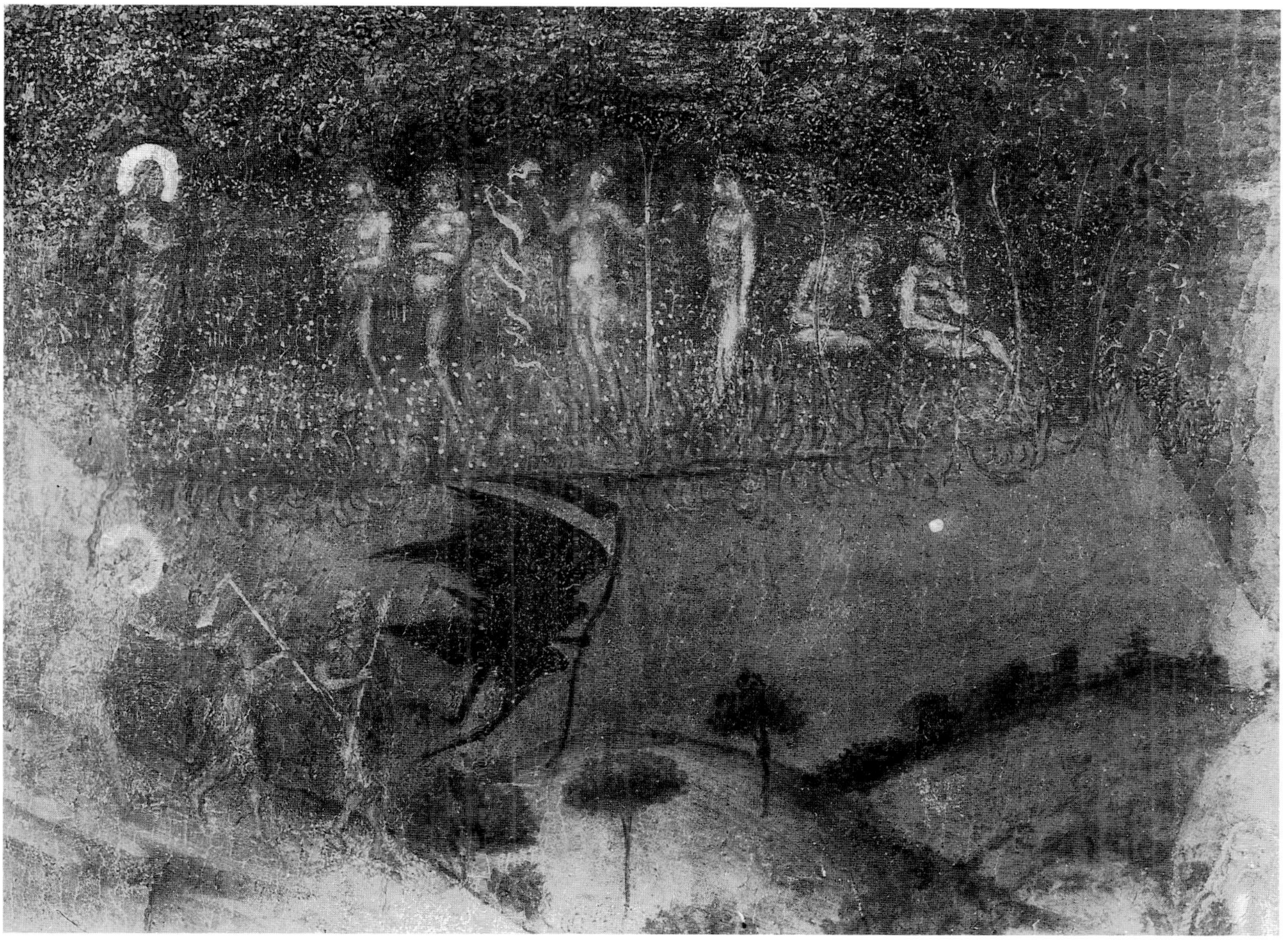

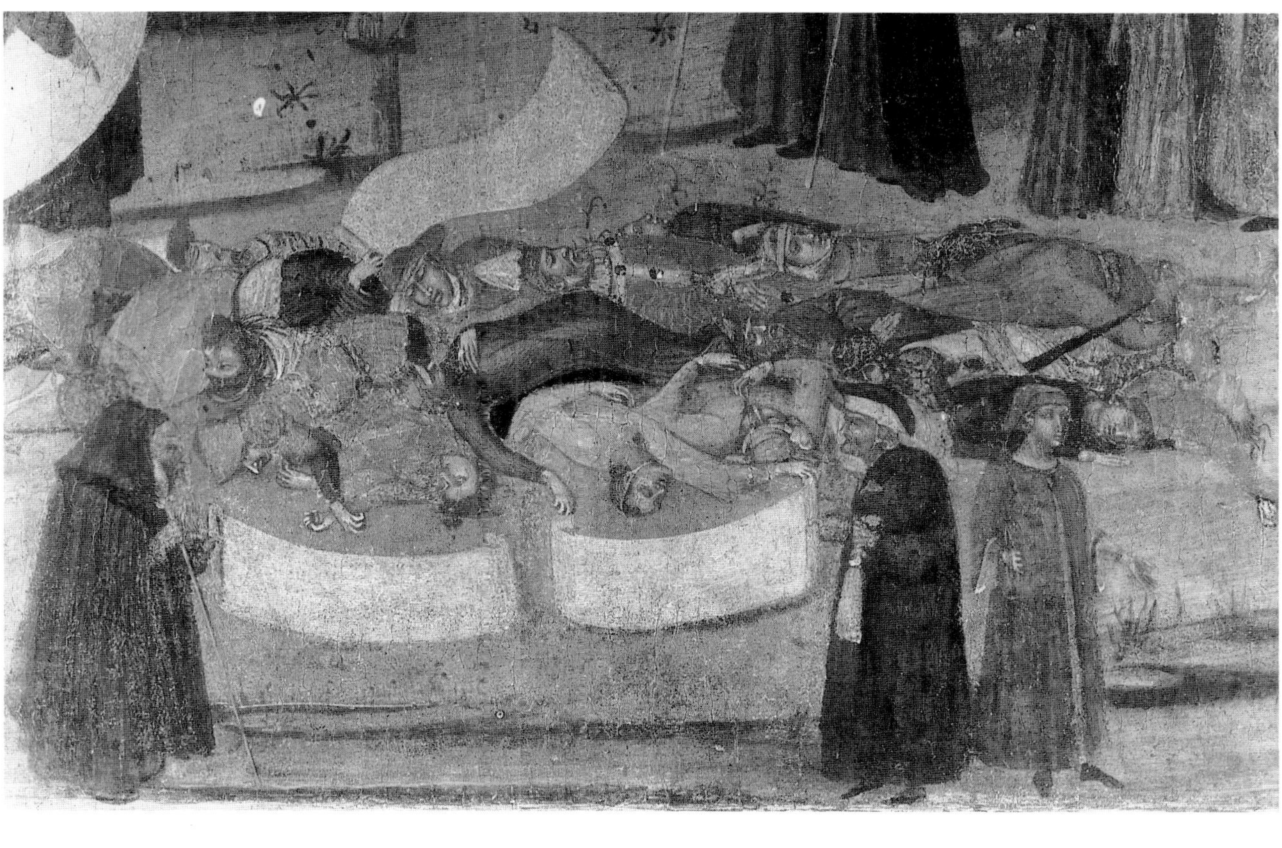

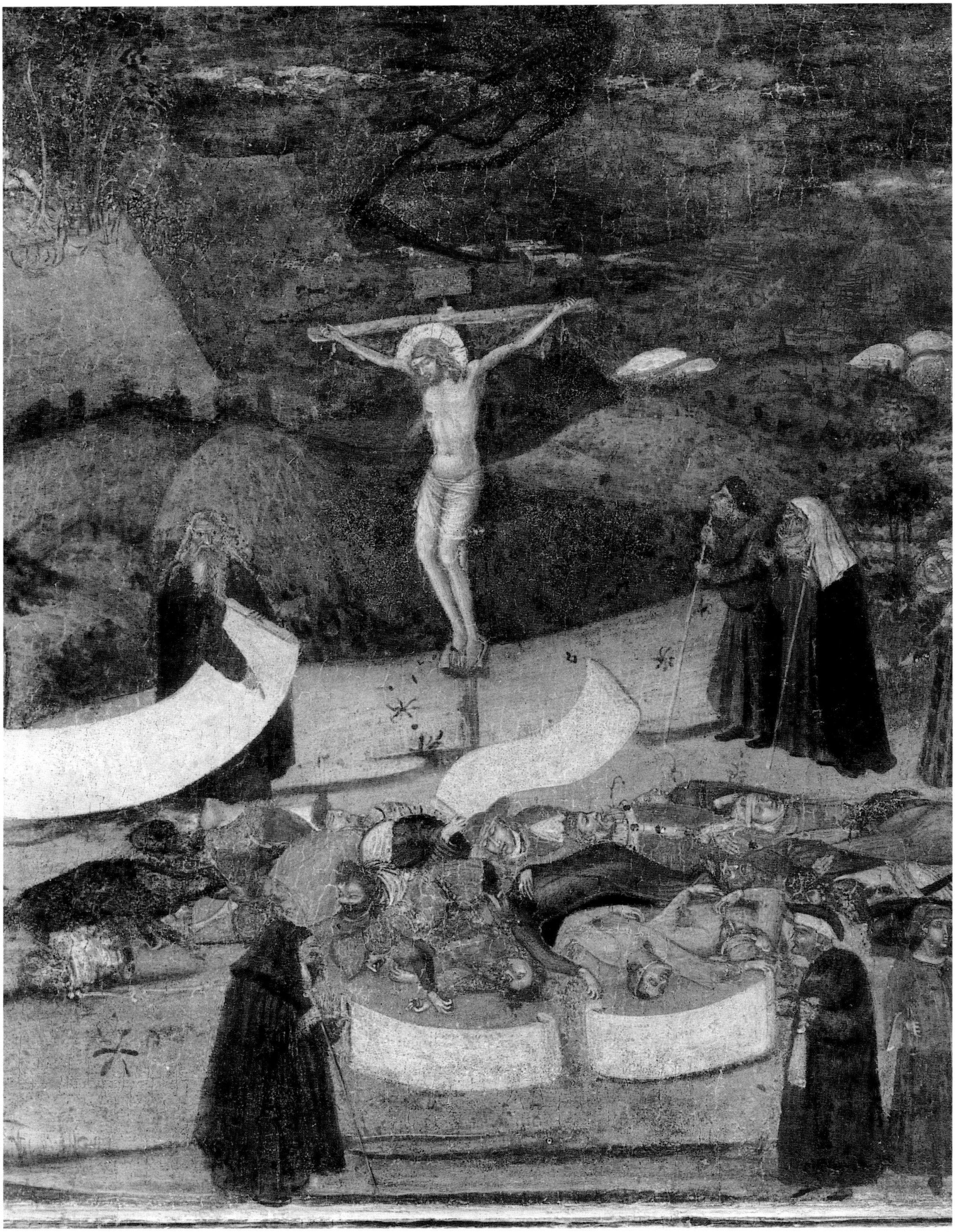

116, 117 Siena, Pinacoteca Nazionale, Erlösungsallegorie, Ambrogio Lorenzetti, um 1340

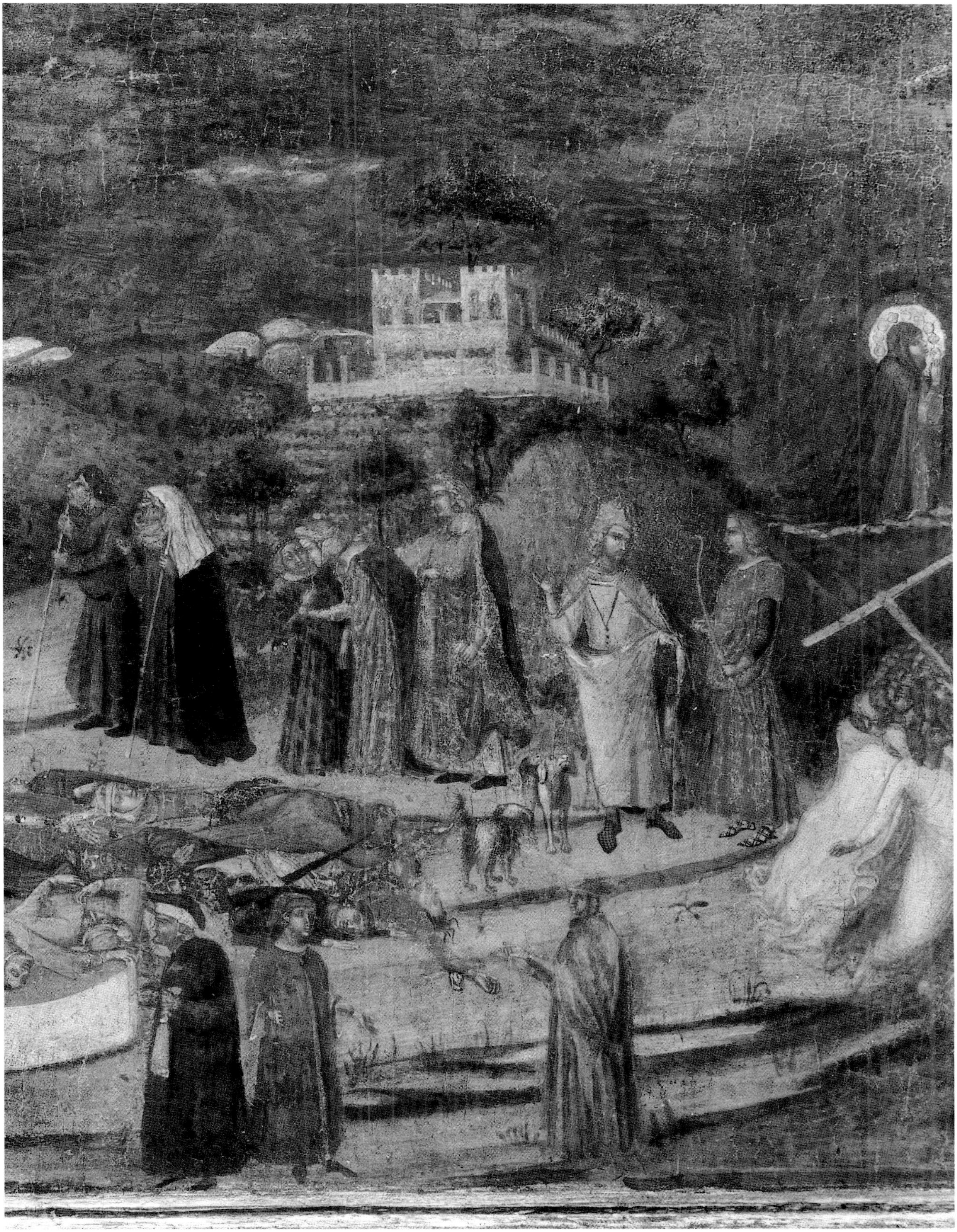

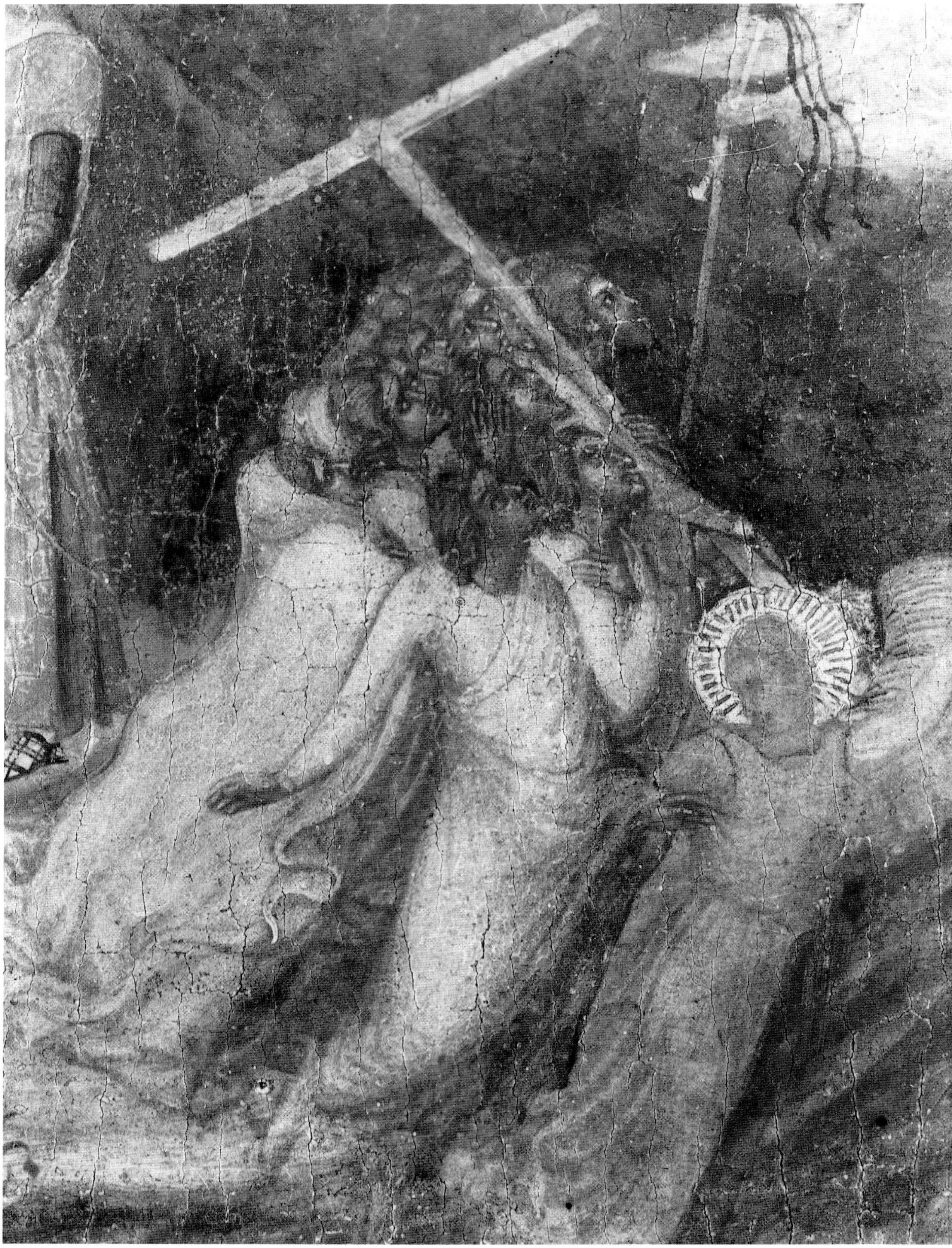

118, 119 Siena, Pinacoteca Nazionale, Erlösungsallegorie, Weltgericht (119), die Gruppe der Seligen (118), Ambrogio Lorenzetti, um 1340

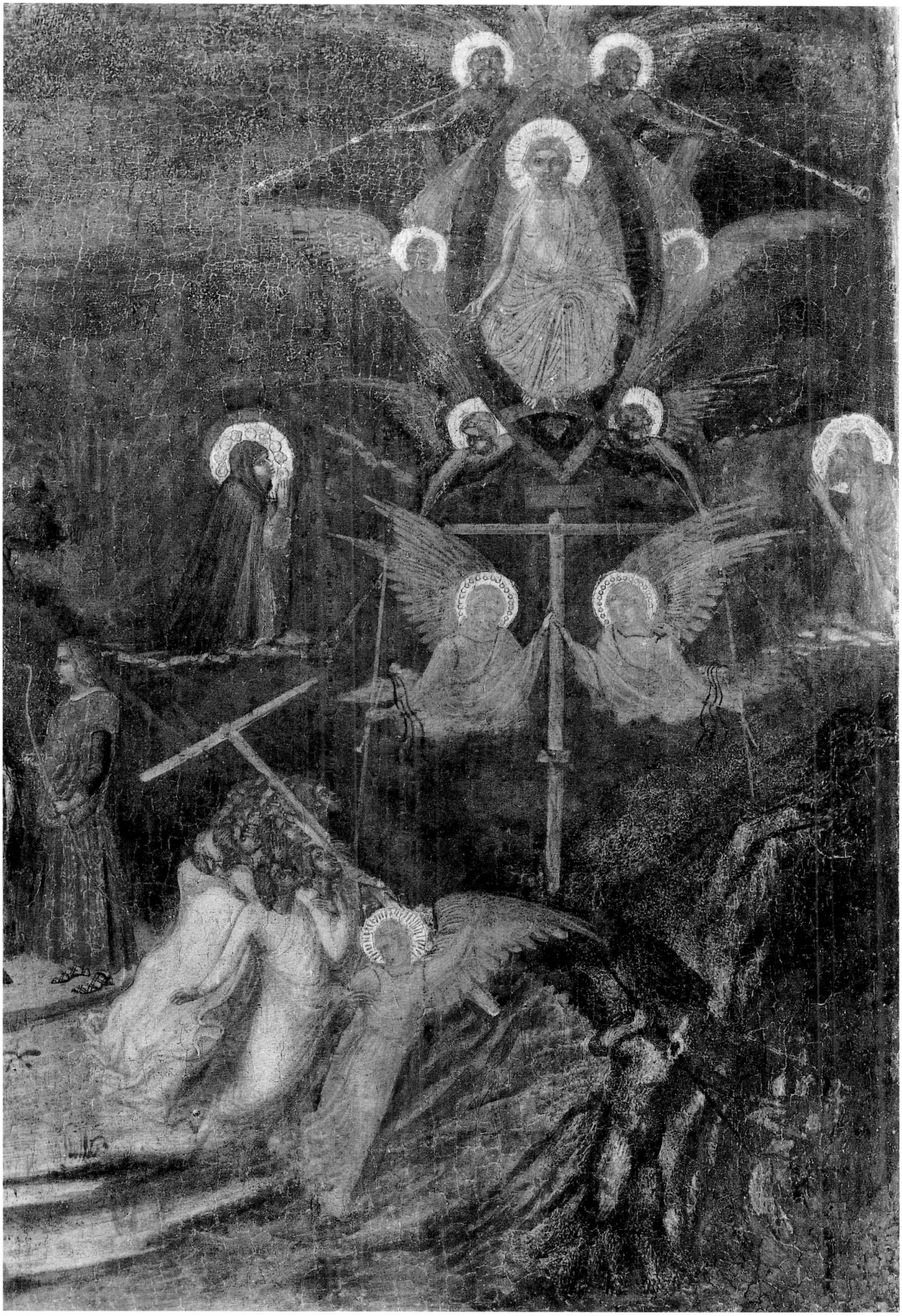

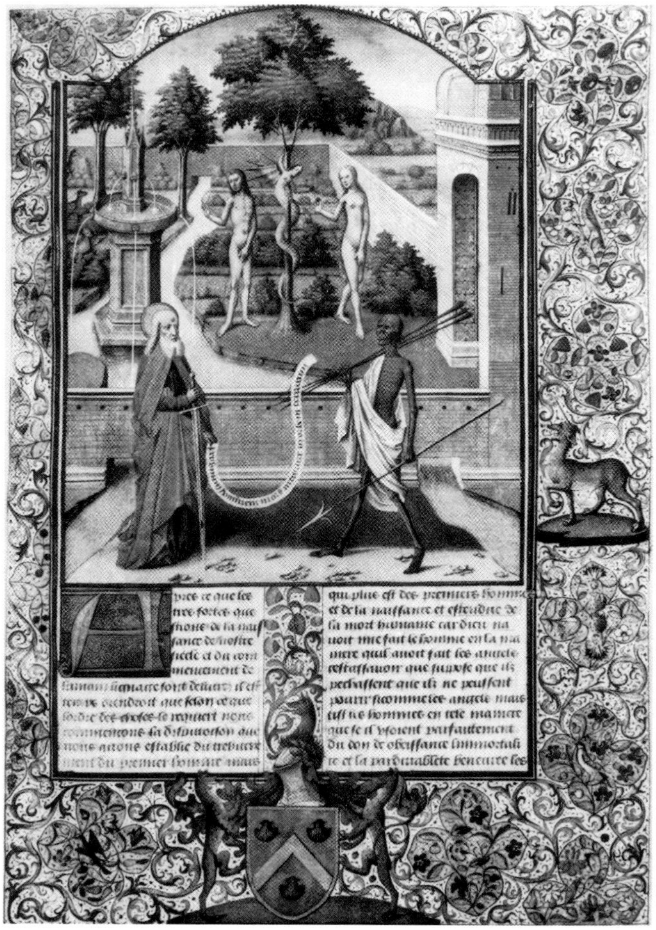

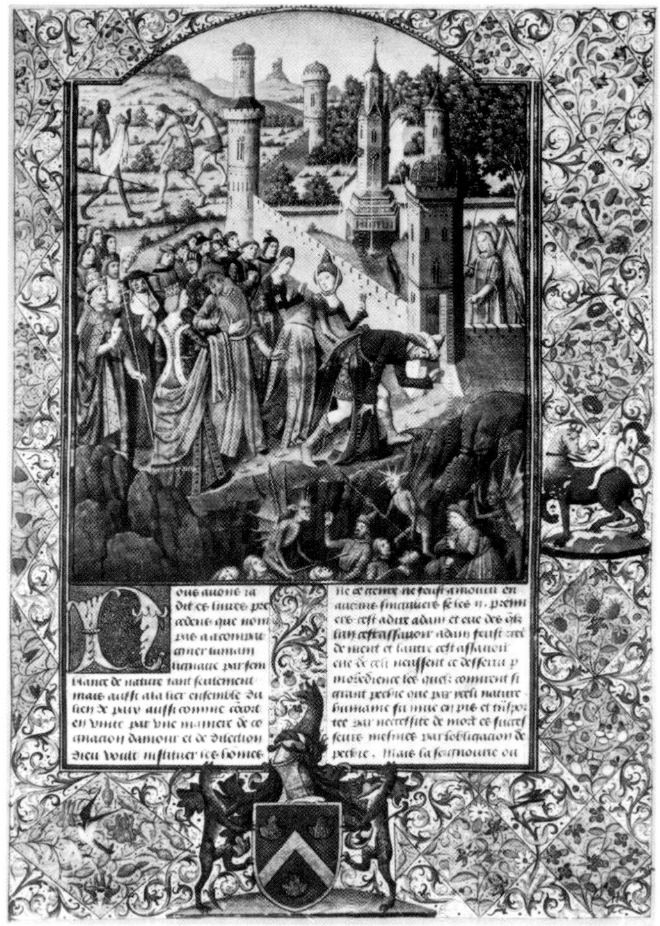

120, 121 Nantes, Bibl. Municipal, Ms Franc. 8, Augustinus, *De civitate Dei,* francoflämisch, 2. Hälfte des 15. Jahrhunderts

120 Titelminiatur zum 13. Buch, Sündenfall 121 Titelminiatur zum 14. Buch, Paradies und Hölle

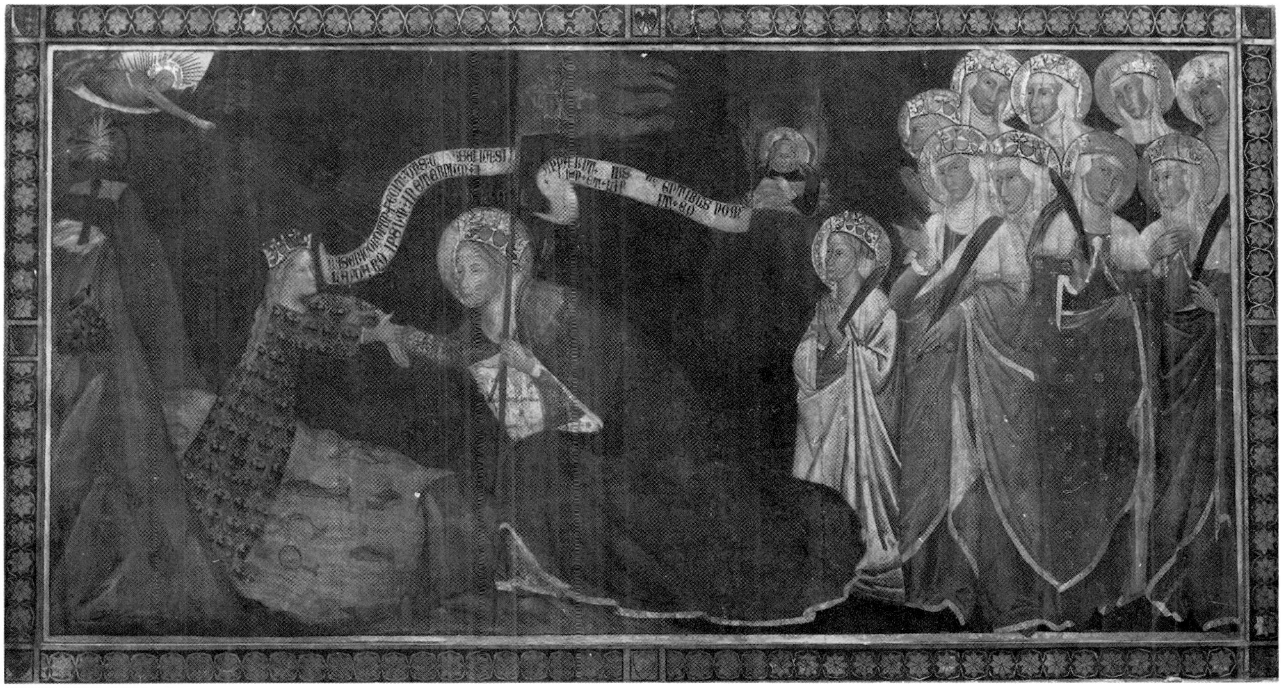

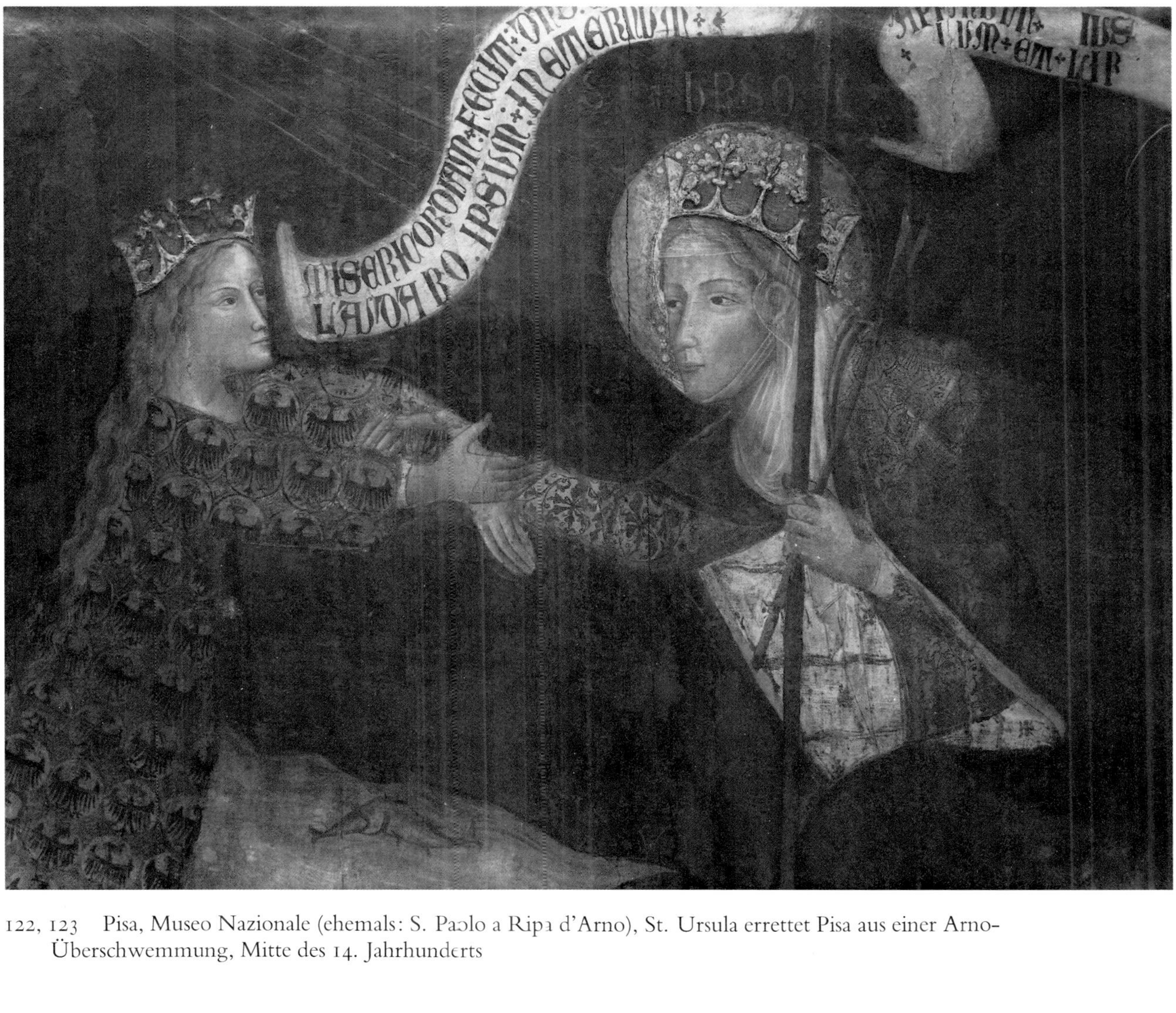

122, 123 Pisa, Museo Nazionale (ehemals: S. Paolo a Ripa d'Arno), St. Ursula errettet Pisa aus einer Arno-Überschwemmung, Mitte des 14. Jahrhunderts

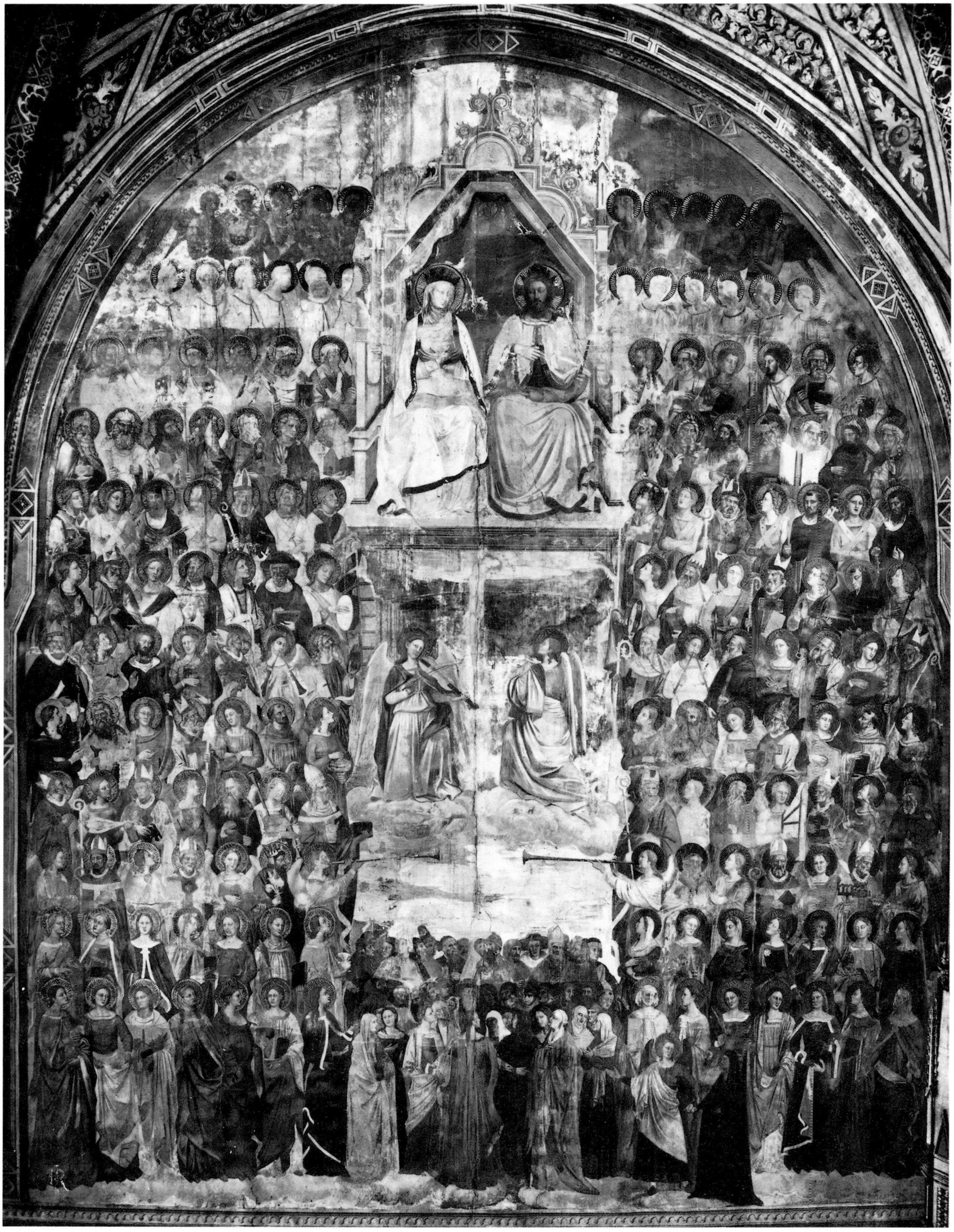

124 Florenz, S. Maria Novella, Strozzi-Kapelle, linke Wand, Paradies, Nardo di Cione, um 1357

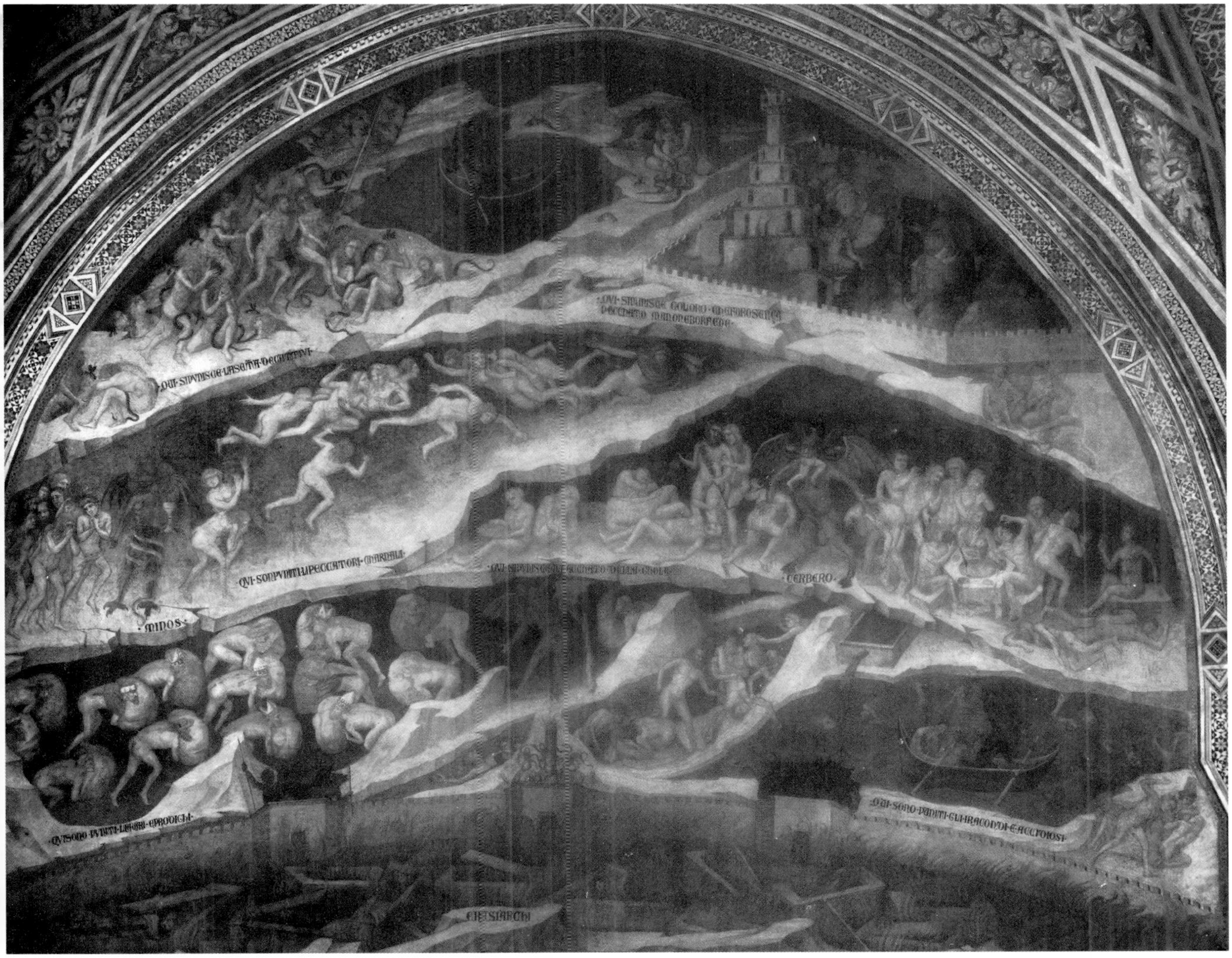

125 Florenz, S. Maria Novella, Strozzi-Kapelle, rechte Wand, Detail der Hölle, Nardo di Cione, um 1357

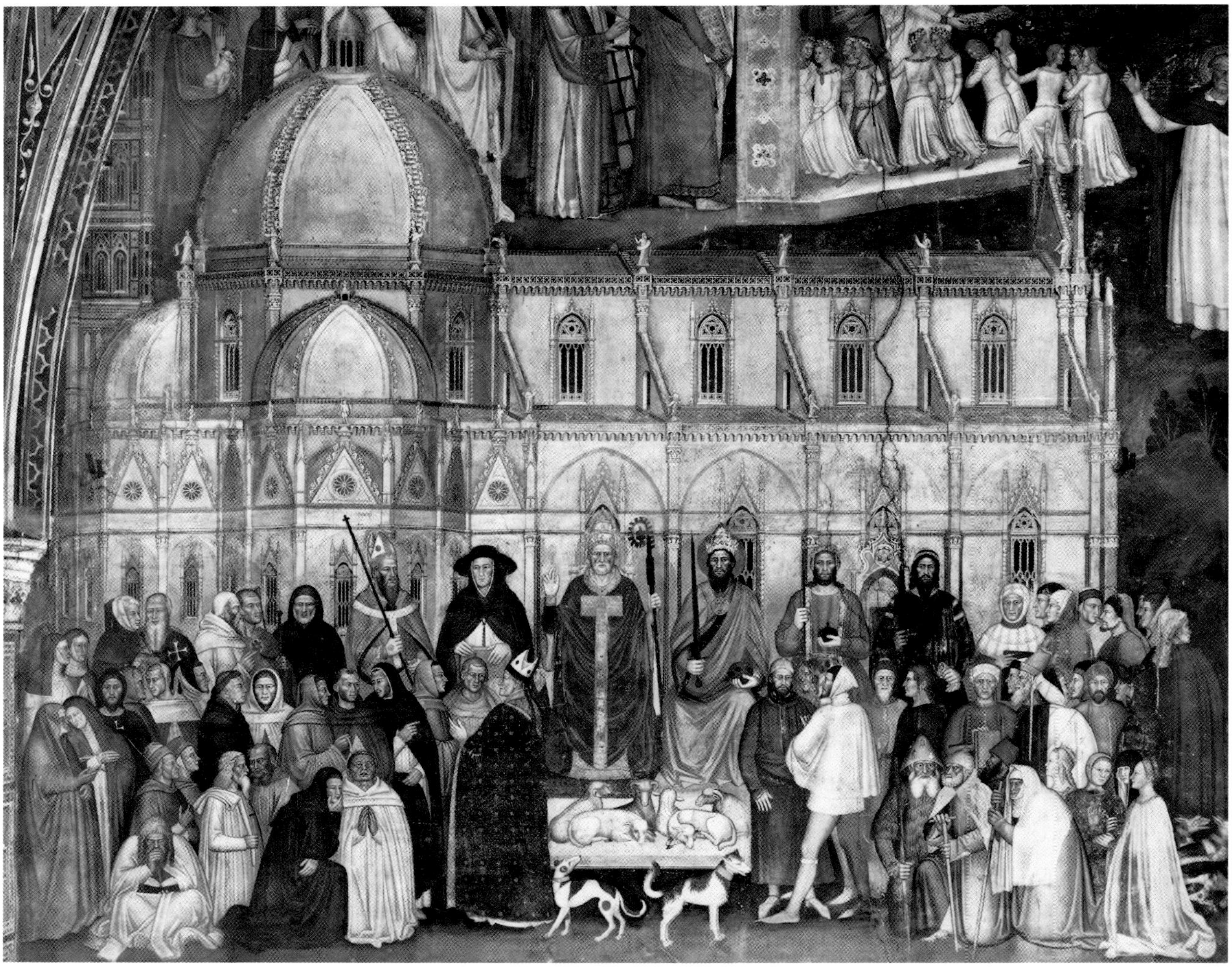

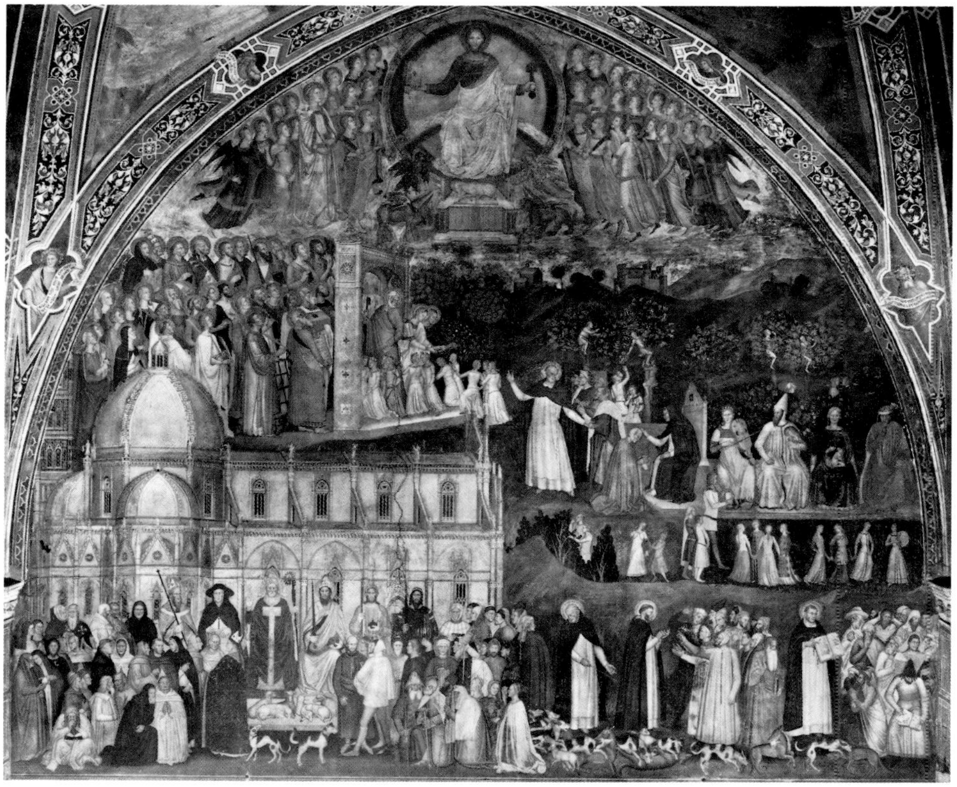

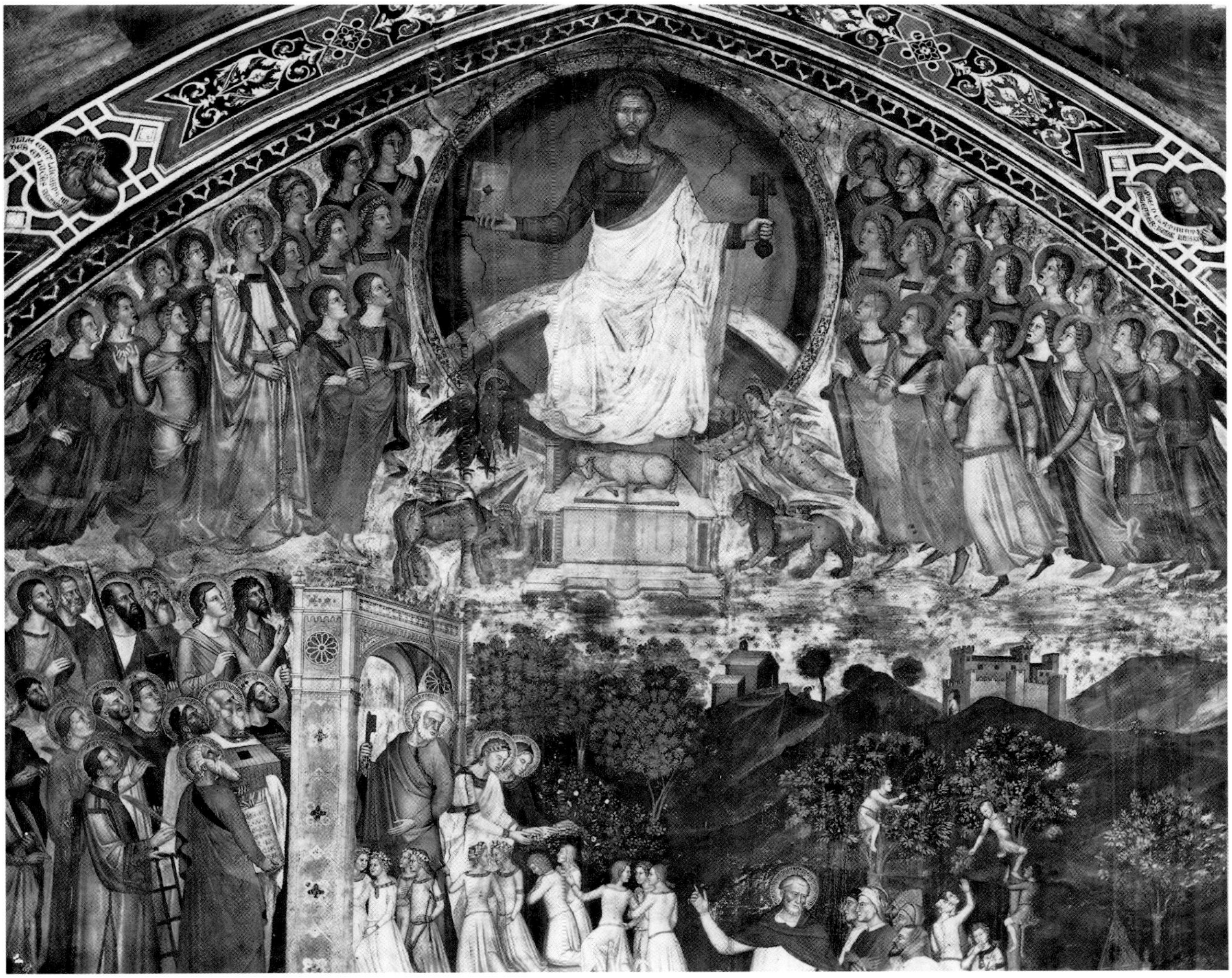

126–128 Florenz, S. Maria Novella, Spanische Kapelle, rechte Wand, Allegorie des Dominikanerordens, Andrea da Firenze, 1366–1368

127 Detail, die irdische Kirche

128 Detail, die himmlische Kirche

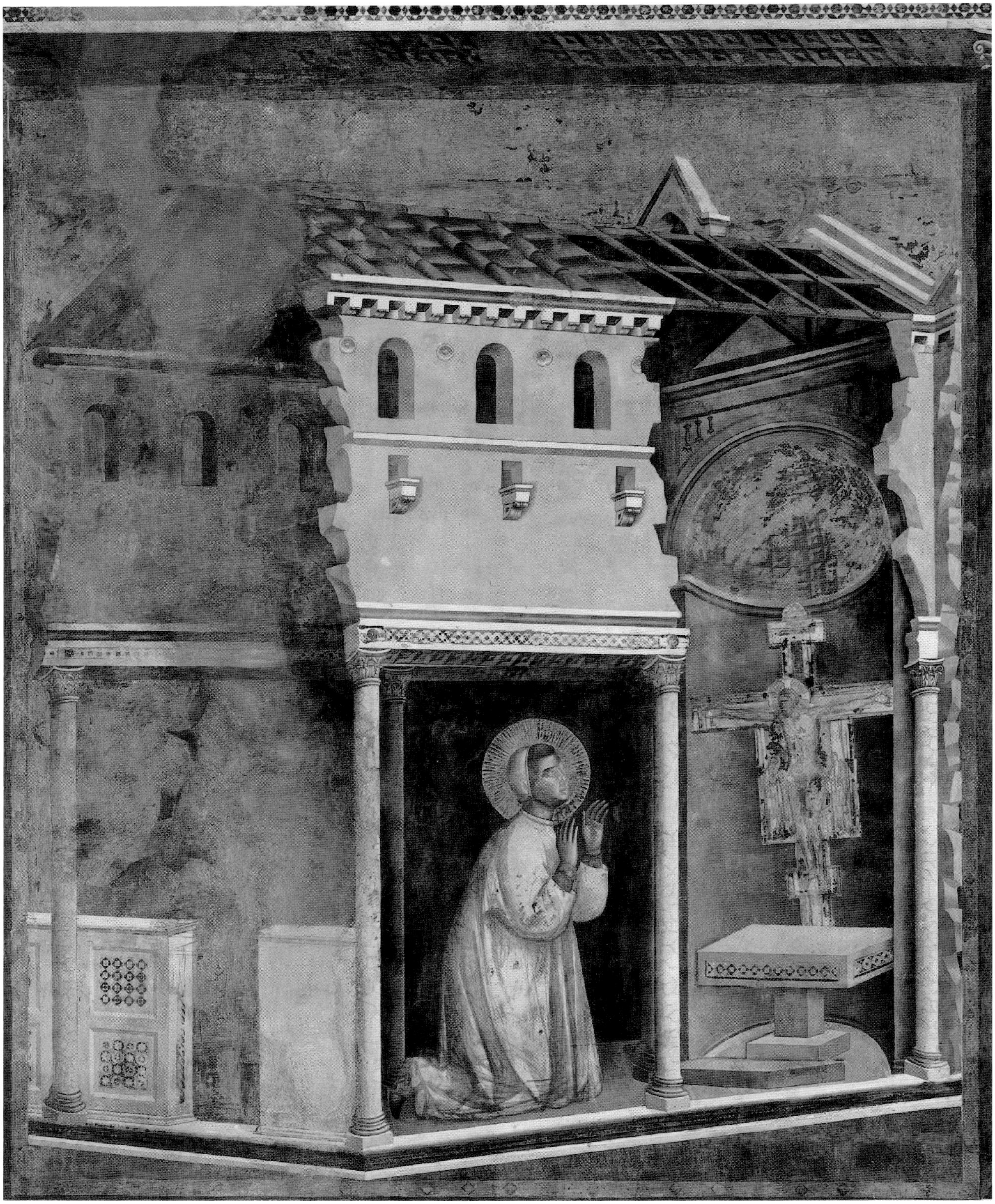

129 Assisi, S. Francesco, Oberkirche, Gebet des Franziskus in San Damiano, Giotto, um 1290

130 Carpentras, Bibl. Inguimbertine, Ms. 77, Fol. 180, Stigmatisation des Franziskus, Ende des 13. Jahrhunderts
131 Skepe (Polen), Bernhardinerkloster, Seraph-Crucifixus, Anfang des 14. Jahrhunderts
132 Stift Einsiedeln (Schweiz), Federzeichnung, Heinrich Seuses Vision des Seraph-Crucifixus, um 1440
133 Brescia, Pinacoteca Tosio-Martinego, Stigmatisation der B. Margareta von Ungarn

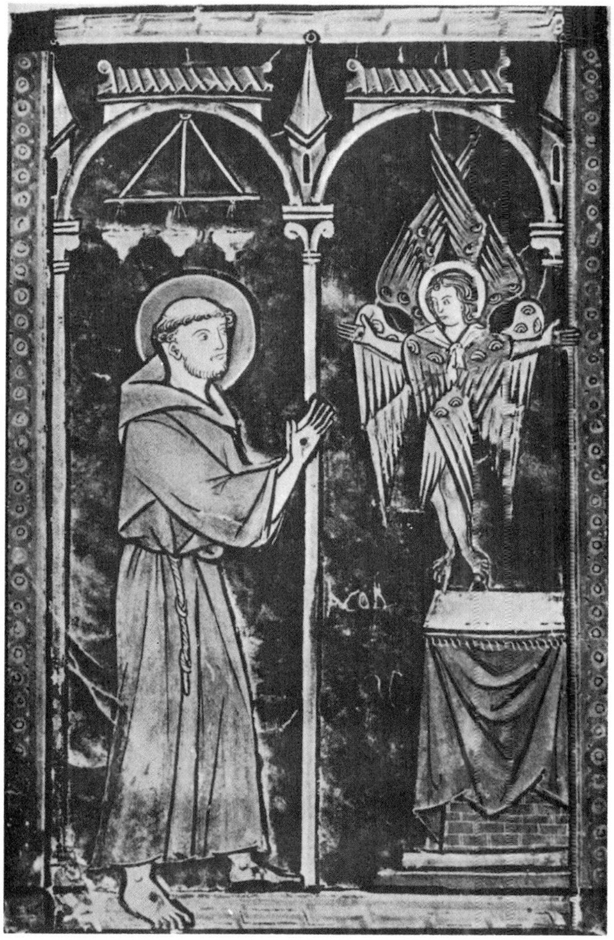

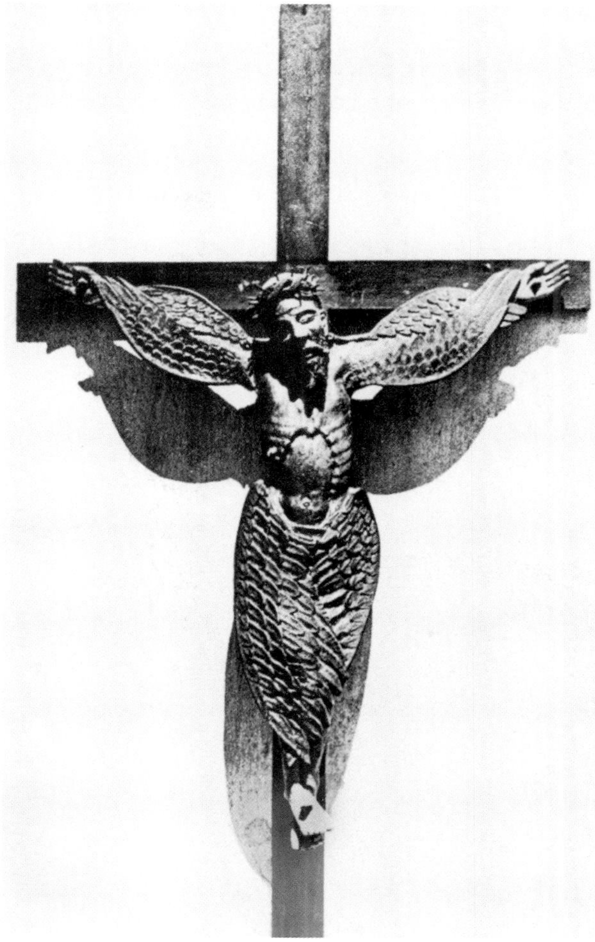

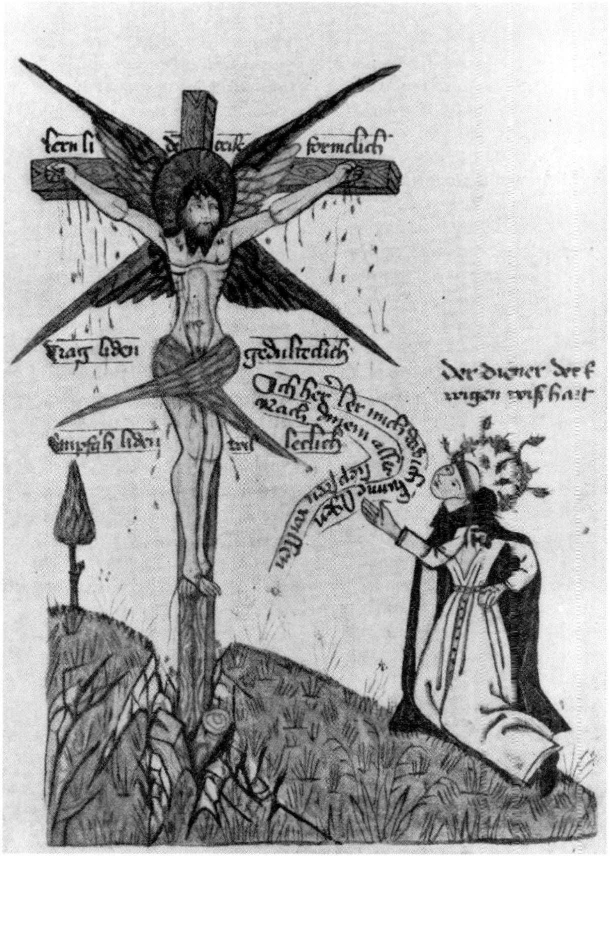
formelich
trag liden
der diener der e
wigen wiß hait

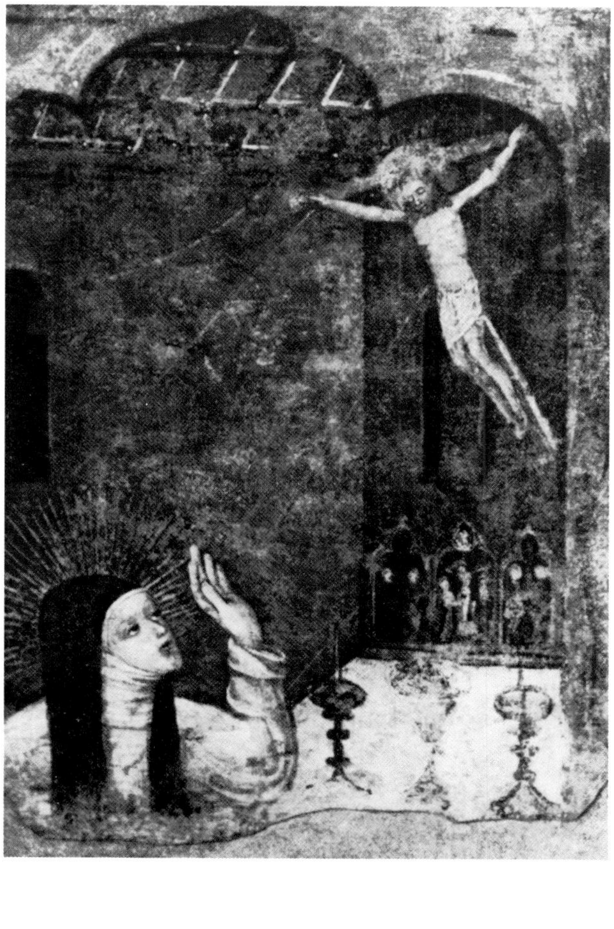

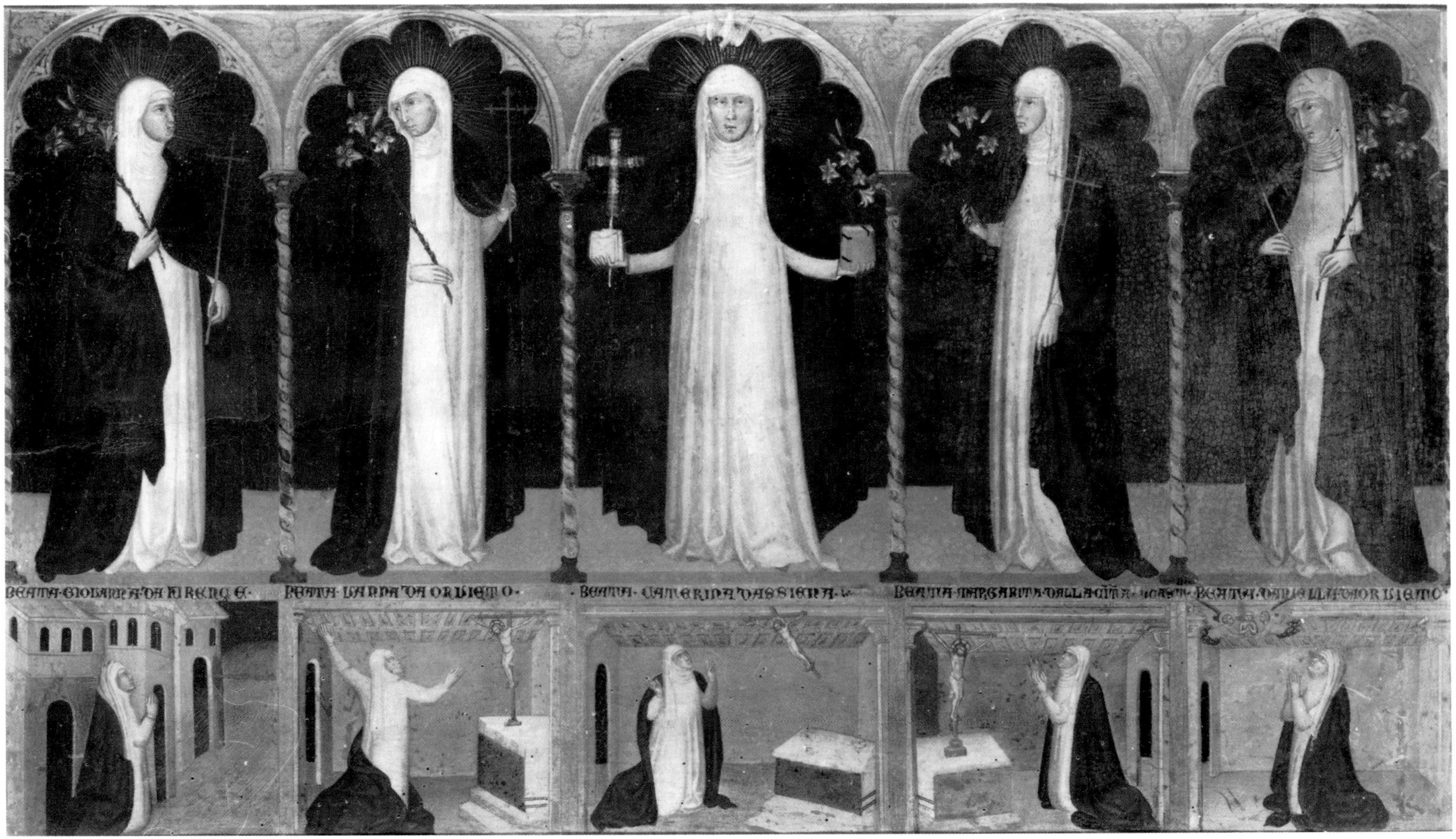

134 Venedig, Accademia, Die Hl. Katharina von Siena und vier Dominikanerselige, Andrea di Bartolo, 1393–1394

135 Siena, Pinacoteca Nazionale, Legende des B. Andrea Gallerani, Guido da Siena, um 1260

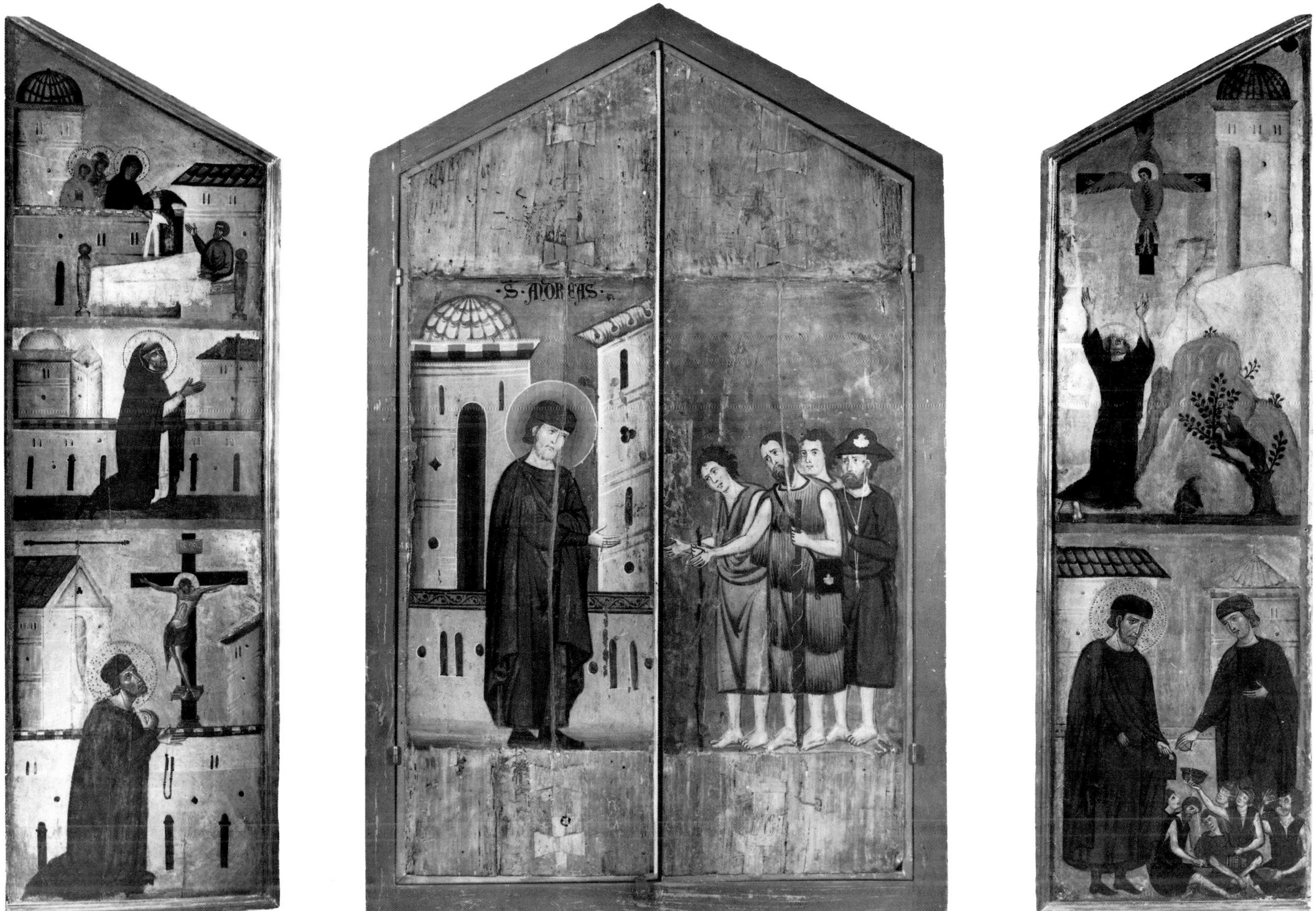
·S·ANDREAS·

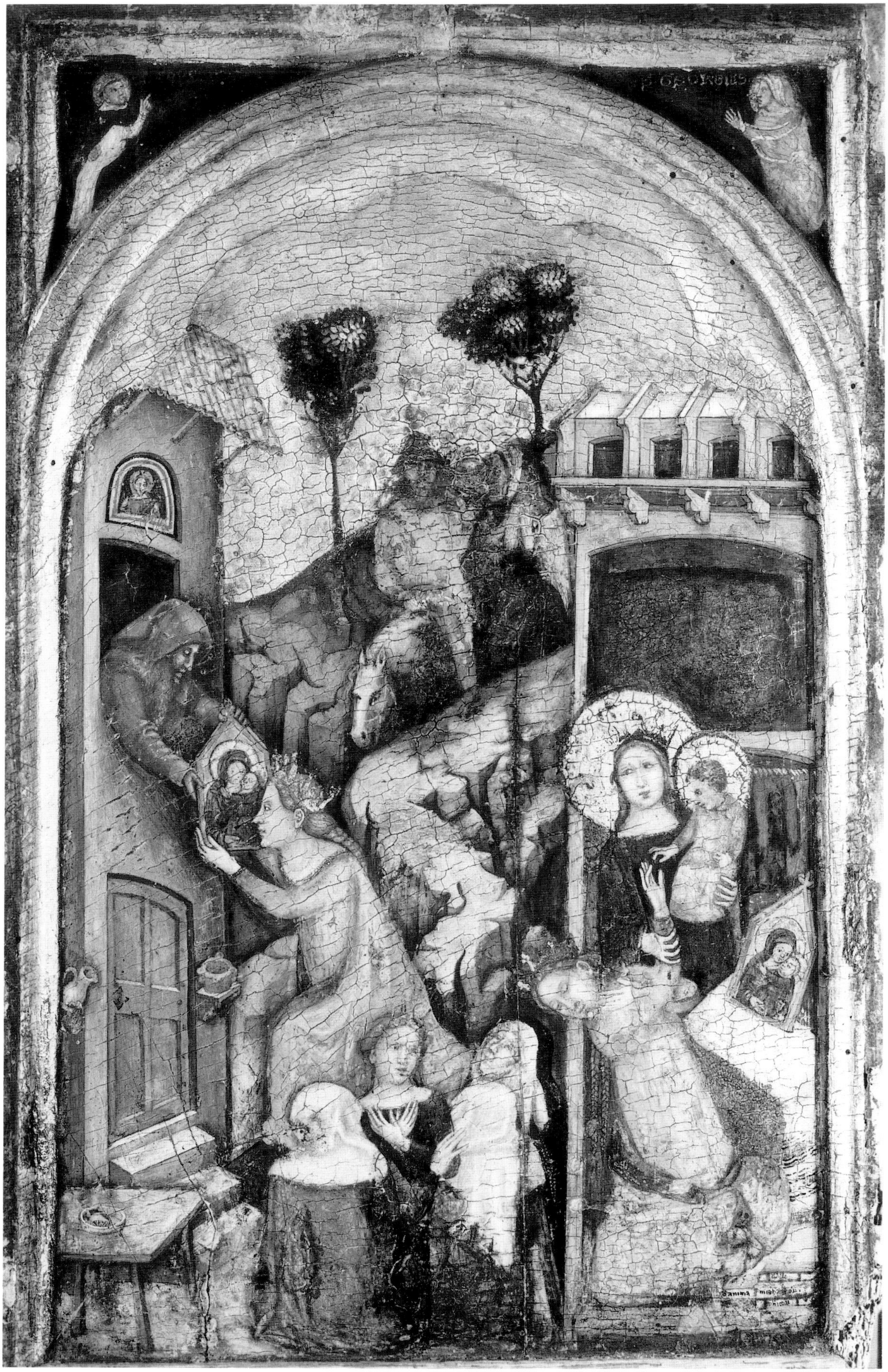

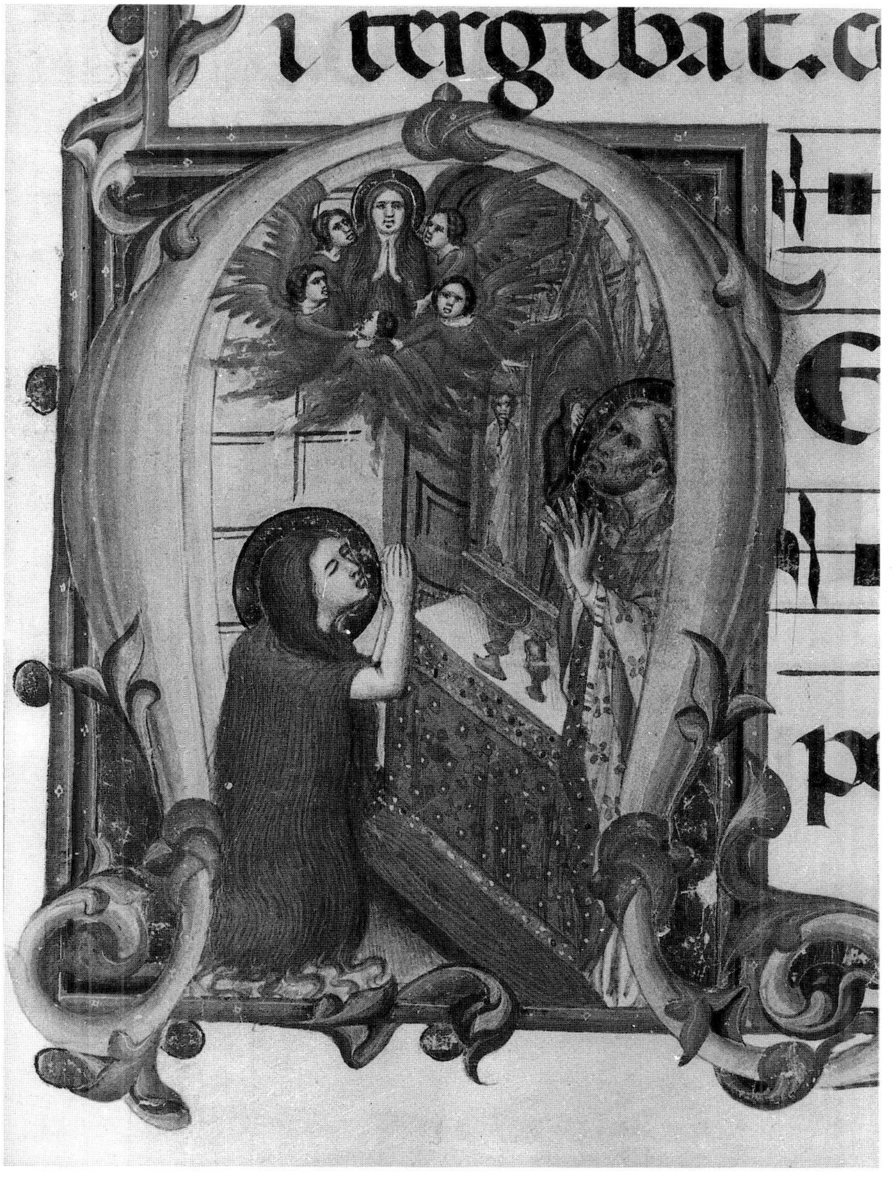

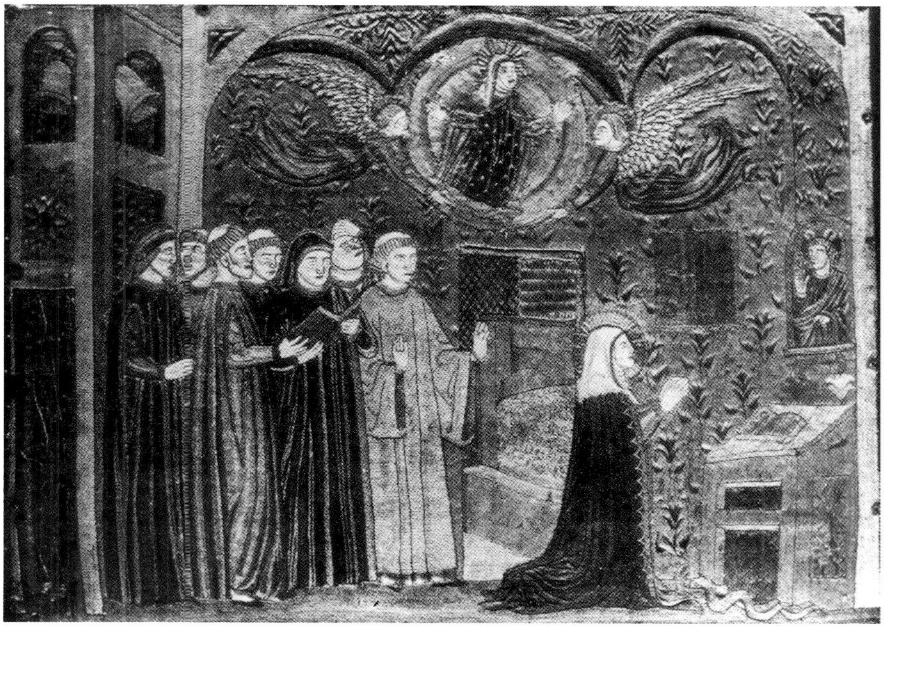

136 Florenz, Coll. Longhi, Szenen aus der Legende der Hl. Katherina von Alexandrien, Jacopino di Francesco, 3. Viertel des 14. Jahrhunderts

137 Siena, Seminario Pontificio Pio XII, Graduale, Bischof Maximin erteilt der Hl. Magdalena die letzte Kommunion, Lippo Vanni, um 1345

138 London, Victoria and Albert Museum, Tod und Seelenauffahrt der hl. Verdiana, Seidenstickerei, Florenz um 1350

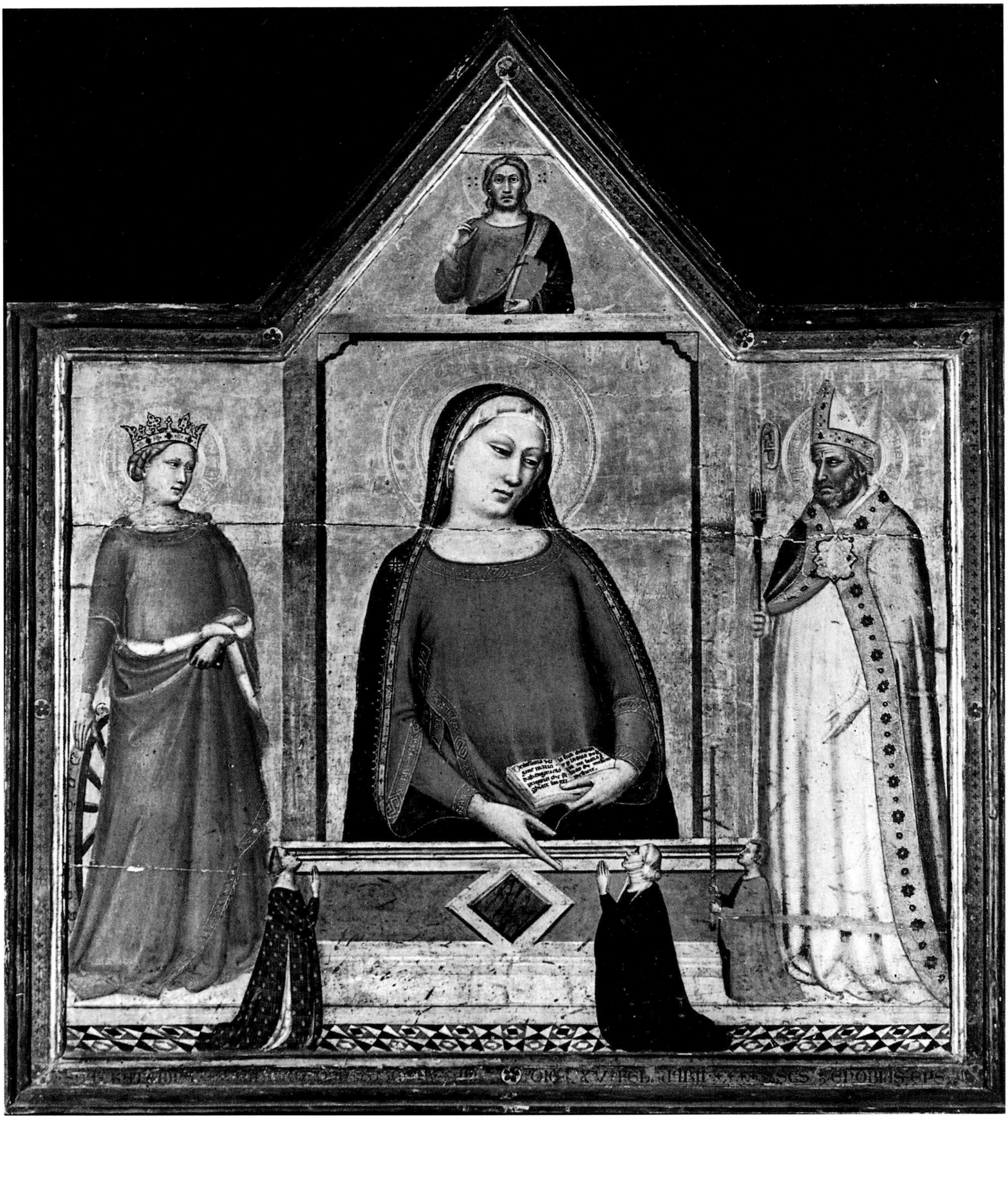

139 Florenz, Domopera, Altarbild, Umkreis des Bernardo Daddi, 1335

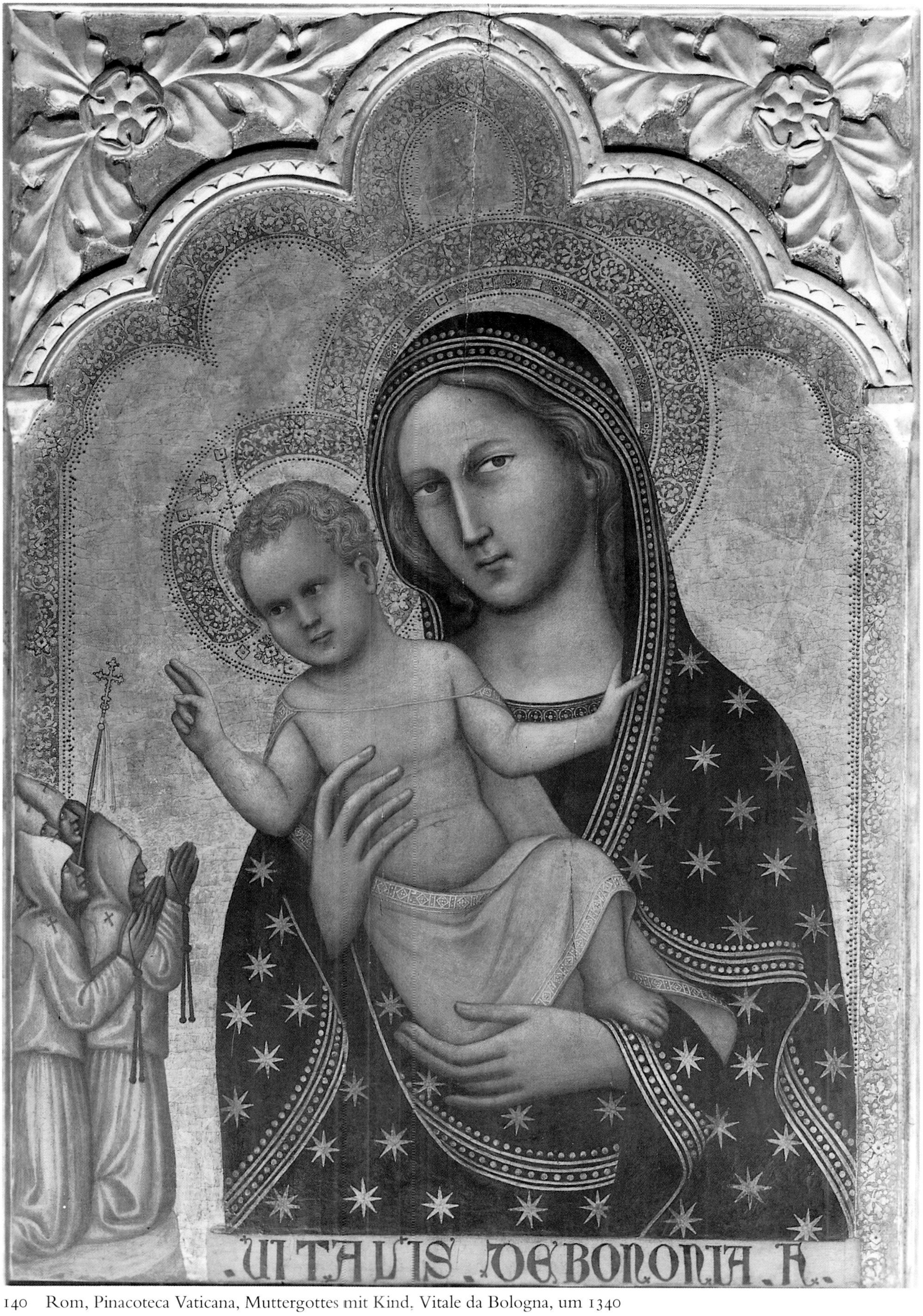

140 Rom, Pinacoteca Vaticana, Muttergottes mit Kind, Vitale da Bologna, um 1340

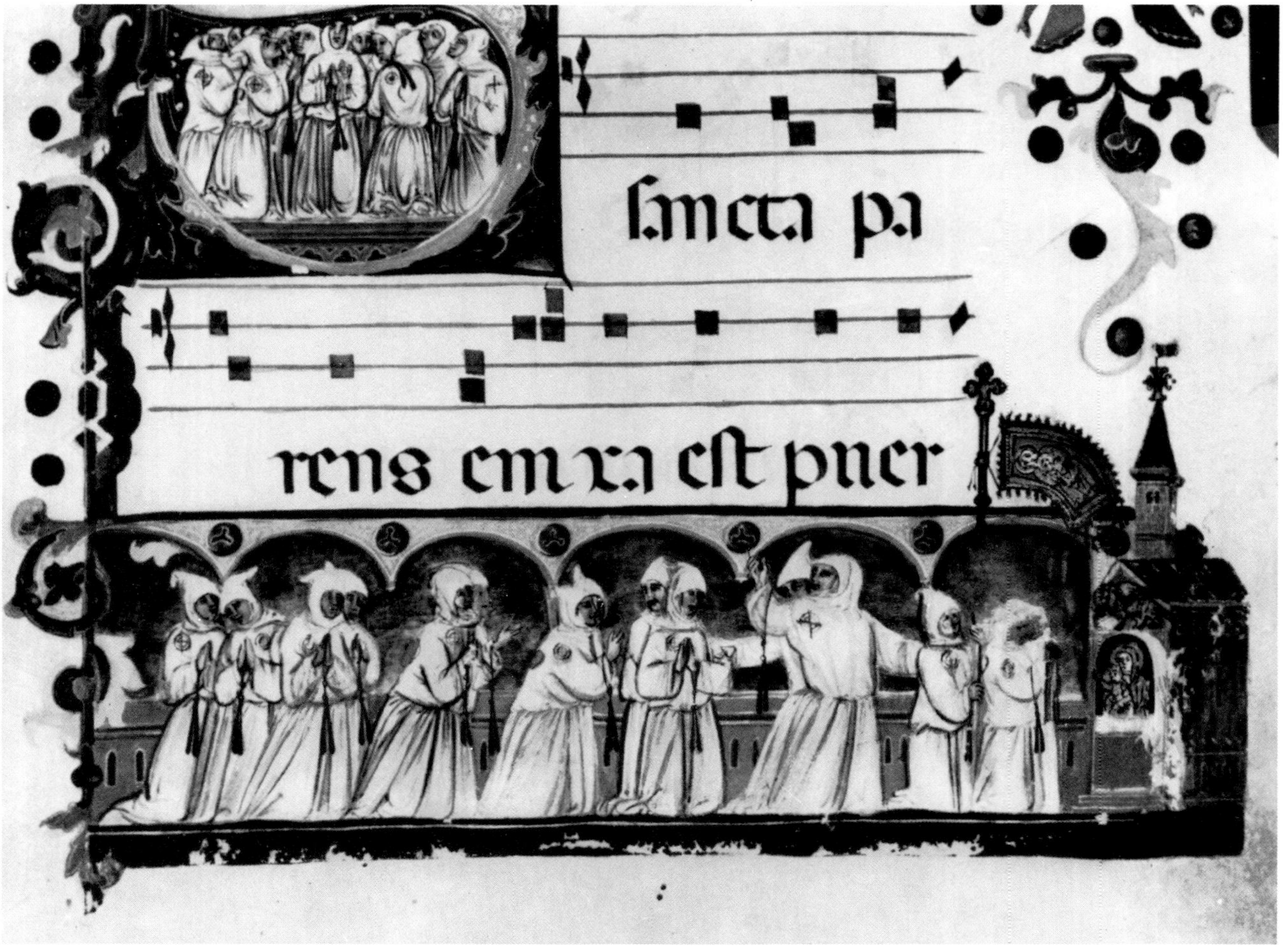

141 Venedig, Bibl. Marc. Ms lat. II, 119 c.IV, Graduale der Confratelli della Scuola di Santa Maria della Caritá, Venedig 1365